U0335857

图解
遵生八笺

[明]高　濂◎著　　侯学思◎编

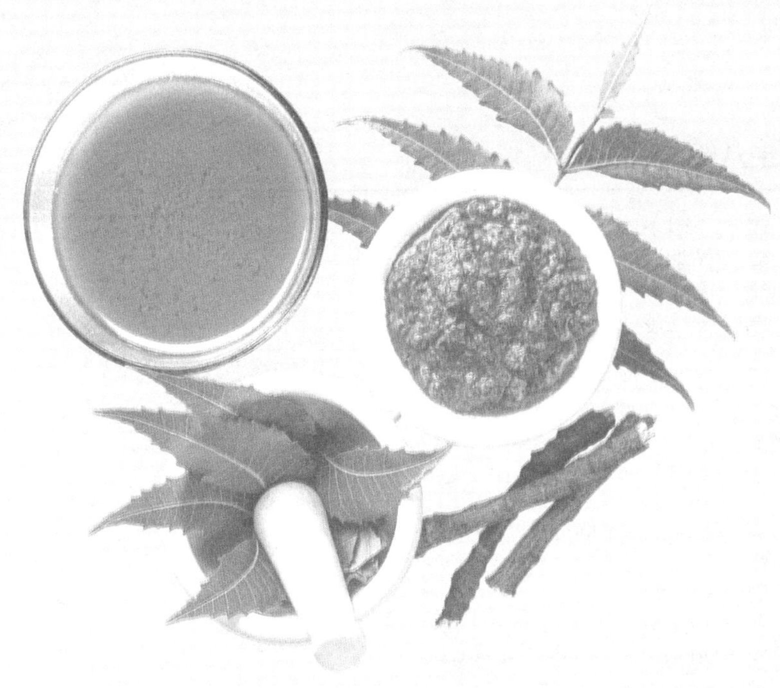

江苏凤凰科学技术出版社
·南京·

图书在版编目（CIP）数据

图解遵生八笺 /（明）高濂著；侯学思编．-- 南京：江苏凤凰科学技术出版社，2020.3（2020.11 重印）

ISBN 978-7-5713-0635-9

Ⅰ．①图… Ⅱ．①高… ②侯… Ⅲ．①养生（中医）—中国—明代 Ⅳ．① R212

中国版本图书馆 CIP 数据核字 (2019) 第 247096 号

图解遵生八笺

著　　者　（明）高　濂
编　　者　侯学思
责任编辑　庞啸虎
责任监制　方　晨

出版发行　江苏凤凰科学技术出版社
出版社地址　南京市湖南路 1 号 A 楼，邮编：210009
出版社网址　http://www.pspress.cn
印　　刷　文畅阁印刷有限公司

开　　本　718mm × 1000mm　1/16
印　　张　29
字　　数　395 000
版　　次　2020 年 3 月第 1 版
印　　次　2020 年 11 月第 2 次印刷

标准书号　ISBN 978-7-5713-0635-9
定　　价　58.00 元

出版说明

《图解遵生八笺》是明代养生经典《遵生八笺》的白话本，《遵生八笺》一直以来被奉为中国名仕养生的第一经典，内容不仅包括卫生健康、健身锻炼、饮食起居等生理养生知识，逸游山川、四艺怡情、古玩养性等心理养生理论，更涵盖儒学、释典、道籍、经史杂著和传统医药理论等丰富的文献，调身养心、陶情养性的养生理念历久弥新，经久不衰，直至今日，依旧值得借鉴。

《遵生八笺》成书于明代，主要由高濂从数百种古代文献中摘录的与养生相关的文献汇编而成，据说他幼时患眼疾等疾病，因多方搜寻奇药秘方，终得以康复，遂博览群书，记录在案，汇成此书。书中文笔隽永，意趣高雅，读者阅读时不仅可以增长养生知识，还可以丰富文学艺术审美情趣。为使读者全面认识古代传统的养生理论、体味古人精妙养生智慧，《图解遵生八笺》尽可能地保持了《遵生八笺》的经典古籍原貌，随着时代的发展，一些内容已经不适用，但依旧值得玩味，可以一睹古代仕者的风范，还需广大读者辩证看待，取舍阅读。

前言

《遵生八笺》成书于明代，刊于公元1591年，主要由高濂从数百种古代文献中摘录的与养生相关的文献汇编而成，堪称我国古代集养生理论和方法之大成的经典之作。该书一经刊印便风行于世，为历代文人名仕所推崇，是认识与学习传统养生的重要指导性著作。

“遵生”，含尊重、珍惜生命和生活之意。珍爱生命始终是全人类永恒的主题，健康长寿也始终是全人类永恒的追求。因此，养生对于我们每一个人来说，都是一件至关重要的事。顺应自然法则、遵循生命规律、探寻养生之道，则是我们每一个人必修的课题。“八笺”则是指原书的8个部分：《清修妙论笺》《四时调摄笺》《起居安乐笺》《延年却病笺》《饮馔服食笺》《燕闲清赏笺》《灵秘丹药笺》《尘外遐举笺》，分别从8个不同的角度来阐释养生的理论与实践。《清修妙论笺》属于养生总论，作者高濂广泛收集了古人养生修身的真知妙论，道出养生的关键在于养命和养性两者。《四时调摄笺》系统地介绍了四季养生的调摄要诀、闲情逸事以及幽赏之道。《起居安乐笺》详细论述了在日常生活起居中，如何营造健康、舒适的生活环境，以达到“安乐”养生的目的。《延年却病笺》则揭开了传统导引术、按摩术的神秘面纱，介绍了以道家的练气之法为主的各种导引术。古代养生家认为练气导引可使人气血流通、百脉宣畅，从而达到却病延年的功效。《饮馔服食笺》不仅收录了12种类别的数百个荤素食谱，还介绍了日常膳食中应注意的诸多问题。《燕闲清赏笺》不仅介绍了各种钟鼎、窑玉古玩的辨别与鉴赏方法指南，还收录了各种名花异草的种植秘诀。《灵秘丹药笺》则收录了100多种中药方剂，大多由作者高濂亲手收集整理，且经验证有效，所以非常珍贵。《尘外遐举笺》则收录了100名自上古到唐代的著名隐士，如许由、列子、陶渊明等。

《遵生八笺》一直以来被奉为中国名仕养生的第一经典。这部《图解遵生八笺》是一本白话精华本，是由北京中医药大学医学博士侯学思历经两载反复翻译、整理而成的，以帮助更多读者通畅地阅读、全面地理解。

需要特别说明的是，《尘外遐举笺》列举了披衣、王倪、巢父、许由、善卷、壤父、蒲衣子、小臣稷、商容、庚桑楚、老莱子等历代高隐、圣贤的“志逸身闲，养寿怡生”的事迹，是高濂理想人格追求的最高典范，也是作者人生观的具体体现。由于此笺和本书其他部分的养生理论主题关系不大，同时由于篇幅有限，编者在编撰整理的过程中删去了这部分的内容。

目录

第三部 起居安乐笺

第四部 延年却病笺

第五部 饮馔服食笺

第六部 燕闲清赏笺

第七部 灵秘丹药笺

第八部 尘外遐举笺（略）

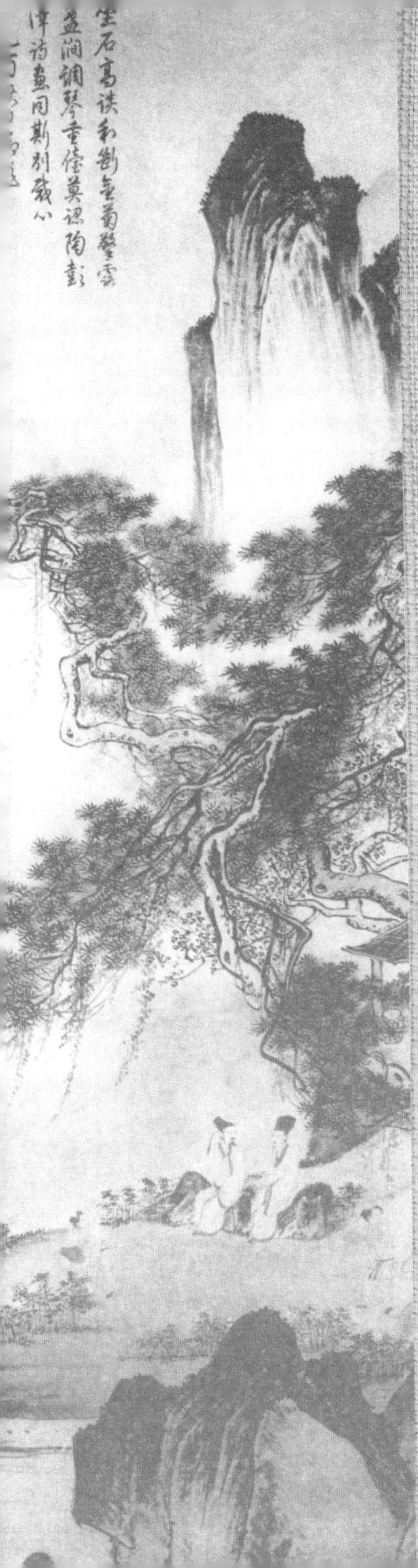

第一部 清修妙论笺

上卷

高濂说，养生之道虽然深奥，但绝非崇尚异端邪说。儒、道、释，都是教导人们修身、正心、立身、行己、无所欠缺的。人之所以能成为圣、贤、仙、佛，都是因为坚持这一信念，努力修行。人秉承阴阳交媾、怀胎十月的精气，形成了四肢百骸。富贵的人，不明白养生的道理，不践行护惜生命的方法；贫穷的人只求活命，哪里知道还要保养身体呢？人多为七情六欲所主宰，纵情哀乐，消耗气血，等到体衰发脱、疾病缠身时，才去寻找药物来恢复精神、调理命脉，真是可悲又愚蠢！遵循养生之道就可以益寿延年，此类著述历历可考，君子对此心领神会，身体力行，修德、养生并得，怎么会是旁门左道的荒唐之说呢？阅览历代典籍，随笔逐条记录编纂，笺名为《清修妙论》。

《道德经》说，人的岁数以百年为限，但知道节制、爱惜生命的人，能活到千岁，这就像用膏脂注入小烛形成大烛一样。别人大声喧哗，我轻声细语；别人为烦恼所困，我却忘记烦恼；别人惊恐慌乱，我平心静气。不因世间琐事牵累自己的心，恬淡虚无，无所作为，精神饱满，元气充沛，这就是长生不老的良药。

《庄子》说，能保养生命的人，就算富贵，也不会因养尊处优而伤害身体；即使贫贱，也不会因谋财获利而拖累身体。

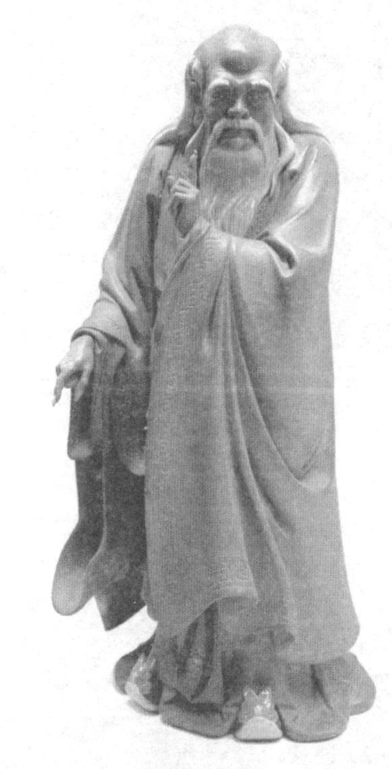

老子与《道德经》

老子是道家思想的创始人，其学问高深，备受孔子推崇。老子的《道德经》强调清静无为、顺道而行。后世道教奉老子为教主，尊为“道德天尊”。

但是当今世人大都严重违背养生规律。

《福寿论》说，贫穷者多长寿，富贵者多早夭。贫穷的人只求温饱，没有什么贪欲来损耗身体，所以多长寿。富贵的人生活奢靡，无尽的贪欲消耗了性命，所以寿命减损。这就是上苍削伐有余而补给不足的道理。那些贫穷而短命的人，大概是因道德修养不够而殒命，因此，世人应当安分守己。如果对功名利禄等有非分之想，上天一定会记住，并降灾难、疾病、死亡作为惩罚，而人类自己却不知道原因。凡侥幸得到的都是灾祸;分内所得才是吉祥。如果人到五十岁的时候，能弥补过失，忏悔施德，表达体恤之心，尊奉道德，不欺诈，那么，圣人就会了解他，贤人就会保护他，上天就会爱惜他，人们就会喜欢他，鬼神也会敬重他，富贵常在，平安健康，这就能够去除忧患灾祸而长寿。

麻衣道者说，天、地、人并列为三才，人居中道，可以学习圣贤，可以修身成仙。何况人的寿数，与天地万物的节数是等同的。而现在的人，不修持“人道”，使得贪婪、爱恋、嗜好、欲望减损了他们的寿命，这样就只能与万物一样，有着衰老、病患、早夭、死亡的忧患。有鉴于此，只有懂得保养自己，才可以获得高寿。

《阴符经》说，淫声、美色，是损伤骨骼的斧和锯。世人不能高举圣灵的烛光来照清迷情，不能举起智慧的宝剑来割断爱欲，便只能在生死的苦海中流浪。这样，灾害总是先于恩惠到来。

《参赞书》说，年高阳气已衰，如果情欲依旧很盛，就一定要谨慎抑制，不可随心所欲。一次不泄，就熄灭一次欲火；熄灭一次欲火，就添加一分精力。假如放纵情欲，就如同撤掉了残灯的油，身体会加倍亏损。因此《黄庭经》说，人亟须守住精气，避免滥泄，闭藏、珍惜它，才能长寿。

黄帝说，不受外界干扰，避免过度思虑，把宁静愉悦作为目标，自在自得，这样身体就不会衰老疲敝，精神就不会损耗，而寿命就会超过百岁。

彭祖说，平常人不可能没有思欲，应当渐渐消除，达到把身体虚化，仅有真气在体内游动的气机条达的程度，那么疾病就不会产生。又说，养生之法不在多，只要能做到不追求衣着的华美、饮食的丰盛，不追逐声色犬马，不计较胜败，不在意荣辱得失，不劳心，不竭虑，就能活上千岁。

《吕览》说，长寿的人并非苟延短暂的生命，只是活尽本身应有的寿数而已。活满寿数的关键，在于避免灾害。哪些是应该避免的灾害呢?饮食滋味过甘、过酸、过苦、过辣、过咸，这五味充塞人的身体，就会造成伤害。情绪上过怒、过忧、过恐、过哀、过喜，自然气象过寒、过热、过燥，以及大风、大湿、大雨、大雾，都会对身体造成伤害。

仲长统《昌言》说，弯曲是为了伸长，蓄积是为了补虚，充实内部是为了填补外部的消耗。气应当宣畅，却被遏制；身体应当调和，却只是被厚养；精神应平静，却被压抑，那么，就一定会失去和谐。而擅长养生的人就能获得和谐。肚脐下三寸的地方被称为关元穴。关，就是关藏呼吸的元气，禀受先天精气并将其传遍全身。因此，元气充沛的人气居丹田，元气不足的人精气浮散，脉搏加快，精神涣散。如果借肩部的起伏带动呼吸，就会觉得舒畅，精神就会渐渐专注。要是气沉丹田，就会生生不息。因此，养生之人，应当将气引至关元穴，这是十分重要的方法。

崔瑊在《箴》中说，人应当活动，但不能太尽力；应当清静，但不能太闲逸。有病也是天意，医师无法悯恤。最好的办法是预防疾病，其次是在小病时给予治疗。如果病在肌肤时不能除去，到了骨髓时，还能有什么办法呢？

黄帝问岐伯，我听说上古时候的人，年龄都能过百，动作仍不见衰老状，而现在的人，活到了五十岁，动作就迟缓了，这是因为时代不同呢，还是因为今人违背了养生之道呢？岐伯答：上古时代的人懂得养生之道，效法阴阳的自然规律，调和各种养生方法，饮食有节度，起居有规律，不过度劳作，使形体和精神紧密结合，所以能活够他们应活的寿数，度过百年光阴。现在的人却不是这样的，他们把酒当水喝，把胡作妄为看作平常的事，酒醉后仍行房事，耗散了精气真元，不知保持精气充盈，不知统摄精神，只追求一时的痛快，违背

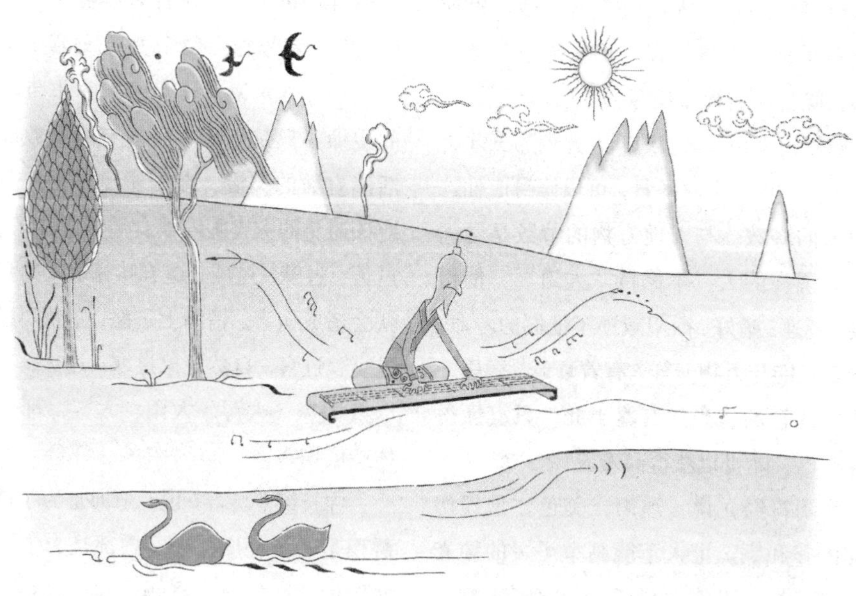

顺时而作

远古时期，人们恬淡寡欲，十分重视养生之道，精力充沛，身体康泰，很少患病，即使有汤药也很少用到。

生命规律，起居也没有节律，因此才五十岁就衰老了。

《亢仓子》说，导引筋骨则身体健康，减少情欲则精神健全，少言语则幸福美满。

《唐书》说，记事太多损害心神，说话太多消耗元气。心气在体内损耗，形神在体外散失。开始虽没有感觉，久而久之，弊病丛生。

《续博物志》说，眼睛是身体的镜子，耳朵是身体的窗户。看多了，镜子就昏暗；听多了，窗户就闭塞。脸部是精神的门户，头发是脑的精华。内心悲哀，容貌就憔悴；脑髓不足，头发就变白。精是身体的化神之源，明智是养生之宝，劳累过度则精神涣散，谋求太多则心力衰竭、昏庸糊涂。

应璩作诗说，从前有行路的人在田埂上见到三位老人，年纪都有一百多岁，三人一起在田里锄草。行路人向前拜问三位老人怎样才能有如此高寿。第一位老人说，家中的妻妾都很粗俗丑陋。第二位老人说，根据自己的饭量来饮食。第三位老人说，夜里睡觉不蒙头。三位老人言语精辟，道出长寿要旨。

柳公八十九岁时，有人问他长寿的秘诀，他说，避免生冷饮食，不让元气参与喜怒之情，气海就能保持温养作用。

神农说，上品药延年益寿，中品药调理情志。懂得养生道理，辅以药物延年却病。但是世人不明白这个道理，只看重五谷的作用，沉溺声色，眼睛被世间纷扰所迷惑，耳朵被靡靡之音充斥，肥甘厚味煎熬脏腑，酒酿煎灼肠胃，香料腐蚀骨髓，喜怒离散其正气，思虑消耗精神，哀乐搅扰其宁静。

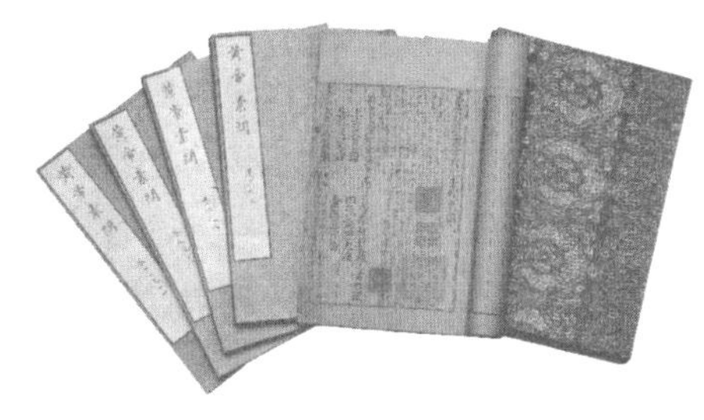

五劳所伤

中医典籍《黄帝内经》中提及“五劳所伤”，即过久视物伤血、过久躺卧伤气、过久坐伤肉、过久站立伤骨、过久行走伤筋。可见，动静平衡、张弛有度方为养生之道。

用渺小的身躯来承受多方面的袭击，把脆弱的身躯置于内扰外攻的境地，人身并非木石，怎么能够长久呢?

《太上日用经》说，用餐完毕要闭口端坐，心无邪念，忘却世事纷扰，集中精力，眼不看、耳不听，心思平静、心气内收，调整呼吸，自在随性。这样心火就可以下降，肾水能够上升，口中津液涔涔而生，神灵真元附体，方能获得长寿。

《道林摄生论》说，老人养生，不要吃饱后就躺下睡觉，以及久坐不活动，这些都不利于长寿。常常让老人稍稍活动，不要疲倦即可，不要勉强做不能胜任的事情。饭后慢走百十步，配合用手抚摩腹部一百遍，有利于食物消化、气机调达。少食多餐，避免因一次摄入过多而难以消化。

先于有饥饿的感觉前进食，先于有口渴的感觉前喝水，使气行顺畅。先于感觉冷前增加衣服，先于感觉热前敞开衣服，不要流汗过多。不要常吐口水，口水不能吐太远。不要在熟睡时扇风，不要吃太多生冷食物，不要奔走太多，不要在室外露宿，不要遭受大寒、大热、大风、大雾。不要被饮食五味伤害：酸的东西吃太多伤脾，苦的东西吃太多伤肺，辣的东西吃太多伤肝，咸的东西吃太多伤心，甜的东西吃太多伤肾。以上几个方面，老年人尤其应当重视。

老年人养生，起居时间因四季不同而早晚各异，日常生活有恰当的规律制约。活动筋骨有屈伸的体操，抵御病邪有呼吸吐纳的方法，条畅营卫之行有补泻的方法，调节劳逸有张弛的要诀。抑制怨恨来保全阴气，控制喜乐来保全阳气。又用草木药食来补养身体的亏损，然后炼制金丹来巩固长寿的生命。其他方面增加修为，一定要身处贫贱，则安于贫贱；身居富贵，则切忌炫耀富贵。无论贫富，一定要遵守道德，不要因为贫富的不同处境而动摇意志，改变本性。通晓事物的变化规律，不要夸夸其谈；做出重大功德，不要自我标榜。

过了五十岁直到一百岁，养生药物不离身，好话不离口，心中不胡思乱想，不要让心里产生不满足的念头。无论事情好坏都要抱着宽容的态度，对别人不苛责求全，对自己不怨天尤人。应该少思虑、少牵挂、少欲望、少杂事、少说话、少笑、

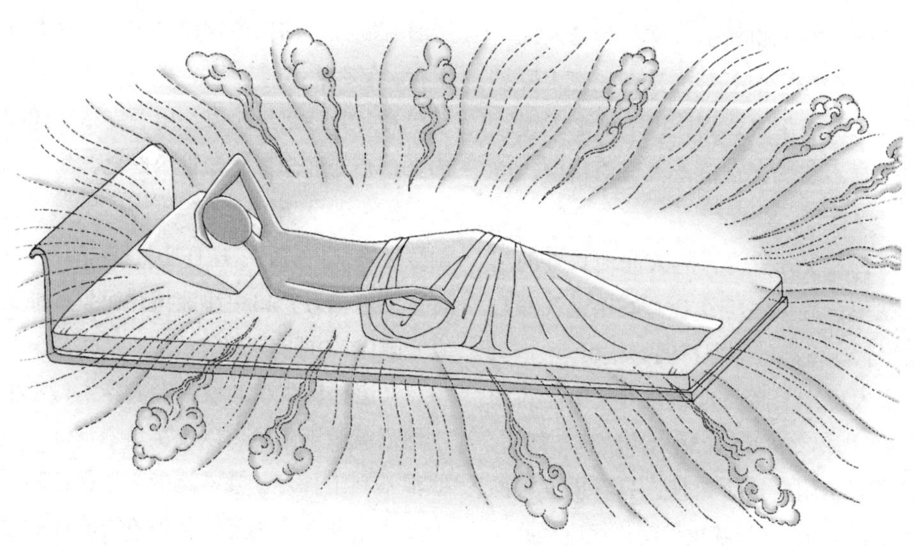

睡眠机要

人们在睡觉时，机体的抵抗力较弱，极易遭受风寒的侵袭，所以睡眠时要注意避凉风，夜间更应该加倍注意。

少愁、少娱乐、少暴喜、少发怒、少偏爱、少厌弃，这十二个减少的方面就是养生的总原则。思虑过度，则精神懈怠；牵挂过度，则精神散失；欲望太过则神智紊乱，杂事太多则形体劳顿，讲话太多则元气丧失，多笑则脏器损伤，多愁则心神不宁，娱乐太过则心气溢散，喜乐太过则神魂颠倒，多怒则百脉不定，多有偏爱则固执不讲理，常有厌弃感则憔悴无欢乐。“这十二多”不去除，就是丧生的根本。只有不多不少，才能接近于道。

《要记》记载：一天之中的禁忌是晚上不要饱食，一月之中的禁忌是晚上避免大醉，终身的禁忌是晚上要保护阳气。长时间看东西损耗血液，长时间卧床损耗元气，长时间站立损伤骨骼，长时间行走损伤筋脉，长时间坐着损伤肌肉。太饱伤肺，太饿伤气。不要在屋梁脊下睡卧，睡卧时头不要朝北。不要在睡卧后用油灯或蜡烛照明，否则会导致六神不安。大量汗出后不要马上脱衣服，否则会引起半身不遂。睡卧的地方不要有空隙，否则有风吹入，这伤人最为严重。不要把炉火安置于头旁，这样会使人头重、眼红、鼻子干燥。冬天足部要保持温暖，头可以受点凉，春秋头足都要保持微微受凉的状态。逢寅日剪手指甲，逢午日剪脚趾甲，这都是吉利的。避免强忍小便，也不要迫不及待地急撒小便，否则会使膝部产生时常冷痛而活动不利的慢性关节病。不要忍着大便，也不要用力排泄，否则会使气下坠而形成痔疮和腰痛。进入庙宇一定要毕恭毕敬，不要恣意东张西望，见到诡异的东西不要惊慌。以上方面也是养生的重要方法，应当用心牢记。

《关尹子》记载：人在平日里忽然看到不寻常的东西，这是精气郁结所致；患眼病而忽然看到不寻常的东西，是心气不足造成的。如果知晓我们的思想能够在虚无中显示出有形的事物，那么也能在有形的事物中显示出虚无来。一旦你不相信那些景象，那么那些景象也就不那么神奇了。有人说：“那人的意识已经紊乱昏迷，怎么能不相信呢？”我回答：“比如捕蛇者不惧怕蛇，即使晚上在梦中看到了蛇，心里也不会害怕。所以思想上没有鬼神，便可以独来独往。”

长生的方法、保养身体的理论，是用气养精、用精养身、神不离身，才能保持健康。

《养生大要》说，（养生的关键）第一是吝啬精神，第二是爱惜元气，第三是保养形体，第四是导引吐纳，第五是减省言语，第六是调节饮食，第七是节制房事，第八是反省雅俗，第九是精究医药，第十是切记禁忌。又说，不要使形体劳累，不要扰动精气，要专心静默才可长寿。

天地将造化人类作为功德，有生命的人最看重的就是身体，身体以平安快乐为本。要想平安快乐，保养是根本，应把保养放在首位，这个根本如果巩固了，疾病又从何而生呢？又怎么会不长寿呢？养生的方法有三点：一是保养精神，二是爱惜元气，三是预防疾病。忘却情感上的纷扰，抛弃心中的思虑，恬静淡泊，虚怀若谷，远离身外之事，保全真气，使内外清净，

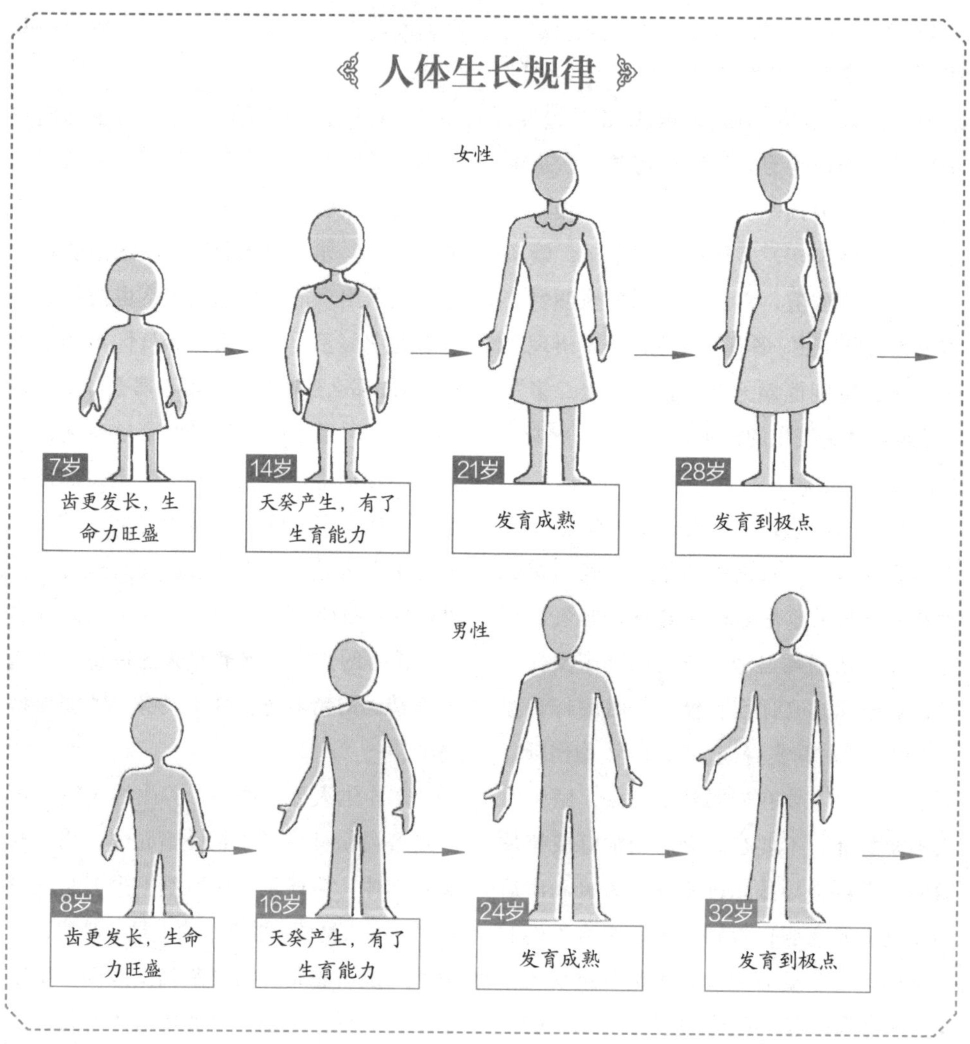

这样精神就不会在体内耗伤，心境就不会被身外之物惑乱，纯粹专一，心无杂念，神气自然安宁，这就叫作养神。保持元气这个固本之根，固守归于体内的精气，三焦位置既定，思维空阔虚无，谋合全都默契，虚实相互通达，就叫作“大通”，如此则气自平，是为爱惜元气。饮食合乎时宜，温度合乎时令，出入不犯八邪，活动适度不勉强，那么身体自然平和康健，就可以长寿。

《道院集》中提到：冬天早上不要空着肚子，夏天晚上不要食之过饱。早上起床在鸡叫之后、日出之前。内心澄净则人的真气安守于体内，元气内守则邪秽远离

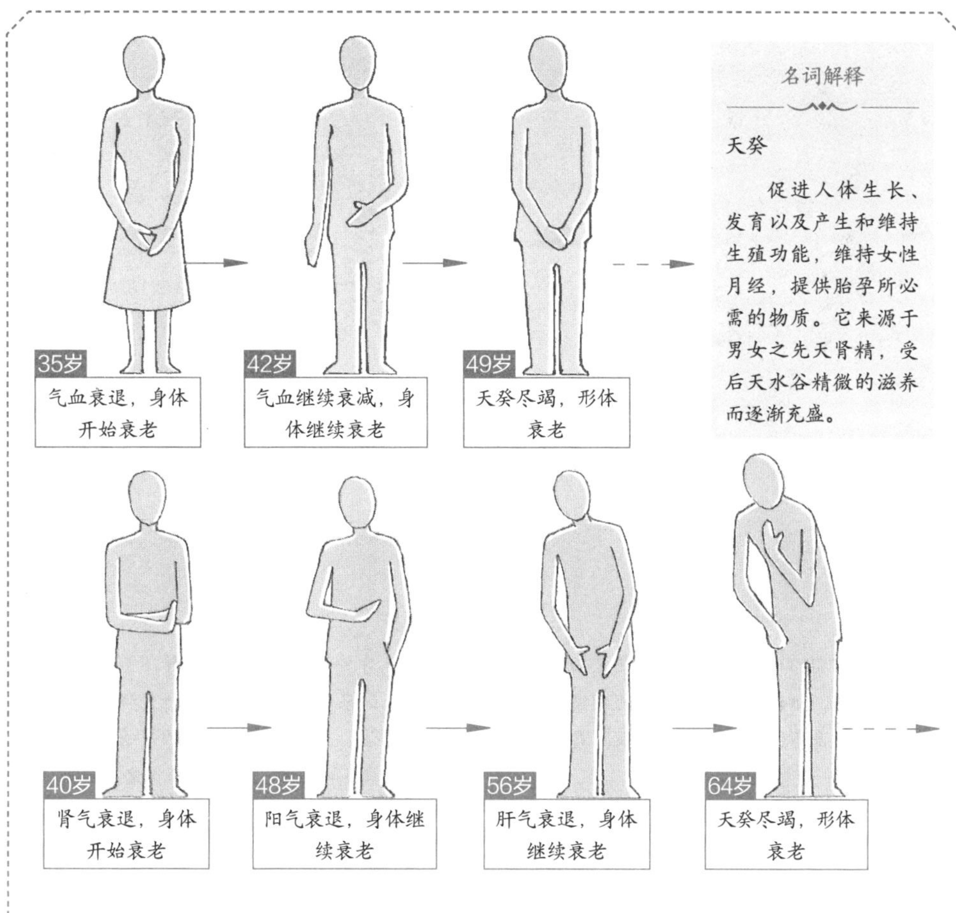

《黄帝内经》认为，身体的衰老是由于气血的衰退，只要进行合理的调养，就能保持精气充盈，延缓天癸的衰竭，这就是有些人高寿而不显得衰老的原因。

其身。

《上古天真论》说，女子的生理变化以七来计算，男子的则按八来算。女子过了七七四十九岁，任脉气血衰弱，太冲脉气血锐减，天癸枯竭，月经断绝，形体渐渐枯槁，面容憔悴。男子过了八八六十四岁，五脏功能衰退，筋骨倦怠无力，血脉短促，天癸耗竭，精气耗散，不能生育，一天天憔悴下去，肌肤失去光泽。长寿的人年龄超过一般人的岁数，都是因为衣食充足，有药物和食物辅助调养，子孙孝敬，长辈欢愉，晚辈敬伺，朝夕调理，寒温得宜，在上顺应天之变化，在下契合人际相处之道，顺应自然规律，便得长寿无疆。

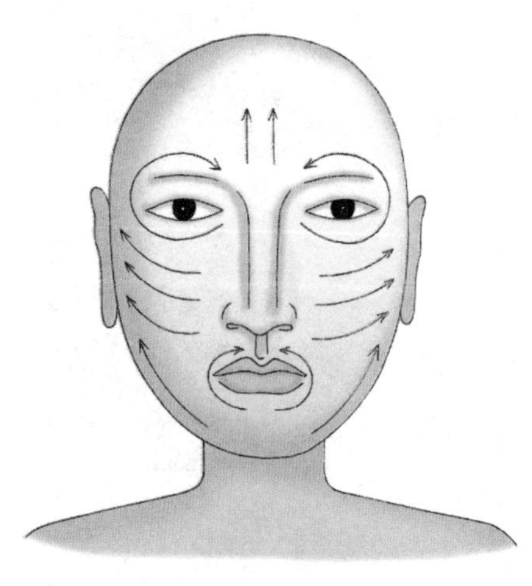

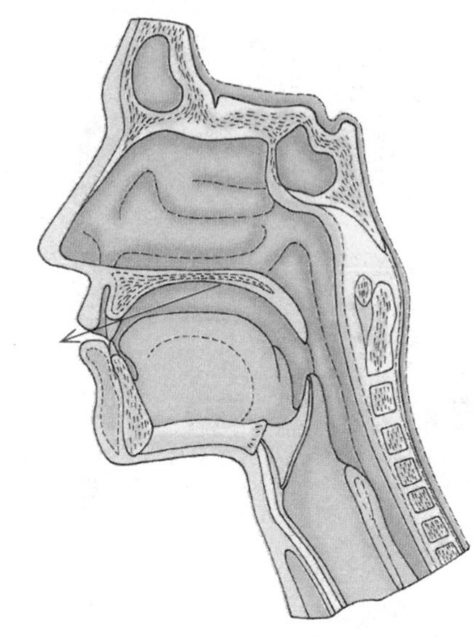

面部按摩

人体许多经络都在面部会聚，并且面部与脏腑有对应关系，所以掌握面部按摩的正确方法并经常按摩，对身体保健有很好的效果。需要注意的是按摩手法一定要轻。

六字诀

“六字诀”是我国古人流传下来的一种借助呼吸、吐纳来引导经络气血运行，强化脏腑功能的养生方法。借助“嘘、呵、呼、嘻、吹、呬”六个字的换气发音来实现，故而得名。

《西升经》说，人看到别人死亡而悲哀，为什么不为自己悲哀呢？哀身不如爱神，爱神不如留住神，留住神不如守住身，如此则永久长存。神生形，形再生神，没有形体则神无从生，神没有形体不能自行存在，形神合一，相生相承。神怜惜人，可人却不爱惜神。通达此理，就能达到无为而治。

《大有经》说，愚蠢和聪慧是先天的，身体的强弱寿夭却是人造成的，天道在自然，人道在自身。一开始就胎气充足，出生后哺乳得宜，成长时饮食合理，成年后有所节制，自然健康长寿；而一开始就胎气虚弱，出生后哺乳不足，成长时饮食偏嗜，成年后纵情酒色，只会体弱早夭。可见生长符合规律，注重修养，则能长寿。

《黄帝内经》说，养生贵在坚持，成为习惯就好了。能在未病时得以预防，不仅仅是因为服药。日常起居规律，仁、义、礼、智、信五常俱全，所有行为周密完备，即使没有药物，也可以长寿；德行不足，纵使有金丹妙药，也无力回天。

四季养生

《黄帝内经》认为，天地是按照阴阳消长的规律运转不息的，我们养生也必须按照这个规律适时调节。违反了这一规律，必将导致体内阴阳失调，使身体发病。

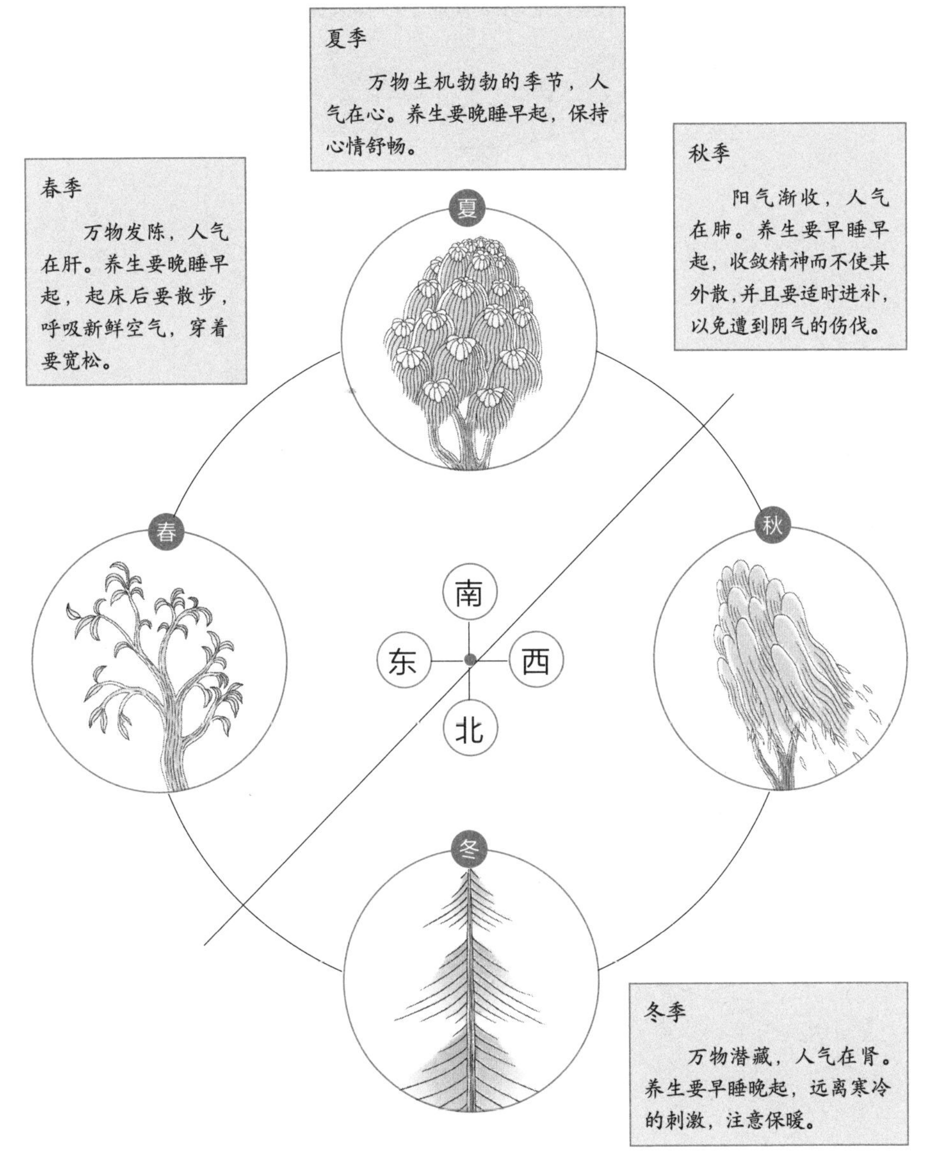

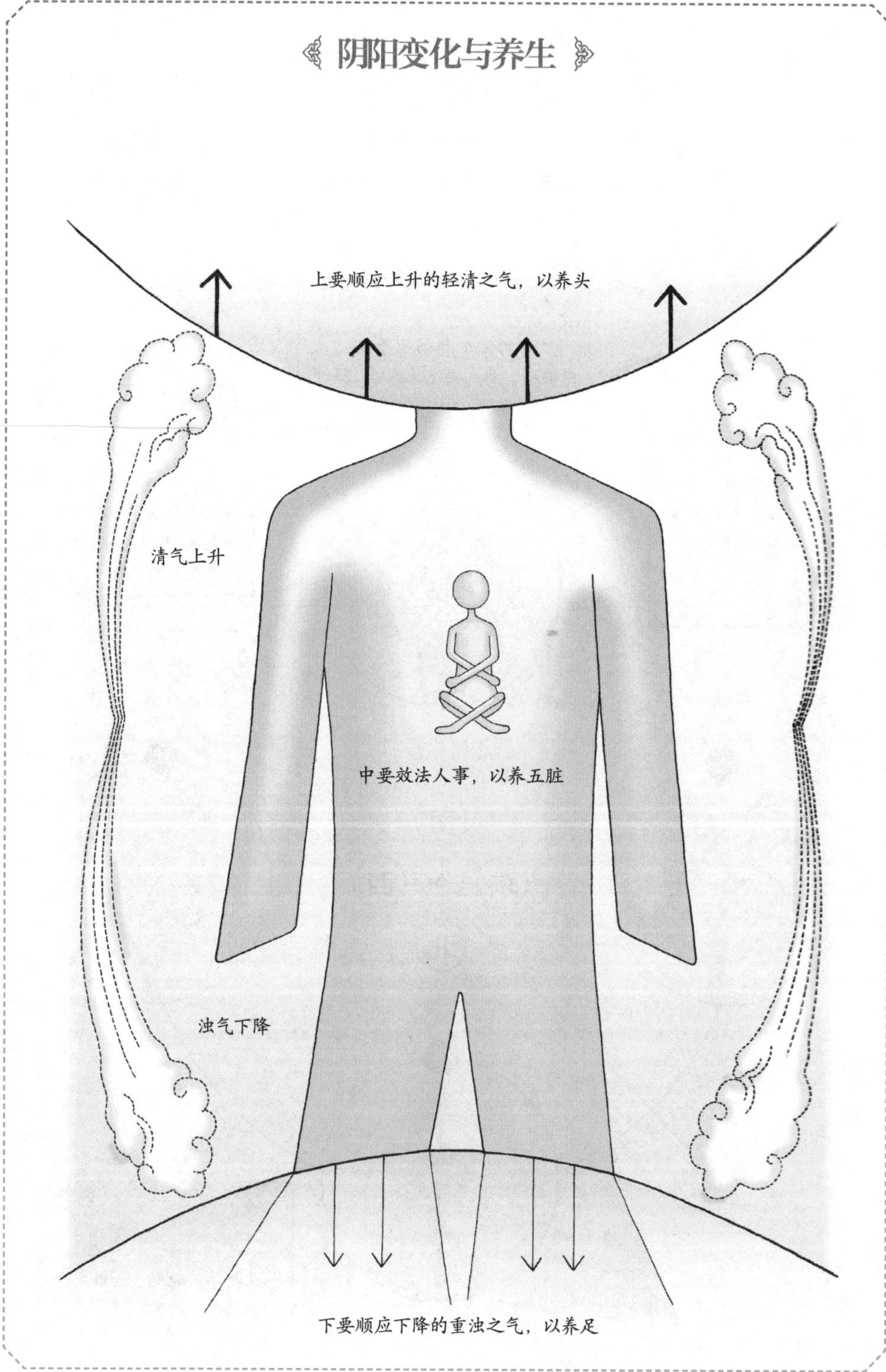
阴阳变化与养生
上要顺应上升的轻清之气，以养头
清气上升
中要效法人事，以养五脏
浊气下降
下要顺应下降的重浊之气，以养足

下卷

《大藏经》说，与其在灾难发生后解救，不如在发生之前防备；与其在疾病产生后治疗，不如在平时预防调养。如今人们的见解有所偏差，不重视预防，却只考虑救命；不重视调养，却只青睐于药物治疗……圣人是在没有先兆之前祈福，在没有萌发灾祸之前绝患……如果人能静下来自省自己有没有毛病，心病心医、心药治疗，哪

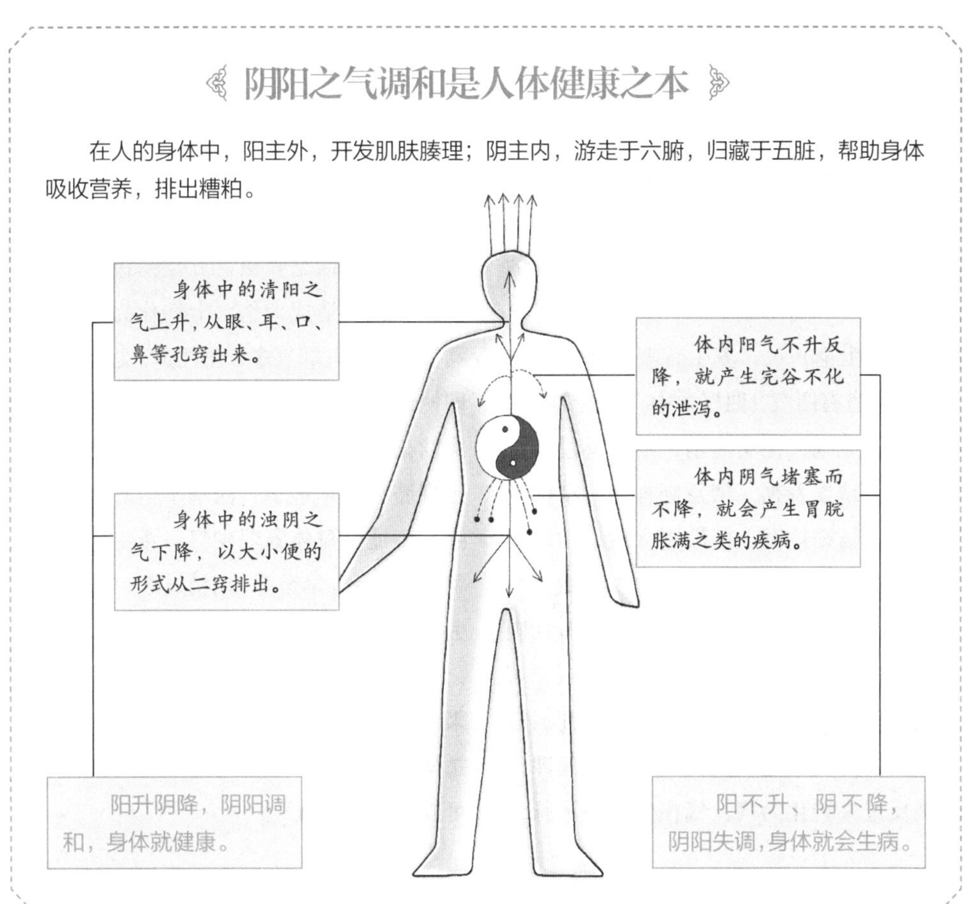

里需要等到良医来治疗呢？不要让病在体内聚集到不能遏止，否则恐怕金石草木也不一定可以治疗。所谓长寿，皆因没有疾病罢了，智慧的人可与之共勉。

黄帝说，一阴一阳就是道，偏阴偏阳就是病。阴阳不和，犹如四季中有春无夏，有秋无冬。据此调和阴阳，就是圣人养身的原则。圣人不违背阴阳和合的规律，把闭藏看得很重，固守人的先天真气。

《洞神真经》说，养生以不损为延年之术，不损以补益为维护生命的原则。居安思危，防微杜渐，即使年轻时不慎造成体弱，如果晚年能够醒悟，防患补益，气血自可渐充，神气自可补足，仍可以延年益寿。

《延命录》说，五谷能使机体充盛却不能增进寿限，药物可以治病延年却不美味，能充实机体又美味的东西是一般人所看重的，而苦口延年的却是得道之人的珍宝。

《养生论》说，养生首要之务是调理元气。人身有四气，四气之中，各主生死。一是乾元之气，化生为精，精又反过来转化为气。精连着神，精益则神明，精固则神畅，神畅则体健。精散则人疲，精竭则神去而死。二是坤元之气，化生为血，血又反过来化为气，气血流通于内，血壮则体强，血固则颜盛，颜盛则身体健康。若血衰则发枯，血败则胸空，胸空则死。三是庶气，庶气就是一元交气，气化为津，津又反过来转化为气。气在生命中运行，生命依赖气的流动而生生不息，气机匮乏则死亡。四是众气，即水谷之气。五谷滋养生命，而饮食不当却危害生命。食谷气虽可活命，但谷气淤滞就会死亡。精依附于血，气依附于生命，若使气血循环，则身体久安。乾元之阳，阳居阴位，即脐下气海。坤元之阴，阴居阳位，即胸中血海。生者属阳，阳贯五脏，就是呼吸之气。死者属阴，阴含五味，就是秽浊之气。气海之气，用以强壮精神，充实骨髓；血海之气，用来补养肌肤，畅通血脉；呼吸之气，用来通调六腑，辅助肢体；秽浊之气，则扰乱心神、腐蚀脏腑。

《明医论》说，疾病的产生来源于人的五劳，五劳耗尽，心肾二脏首先遭到损伤，心肾受邪，脏腑皆病。五劳，一是志劳，二是思劳，三是心劳，四是忧劳，五是疲劳。五劳又生成六极，一是气极，二是血极，三是筋极，四是骨极，五是精极，六是髓极，六极又造成七伤，七伤化为七痛，七痛发病，令人邪气多、正气少，忽喜忽怒，即使进食也不能充实肌肉，导致皮肤暗淡，头发花白枯槁，严重的还会使人遭遇风邪，出现肢体偏枯痉挛、四季不得舒展、百关隔塞不通、身体羸弱少气、腰腿疼痛的症状。这都是过早婚育、用精过度、气血不足、劳极所致。

《胎脏论》说，首先要通过抛弃欲念来养精，然后通过节制饮食来保命，这就是懂得食胎气、饮灵元的“不死之道”，可以“返老还童”。

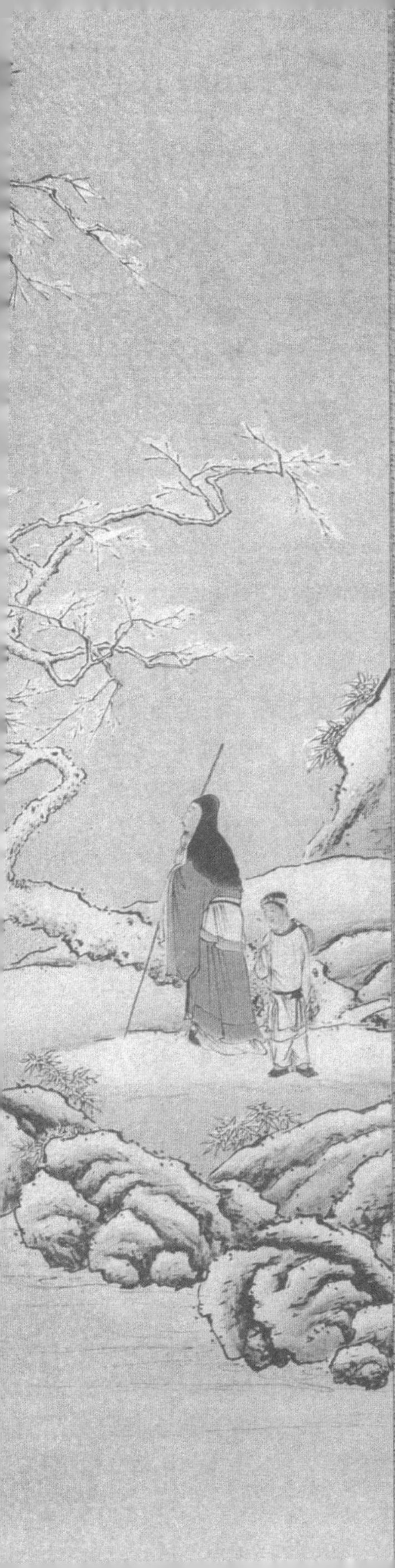

第二部

四时调摄笺

春卷

高濂说：时令的意义非常重大，天下的事情没有离开时令而生成的，所以圣人顺应季节规律养生，《月令》一书更是养生家所必备。本卷通过记录四时阴阳运用的要点，再配合五脏寒温顺逆，以时令为依据，结合方药导引的作用，把自然与人相顺应的和相违逆的事情一并记录。不会为了追求内容广泛而收录怪诞不经之事，也不会图简练而放弃收录防御灾祸的方法。另外，本卷还记录一些符合时令的逸事来调和性情、愉悦心智。如果人们可以顺应时令调摄身体，时常服用养生药物，坚持做导引，关注时令适宜及禁忌之事，无欲无求，随时令作息，长此以往，则疾病不生、寿命延长，难道说这只是小小的收益吗?现将此编成笺，命名为《四时调摄》。

春三月调摄总类

《尚书大传》说，东方就是春，春意为出，是万物生长的时节。《淮南子》说，春就是准则。准则是用以规范万物的，不违背这一原则，万物才有秩序。《汉津志》说，少阳指的是东，东就是动。阳气生发，万物萌动，时令上讲就是春。所以君子应审度时令节气来调摄养生。

正月立春是木的属相，到了春分则树木旺盛，立夏后停止生长，夏至后开始凋落，立秋便走向死亡，立冬则完全枯朽，但冬至过后树木又开始准备发芽，这就是木孕育于水中。

岁月时令失宜则灾害萌生，我特意记录下自然变异在疾病上的反映，按照四季依次列举，让养生的人知道其危害，提前预防，谨慎保全身体，不要为时令骤变困惑。至于天灾人祸，因没有确切考证，故不收录。

正月初一，忌北风吹，这是多病的起因；忌大雾，这是瘟疫的起因；忌大雨冰雹，这是疥疮类疾病的起因；忌正月里电闪雷鸣，这是百姓多殃的起因。初七忌风雨，这是百姓受灾的起因，还忌像秋天一样行事，这是瘟疫丛生的起因。

二月忌东北方雷鸣，这是多病之兆，尤其是西北方容易发生瘟疫。春分当天忌晴朗，这是多病之征兆。

三月初一忌有风雨，这是多病的原因。还忌讳像夏天一样行事，这是疫病的起因。

脏腑配经络图

一脏一腑互为表里，一经一络阴阳相应。

中医的十二正经分别是：手太阴肺经、手阳明大肠经、手太阳小肠经、手少阴心经、手少阳三焦经、手厥阴心包经、足太阴脾经、足阳明胃经、足少阴肾经、足厥阴肝经、足太阳膀胱经、足少阳胆经。

人体的脉络运行气血，周流不息。三阴三阳之中，阳明是指两阳合明，厥阴是两阴交尽。

三阴三阳

中国古人将万事万物归于阴阳两面，又根据阴阳气的多寡将其各细分为三，即少阳、阳明、太阳，少阴、厥阴、太阴。

古人同样以“三阴三阳”来标注十二经脉的阴阳属性与阴阳气的多寡。其中，与五脏相连，循行于肢体内侧的经脉为阴经，属于脏；与六腑相系，循行于肢体外侧的经脉为阳经，属于腑。

阴经	阳经
太阴（阴气最盛）	阳明（阳气最盛）
少阴（阴气较弱）	太阳（阳气较弱）
厥阴（阴气最弱）	少阳（阳气最弱）

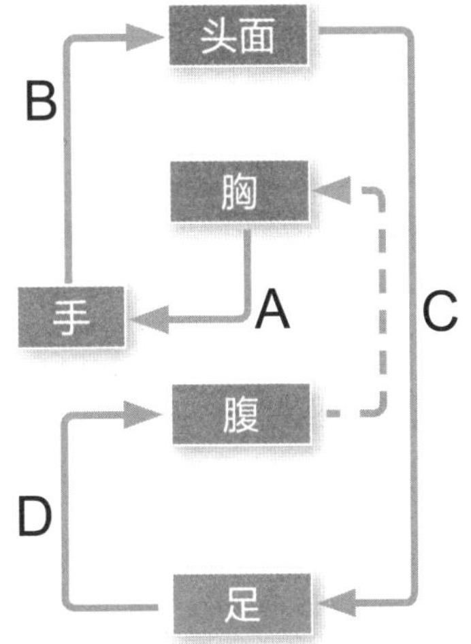

A 手三阴

手太阴肺经
主掌脏腑：肺
主治病症：肺部、咽喉、胸部疾病

手厥阴心包经
主掌脏腑：心包
主治病症：心血管、胃部、神志、胸部疾病

手少阴心经
主掌脏腑：心
主治病症：心血管、神志、胸部、颈肩疾病

B 手三阳

手阳明大肠经
主掌脏腑：大肠
主治病症：头、面、鼻疾病及口齿、热病

手少阳三焦经
主掌脏腑：三焦
主治病症：头侧病、胁肋病、耳病、热病

手太阳小肠经
主掌脏腑：小肠
主治病症：后头、颈项、肩胛、耳病及热病

C 足三阳

足阳明胃经
主掌脏腑：胃
主治病症：前头、脸部、眼部、口齿、咽喉、胃肠疾病

足少阳胆经
主掌脏腑：胆
主治病症：耳部、胁肋、肝胆、头部、眼部疾病

足太阳膀胱经
主掌脏腑：膀胱
主治病症：后头、颈项、腰背疾病

D 足三阴

足太阴脾经
主掌脏腑：脾
主治病症：脾胃及腹部疾病

足厥阴肝经
主掌脏腑：肝
主治病症：肝胆、胁肋、头面及腹部疾病

足少阴肾经
主掌脏腑：肾
主治病症：肾部、肺部、咽喉及腹部疾病

经络配四时图

天时有十二月，人体有十二经，地支有十二位。手经络应天时，足经络应地支。

春	夏	秋	冬
主生	主长	主杀	主藏
寅时 手少阳三焦	巳时 手厥阴心包	申时 足少阳胆	亥时 足厥阴肝
卯时 手阳明大肠	午时 手少阴心	酉时 足阳明胃	子时 足少阴肾
辰时 手太阳小肠	未时 手太阴肺	戌时 足太阳膀胱	丑时 足太阴脾

肝神图

肝神名叫龙烟，字含明。肝的形状像龙，主藏魂，如同悬吊的水瓢，色如同白绢裹着深青带红的帛，居于心脏之下且偏后，脉出于大敦穴处。大敦穴位于大脚趾端的从毛中。

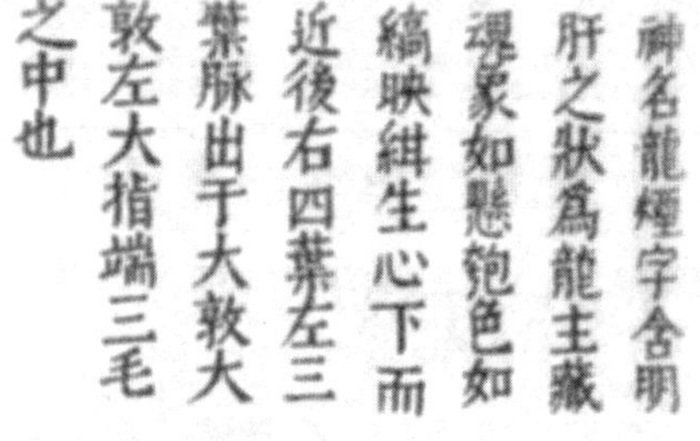
神名龍煙字含明肝之狀爲龍主藏魂象如懸匏色如縞映紺生心下而近後右四葉左三葉脉出于大敦大敦左大指端三毛之中也

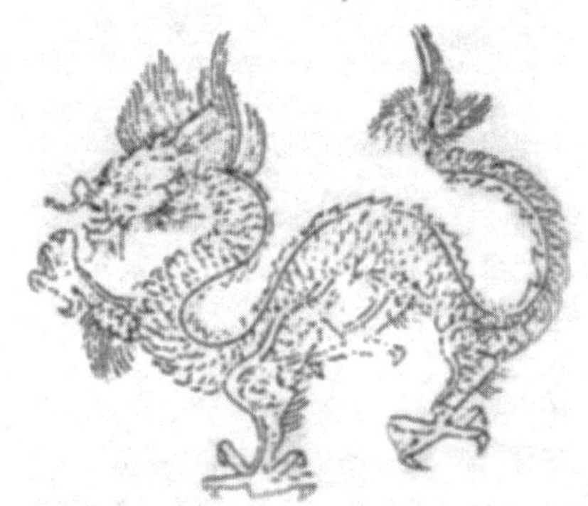

肝神图

肝脏春旺论

肝属木，为青帝，属震卦，似青龙，如同悬吊的水瓢。肝就是干，其形似枝干，位置稍下，略微靠近心，颜色像白绢裹着深青带红的帛。肝为心之母，肾之子。肝中有三神，分别是爽灵、胎光和幽精。夜眠和晨起叩齿三十六遍，口中呼喊“肝神”的名字，可以让人神清气爽。目是肝之宫，在天干中，左眼为甲，右眼为乙。男子三十六岁后，肝气开始衰弱，肝叶变薄，胆汁减少，眼睛昏蒙。形体上肝主筋，肝脉属木，是魂的居处，在体液上表现为泪水，肾邪入肝就会多泪。

六腑中，胆与肝互为表里，所以肝气调达，则目能分辨五色；肝受实邪，则眼睛黄赤。肝与脉相合，指甲有光泽，就是肝脉润合的表现。筋脉弛缓，不能自持，是肝气衰竭的表现。肝在日为甲乙，在时为寅卯，五音中为角，五味中属酸，五臭中属臊膻，心邪侵袭，身体则散发出臊膻的气味。在自然界，肝与东岳泰山相应，上与木星的精灵相通，春季的三个月中，木星在天上，青气入肝，所以肝虚之人可见筋脉拘急。肝热者可见皮肤粗糙，肝风者可见肌肉有斑点。肝气亢盛则面色发青，肝气不足则嗜食酸味，肝受伤害则毛发枯槁。肺邪入肝则多笑，治疗肝病可以发“嘘”音来泻肝火，同时以吸气来补肝阴。肝气为仁，喜好施善，所以听到悲伤的事情就容易落泪。春季的三个月中，木气最旺盛，天地之气生发，欲使情志安宁，一定要愉快地流连于花草之中，饱含爱意地训育动物、栽培植物，不做使川泽枯竭、池塘干涸、草木夭折、生灵夭亡的事情，这样才可以与天地生育万物之气融合。晚睡早起才能符合春季的自然规律，倘若违逆，那毛发、筋骨就不会茂盛、荣润，金木相克，百病由生。

相肝脏病法

肝热患者，左边脸颊先发红。肝病实证的患者目光无神，胁肋下疼痛牵引至小腹，容易发怒。肝病虚证的患者容易恐惧，总感觉有人要抓他们。肝病实证则容易发怒；虚证则阴气盛，怕冷，常梦见山林。肝气逆则头痛、胁肋痛、耳聋、脸颊肿。治疗肝病要用疏泄之法，急则用辛味药物疏散，用酸味药物补益，因为肝恶风，所以应当避免受风。肝病者脐左侧有气体活动，按压稍重就会疼痛，胸中胀满而元气脱失，小便淋漓不尽，大便困难，时常痉挛，昏昏欲睡；眼生翳障，视物不清，眼前像有蚊蝇飞动，胬肉攀睛，或有晕膜覆盖眼球，流冷泪，眼角又红又痒。以上病症可以服用《玉经八方》的升麻散。

邪气在肝对身体的影响

肝主藏血，滋养全身，如果邪气停留在肝脏，其所滋养的部位就会直接表现出疼痛等症状。

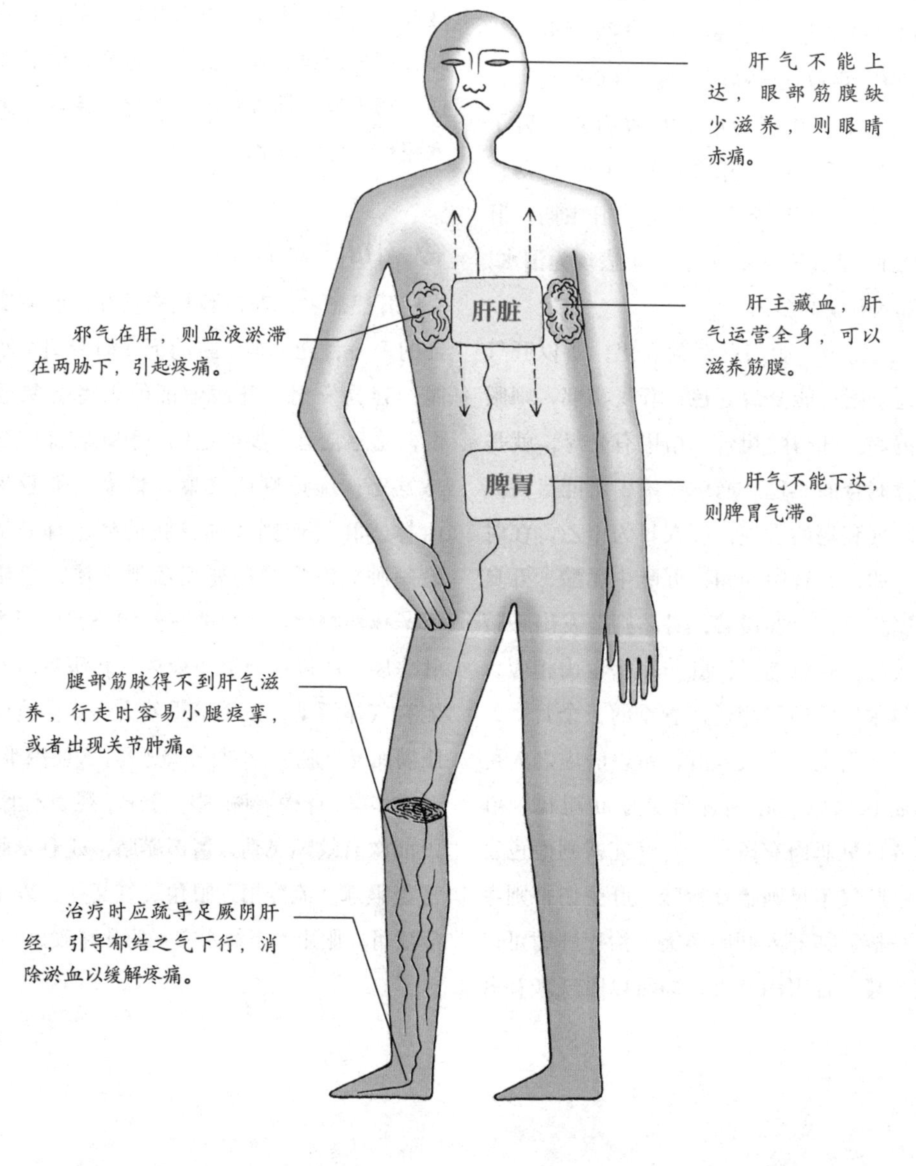

修养肝脏法

在春季三个月的初一早晨，面向东方静坐，叩齿三遍，一呼一吸，然后屏气九次，吸震宫青气入口，分九次吞下，以补益肝脏虚损，使肝气舒畅调达。

六气治肝法

《秘诀》说，发“嘘”音来调理肝脏，要睁开双眼，口呼鼻吸，发出的声音自己都听不到才行。

调理肝脏，可以用发“嘘”音的方法，用鼻子缓缓地长吸气，用口发“嘘”者呼出。肝病者按此法做三十遍，眼睛睁开使肝邪排除，祛除肝脏的邪热，同时治疗四肢灼热、眼昏胬肉、眼角赤烂风痒等症。多次反复发“嘘”音，做到发音绵绵不断，效果最好，病愈即止，不可操作过多，否则损伤肝气。病愈后若担心肝虚，当吸气时发出“嘘”音来补肝，使肝不虚，不受邪扰。总之，六字方法不可过度，否则会损伤真气。人们常常能够使心神内守，不因恼怒而动肝气，保持喜悦的情绪，那么肝病就不易复发。春三月，树木旺盛，自然之气生发，万物欣欣向荣，要想使精神愉悦，切不要杀生，这就是顺应自然生发之气，同时切记晚睡早起以契合养生规律。

黄帝制春季所服奇方

黄帝问：春三月应当服用什么药？岐伯回答说：男子患五劳七伤之病，阴囊消缩，囊下生疮；腰背疼痛不能俯仰；筋脉痹阻，时而冷痛，时而热痒，时而浮肿，难以行走；迎风流泪，远视模糊；咳嗽、自觉有气上冲；身体瘦弱萎黄，脐腹胀满，似有气在内攻冲作痛；膀胱挛急，尿意频频，尿中带血，阴茎疼痛，或小便淋漓不尽、颜色深黄、沾染内裤，或噩梦连连、时常惊醒；口干、舌头僵硬。以上都属于七伤，可用下面的药物治疗。

茯苓五钱(15g)，饮食不消化加一钱(3g)；石菖蒲五钱(15g)，耳疾加一钱(3g)；瓜蒌四钱(12g)，发热、口渴加五钱(15g)；牛膝五钱(15g)，腰痛加一钱(3g)；山茱萸五钱(15g)，身痒加一钱(3g)；菟丝子五钱(15g)，阳痿加一钱(3g)；巴戟天四钱(12g)，阳痿加五分(1.5g)；细辛四钱(12g)，视物模糊加五分(1.5g)；续断五钱(15g)，有疮疡加一钱(3g)；

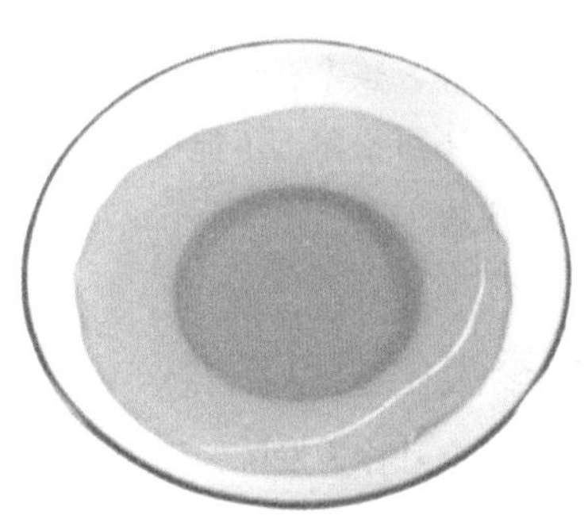

药食同源·蜂蜜

蜂蜜性平，味甘，营养丰富，有补脾益气、润肺止咳、润肠通便的功效。中医用药常用到蜂蜜，在炼蜜制丸时，蜂蜜能祛除杂质、杀灭微生物、增强药材细末间的粘合力。

防风五钱（15g），风邪加一钱（3g）；山药五钱（15g），阴部湿痒加一钱（3g）；天雄三钱（15g），风痒加五分（1.5g）；蛇床子四钱(12g)，气短、喘促加五分(1.5g)；柏子仁五钱(15g)，气力不足加一钱(3g)；远志五钱（15g），惊悸加一钱（3g）；石斛五钱（15g），身痛加一钱（3g）；杜仲五钱（15g），腰痛加一钱（3g）；肉苁蓉四钱（12g），阴痿加一钱（3g）。

上十八味，各依法炮制，捣为细末，炼蜜为丸，如蚕豆大。每服三丸（5g），加至五丸（7g）或七丸（9g），饭前服之。服药至一月，身体恢复，百病消除。

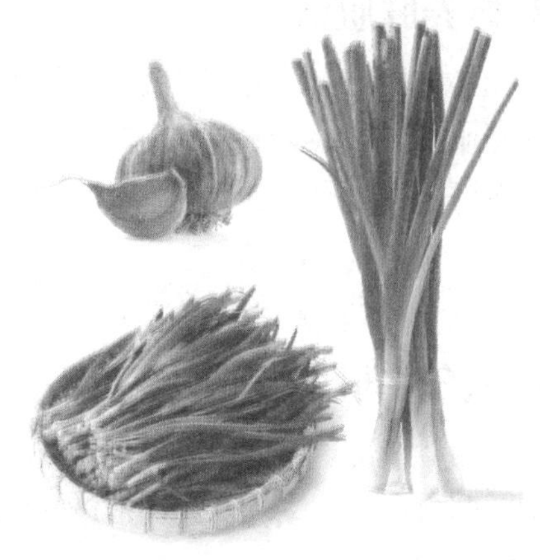

药食同源·韭菜

春季气温冷暖多变，宜吃温补阳气的食物，葱、蒜、韭菜是养阳的佳蔬；另一方面，应少食酸、多食甜。

肝脏导引法

农历正月、二月、三月施行。

调治肝病的方法，即双手交叉，重按双肩，缓缓扭转身体，左右各三遍。还可以正坐后双手交叉，反复在胸翻转，做十五遍，以此祛除肝脏积聚的风邪毒气，不使肝病发作。整个春季，早晚都必须记住并履行，不可松懈，不能一曝十寒，如此才会有成效。

春季摄生消息论

春季三个月称为发陈，因为天地万物复苏生发，人们应当晚睡早起，起床后在庭院里披着头发缓缓散步，使情志畅达，助长生发之气，不可存有杀机，多多给予，少少索求；多多赏赐，少少惩责，方可与春天之气相适应，若违背就会伤肝。肝属木，主酸味，木能胜土；脾属土，主甜味，春季食物应少酸多甜，从而调养脾气。春季阳气方升，万物萌生，正月、二月的天气还时寒时温，老年人多数都有旧疾，受到春气影响就会精神倦怠、旧病复发，加上冬季穿着厚衣服，吃了许多烘烤或辛辣的热食，热积聚体内，到了春天发散于外，就会导致体热头晕，痰涎阻塞于胸膈，出现四肢倦怠、腰腿乏力等病症，这都是冬季蓄积的病。应时常注意身体状况，一有不适，不能随便用疏利的药物，以防伤及脏腑，酿生它病，只需要以轻剂来消风调气、凉膈化痰，或选择食疗方中属性稍清凉通利的食物来调治，使气血畅通。如果没有不适，就不要随便吃药。春天应当前往视野开阔的地方来抒发心中的抑郁，心旷神怡则气血畅通，不要久坐，否则可致抑郁；不要过量饮酒，糍粑、团饼等黏腻的点心，难以消化，过食则伤及脾胃，老年人尤其不要图一时之快而空腹过食。天气冷暖无常，不要很快脱掉棉衣。老人气虚，骨疏体弱，寒气容易从皮肤侵袭，要随时准备夹衣，天暖时换上，慢慢地一层层减衣，不要一下子脱去。

刘处士说：春天出现的病，大多是在冬至后半夜，阳气刚刚萌生的时候形成的，此时阳气欲生，阴气回纳，心膈的积热与阳气相冲，犹如两虎相逢于狭路上，势必相互搏斗。在春夏之交发生的伤寒虚热等时令疾病，是冬月进食烤肉、火锅，导致心膈宿痰流注全身。这情况应当予祛痰药来疏导，如此才能不致生病。也不要使背部受寒，否则会伤肺，造成鼻塞咳嗽。如果觉得热，可以稍微脱去一些上衣，一有凉意应立即添衣，切莫强忍。肺俞穴是五脏之表，胃俞穴是经络之长，这两处不能出现寒热失调。俗话“避风如避箭，避色如避乱；加减逐时衣，少餐申后饭”就是这个意思。

春季三个月，是六气十八候的生发时节，切莫捣巢杀鸟、弄碎鸟蛋、乱伐林木。

《千金方》说：春季七十二天，应少吃酸味，多吃甜味，由此来调养脾气。

《金匮要略》说：春天避免吃动物肝脏，因为春季肝旺，死肝之气进入肝脏就会伤魂。

《养生论》说：春季三个月，每天早上梳头一二百下，夜晚睡前用加了一撮盐的热水洗膝关节以下部位，可以泄风毒，避免气血壅滞。

《云笈七签》说：春季的正月、二月应当晚睡早起，三月则早睡早起。

又说：春季三个月，睡觉时头应朝向东方，迎着东方之生气。

春天气候温暖，不可再吃热性食物，禁食太烫的食物，不穿烘干的衣服。

《参赞属》说：春季被风邪所侵，到夏季便会生泻痢之病。

《千金翼方》说：春天逢甲、乙日，要减少夫妻生活。

又说：春夏之交，阴雨潮湿，或者饮水过多，会导致风湿病患，自汗体重，转侧不能，小便不利，如果按照治疗其他病的方式治疗，很可能没有效果，服用五苓散，效果很好。

春季正月、二月不要吃小蒜或植物嫩芽，患肝病者适合吃芝麻、豆类和栗子，禁食辛辣食物。

三春合用药方

细辛散 老人春季多昏倦，当服。明目和脾，除风气，去痰涎。男女通用。

细辛一钱（3g），去土；川芎一钱（3g），炙甘草五分（1.5g），共作一服，水煎六分，热服。可长期服用。

菊花散 老人春天热毒风气上攻，颈项头痛，面肿及风热眼涩，宜服。

甘菊花、前胡、旋覆花、芍药、玄参、防风各一两（30g）。

上药共研为细末，临睡酒调二三钱（6 ~ 9g）送服。不能饮酒者，以米汤饮下。

惺惺散 春时，头目不利，昏昏如醉，壮热，头痛，腰痛，类似伤寒，宜服惺惺散。

桔梗一两（30g），细辛五钱（15g），人参五钱（15g），茯苓一两（30g），瓜蒌仁五钱（15g），白术一两（30g），土炒。

上药共研为细末，炼蜜为丸，如弹子大（6g）。每服一丸（6g），温开水送服。

神效散 老人春时，多偏正头风。

旋覆花一两（30g），焙；白僵蚕六钱（18g），微炒、去丝；石膏五分（1.5g）。用葱捣碎，同药末杵为丸，桐子大。每用葱茶煎汤送服二丸（9g），即效。

坠痰饮子 治老人春时胸膈不利，或时烦闷。

半夏，山东出者，用白开水洗淋十余次，研为末；生姜一大块，如两节手指大（10g）；枣子七枚。

半夏末二钱（6g），放入姜、枣，加水300ml，煎至100ml，临卧，去姜、枣服。

延年散 老人春时宜服，进食后可顺气。

广陈皮四两（120g），浸洗后去陈皮内侧的白衣；甘草二两（60g），研为末；盐二两半（75g），炒焦。

上三味，先用热汤洗五六遍以去苦水，微焙；再将甘草末并盐蘸上，两面焙干，细嚼二三片（6 ~ 9g），以通滞气。

黄芩散 治老人春时诸般眼疾复发，兼治口鼻生疮。

黄芩一两（30g），川芎一两（30g），防风一两（30g），甘草五钱（15g）；白蒺藜一钱（3g），去刺尖；甘菊花五分（1.5g）。

上药共研为细末，每服二钱（6g），早晨空腹，米汤送服，中午及睡前共三次服用。爆发性红眼病，昏涩痛痒，皆可治之。外障久服方可退去。禁房事、火毒之物。患眼切忌用针烙出血，否则大损眼目。

黍粘汤 治老人春时胸膈不快，痰涌气噎，咽喉诸疾。

黍粘子三两（90g），炒香为末；炙甘草半两（15g）。

上药共研为细末，每服一钱（3g），饭后、睡前服。

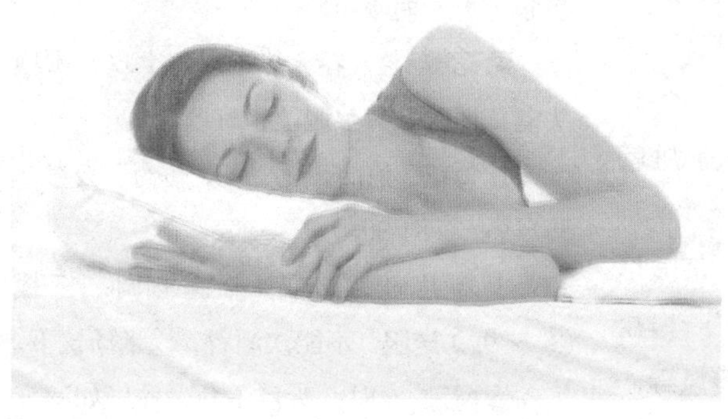

春季睡眠要经

春季时人们容易犯困，适当的午睡可以消除春困的现象；晚上睡前半小时应使情志平稳，心思宁静；稍稍活动身体；洗面、洗脚，按摩面部或搓揉脚心的涌泉穴也有助于睡眠。

太上肘后玉经八方

《云笈七签》说：以往巢居居士侍奉东海青童君，竭尽心思，委诚求当，如同侍奉老师般毫不懈怠，无论是闷热潮湿的盛夏还是寒冷闭塞的严冬，如此二十年，才得到东海青童君口授的八方，可使八节制服与八卦对应，假如想像神仙一般骑着白鹤腾云驾雾，在天地间悠哉地生活，使浩然之气长存，永葆青春，长命百岁，当服用此药，此秘方不可外传，如能久服，定能进入神仙寿域。

艮卦东北　王君河车方

紫河车一具（90 ~ 120g），首生，并壮盛胞衣是也。挑血筋，洗数十遍，仍以酒洗，阴干，煮和各药；生地黄八两（240g），补髓血；牛膝四两（120g），主腰膝；五味子三两（90g），主五脏；覆盆子四两（120g），主阴不足；巴戟天二两（60g），想要加强强肾壮阳的功效，加一两（30g），女人不用；诃黎勒三两（90g），主胸中气；鼓子花（旋覆花）二两（60g）；苦耽二两（60g），治诸毒药；泽泻三两（90g），补男女体虚；甘菊花三两（90g），去筋风；石菖蒲三两（90g），益精神；干漆（蜀漆）三两（90g），去肌肉、五脏风，炒黄用；柏子仁三两（90g），添精，用仁；白茯苓三两（90g），安神；黄精二两（60g），补脾胃；肉苁蓉二两（60g），助下元，女人不用；石斛二两（60g）；远志二两（60g），益心力不忘；杏仁四两（120g），炒黄去皮尖，去恶血气；巨胜子四两（120g），延年益形。

一方有云英石三两（90g），缩肠止泻。余曰：不必如此。

上二十二味，共捣为末，炼蜜如桐子大。酒下或盐汤送服六丸（9g）。服三料，面容如小孩。

震卦正东　青精先生䅟米饭方

白粱米一石（60kg），南烛汁浸，九蒸九曝，晒干后可有三斗（18kg）以上。每日服一匙饭（100g），过一月后，服半匙（50g）；两月后，服三分之一（35g）。尽一剂则风寒不能侵，须发黑如青丝，面容白如冰玉。

摄生图方

肝有病，即目赤，眼中生胬肉晕膜，视物不明，宜服升麻子散。

升麻、黄芩各八分（2.4g），山栀子七分（2.1g），黄连七分（2.1g），决明子、车前子各一钱（3g），干姜七分（2.1g），

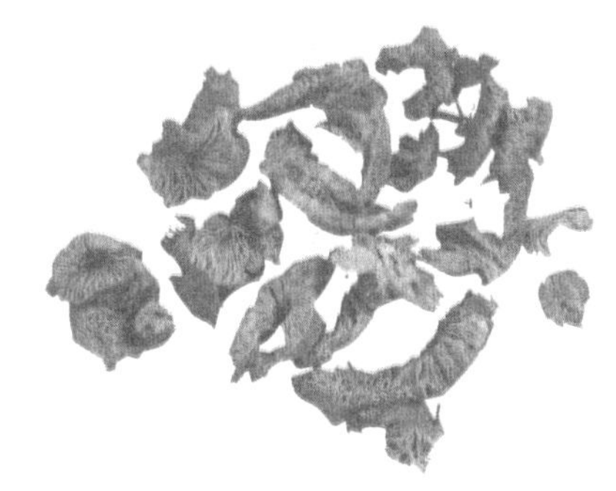

养肝药材·升麻

升麻具有发表透疹、清热解毒、升举阳气的功效，搭配补气升阳的黄芪，效果更好。李杲认为“人参、黄芪，不用升麻引，不能上行”。

龙胆草、芜蔚子各五分（1.5g）。

上药共研为细末，空腹服二三钱（6～9g），白开水送服。

一方加苦瓠五分（1.5g），去黄连、龙胆草。

正月事宜

《周天七衡·六间》说，大寒过后十五天，当北斗星的斗柄指着艮，即为立春。立，就是开端，春气刚刚到来，所以叫立，又过十五天，当北斗星斗柄指向寅，即为雨水，雨水是正月中气，意思是说雪在此时逐渐化为水。按律吕纪月，一月为太簇，簇意指凑，就是万物一起从地下长出来，随着阳气一起生发。《晋乐志》说，按月律纪月，正月就是寅月。寅，就是津，也就是生物润泽的源泉。《玉烛宝典》把正月称为端月，也叫孟阳、献岁。正月初一为鸡日，初二为犬日，初三为猪日，初四为羊日，初五为牛日，初六为马日，初七为人日，初八为谷日。这些日子里，某一日天气晴朗，阳光明媚，那么这一年之中，此日所属的人畜会兴旺康泰；若是这些日子中某一日风雨交加，气候恶劣，那么此日所属的人畜会多灾多难。人们可以按照不同日子去验证。假如人日这一天天气不佳，更应当注意预防保健。

《四时纂要》说，正月初四凌晨三时至五时、甲子日适合拔除白发，三十日喝清晨初汲的水，可以使须发不白。

《琐碎录》载，打春牛的时候将牛身上的泥土洒在屋檐下，可以不生蚰蜒。

正月元旦，迎祀灶神，钉桃符，上面写着“聻”（人死为鬼，鬼死为聻），挂钟馗像来避一年的灾祸。家长率领全家老小拜天地诸神，到本境土地五谷的神位前去祈求来年五谷丰登，或是诵经完毕后才礼拜新春。早上三时到五时喝屠苏酒、吃马齿苋，以驱除一年的邪气。

屠苏酒方

大黄一钱（3g），桔梗、川椒各一钱五分（4.5g），桂心一钱五分（4.5g）；乌头六分（1.8g），炮；白术一钱八分（5.4g），吴茱萸一钱二分（3.6g），防风一两（30g）。

以深红色的袋子装入上面的药，悬井中，至正月初一三时至五时取出，以酒（1000ml）煎四五沸，饮二三杯（20～30ml）。自幼小饮起。

洛阳人家，正月初一制作丝鸡、腊燕、粉荔枝，正月十五日制作火鹅儿，吃玉粱糕。

长安风俗，正月初一以后，用酒食递送相邀之意，称为“传坐”。

立春后庚子日，适合全家一起服用温蔓菁汁，多少不限，可除瘟疫。

初一五更时，点火把以照果树，则树不生虫，以斧敲打每棵果树的树干，则来年果实繁盛。

《五行书》记载，正月初一用麻子七粒，赤豆七粒，撒到井里，可以避瘟疫。又载：吞服赤小豆七粒，再服花椒酒一杯，吉利。

《岁时杂记》说，初一烧苍术，服苍术汤，吉利。

崔寔在《月令》中记载，初一喝柏酒，是玉衡星的精华，服后使人身体轻便。

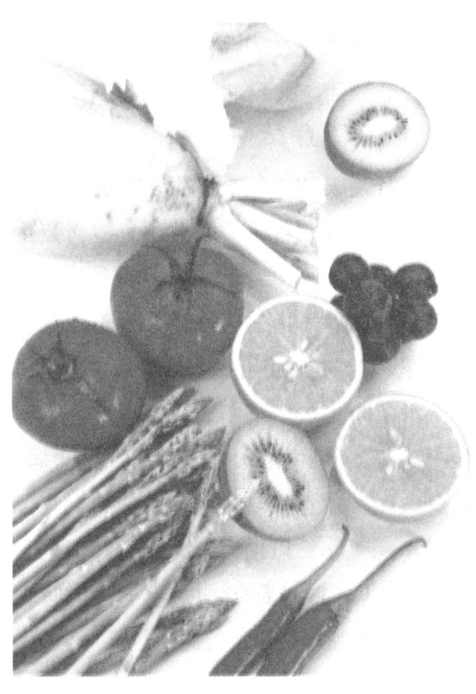

春季养肝·推荐食材

立春时节的气候多变，易使人形成肝火内郁。饮食调理上，建议多吃平性食物，如萝卜、白菜、莲藕、银耳、百合以及其他绿色蔬菜、水果，有利于清内热。

《珠囊隐诀》说，正月初一煎五香汤沐浴，人年老时头发都乌黑。注：五香就是青木香，因为它的一株有五条根，一茎上有五朵花，一枝上有五片叶，一茎上有五个节，因此而得名。还可以用五香煎煮，处方陈述于后。

正月初一四更时，用葫芦藤煎汤给小儿洗澡，终身不出痘疮。葫芦藤须在八九月收藏，又说在除夕，葫芦煎热水亦可。

正月应当穿棉袜使脚暖和，免于生病。

又一方介绍制作五香汤的方法：兰香、荆芥头、零陵香（又名薰草）、白檀、木香等分，切碎后煮水洗澡，可避除不祥，招神灵保佑，并治疗头痛。如果没有兰香，可以用甘松。

《云笈七签》说，在立春日清晨，煮白芷、桃皮、青木香水沐浴，吉利。

《千金月令》说，正月适合吃三种粥：一是地黄粥，用来补虚。取地黄捣汁，等粥半熟时将地黄汁倒入，再用纱布包花椒五十粒、生姜一片并放入粥中一起煮，粥煮熟后取出纱布包，再放一副煮熟的羊腰，切成韭菜宽窄的条，略加盐调味就可以了。二是防风粥，用来祛除四肢风邪，做法是防风一大分，煎汤煮粥。三是紫苏粥，取紫苏炒至微黄、有香气，煎汤取汁以熬粥。

《云笈七签》说，正月十日沐浴，令人牙齿坚固。寅日烧白发，吉利。

《述见》说，正月每天早上梳头一二百次，对身体好。

《玄枢经》说，春天冰还没有融化，衣服应当上薄下厚，以便养阳气、收阴精，这是长生的方法，但上衣也不要太薄，以免被寒气所伤。

《清异录》说，咸阳的习俗，正月初一佩戴红色的绢制小袋，里面装豆子大小的人参，上面嵌一二厘米长的木香，随身携带，直到太阳当顶时，这称作“迎年佩”。

正月事忌

正月日时不宜用寅，犯月建，百事不利。

正月初七、二十一日，不可做买卖和裁衣。

《梅师方》说，初一勿食梨，以避“离”字之义。勿食鲫鱼，鱼的头中有虫子。

《千金方》说，不吃生葱、蓼子，否则使人脸上起游风。不吃冬眠中的东西。

《本草》记载，正月不吃老鼠咬过的食物，否则使人生瘘。

《摄生论》说，正月初八要沐浴，不宜远行。

《杨公忌》说，正月十三，不适宜省亲问疾。

正月初一是天腊日，十五是上元，这两天不宜同房。

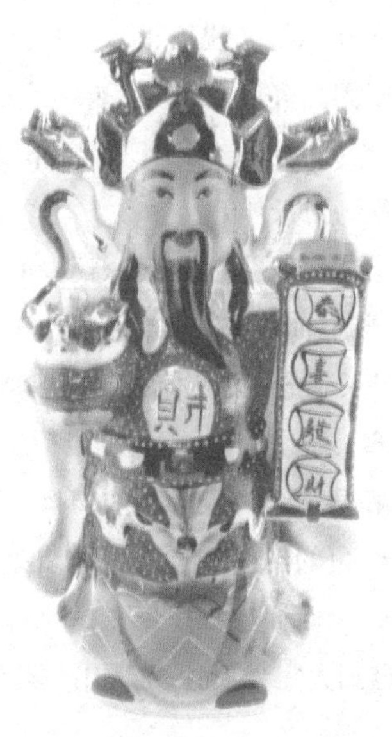

正月事宜·因财神

正月初二或初五要迎财神，人们在街头举行迎财神的活动，在自家门前张贴财神像或在家中供奉财神，以求在新的一年里招财进宝、财源滚滚。

正月修养法

正月是天地正气一起生发的时候，称为发阳。天地复苏，万物化生，应当让生灵自然生长，而不要扼杀；要尽量地给予，避免剥夺。君子应当固守精气，不要使真气泄露。在卦象中正值泰卦，生气在子时，坐卧当朝向北方。

孙真人《摄生论》说，正月肾气易患病，肺脏气微，适宜少吃酸味、咸味的食物，略增辛辣之物，以助肾气，补益肺气，颐养胃气。不要冒寒受冷，也不要过于温暖。适宜早起晚睡，使形体舒缓。

《内丹秘要》说，阳气从地面升起，相应地，人身之三阳之气也逐渐上升，应当利用北方的正气来炼丹，将正气引入鼎内。

《活人心书》说，肝主龙，五行当中居于心的母位，患病时嗜食酸、辛之味。眼睛发红多泪，用“嘘”气法，祛病效如神。

灵剑子导引法

正月一势：用两手掩口，取口中热气浸润后摩擦脸面，上下三五十遍，使脸部感觉很热。饭后做，可以使面部有光泽而不生皱纹。这样坚持三年，面色会如同少年一样，兼可以明目，祛除各种旧疾。从肝脏部位向肩背部引气，吸引东方的生气来补肝脏，吸入下元少腹。导引时都要闭口做，不能张口，以免引外邪进入肝脏。

陈希夷孟春二气导引坐功

立春正月节坐功

运主厥阴初气。

时配手少阳三焦相三火。

坐功：每天子丑时，用两手相叠按于大腿，转身扭颈，左右耸引各三五度，叩齿，吐纳、嗽咽各三次。

所治之病：风气积滞，头顶痛、耳后痛、肩臂痛、背痛、肘臂痛等各种痛症。

雨水正月中坐功

运主厥阴初气。

时配三焦手少阳相火。

坐功：每天子丑时，用两手相叠按于大腿，扭颈转身，左右偏引各十五次，叩齿，吐纳、嗽咽。

所治之病：三焦经络留滞邪毒、咽喉干或咽喉肿痛、呃逆、喉痹、耳聋流脓、外眼角痛、颊痛等各种疾病。

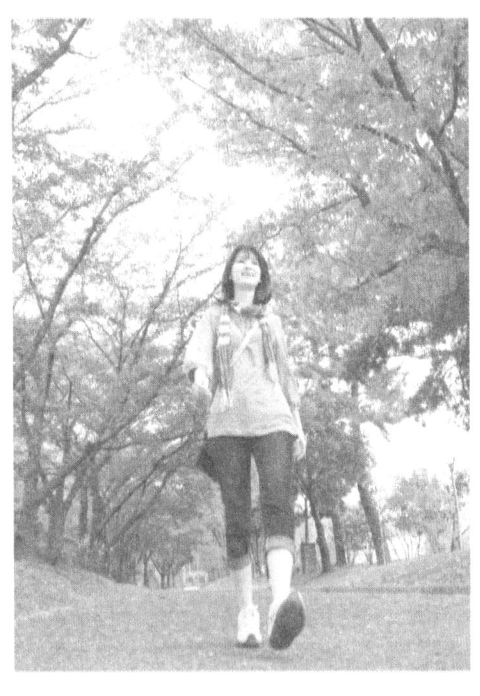

春季养肝要纪

春季万物复苏，应该早睡早起，散步缓行，可以使精神愉悦、身体健康。由于春季与肝相应，如养生不当则可伤肝。现代流行病学调查亦证实，惊蛰属肝病的高发节气。

二月事宜

《孝经》说，雨水后十五天，北斗星的斗柄指向甲的方向，就是惊蛰。蛰就是藏匿过冬的昆虫从冬眠中苏醒，开始活动。再过十五天，斗柄指向卯，是春分。分就是一半的意思，也就是九十天的一半，所以称作分。夏季和冬季不称作分是因为天地间二气无所谓分罢了。阳气从子时到了中午达到顶峰，也就是中分的意思。春为阳，按律吕纪月的方法推算，二月为夹钟，指的是万物萌发、物类汇聚而出。《晋乐志》说，按月建纪月的方法推算，二月是卯月，卯是茂盛之意，阳气升，滋养万物故而茂盛。《纂要》说，二月为仲阳，也叫令月，指此月正是主司春夏万物生长之神击鼓歌唱之时，如此则天地和顺。

《玄枢经》说，二月天道向西南方向行，做事、出行宜向此。不宜在卯日做事，犯月建，不吉利。

这个月取道路中的土来粉刷门户，以躲避官府。上壬日，适合取土泥涂刷屋的四角，适宜养蚕。

《吕公忌》说，二月时，让小孩子早起床来避土地神，以免使小儿面黄。

本月采升麻治头痛、热风及各种毒症；采独活治风邪导致的关节痛证，新病宿疾均可。

《四时纂要》说，这个月初八、十四、二十八，适宜拔除白发。

《千金方》说，二月宜吃韭，对养心有好处。

《纂要》说，本月丁亥日，收集桃花并且阴干后研磨为末，在戊子之时用井华水冲服一方寸匕，一天三次，可以治疗妇女不孕症，还可以美容。

《千金月令》说，惊蛰当天将石灰洒在门槛外，可杜绝蚂蚁、虫子。

《千金月令》记载，二月二日取枸杞煎汤，在夜晚沐浴，可以使人皮肤润泽、健康长寿。

《云笈七签》说，祭祀灶神当天，喝一杯酒可治疗耳聋。杜甫有诗道："为寄治聋酒一杯。"

《月令》说，春分后宜服用神明散。其方用苍术、桔梗各二两（30g），附子一两（30g），炮乌头二两（60g），细辛一两（30g），捣筛为散，装入红绢缝制的小袋子，一人佩带，一家无病。若染流行病者，取囊中之药一钱（3g），用新汲取的水调服，汗出即愈。

二月以后，应当增服祛痰之药。风劳之病，常常由痰引起，如果可以先将痰疏导化解，那么病很快就好了。

二月上丙日，宜洗头发，能治疗疾病。上卯日洗澡可以除百病。

二月二十五日，天仓星显现，适宜打坐练功，进山修道。

《云笈七签》说，初六、初八洗澡可以使人身轻体健。

《洛阳记》记载，清明前一天的寒食节，宜用各种花装饰车子，并吃杨花粥。

二月事忌

《千金月令》说，二月三日，不要在白天睡觉。

《白云忌》说，二月九日，不要吃鳖，这是修道之人的大忌。

《云笈七签》记载，二月十四日，忌水陆远行。

又说，这月不要吃黄花菜、陈菹，否则会引发伏痰。不要吃大蒜，否则使人气机壅塞、关膈不通。不要吃鸡蛋，否则使人气滞。不吃小蒜，否则使人伤志。不吃兔肉、狐貉肉，否则使人神魂不安。兔死后闭着眼睛的更不要吃，会伤人身体。

《养生论》说，这月赶路时不要喝墓地中的泉水，否则会使人发疟瘴，还会使人腿脚软弱。

这月不要吃生冷食品，可以穿夹衣。

《玄枢经》说，不要使河流枯竭，不要焚烧山林，不要随意动刑，不要杀生。

《杨公忌》记载，十一日，不适合省亲问疾。

二月修养法

二月里，常常做噩梦、在梦中喊叫的人，应当使他心态平静，避免过热、过冷，使神气安静，以适应万物生长的规律。二月卦属大壮，说阳气壮盛到了日中，生发

惊蛰与体质养生

结合自身的体质找到最适宜自己的养生策略，是每一个追求健康养生的人所应完成的功课。惊蛰时节，以下四种体质的人要注重养生。

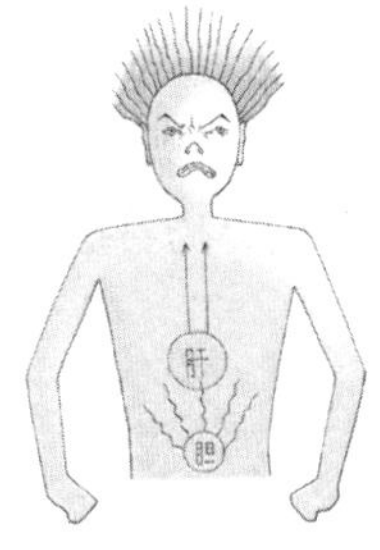

阴虚体质

阴虚体质的人容易阴虚火旺，要着重调养肝肾，可进行食补，选择清淡的食物，进行一些舒缓的运动锻炼。

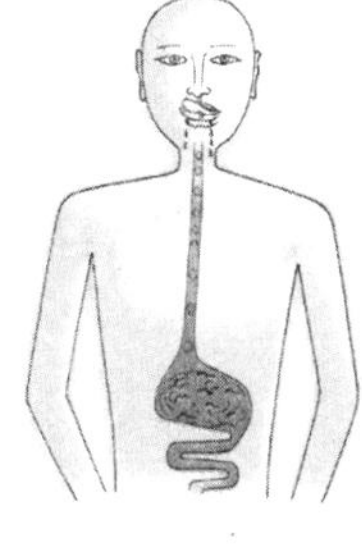

痰湿体质

痰湿体质的人，随着雨水、惊蛰后阴雨天气增多，应特别防范湿邪侵袭，多吃一些化痰祛湿、健脾利湿的食物。

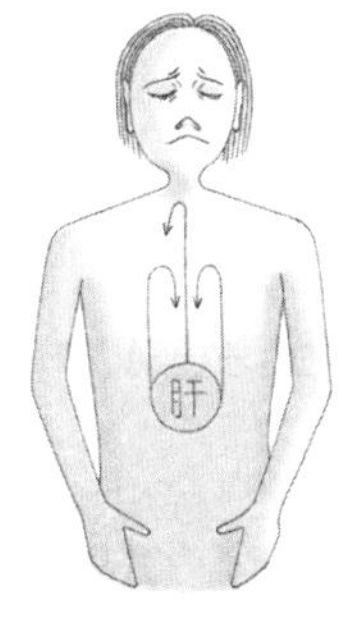

阳虚体质

阳虚体质的人对气候适应能力较弱，建议加强饮食调节和体育锻炼，多食用补阳食品，多晒太阳提升阳气，以提高身体免疫力。

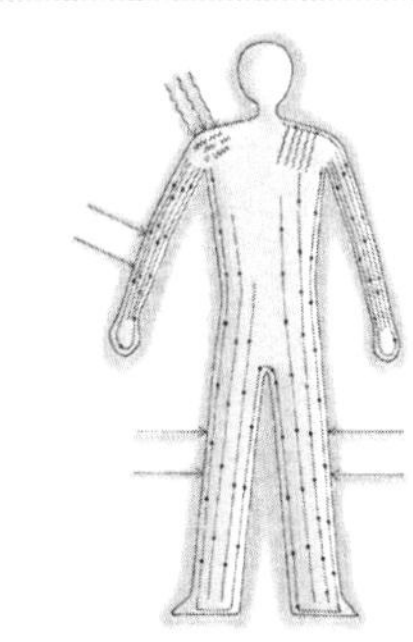

血淤体质

血淤体质的人要注意精神调节，保持乐观心境，最好食用活血化淤的食物。

之气在丑时萌动，睡卧静养适宜朝向东北。

孙真人《摄养论》说，二月肾气微，肝气正旺，适宜多吃辛味，少吃酸味以助肾补肝。适当排出胸膈的痰涎，微微发汗，以驱散冬天蛰伏在人体的邪气。

《内丹秘要》说，二月，阴气辅佐阳气，使万物聚集而出，好比身上阳火刚好一半，与气候一致。

《法天生意》说，二月初时，宜灸足三里穴、绝骨（悬钟）穴，双侧各灸七壮，排泄毒气，这样夏天就不会生脚气攻心之类的病了。

春分宜采云母石炼丹，用矾石、百草上的露水，或五月茅屋滴下的屋檐水来炼制，久服可以延年益寿。

《济世仁术》记载，庚子、辛丑日，采石胆来治风痰，见效快。

灵剑子导引法

二月坐功一势：正坐，两手交叉，尽量用力，可以治疗肝中风病。用交叉的双手放在脖子后面，然后尽力仰头，可以缓解肩痛、视物不清、积风不散等病症，可以使人心平气和；反复用力做，可以使邪气散出，通调冲和之气以补肝；向下延引至气海穴，可以使内珠的功力倍增。

又一势：两手重合，按住大腿然后拔伸，左右尽力做，可以祛除腰肾风毒之气及胸膈积气，还能明目。

陈希夷仲春二气导引坐功

惊蛰二月节坐功

运主厥阴初气。

时配手阳明大肠燥金。

坐功：每天丑寅之时，两手握固并转头，反肘向后，短暂牵引三十次，叩齿三十六次，吐纳、嗽咽各九次。

所治之病：腰背肌肉、肺脏胃腑蕴积邪毒、目黄、口干、流鼻血、咽喉肿痛而不能出声、脸面浮肿、突然声嘶、头痛、牙痛、目暗怕光、鼻不能闻、周身疙瘩。

春分二月中坐功

运主少阴二气。

疾病的隐和显

人体感受了外邪，有时候并不会马上表现出来，而是经过一段潜伏期之后才显现出来。人体在四季感受外邪和发病的规律如图所示：

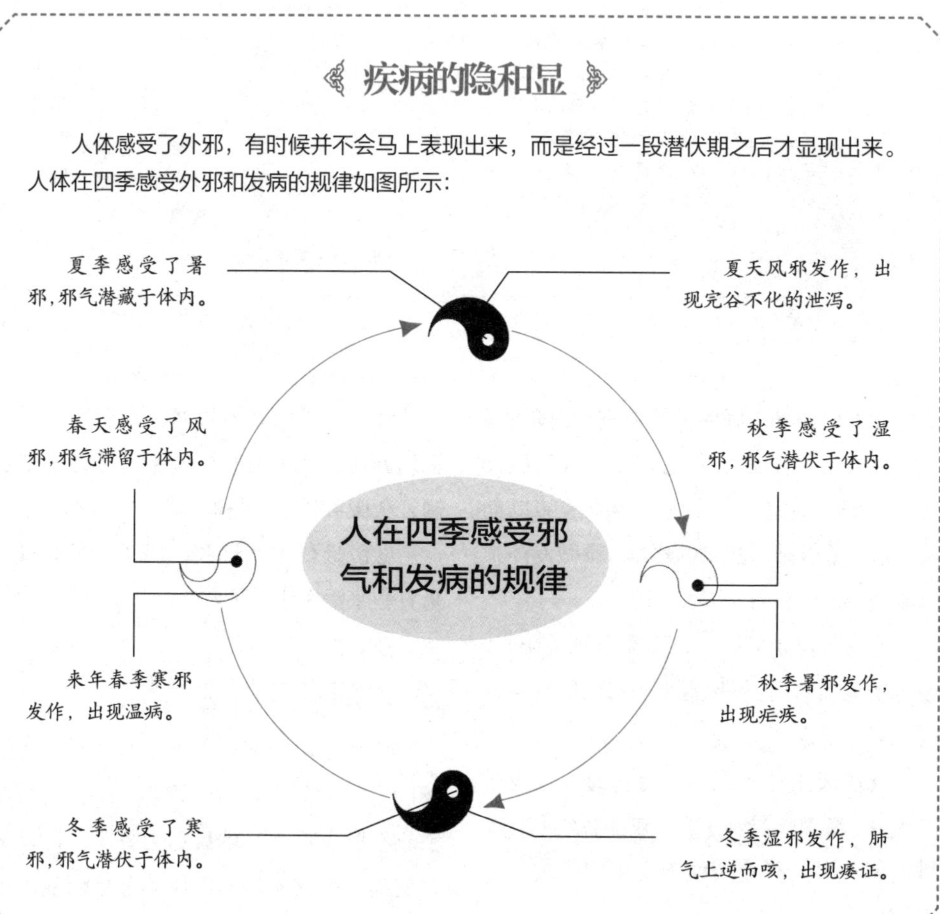

时配手阳明大肠燥金。

坐功：每天丑寅之时，伸手回头，左右捶引各四十二次，叩齿三十六次，吐纳、嗽咽九次。

所治之病：胸膈、肩背、经络的虚劳、邪毒，牙痛，颈肿，寒栗或热肿，耳鸣耳聋，耳后、肩背、肘臂外侧疼痛，气喘，皮肤角化增厚、瘙痒但不痛。

三月事宜

《孝经纬》说，春分过后十五天，北斗星指向乙，就是清明，万物到这时都洁净整齐，清爽明朗。再过十五天，北斗星指向辰，就是谷雨，雨水滋润着百谷，万物都清净明朗。按律吕纪月的方法推算，三月是姑洗，“姑”就是故的意思；“洗”是鲜的意思，指的是万物去故从新，无不是鲜活的。《乐志》记载，按月建纪月的方法推算，三月是辰月，即震的意思，指这时万物生长活动尤快。《四时纂要》说，三月是养蚕的季节，为末春。

《玄枢经》说，三月天道向北走，做事、出行适合朝向北方。

《千金月令》说，三月采艾，挂在门上，作一年中艾灸的备用。

《四时纂要》说，本月三日，收集桃花花瓣，到七月七日取出来，用乌鸡血调和，涂在脸上和身上，使肌肤莹白如玉。

三月二日，收集桃叶晒干，捣末，用井华水冲服一钱，可治病。

《岁时记》说，上巳日用黍面和菜作羹，可以压制一时的邪气。

《月令图经》说，上巳日可采集艾草和蔓菁花，治疗黄疸。

《琐碎录》说，三月三日，把荠菜花铺在灶上和坐卧处，可避虫蚁。

又说，当天取苦楝花，没有花就用叶，放在卧席下，可避蚤虱。

这月采尚未开放桃花的花蕊，阴干，加上桑葚子，用冬天炼制的猪油调和，涂搽秃疮，效果很好。

《琐碎录》说，三月将羊粪烧成灰，保存药性加上轻粉，用麻油调和后涂搽恶疮，效果好。

清明当天，太阳还没出时采荠菜花，晾干后做成灯杖，可避蚊蛾。

清明当天三更时，把稻草绑在树上，树就不生毛虫了。

三月初三或戊辰日，收集荠菜花、桐花、芥菜，放在毛羽衣服里，就不会被虫蛀了。

《济世仁术》说，三月三日鸡鸣时，用隔夜烧开的冷水盥洗瓶口及锅灶、饭箩等厨房用具，杜绝昆虫在其间游走。

《山居四要》说，清明前两天，收集螺蛳并将其浸泡在水中，到清明当天，以此水洒在墙壁等处，可杜绝蜒蚰。

《济世仁术》说，三月辰日，以绢袋装面粉，挂在当风处，以备中暑的人用水调服。

《法天生意》记载，三月三日，采桃花泡酒喝，能除病、美容。

又说，清明前一天，采大蓼晒干，用米汤冲服一钱，可有效治疗气痢。

《济世仁术》说，寒食节当天用水浸糯米 1kg，隔天换水，直到小满，沥干水分，晒干，炒黄，用水调涂，能有效治疗跌打损伤及恶疮。

三月三日，采夏枯草，煎汁熬膏，用热酒调服，每天吃三次，治疗每逢阴天就疼痛的陈旧性损伤、手足淤血，七天可以痊愈，还可治产妇各种血病。

三月三日，取羊齿烧炭，治小儿癫痫、恶寒发热。

《万花谷》说，三月初三，用枸杞子煎汤沐浴，使人肌肤光泽。

三月二十日，天仓星显现，适宜进山修道。

三月二十七日沐浴，令人神清气爽。

《本草》说，三月上寅日，采甘菊苗，名为玉英。六月上寅日，采甘菊梗，名为容成。九月上寅日，采甘菊花，名为金精。十二月上寅日，采甘菊根，名为长生。将上述四味药研磨成末，花上一整天的时间用蜂蜜炼制成桐子大小的蜜丸。每服一钱，一日三服。吃一百天后身轻润泽，吃一年后白发变黑再生。

《齐人月令》说，采挖何首乌，赤白各半，用米泔水浸一宿，与黑豆一起放在饭锅中蒸熟，晒干，去掉黑豆后捣碎为末，也可以再加三分之一的茯苓，用蜂蜜炼制成蜜丸，用酒送下 3 ~ 6 克。百日后，百病均除，益寿延年、多子。服药期间忌食猪肉、鱼鳖、萝卜。长得像鸟兽和山石形状的极大的何首乌才是珍品，选用这样的入药，服用后才能成仙。

《居家必用》说，三月三日取鼠耳草汁，用蜂蜜和米粉调和，称为龙舌拌，用来压制当季的邪气，鼠耳草即茅香草，鼠耳草是俗称，可将布匹染成褐色。三月、四月，采集山谷内刚刚长出的柏叶、松针或花蕊，长三四寸的枝，阴干，捣成细末，用蜜炼制为小豆大小的药丸，时常在每月初一、十五的清晨向东方烧香，手拿药丸八十一粒，嘴里祈祷“神仙真药，体全自然，服药入腹，益寿延年”，然后用盐水或酒送下。服后忌食五辛。如果要长肌肉，加大麻、巨胜。如果要心力健壮，加人参、茯苓。若用七月七日露水拌制成丸，效果更好。

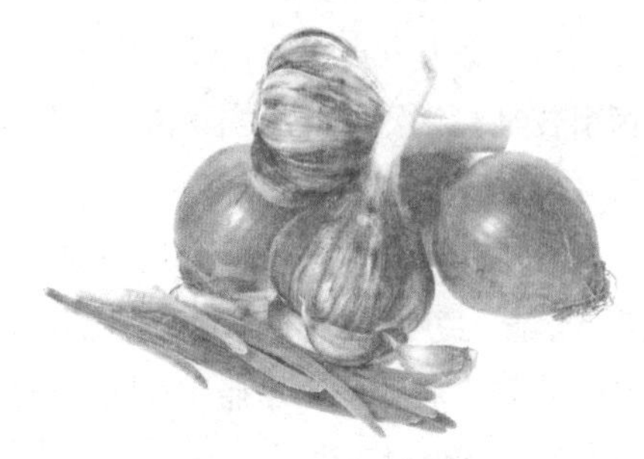

五辛

五辛也就是“五荤”，道家以韭、薤、蒜、芸薹、胡荽为五荤；佛家则以大蒜、小蒜、兴渠、慈葱、山葱为五荤。这类辛熏之物能令人烦躁不安，伤及脏腑，饮食上应常有所戒。

《齐人月令》说，三月上辰日，采枸杞，四月上巳日服用。制作松花酒：糯米一斗（6000g）淘洗干净，以神曲五两（150g）和匀，取松花一升（50g），细碎蒸之，用绢袋装，以酒一升（500ml），浸泡五天，就可以随意服用。

《千金方》说，三月进深山采集背阴而不见日月的松脂，炼制后服下，一百天后，能耐受严寒酷暑，并能补益五脏。

《云笈七签》说，长得像人形的商陆可以杀灭人身的邪毒，除去脸上的黑斑，补脑益智，也可以治疗男女五劳七伤，以及妇女月子里的疾病。还可以用面十二斤、米约五十斤，加天门冬末一起酿酒，再用这酒浸泡商陆六天，斋戒后服用，使人容颜润泽，精神矍铄，邪气全无，耳聪目明。

《真诰》说，这月十一日、十三日拔除白发，永不再生。初一、初十拔除白须发，以后会生出黑色须发。

这个月把百合根晒干，捣为面服，对人有好处。去掉山药的黑皮，焙干，做面食，大补虚弱、健脾开胃。

《灵宝经》说，这月三日，适宜设置“荡邪斋”。

三月初六、初七沐浴，令人神清气爽，远离灾难。

《养生仁术》说，谷雨这天采茶炒好后收藏起来，常饮可以治疗老痰喘嗽及诸多疾病。

《家塾事亲》说，这月采收尚未开放的桃花，阴干后收藏一百天，加等量赤桑葚并捣碎，用冬天炼制的猪油调和后，可以治疗秃疮，效果极佳。

《万花谷》说，春末，采松花，和白糖或蜂蜜一起做饼，不仅是味道清香甘甜，对人也有颇多好处。

三月事忌

三月，不要在卯日卯时做事，犯月建，不吉利。

《云笈七签》说，三月不要在潮湿的地方逗留过久，否则会招致邪毒。不要出大汗，不要裸体暴露在阳光、月光、星光下，以免招致不祥。以不要发汗来颐养脏气，不要吃陈年的酸菜，否则使人生疮毒、患热病。不要吃驴、马、獐、鹿的肉，否则会使人神魂不安。要避免吃韭菜。

《月令忌》说，不要吃动物的血和脾脏，因为五行中三月土旺，而脾属土，以免使动物的死气进入人体。

《百一歌》说，不要吃鱼鳖，否则使人消化不良，神魂恍惚，引发旧病。

《本草》说，不要生吃葵菜，不要吃羊脯。三月以后有像马尾一样的虫，其毒能伤人性命。

《千金方》说，三月辰寅日，不要吃鱼，不吉利。

《云笈七签》说，三月五日，忌见鲜血，适宜斋戒。

孙真人说，三月不要杀害生灵，不吃植物的芯、黄花菜，以此顺应自然界的生长规律。

《千金方》说，勿食鸟兽五脏，勿食小蒜，勿饮深泉。

《云笈七签》说，三月八日不要吃芹菜，以免患蛟龙瘕病，使人颜面青黄，肚子胀大如同怀孕。可以喝糖水，吐出后就可痊愈。

《杨公忌》记载，三月初九，不宜省亲问疾。

《法天生意》说，这个月不要吃鸡蛋，否则终日昏乱。

又说，这个月不要吃大蒜，平日也不

要总吃，以免使人气力不足，损伤心神。

三月修养法

三月是万物萌生、布陈的季节，自然界充满生机，阳气炽盛，阴气潜伏，应该早睡早起，来涵养脏气。这时，肝脏之气潜藏，心火旺盛，应当通过补益肝肾来顺应时节。在八卦中，三月属于夬卦，夬就是阳决阴，决而能和的意思。生气在寅，坐卧宜向东北方。

孙真人说，肾气渐渐平息，心气逐渐降临，木气正旺，适合少吃甜品，酌情增加辛辣食物来补精益气。要避开西风，使身体放松，舒适平和地顺应天时。

灵剑子导引法

补脾坐功一势：左右手臂张开，作开弓的架势，可祛除胸胁及膈部聚集的风气以及脾脏郁积之气。左右来回用力操，共做十四遍。做的时候要闭口，屏气凝神以驱除体内浊气。

陈希夷季春二气导引坐功

清明三月节坐功

运主少阴一气。

时配手太阳小肠寒水。

坐功：每天丑寅之时，正襟危坐，左右两手交替做拉弓之势，各五十六次，叩齿，吐故纳新，吞咽津液各三次。

所治之病：腰部、肾脏及肠胃虚邪积滞，耳前热及畏寒，耳聋咽痛，颈痛不能转头，肩臂疼痛如折，腰膝酸软及关节各种痛证。

谷雨三月中坐功

运主少阴二气。

时配手太阳小肠寒水。

坐功：每天丑寅之时，平坐，左右手交替托举，移动左右前臂，交替遮住胸乳，左右各三十五次，叩齿、吐纳、嗽咽。

所治之病：脾胃积聚、肿块、淤血内阻，目黄、流鼻血，颊颔肿，肘臂外后方肿痛，前臂外侧疼痛，手心灼热。

胆神图

《黄帝内经》说，胆附于肝，故图列在春后。

胆神名叫龙耀，字威明。胆的外形像龟蛇混形，状如同悬挂的瓢，青紫色，附在肝上。

胆腑附肝总论

胆是金的精华，水之气，青色，附于肝的短叶下。胆意为敢，就是说人行事果敢。胆重三两三铢，是肝之腑。依据胆的分类，应当不归属于五脏而属于六腑。因为胆也受水气，与坎卦同道，所以又不同于六腑，因此别立胆脏。人的勇敢从胆而发。与膀胱相合，亦主毛发。《黄庭经》说，胆主宰气力，威慑猛虎敌兵，在外与瞳孔鼻柱间部位对应，头发因胆精的濡养而润泽。所以，从这一层面上讲，胆与五脏类似。而且胆寄于坎宫，使人仰慕善良，知晓邪恶，杜绝奸邪，制止谄媚，敢于仗义执言。胆主于金，金主杀，因此常常萌生杀气。然而见到杀生又会产生悲悯之心。又因为金生于水，所以悲伤时眼中有泪。心主火，胆主水，火遇到水就熄灭，所以胆大之人不容易受惊；水盛火煎，所以胆小的人心中常有恐惧感。阴阳交战，水胜火则眼中含泪；泪从胆出，发于肝。胆水主眼中的瞳仁，得于肝精的滋养。男子五十岁之后目光变暗，肾气衰弱，胆水减少，可以用补肾的方法来养肝。想要安神定志，就要平息怨恨和争强好胜之心，乐善好施，以保养肝胆。胆与膀胱相通应，主毛发。头发枯萎的人就是胆衰不足；指甲干枯的人

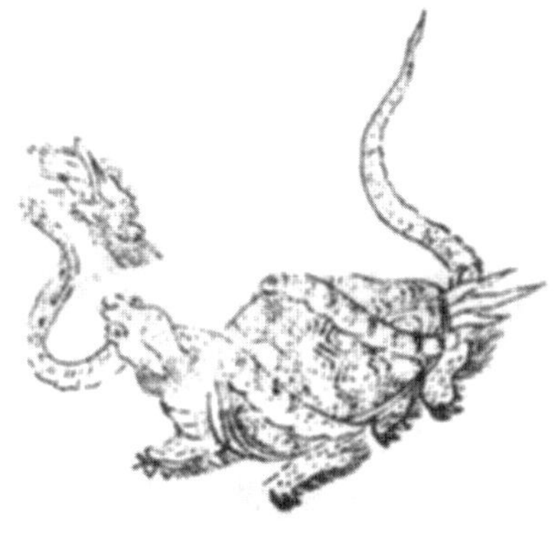

胆神图

勇敢的人和怯懦的人

勇敢的人

肝

胆

肝气上举

胆气散溢

怯懦的人

肝

肝气因怒而上行，
但不能持久

是胆亏损；毛发干焦的人是受风邪；喜欢苦味的人是胆不足。脸色白中泛青的人，胆没有病。

修养胆脏法

冬季的三个月中，应当端居静思，朝北吸玄宫的黑气入口，吞咽三次，以弥补口呼“嘻”字损失的气，可以润泽胆脏。

相胆病法

胆有病，一般都表现为口苦、泛酸，心中惊恐不安，好像正被人追捕。胆实则精神不守，坐卧无定；胆虚是因为被寒邪所伤，寒则畏惧惊恐，头晕虚弱，头发、指甲干枯，眼中含泪，膀胱及腰、小腹隐隐作痛。胆和肝相通，治疗胆的方药和治疗肝的相同。

胆腑导引法

正坐，两脚掌相合，仰头，用双手把脚腕挽起后缓缓摇动，反复十五次。也可以大坐，用两手撑地，把身体抬起，用力活动腰脊十五次。以上两种导引法可以祛除胆脏的风毒邪气。

六气治胆法

治疗胆病，用口呼“嘻”字出气，然后吸气，以此补养。具体方法是：侧卧，用鼻子慢慢吸气，再微微口呼“嘻”字出气。如此可以治疗胆病，消除阴脏一切疾病，如阴虚盗汗、面色晦暗无泽、小肠膨胀、脐下冷痛、口干舌涩等。反复多次按上述方法口呼“嘻”字，病可痊愈。

春时逸事

探春斗花

唐朝天宝年间，长安的女子在春季斗花，以奇特繁多为胜。大家都花重金买花，种植在庭院中，用来布置探春宴。

系煎饼

江东的风俗是，把正月二十日这一天作为天穿日，以红丝线系着煎饼，放在屋上，称作补天漏，所以李白有诗云：“一枚煎饼补天穿。”

食生菜

晋朝时，在立春的那天，人们将萝卜、芹菜放在盘子里互相馈赠。唐朝时，人们把春饼、生菜装在盘子里称作春盘，所以苏东坡有诗云：“青蒿黄韭试春盘。”

戴春燕

荆楚地区，立春那天，人们用彩色的绢绸剪成燕子的形状并戴在头上，所以欧阳修有诗说：“共喜钗头燕已来。”另外，王沂公有诗道：“彩燕迎春入鬓飞。”

贴宜春字

立春那天，人们把“宜春”两字贴在门庭上边的横木上。王维有诗云：“宝字贴宜春。”

五辛盘

立春日，人们制作五辛盘，以黄柑酿酒，称作洞庭春色，所以苏东坡有诗云：“辛

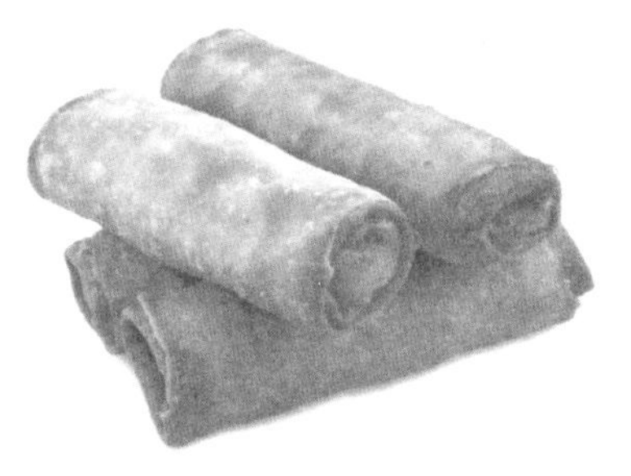

春饼

春饼也称作春卷，是我国汉族的传统节日美食，历史悠久，在江南地区尤其盛行。人们在面粉中加水，将其揉团，再摊烙成薄饼，裹入不同馅料后油炸，成品外酥内软，格外香浓。

盘盛青韭，腊酒是黄柑。”

饮椒柏酒

《月令》云，正月初一饮椒柏酒。椒是天上玉衡星的精华，柏是仙药，用这两种东西酿酒，饮用后，可以使孩子身体强壮。

七种菜羹

荆州地区，正月初七，人们采摘七种菜并做成羹来食用。

造面茧

正月十五日，人们用面做成团子，把官职品位写在纸上，并将纸条包在团子里，做熟后，食用时以各人得到的纸条上官职品位的大小来互相比较高下，以此取乐。

天街观灯

《武林旧事》载有，从正月十三到十七，满城大大小小人家，都用竹子架起棚子，横跨在大街上，张灯结彩，辉煌映月，灿烂摇星，击鼓吹箫，燃放烟火，通宵达旦。

踏歌声调

唐朝观灯时，读书人常常编歌来伴舞，歌声入云。歌词大意多为“长安少女踏春阳，无处春阳不断肠。舞袖弓腰浑忘却，蛾眉空带九秋霜”之类。

送社饭

在春天祭祀土地神的日子，人们把各种肉调和在一起后铺在板子上，称作社饭。秋天祭祀土地神的时候，人们用社糕、社酒互相馈赠。妇女回到娘家，要好的兄弟姐妹送给她新葫芦，俗称“宜良外甥”。

断桥踏雪

西湖十景中，有断桥残雪一景。从断桥的一条小路一直到孤山下，放眼望去，残雪满堤，恍若万丈玉虹，横跨湖面，真是一大奇观。高雅之士，拄着策杖，缓缓踱步，边走边吟诗作赋，赞叹不已。

清明祭扫

《武林旧事》载有：“清明节的前后十天，城里的年轻人，个个梳妆打扮，浓妆艳抹，珠光宝气，成群结队，欢唱游赏，华丽的彩船上，箫声鼓声，终日不断。”

苏堤观柳

花柳撩拨人，鹅黄鸭绿，长长的林荫道上，花柳万枝，雾霭霏霏，掩映在人们的衣衫上。有心观赏的人，提着酒壶到花柳中独赏。

曲水流觞

周公在洛阳建都城时，曾见顺着流水漂浮的盛着酒的酒杯，所以诗中有“羽觞流波”。秦昭王把酒杯放置在河曲中时，见到一位金人，并且送他一把水心剑，命令他统治全国，于是就把此地命名为“曲水”。

踏青鞋履

三月三日，穿上踏青的鞋。

杏酪枣糕

清明节前一天，把粳米和麦子煮熟，用牛羊的乳汁制成酪，用捣烂的杏仁煮粥，用面粉裹着枣蒸熟，称作枣糕。

青精饭

在清明的前一天，采摘杨桐叶、细叶、冬青叶，用这些树叶的汁来染饭，使饭的颜色青而有光，吃了能助养阳气，道家把它称作“青精干食饭”。现在一般用夹麦青草捣汁，和在糯米中做成青粉团，用乌臼叶染成乌饭并制成糕，这就是过去所说的“青精干食饭”。

取红花

北齐崔林义之女，在春季，将桃花贴在脸上，口中念着咒语：“取红花，取白雪，与儿洗面作光悦；取白雪，取红花，与儿洗面作光华；取雪白，取花红，与儿洗面作仪容。”

吞花卧酒

《春录》说：“手里握着清月，肩上担着春风，留着往后的日子细细品味；咀嚼着春天的花蕾，醉卧在万花丛中，不要错过了这大好时光呀。”

红餤双

春游的人们，用油脂米粉作红餤双，用竹竿成双成对，并且交错地挂在马前。

酿梨花

杭州的风俗。在梨花盛开时，将酒酿制好，取名为“梨花春”。

锦带羹

有一种名叫锦带的花，叶子刚刚长出来时，柔脆可食，可采摘下来做成糕。杜甫有诗云：“滑忆雕胡饭，香闻锦带羹。”

怜草色望杏花

《长庆集》有“谁开湖寺西南路，草绿裙腰一带斜”的诗句。《劝农诏》中有“望杏敦耕，瞻蒲劝穑”之说。

泛粥祠膏

一妇女站在张成宅院的东南边，对张成说：“正月十五那天，你可以煮白粥，

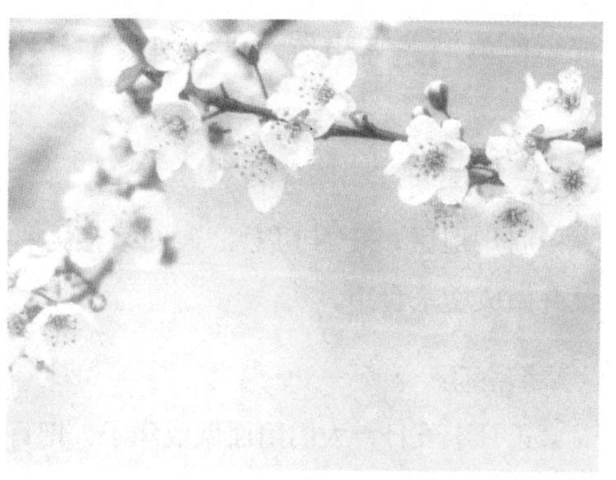

四时农事

旧时人们根据四季的变化规律来指导农耕活动，杏花的开放时间为三月至四月，望见杏花将落，农民们便动手开田复耕，当看见菖蒲初生，便督促人及早耕种。

将粥撒在地上来祭祀我，我会让你今年养的蚕比往年好上百倍。”后来果真像她说的一样。

花盖叶幄

夏侯湛曰：“春可乐兮，缀杂花以为盖。”谢万赋云：“幂丰叶而为幄。”

高濂春时幽赏

高濂说，我这人的癖好，只是喜欢细细品味观赏四时的景致，自然界的一切都是十分真切的，光是武林，就可列举出好几件事，供与我有同样爱好的人一起欣赏。只是即使天地间有无穷无尽的自然可供品赏，奈何爱好幽赏的人并不纯真，所以常常是人有负于景，而非真景负于人。我们如果能以高雅开朗的情怀、旷达的意趣，超凡脱俗、别具一格的慧眼来面对自然的景观，便能获得妙观真趣。何况值得幽赏的点点滴滴，取之不尽，用之不竭，举足可得，终日可观，梦想神游，我将永远不会忘怀，还有什么快乐能胜过春时幽赏呢，凡此种种，不能一一尽述，当以此类见。

孤山月下看梅花

在孤山旧址，逋老种的三百六十棵梅花已经荒芜了，后来栽种的现今已寥寥无几。孙中贵公补种上原来的株数，初春之时，梅树参差玉立，冰花错落，琼台倚望，恍若坐在罗浮山的神仙宫殿中。如若不是在黄昏月下携尊吟赏，那么“暗香浮动，疏影横斜”的意境，又怎么能真切地体味得到呢？

八卦田看菜花

宋朝的一户人家的田里，用八卦的爻画作为沟渠、田埂，环布成一个八卦图像，至今仍是这样。春时，菜花纷纷开花，从山顶远远望去，好像黄金筑起的城堡，田地仿佛是由碧玉铺成的，田边的流水波光摇动，恍若河图洛书中的阴阳爻像八卦图。天地一片空阔，极目而望，令人浮想联翩。

虎跑泉试新茶

西湖的泉，以虎跑泉最出名。两山的茶，以龙井茶为最佳。谷雨前将采摘的茶立即焙制，同时用虎跑泉的水烹煮享用，清香味爽，沁人心脾。每当春季我都要到此山中放松身心，陶冶情操，细品新茶一个月。

保俶塔看晓山

翠山环绕着湖水，千姿百态尽显无遗，唯独春天最美。有时云雾把山腰截断，有时霞光从树梢横跨，有时淡烟隐隐，摇荡晴晖；有时峦气浮浮，掩映曙色。山峰含着旭日，明媚高张；风散溪云，林皋爽朗。又见远远的山上淡淡地抹着柔兰，云间忽生湿翠，天地变幻万端。此情景好似在梦中一般，恐怕城里人是不容易体会得到的。

西溪楼啖煨笋

西溪竹林最多，出产的竹笋十分丰盛，但很少有人能尝到它的鲜美。每年到了仲春，笋出土后正长得肥壮时，就在竹子下面，扫些竹叶来煨烤竹笋，等到竹笋熟了，再用刀截断，剥开来吃。竹林清味，鲜美无比。世上一般之人，哪能轻易知晓竹笋的真味呢？

时令茶品

西湖龙井，产自浙江省杭州市西湖畔周边的群山之间，历史上曾有无数文人名仕对龙井茶赞叹不已。作为皇室的御用茶品，西湖龙井也以色绿、香郁、味甘、形美被誉为“绿茶皇后”。

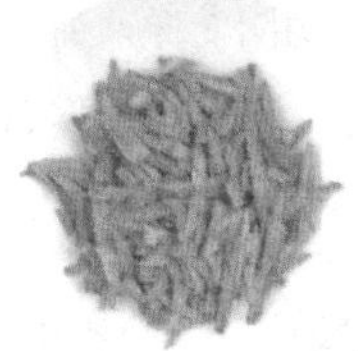

西湖龙井（明前茶）

明前茶是以清明之前采摘的细嫩芽叶精心炒制而成，其嫩芽形似莲子芯，也被称为“莲心”。

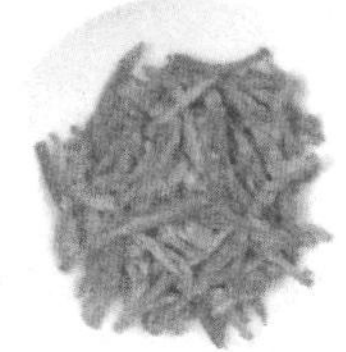

西湖龙井（雨前茶）

雨前茶是以清明之后、谷雨之前采摘的细嫩芽叶精心炒制，一芽一叶的形似旗枪，一芽两叶的形似雀舌。

登东城望桑麦

桑麦茂盛，唯东郊外最广阔，田畴万顷，一望无际。春时桑林麦陇，高下竞秀，风摇则碧浪层层，雨过则绿云绕绕。野鸡在春阳中欢鸣，斑鸠在朝雨中叫唱。竹篱茅舍，红桃白李掺杂其间，燕紫莺黄，赏心悦目，由此可滋生许多林家闲逸之想，令人忘却艳俗。

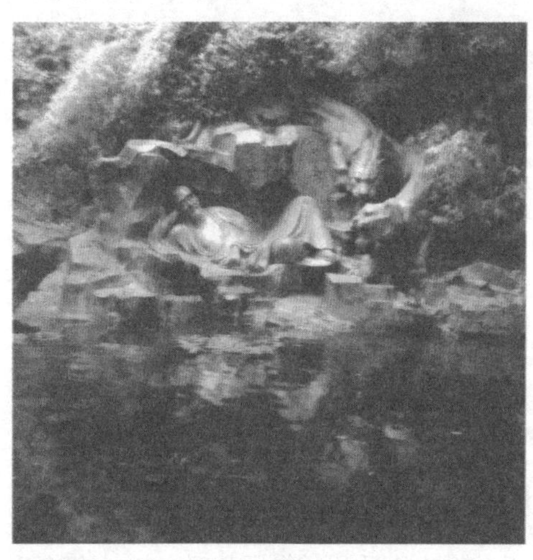

名胜·虎跑泉

虎跑泉，位于浙江省杭州市西南大慈山白鹤峰下的慧禅寺中，有“天下第三泉”的赞誉，由甘甜的虎跑泉水冲泡的龙井名茶，鲜爽清心，茶香宜人。

三塔基看春草

湖中三塔寺基，离湖面只有浅浅的一尺左右，春天草长得和湖面一样高，茸茸翠色，波心浮动，浴鹭戏鸥，飞舞欢跃。远远望着这千姿百态的景象，让人心旷神怡，面对此情此景更是赏心悦目，由此想到了古诗中“草长平湖白鹭飞”的佳句，其安逸品味自然美景的雅兴非浅。

初阳台望春树

西湖三面环绕着山，东为杭州城，春来树色新艳，登台远眺，浅深青碧，色态间呈，高下参差，向四面八方迂回而出。或冉冉浮烟，或依依带雨，或丛簇山村，或掩映楼阁，或就日向荣，或临水漾碧，都令人幽然会心，涌起许多春意。极目远眺，让人陶醉，又叫人生出“江云春树”之想。

山满楼观柳

从苏堤跨过虹桥往下向东行几步，是我自己修建的几间小屋，对着湖的南面，屋上写着“山满楼”。我每次出游，都居住在这里，时常倚栏观赏苏堤，河堤就好像与屋檐连在一起一样。堤上柳色，从正月上旬的柔嫩鹅黄，到二月的娇艳鸭绿，依依一望，景色撩人，于是诗中有“忽见陌头杨柳”的遐想。且截雾横烟，隐约万树；欹风障雨，潇洒长堤。爱其分绿影红，终为牵愁惹恨，风流意态，尽入楼中。春色萧骚，授我衣袂间矣。怪柳舞足，雪滚花飞，上下随风，若絮浮万顷，缭绕歌楼，飘扑僧舍，点点共酒旆悠扬，阵阵追燕莺飞舞。沾泥逐水，岂特可入诗料，要知色身幻影，即是风里杨花。所以我的宅院起名为“浮生燕垒”。

苏堤看桃花

六桥桃花，人争赏艳，其幽趣有数种，观赏时可能不能全部获得。若进行桃花妙观，其意趣有六：其一，晓烟初破，霞彩影红，微露轻匀，风姿潇洒，像美人初起，娇怯新妆；其二，明月浮花，影笼香雾，色态嫣然，夜容芳润，如同美人步月，风致幽闲；其三，夕阳在山，红影花艳，酣春力倦，妩媚不胜，像美人微醉，风度羞涩；其四，细雨湿花，粉容红腻，鲜洁华滋，色更烟润，像美人浴罢，暖艳融酥；其五，高烧庭燎，把酒看花，瓣影红绡，争妍弄色，如美人晚妆，容冶波俏；其六，花事将阑，残红零落，枝条未脱，半落半留，加上风神无情，高下陡作，使万点残红，纷纷漂泊，或扑面撩人，或浮樽沾席，意恍萧骚，像美人病怯，铅华销减。这六种意境只有用心品赏的人才可获得。又如芳草留春，翠裀堆锦，我当醉眠席地，放歌咏怀，使花片历乱满衣，残香隐隐扑鼻，梦与花神携手巫阳，思逐彩云飞动，幽欢流畅，这种趣事，何等幽雅。

西泠桥玩落花

三月桃花，苏堤落瓣，因风荡漾，逐水周流，漂泊孤踪，多在西泠桥畔堆叠。粉销玉碎，香冷红残，片片似对骚人泣别，豪举离樽，当为高唱渭城朝雨。

天然阁上看雨

灵雨霏霏，乍起乍歇；山头烟合，忽掩青螺；树杪云蒸，顷迷翠黛，丝丝飞舞遥空，濯濯飘摇无际。少焉霞红照水，淡日西斜，峰峦吞吐断烟，林树零瀼宿雨。残云飞鸟，一望迷茫，水色山光，四照萧爽，长啸倚楼，腾歌浮白。信知变幻不常，阴晴难料，世态春雨，翻覆弄人哉！过眼尽是镜华，当着天眼看破。

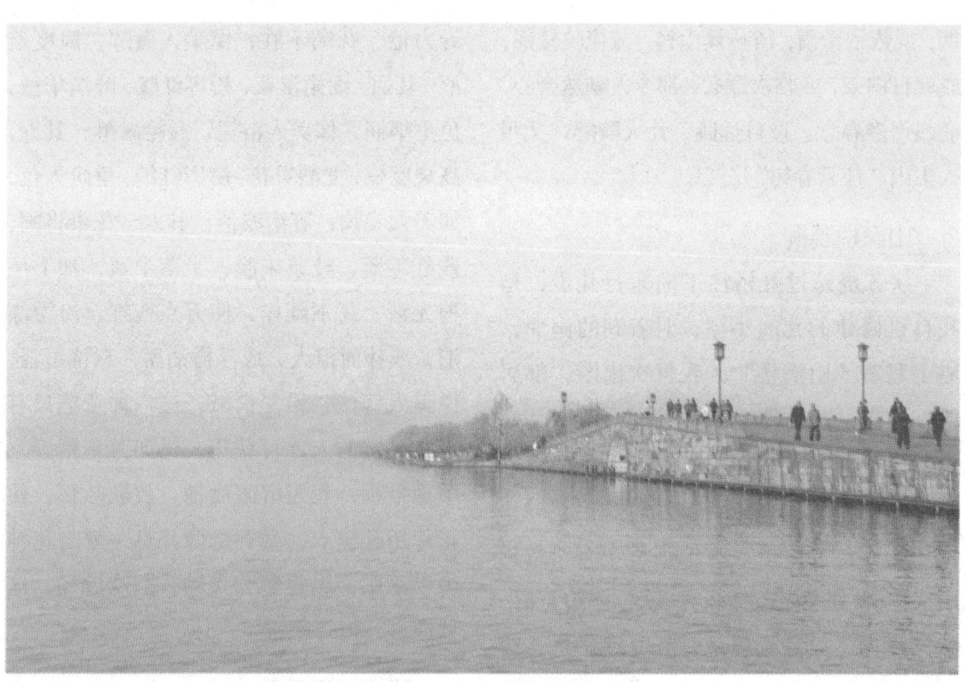

名胜·西泠桥

西泠桥是一座环洞石拱桥，古时为一个热闹的渡口。这里介于西霞岭麓与孤山之间，站在桥头，苏堤隐约在望，相传苏小小与阮郁定情于此，被列为“西湖三大情人桥”之一。

夏卷

夏三月调摄总类

《礼记》中记载，南方称为夏，夏就是宽饶的意思。万物皆生长繁茂，是大自然的仁慈。《太元经》说：“夏季是万物修长的季节。”董仲舒说：“阳气长期留居在大夏，以生育万物。”《淮南子》说：“夏是平衡万物的季节。”《汉律志》说：“南是任的意思，阳气在此时竭尽养育万物的功用。所以君子应当根据时令节气来调摄起居，保养生命。”

立夏属火相，夏至时火最旺，自立秋始，火力渐弱，秋分时火的功用是止息，立冬时火被困塞，冬至时火彻底熄灭，立春时火被掩埋，春分时火又开始孕育。所以说，火孕育于木之中。

臞仙月占主疾

四月立夏当日，忌刮北风，否则这一年易流行瘟疫。

五月夏至当日，忌吹东风，否则这一年杂病多；如果这一天像秋天一样行事，那么这一年会流行多种瘟疫。

六月如果像秋天一样行事，那么这一年里女子多灾多难。

夏月气数主属图

夏季又称作朱明，是指夏季气赤而光明，还称作长嬴、朱夏、炎夏、三夏、九夏等。

夏季的天称为昊天。

夏季的风称作炎风。

夏季的节气称作炎节。

夏季的草称作茂草、杂草。

夏季的树称作蔚林、茂林、密树、毛树。

心神图

神名丹元，字守灵。心形像朱雀，主藏神。心又像下垂的莲花，颜色像白色丝

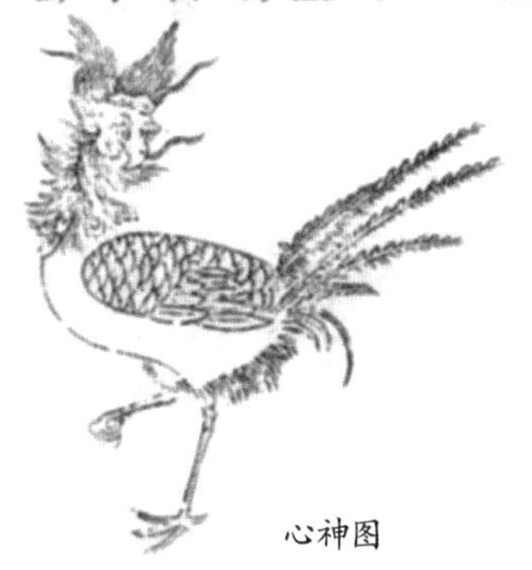

心神图

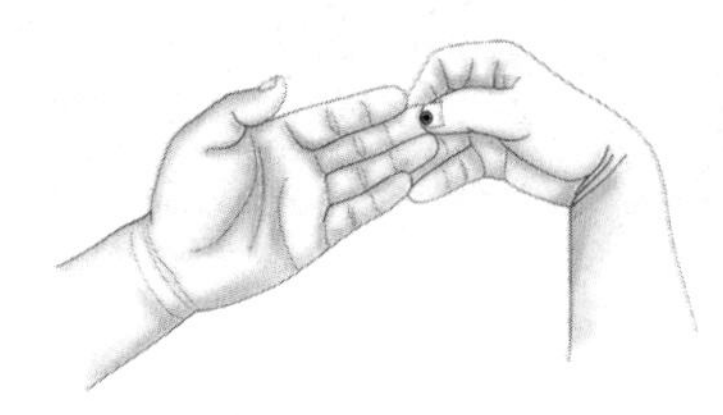

中冲穴

中冲穴属手厥阴心包经，手平伸，掌心向上，用另一手轻握，四指轻扶指背，弯曲拇指，用指甲尖垂直掐按中指指端的正中位置即是。其功效是醒厥开窍、清心泄热。

帛映衬下的绛草。位置在两肺中间，肝脏之上，对应鸠尾穴下一寸（3cm）。心脉从中冲穴开始。中冲穴位于左手中指指端，距指甲二分（0.7cm）左右的凹陷处即是。

心脏夏旺论

心在五行上属火，方位上属于南方，为赤帝神，外貌像朱雀，形状像倒挂的莲蕊。心是纤细的意思，容纳细微的东西，人体中没有一处不被其灌注，能化津液为血液。心重十二两，居肺下肝上，在鸠尾穴下一寸，颜色如同薄丝绸映出的绛红色，中间有七孔、三毛。有大智慧的人心孔通明；智慧一般的人只有五孔，心穴通气；智慧匮乏的人没有孔，气明不通，为人狡诈。心为肝子，为脾母，舌是它的宫阙，窍通耳（现公认说法是心通窍于舌，肾通窍于耳）。在天干，左耳为丙，右耳为丁。心之液为汗，肾邪入心则汗出。五味之中心为苦，小肠为心之腑，与心合。《黄庭经》说，心就像是含苞待放的莲花，下面是练童子功的丹元。心主司寒热、营卫的调节。在音为徵，气味为焦，所以人有不愉快的事，心就焦躁。心气通可以识别五味，有病则舌焦枯短缩，不能识别味道。六十岁以后，心气衰弱，健忘，容易说错话。

心脉出于中冲穴，是生命的根本，神明的处所，主宰智慧。心合于脉，肌肤色泽由其主宰，血虚不能濡养脏腑者，心先死。心遭受风邪出现舌头短缩不能说话；心血壅滞，易受惊吓；口中无味，是心的气血不足；健忘，是心神离散；言语重复，是心气散乱；经常悲伤，是心受损伤；喜欢苦味，是心有不足；面色青黑，是心气冷；面容姣好，荣润光泽，是心没有病。肺邪传入心，人会喋喋不休。心的功能表现在细微的方面，有病时用发“呵”音来吐出邪气。夏天要想得到精神的宁静，就要有忠孝之心，心平气和，澄澈心灵，在外避免声色娱乐，在内清淡饮食，可以在高处居住，登高远眺，早睡早起，沐浴朝阳，以顺应夏气，驱除暑邪。而违背自然规律，就会使心肾水火相克，疾病丛生。

相心脏病法

心热的人面色红，血管突出，口中生疮，甚者腐烂发臭，胸、膈、肩、背、两胁、两臂疼痛；心病虚证，前胸后背牵引疼痛，或梦见刀杖火焰、红色之物、冶炼的熊熊烈火等，使人恍惚惊恐。治疗心病应以濡润为法，速用咸味来使其湿润，用苦味来

心是统帅全身的国君

心与各脏腑的关系就像国君与臣子的关系一样，它们互相协调，各有分工，共同维持着人体的阴阳调和。

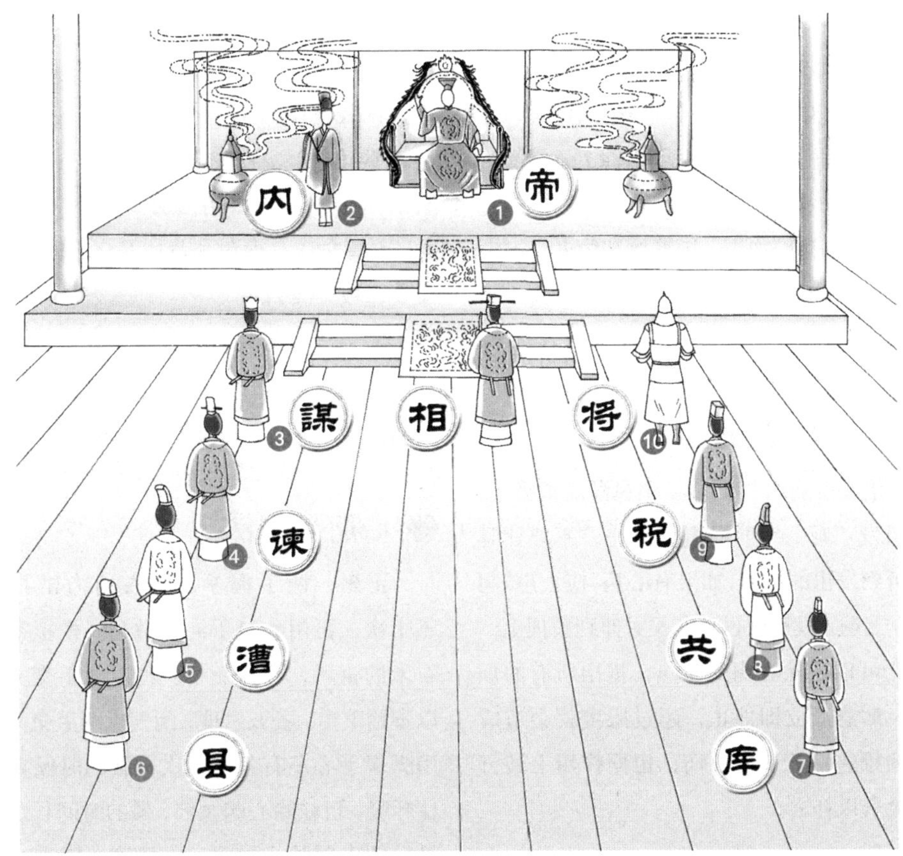

1. 国君相当于人体的心，统帅全身。
2. 内臣相当于人的膻中，传达心的指令。
3. 谋士相当于人的肾，藏精壮骨。
4. 谏臣相当于人的胆，分辨营养与糟粕。
5. 漕官相当于人的大肠，传导运输。
6. 县官相当于人的膀胱，气化水液。
7. 仓库之官相当于人的脾胃，接收和消化食物。
8. 共工相当于人的三焦，疏通全身水道。
9. 税官相当于人的小肠，接收胃中的食物后进行消化和吸收。
10. 将军相当于人的肝，主管疏泄，维持脏腑平衡。

补益，用甜味来泻邪。不要穿潮湿衣服、吃烫食。心厌恶热和水，心病发作时会感觉到脐上的跳动，按上去皮肤紧实，患者可能也会感觉疼痛，更加烦躁、手足心热、口干舌强、咽喉痛得无法吞咽、健忘等，宜服五参丸。

秦艽七钱（21g），人参七钱（21g），丹参七钱（21g），玄参一两（30g），干姜三钱（9g），沙参四钱（12g），酸枣仁七钱（21g）。

上药共研为细末，加蜂蜜和为丸，空腹，人参汤 100ml 送服三四十丸（9 ~ 12g），一日二服。

六气治心法

治心脏病用“呵”法，用鼻渐渐长吸气，用口发“呵”字时慢慢呼出去，不要让耳朵听到发出的声音，如果有心病，应大声“呵呵”三遍。发声时以手交叉，伸到头顶上，如此可以袪除心胸的劳热，排出所有的烦闷，病愈后立即停止，超过限度就会造成新的损害。若造成损伤，也同样用上述方法吸气以补之。

黄帝制夏季所服奇方

黄帝问：“夏三月服何药？”岐伯曰：“以补肾茯苓丸，能治男子内虚，不能饮食，健忘，悲伤忧思不悦，喜怒无常，四肢浮肿，小便深黄，精浊淋漓，绞痛，膀胱冷痛，阴囊潮湿瘙痒，口渴饮水腹胀，皆犯五劳七伤，宜服此方。”

茯苓五钱（15g），食滞加一钱（3g）；杜仲五钱（15g），腰痛加一钱（3g）；山茱萸四钱（12g），湿痒加五分（1.5g）；附子二钱（6g），有风加五分（1.5g）；牡丹皮四钱（12g），腹中游风加一钱（3g）；泽泻三钱（9g），水肿加五分（1.5g）；桂心三钱（9g），面色无光泽加五分（1.5g）；山药五钱（15g），头风加一钱（3g）；干地黄四钱（12g），秋冬加一钱（3g）；细辛二钱（6g），视物模糊加一钱（3g）；石斛四钱（12g），阴浊加一钱（3g）；苁蓉三钱（9g），面色萎黄加五分（1.5g）；生姜二钱（6g）。

上十三味药共研为细末，炼蜜为丸，如桐子大。每服七丸（9g），日二服。服药期间禁房事，忌生冷、猪、鱼等食。

心脏导引法

正坐，两手握拳，左右用力击打各三十次，再用一只手向上举起，模拟举一石米的重量，左右交替。再以两手交叉，以脚踏手中，各五六度，闭气以两手交叉，用脚踢手心左右各三十次，做的时候要屏住呼吸，可袪除心胸风邪。做的时间长了，最后闭上眼睛，吞咽三次津液，叩齿三遍结束。

夏季摄生消息论

夏季三个月属火，主于长养。心气火旺，味属苦。火能克金，金属肺，肺主辛。夏季饮食适宜减苦增辛来养肺。心气当用“呵”字疏导、“嘘”字调达。三伏天时腹中常冷，尤其应避免痢疾，以防泄阴气，

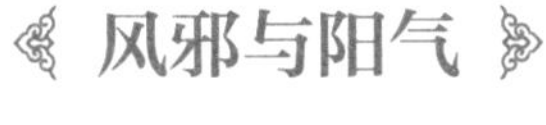

风邪与阳气

阴阳调和是人体健康最重要的原则。只有阳气致密于外，阴精才能固守于内。

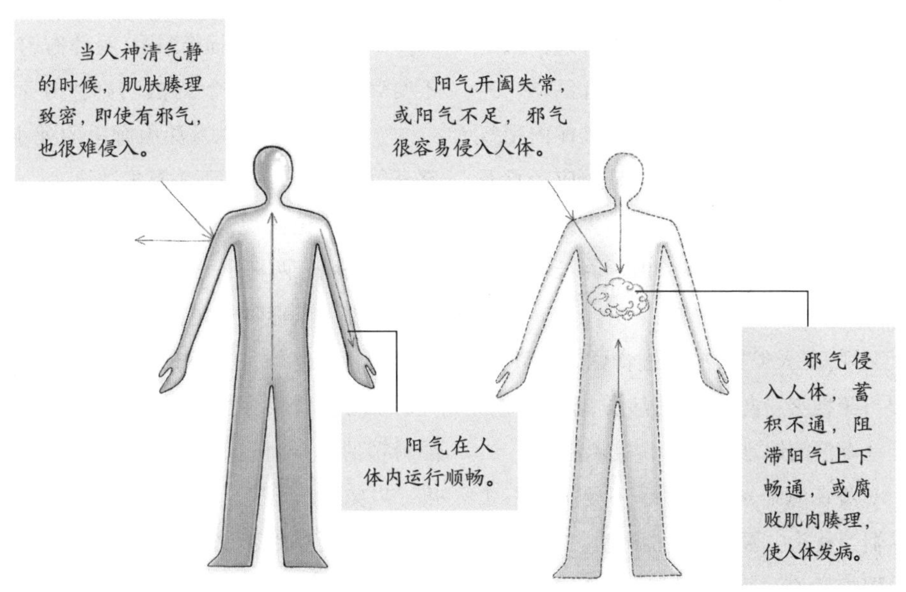

所以不适合针灸，只适合用发汗法。夏至后，夜半一阴生，宜吃温热食物，配合补肾汤药。夏季心旺肾衰，即使高热也不宜吃冷食、冰雪蜜水、凉粉、冷粥，饱腹受寒，会引发霍乱。不要贪食瓜茄生菜，原本腹中刚受阴气，再吃这类凝滞之物，常常会导致寒凝积聚。如果患有冷气痰火的人，切记上述所讲。老人尤当谨慎调护。夏季里，不要在平时居住的屋檐、过道、堂屋和窗户破损的房间里纳凉，这些地方虽然阴凉，但人睡着了易遭受贼风侵袭，伤害最大。 在夏天，只适合待在宽敞干净的屋子里，水亭树荫下，开阔的野外享受自然的清凉。另外，人们还需要调息净心，使自己常感到犹如冰雪在心，天气的炎热在心中就会减少。暴躁的性情会加重天气的炎热感，适合每天服用温补平顺丸散。饮食要温暖，少食多餐，避免过饱。适合喝桂花汤、豆蔻水，避免肥甘厚味。不要在星月下睡觉，也不要睡着了还一直扇风，这样只图一时凉快，却让风邪进入腠理，危害最大。如果贪凉，出汗后迎风睡觉，常会患风痹、手足麻木、语言不清、四肢无力。尽管不是人人如此，有的人当时表现出来，而有的人侥幸没有发病，日后也会发病。如果是年迈之人违背了时令，那么也容易生病。头是所有阳经的总汇，尤其应避免受风，睡觉的地方要防止微小孔隙中有风钻入，以免侵袭头部。夏季适合每天梳头一两百次，不可以伤害头皮，还应该在没有风的地方梳头，这样自然就起到祛风明目的功效。

《养生论》说，夏天树木繁茂，天地气交，适合晚睡早起，增加户外活动，避免生气，使心情保持平静，促进体内精气生成，使气机得以疏泄，就是顺应了夏季养长的自然规律。否则心受伤害，到了秋天就会发生疟疾等疾病，由于养长储备不足，冬天病情会更为严重。

又说，夏天炎热，应当进食豆类来消暑，不要一味地吃热食。避免喝热汤、吃饭过饱，不要在潮湿的地方睡觉，不要穿湿衣服。

《黄帝内经》说，夏季不要把冷石头或铁器当枕头，否则会损伤眼睛。

陶隐居说，冰水只可浸泡食物，不能当水喝。因为冰水进入腹中，冷热相搏会产生疾病。

夏至后，秋分前，忌食肥腻、肉羹、油酥之类的食物，因为它们会和酒浆瓜果相抵触，夏天许多病就是这样引起的。

《参赞书》说，太阳把石头、凳子晒热后不要马上坐在上面，因为臀部积热则生疮，积冷则生疝气。人经过暴晒后不要用冷水洗脸，否则会损伤眼睛。身体有内热，不要喝凉水，或者洗冷水澡，否则会伤身体。

《书》说，五六月深山涧里的死水中常有鱼鳖的精涎，喝下去易生结块。

《养生论》说，夏天不要大醉。清晨吃炒葱头酒一两杯，可令人气血通畅。

又说，风毒脚气是因肾虚而得，人体命门属肾，夏季，为补充身体因汗出而消耗的水分，肾精会更多地化为水，肾气便随肾精的减少而衰竭，所以要避免房事过度，以免损伤元气。

《金匮要略》说，夏季不要吃猪心，唯恐死气犯心。宜吃苦荬菜来颐养心脏。

《养生论》说，夏天适宜用五枝汤洗浴，洗后用香粉扑身，能驱瘴毒，疏风气，滋血脉，且免汗液浸湿阴处，使皮肤瘙痒。

五枝汤方 桑枝、槐枝、桃枝、柳枝各

饮食调养推荐食谱

立夏后，结合气候渐热、人体喜凉的特点，人体五脏需要清补。部分瓜果蔬菜是最理想的选择，如鲜藕、绿豆芽、茄子、西瓜、黄瓜、冬瓜、苦瓜等。同时可配合食用大米粥、绿豆粥、银耳糖水、莲心汤等清热且含有较丰富营养成分的清淡饮品。

体征	推荐食谱
阴虚火旺者	大米绿豆粥、清炖牡蛎肉、薏米粥、沙参炖猪瘦肉等
阴虚寒凉者	红枣大米粥、山药炖乳鸽等

一把（200g），麻叶半斤（240g），煎汤一桶（5L），去渣，温洗，一日一次。

傅身香粉方 用粟米作粉一斤(500g)，无粟米，以葛根粉代之。加青木香、麻黄根、香附子（炒）、甘松、藿香、零陵香。

以上各二两(60g)，研为末，和粉拌匀，用稀绢袋盛之，浴后扑身。

夏三月合用药方

豆蔻散 夏月多冷气发动，治胸膈气滞，噎塞，脾胃不和，不思饮食。

草豆蔻四两(120g)，生姜四两(120g)，二者同炒，以味香色黄为度，去姜用；大麦芽十两(300g)，炒黄；神曲四两(120g)，炒黄；炙甘草四两（120g）；炮干姜一两（30g）。

上药共研为细末，每服一钱（3g），代茶饮，不计时服。

苁蓉丸 平补下元，明目，效佳。

苁蓉四两（120g），酒洗去心内白汁；巴戟天二两（60g）；菊花二两（60g）；枸杞子二两（60g）。

上药炼蜜为丸，桐子大。每次服二十丸（9g），盐开水送服。

诃子散 治脾胃忽生冷气，腹胀满、闷痛，泄泻不止。

诃子皮五个(30g)；大腹子五个(20g)，去外皮；炙甘草五钱（15g）；白术五钱（15g）；草豆蔻十四个（20g），面包炒黄，去面用；人参五钱（15g）。

上药共研为细末，每次服用二钱(6g)，水一盏（100ml），加入大枣二枚、生姜一小片（3g），同煎至六分（50ml），温服。

棱术散 夏日因食冷物而致气积膈滞，或心腹疼痛等症者，宜常服之。

用京三棱三两（90g），湿纸裹煨热透，另捣；莪术二两（60g），同上制；乌药三两（90g），去皮；炙甘草三两（90g）；陈皮二两（60g），用厚朴亦可（应减量为30g）。

上药共研为细末，每次服用一钱(3g)，盐开水送服，不拘时服。

四顺丸 治老人百疾。

神曲四两(120g)，入生姜二两(60g)，去皮，一处杵做饼子，焙干；炙甘草一两（30g）；草豆蔻一两五钱（45g），先炮熟后去皮捣碎用；炒麦芽二两（60g）。

上药共研为细末，盐开水送服一钱（3g）。

橘红散 夏月消食下气。

广陈皮用一斤（500g），汤浸洗五至七次，布包压干，又用生姜半斤（240g），取自然汁，将陈皮倒入生姜汁中，拌匀，浸泡一宿焙干，称一斤（500g）；肉豆蔻一两（30g）；甘草二两（60g）。

将甘草同三四两白盐（90 ~ 120g）同炒，待盐红色、草赤色时，与橘皮共研为末。代茶饮，每次服用一钱（3g）。

四月事宜

《孝经纬》说，谷雨后十五天，北斗星的斗柄指向巽，就是立夏。万物此时都很硕大。再过十五天，斗柄指已，为小满。小满是说万物生长到此时，差不多就盈满

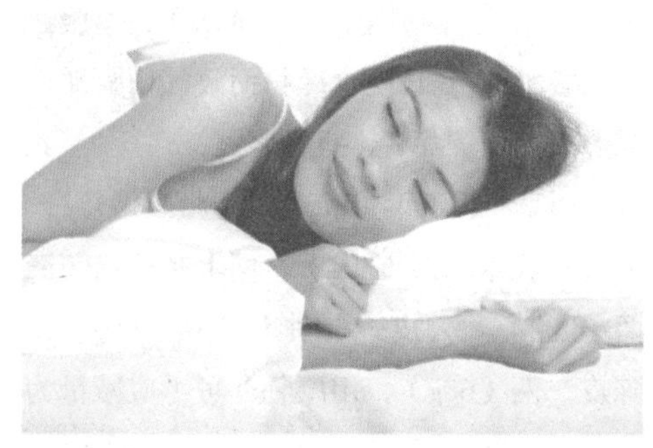

夏季睡眠要纪

夏季虽然炎热，但是阴气很强，并且人们在睡觉时机体的抵抗力较弱，极易遭受风寒的侵袭，所以睡眠时要注意避凉风，夜间更应该加倍注意。

了，按律吕纪月的推算方法来说，就是中吕。《白虎通》说，中吕就是阳气将到极点，很难使它恢复到中和了。《晋志》说，此处吕就是助的意思，指的是阴助成阳的功绩。按月建纪月的推算来说，四月是建巳月，巳就是起的意思，万物到此时就完成了春生夏长的过程，又开始了新的进程。《西京杂记》说，阳德用事，和气都属于阳，是正阳之月。又说，虽然阳主宰着万物，但不能单独存在，由于没有阴的凝敛就不会有纯阳。因此，四月又称为阴月。《文选》中将四月称为除月，又称首夏、维夏。

这个月每天在清晨喝一两杯葱头酒，可以使气血畅通。

避蚊方：把鳗鱼晒干，在室内烧，可以驱赶蚊子。

《内景经》说，四月吃莼菜鲫鱼熬制的羹，开胃。

《月令纂》说，四月初四、初七、初八、初九，用枸杞子煎汤沐浴，使人肌肤润泽。

《云笈七签》说，这月十五以后，要饮用桑葚酒来治疗风热之病，也可以制成膏。桑葚汁三斗（6L）、白蜜四两（120g）、酥油一两（30g）、生姜汁二两（60g），以罐先盛桑葚汁，放水煮汁到三升（1.5L），放入蜜、酥、姜汁，再加盐三钱（9g），再煮如膏，以瓷器收贮。每次服一小杯（20ml），和酒服，能有效治各种风疾。

《千金月令》说，四月这个季节，应当穿得暖和，适宜吃羊腰粥。做法：先以菟丝子一两（30g），研煮取汁一两（30g），滤净，和面切煮。将羊腰一具（100g）切条，加葱炒作肉羹，食之补肾，治眼暗红肿。

《月令》说，四月十五日取浮萍一两（30g），麻黄去根，桂心、附子炮去脐皮，各五钱（15g），捣为末。每用一两（30g）药末，入生姜二片（6g）、葱头二个，煎至八分（400ml），分两次热服，盖被发汗，可治时行热病。

四月事忌

《摄生月令》说，四月为乾，生气在卯，死气在酉，不宜巳日时行事，犯月建，百事不吉。

《白云杂忌》说，这个月不要吃鸡，否则令人气逆。不要吃鲤鱼，否则损害人体健康。

《千金方》说，韭菜和鸡肉不要同时吃，暴死的鸡更不能吃，否则使人生内疽，在胸腋下生瘘孔。不要吃动物的心脏，避免醉酒。不要吃胡荽，否则伤人心神、损胆气，使人喘悸、胁肋气急。不要吃生蒜，伤人。更禁男女同房，忌己亥日行房事。

四月修养法

孟夏这个月是天地之气交泰的时候，各种植被吐穗、开花，适合晚睡早起来接受清明之气，切勿大怒大泄。夏属火，位于南方，其声呼，其液汗，所以怒与泄都损伤元气。卦属乾，就是健的意思。阳的属性，天的形象，君子应当自强不息。生气在卯，坐卧行动宜向正东方。

孙真人说，这个月肝脏渐渐衰弱，心脏渐壮，宜增酸减苦，以补肾助肝，调养胃气。避免受西、北两个方向的暴风，要节制房事来壮肾水，应当静养来平息心火。与淫邪接触，让自己神志安定，以自强不息的心境来顺应天地生化之气机。

灵剑子导引法

灵剑子说，补心脏坐功之法有两种：第一种是正坐斜身，用最大的力，以排山倒海之势抗拒敌人，能去腰脊风冷等病，宣通五脏六腑，驱散脚气，补益心气，左右都这样做。第二种是用一只手按着大腿，另一只手尽力上举，如同托着石头，屏气做，左右交替，可以祛除两胁风毒，治心脏疾病，通和血脉。

陈希夷孟夏二气导引坐功

立夏四月节坐功

运主少阴二气

时配手厥阴心包络风木。

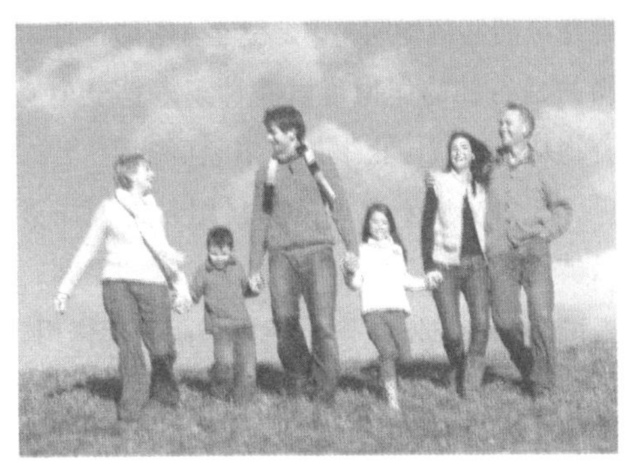

小满饮食要纪

小满时节阳气不断上升，但在程度上还远没有达到鼎盛时期。人体的生理活动却处于旺盛时期，每日会消耗大量营养物质，须及时补充营养，才不至于使身体脏腑受到损耗。

坐功：每天以寅卯两个时辰屏住呼吸，闭眼，两只手反复轮换着抑压牵引两膝，各三十五次，叩齿、吐纳、咽液。

所治之病：风湿留滞，经络肿痛，肘臂挛急，腋下肿，手心热，喜笑不休，杂症。

小满四月中坐功

运主少阳三气。

时配手厥阴心包络风木。

坐功：每天寅卯两个时辰，正坐，一手举托，一手拄按，左右各三十五次，叩齿，吐纳，咽液。

所治之病：肺脏壅滞邪毒，胸胁支满，心中澹澹大动，面红鼻赤，目黄，心烦、心痛，掌心热，各种痛证。

五月事宜

《孝经纬》记载，小满后十五天，北斗星斗柄指丙，就是芒种。再过十五天，北斗星的斗柄指向午，是夏至。所谓芒种，指的是有芒的作物可以播种了；夏至是说万物从此时就停止生长，丰硕至极。

《白虎通》说，按律吕纪月的说法五月被称为蕤宾。蕤是下的意思，宾即是客，是说阴刚刚生发，阳不能凭借阴而起作用，就像宾客在外不能成为内室的主人。

《玄枢经》说，这个月天道西北行，做事、出行都适合朝向西北方，吉利。

《云笈七签》说，在五月和十二月的最后一天，以及正月中，常常适宜焚烧杀鬼丹。药方如下：

鬼箭、蜈蚣、牛黄、野葛根、雄黄、雌黄、朱砂、黎芦、鬼比目、桃仁、乌头、附子、半夏、硫黄、巴豆、犀角、鬼臼、麝香、白术、苍术各100g。

共二十味，研为末，以莽草汁揉成丸，不用莽草而用面糊汁亦可，丸如鸡蛋大（20g），每次焚一丸，百邪皆消。

《道藏》灵宝辟瘟丹方

苍术一斤（500g）；降香四两（120g）；雄黄二两（60g）；朱砂二两（60g）；硫黄一两（30g）；硝石一两（30g）；侧柏叶八两（240g）；菖蒲根四两（120g）；丹参二两（60g）；桂皮二两（60g）；藿香二两（60g）；白芷四两（120g）；桃头四两（120），五月五日午时收；雄狐粪二两（60g）；蕲艾四两（120g）；商陆根二两（60g）；大黄二两（60g）；羌活二两（60g）；独活二两（60g）；雌黄一两（30g）；赤小豆二两（60g）；仙茅二两（60g）；唵叭香无亦可免。

以上二十四味药，是按二十四节气配的，研为末，用米糊为丸，如弹子大（20g），火上焚烧一丸。

太仓公避瘟丹方（太仓公就是齐国的神医淳于意。）

凡官舍旅馆，久无人住，积湿、积邪容易侵人，制此丹焚之，可以驱除湿邪。于五六月最后一天焚之，可以避免瘟病，驱邪气。

苍术一斤（500g），台芎八两（240g），黄连八两（240g），白术八两（240g），羌活八两（240g），川芎四两（120g），草乌四两（120g），细辛四两（120g），柴胡四两（120g），防风四两（120g），独活四两（120g），甘草四两（120g），藁本四两（120g），白芷四两（120g），香附子四两（120g），当归四两（120g），荆芥四两（120g），天麻四两（120g），官桂四两（120g），甘松四两（120g），干姜四两（120g），三奈四两（120g），麻黄四两（120g），牙皂四两（120g），芍药四两（120g），麝香三分（0.9g）。

上药研为末，煮红枣肉（500g）为丸，如弹子大（20g）。每次焚烧一丸。

《养生杂忌》记载，眼病患者用红绢盛榴花擦眼睛，擦完扔掉，称可代替眼睛患病。除了红绢，红色的物件都可以。

《千金方》说，五月五日，将葵子微炒，捣碎为末，患淋病的人，在饭前用温酒送服3克，就能痊愈。

又说用鲤鱼枕骨烧灰，治久痢有神效。

《云笈七签》记载，五月一日用枸杞煎汤沐浴，令人不老不病。五日以兰花煎

“尝新”是汉族立夏时节经常推行的饮食风俗，即品尝当日的新鲜食品，后因各地所产时蔬、民风的不同而有所差异。人们会先将这些新鲜的食物敬神祭祖，然后再轮到自己品尝，有敬奉神灵和祖先，同时庆祝、祈祷丰收之意。

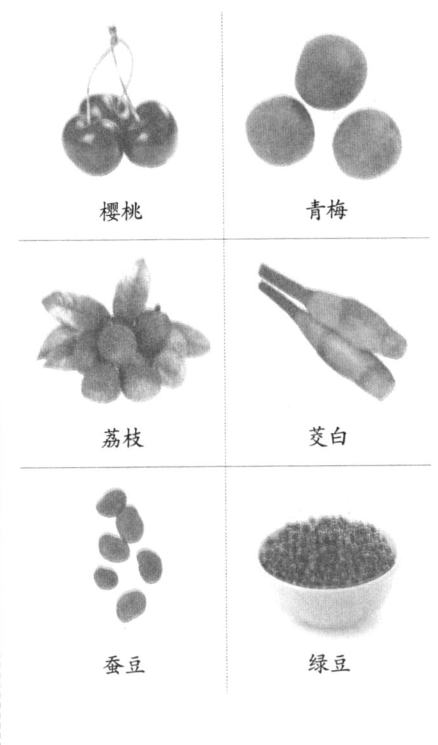

水沐浴也可以。

《简易方》说，疫气流行时，把贯众放在水缸里，饮用水就不会受到污染。十二月和除夕时，也可用同样的方法预防污染。

《本草》说，五月五日取露草百种，阴干，烧为灰，以井水炼成膏，再用酽醋和成饼子并夹在腋下，干了就换。这样做五遍，既能治狐臭，又能去除身体中积聚的毒气。挟完后马上用小便将腋下洗干净，最为有效。

《救民方》说，中风者牙关紧闭，不能喂服药。在五日午时把冰片、天南星和在一起，遇到这样的病人时就用指头蘸着药来涂擦其门牙，左右各二三十次，口就打开了，然后灌服其他药。

《长生要录》说，五月五日取葛根捣成末，治疗金疮断血，除疟。取猪牙烧灰，治小儿惊痫，蛇咬伤也可涂。

《本草》记载，五月采苋菜加马齿苋为末，等分，产妇服用后可帮助顺产。

《琐碎录》说，五月五日清晨，取白矾一块，自早晒到晚，然后收起来。因被各种虫类咬伤者，用少许涂抹就可以止血，还能消毒。用独头蒜捣烂后涂脸和手脚，整年都不生恶疮，到了冬天也不生冻疮，虽有神效，但不可以多擦。

《卫生方》说，五月五日，采红白两色的蜀葵花并阴干，红色的治疗妇人月经不调，白色的治疗白带失调。又说，采鸡肠草并阴干后烧成灰，治疗陈年的恶疮，效果极好。采无花果并阴干，治各种咽喉疾患。

《本草图经》记载，五月采收杏后，除去核，从早上蒸到中午，用文火烘干后存起来，稍加糖霜就可以食用，能够养颜，所以有杏金丹的说法，但不要多吃。

五月五日午时，饮用菖蒲雄黄酒，可以除病却虫。

《琐碎录》说，五月五日和夏至，有口臭病的人，在日出之前汲一盏井花水漱口三次，吐在门槛里，如此做三十天，口臭消失。

《千金方》说，五月二十七日适合服用五味子汤。取五味子一合（10g），捣碎后放入小瓶中，以百沸汤冲泡，入蜜少许，一冲好就立即封口，放火边一段时间后再服，可生津止渴。

五月二十日采集薤白晒干，可以治疗心烦胸痛，解毒，又治小儿丹疹。

《千金方》说，多采苍耳，阴干后放在大瓮里可以免除恶气，如果有时疫发生，就把苍耳碾碎成末，全家一起服用，就不会得病。如果有胀满、心胸闷、发热的症状，应立刻服用。还可以杀灭人体内的多种寄生虫和病菌。

《救民易方》说，五月五日、六月六日、九月九日采豨签草（也就是白花菜），去根、花和子后洗净，把茎叶放入甑（汉族古代的蒸食用具）中，一层层地撒上酒和蜜水，九蒸九晒，蒸完后香气扑鼻，然后研成末，用蜂蜜做成皂荚子大小的丸子，每次服五到七丸（9g），用米汤送下。服到一百天，就可以祛除风邪，治疗全身瘫痪、口眼歪斜、涎痰壅塞、卧床不起等病症。也能明目，使白发变黑，令筋力强健，功效不可尽说。

《万氏家抄》说，五月五日午时采鸡肠草，晒干为末，牙痛、牙龈热肿者，擦后很快就会痊愈。

《千金月令》说，五月五日取瓦上青苔或百草霜，加到盐水中漱口，或水煮羊蹄根，或用醋煮川椒，治牙齿各种疾患，效果极好。

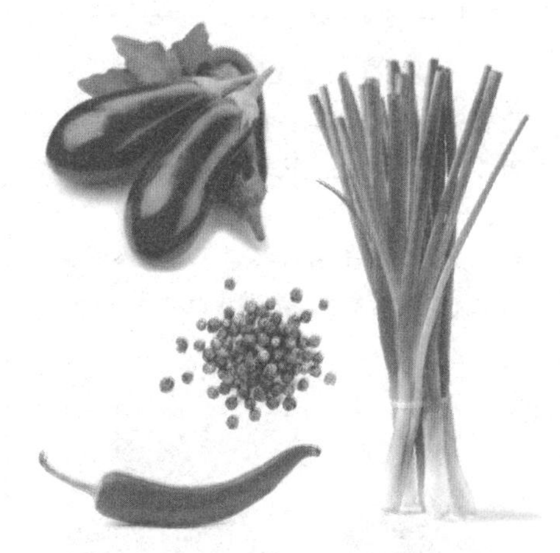

夏季饮食要纪

在冬季潜阳不利者，夏季会感觉心里烦躁，面红头晕，这时就不宜吃温性及热性食物，多吃平性和凉性食物，禁吃酸涩辛辣、温热助火的食物，如生葱、胡椒、辣椒等。

五月事忌

五月行事，避免在中午，犯月建，事情都不吉利。

《黄帝内经》说，五月初五、初六、初七、十五、十六、十七、二十五、二十六、二十七日被称作九毒，忌夫妻同房。不要在潮湿的地方居住，以免招致邪气，不要在星月下露宿。

《金匮要略》说，五月不要吃韭菜，否则令人乏力，损害眼睛。也不要吃生的菜。

《月令图经》记载，避免进食肥腻食物，不要吃煮饼，可以吃温热的食品。

《千金方》说，五月不要吃獐、鹿、马等兽肉，否则会损伤神气。

《本草》说，不要喝山泽中的水，不

自然气候对人体经脉气血的影响

古人非常重视人体与自然界的对应，并且很早就总结出，人体的经脉气血变化与自然气候的变化有一定的关系；入侵人体的邪气性质也影响气血的变化。

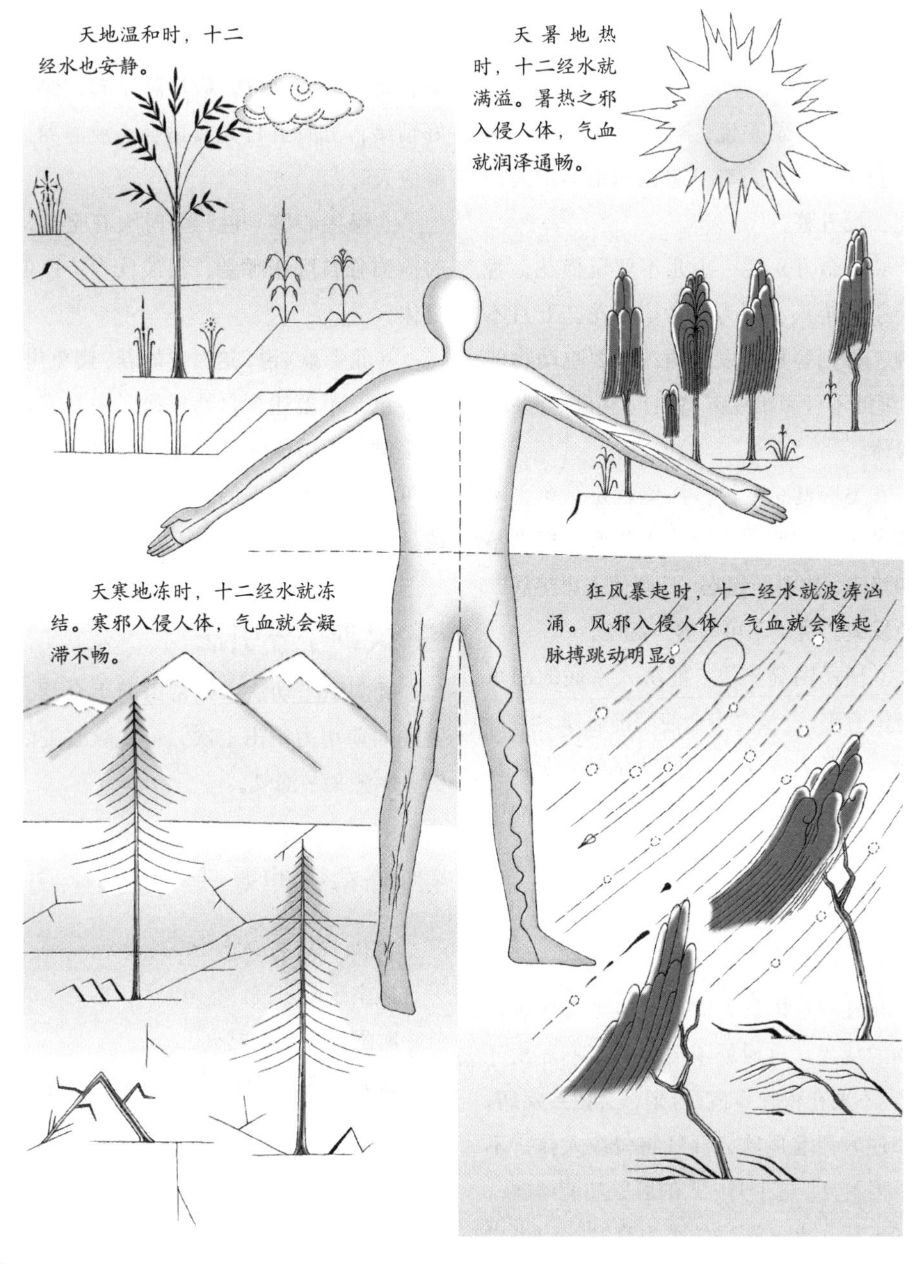

吃未成熟的果实，否则会生痈毒以及寒热不调的疾病。不吃蛇、鳝、羊蹄。

《济世方》说，五月不要贪食茄子，否则就会动真气，损害身体。这是因为茄子属土。

《岁时记》说，不要吃菘菜，否则皮肤会遇风生痒症。

《保生月录》说，茉莉花不要放在床头，会引来蜈蚣。李子避免与蜜、雀肉一起吃，损五脏。

《千金方》说，小儿不要玩槿花，否则会引发疟疾，因为槿为疟子花。五月不吃鲤，否则容易诱发风病。不要吃动物的脑。鲤鲊不可和小豆藿、肉桂、猪肝一起吃，伤身体。

《类摘良忌》说，江鱼就是黄鱼，不要和荞麦一起吃，否则令人失音。枇杷不要和烤肉、热面一起吃，否则使人患热病、面色发黄。桃子不可与鳖一起吃。

《便民图纂》说，能沉入水底的甜瓜对身体有害，过量食用会使阴部瘙痒、生疮，患脚气病的人吃了之后很难痊愈。误食长了两个蒂的甜瓜可致命，而且不能与油饼一起吃。

五月修养法

五月，万物长大成形，这是天地运化万物的成果。这时候不要太热，不要出汗过多，不要在夜晚露宿，否则都会招致疾病。忌讳迎着西北风吹，邪气将侵袭人体。不要杀害生灵。这个月，人的肝脏功能薄弱，神气不行，火气渐盛，水力衰减，应当以补肾助肺、调理胃气来顺应自然变化。八卦中正值姤，姤是遇的意思，就是以阴遇阳、以柔遇刚的象征。生气在辰时，坐卧适合朝向东南方。

孙真人说，这个月肝脏气机功能衰退，心气正旺盛，饮食滋味适合减酸增苦来益肝补肾，固密精气。应早睡早起，保持良好情绪，五月五日尤其适合斋戒静养，以顺应天时。

《保生心鉴》说，午时火旺金衰，此时应当独自卧床睡觉，清淡饮食，以保养身体。

《养生纂》说，这时要静养，避免焦躁，戒声色，不要违背自然规律。夫妻不要频繁接触，要节制嗜欲，保持心平气和。五月可以在高而明亮的地方居住或登高远眺或到山林中避暑或到亭台处纳凉休憩。

灵剑子导引法

灵剑子坐功法：经常用两手合掌，将臂腕向前用力筑击七次，可祛除心脏的风劳，驱散关节滞气。

陈希夷仲夏二气导引坐功

芒种五月节坐功

运主少阳三气。

时配手少阴心君火。

坐功：每天在寅卯两个时辰，正坐，仰身，两手向上托举，左右用力上举，各三十五次。平定呼吸后叩齿、吐纳、咽液。

所治之病：腰肾蕴积邪气，虚劳咽喉干，心痛欲饮水，目黄，胸胁疼痛，多饮多尿，多笑多惊，健忘，上咳吐下气泄，身热而大腿疼痛，抑郁，头颈痛，面色发红。

夏至五月中坐功

运主少阳三气。

时配手少阴心君火。

坐功：每天在寅卯两个时辰，跪坐，伸手，手指交叉，屈指，用脚轮流踩，左右各三十五次，叩齿，吐浊气，吸清气，咽液。

所治之病：风湿积滞，腕膝疼痛，上臂、前臂后侧疼痛，掌心热痛，两肾深处疼痛，身体沉重。

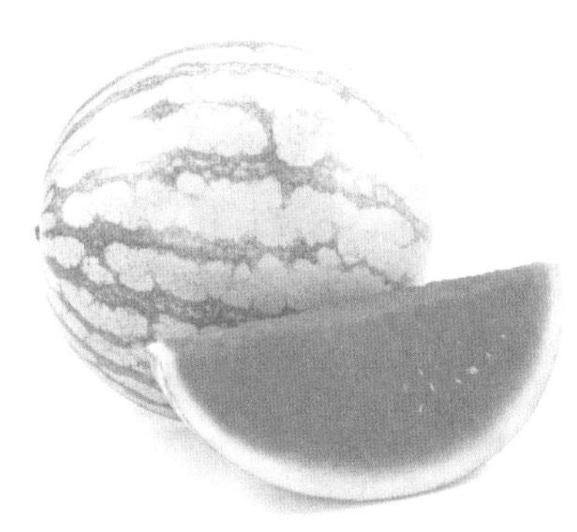

西瓜，又名寒瓜，其瓜瓤味甘、淡，可清热除烦、解暑生津、利尿。其清热生津的功效与张仲景《伤寒论》中所载的“白虎汤”功效如出一辙。此方由石膏、知母、甘草、粳米组成，主治壮热、大汗、烦渴。

六月事宜

《孝经纬》记载，夏至后十五天，北斗星的斗柄指向午，就是小暑。再过十五天斗柄指向未，就是大暑。“小”“大”指的是接近最热的日子，把它分成大热和小热。六月初不久就是小暑，六月十五以后就是大暑。按律吕纪月的说法，六月就是林钟，林指的是众，万物成熟，种类众多。《乐志》记载，按月建纪月的说法，六月为未，未就是味的意思，万物刚刚成熟，都有了味道。《纂要》记载，六月是盛夏的开始。

《玄枢》说，这个月天道向东运行，做事出行都适宜朝向东方，吉利。这个月是土主事，戊日祭祀土神。

这个月宜喝乌梅酱、木瓜酱、梅酱、豆蔻汤等生津止渴之品。

三伏日宜服肾沥汤。治男子虚羸、五劳七伤、脏虚风湿、耳聋目暗。药方如下：

干地黄六分（1.8g）；黄芩六分（1.8g）；茯苓六分（1.8g）；五味子四分（1.2g）；羚羊角四分（1.2g，可用山羊角代替，酌情增加用量）；桑螵蛸（炙）三两（90g）；地骨皮一两（30g）；桂心一两（30g）；天门冬五分（1.5g），去心；磁石一钱三分（3.9g），打碎，水洗，令黑汁出尽为止。羊腰二个（200g），猪腰亦可，去脂膜，切如柳叶，以水四升（2L），先煮去半升，即掠去水上肥沫及腰滓，取汁煎诸药，澄清去滓，分为三服。在三伏日每日服一服（300ml），随人加减亦可。忌食大蒜、生葱、冷陈滑物。晨起空腹服。

《养生杂纂》说，老人气弱，时值夏日，如果在体内纳入阴气，以虚弱的肠胃接受肥腻、生冷的食物，容易造成腹泻，一旦损伤真气，想很快补足是很难的。夏天不适宜用燥热补药，只能用平补温和的药剂，如用八味丸等来补助元气。

《七签》说，六月二十七日，用枸杞子煎汤沐浴，到老都不易生病。

《荆楚记》说，六月伏日，适合烹制汤饼吃，称作“辟恶”。

旧俗说，用在三伏黄道日浸泡的豆子制作酱，于黄道日拌黄，取草乌三十五个，每个切成四片，撒在上面，可以杀尽蛆虫。

《山居四要》记载，治疗水泻这类疾病，可以在六月六日将乌蔺子和面一起炒黄，等分研成末，米饮调服6g。

《琐碎录》记载，这个月适合吃苦麦菜，以清润心气。

《家塾事亲》记载，西瓜性温，成熟后食用可以解暑，被称作“白虎汤”。

《千金月令》说，六月可以吃乌梅酱以解渴。具体做法是：把乌梅捣烂，加入适量的蜂蜜，调成汤后稍稍煮一下就可以喝了。如果水泻患者口渴，用乌梅加入砂糖、生姜和大米，喝下能够解渴。

《便民图纂》说，六月六日用井花水融适量白盐制成卤水，用一口新锅将卤水熬制成白盐，用此盐擦牙后，将口水吐在手心里并擦洗眼睛，这样即使年纪大了也可以在灯下读书。

抱朴子《养生书》说，在三伏天内取甘草3g，透明的上等白滑石18g，研成末后用水冲服，这便是“六一散”，可以避免中暑和腹泻。

三伏内服十味香薷饮，方如下：

香薷，数年陈者，一两（30g）；人参、陈皮、炒白术、炒白扁豆、茯苓、黄芩、木瓜、姜厚朴、甘草各五钱（15g）。

上药水煎，待冷服之。或研成细末，水调一二钱（3 ~ 6g）服。

三伏时，用热水浸泡麦冬15g、五味子6g、人参15g（即按5 ∶ 2 ∶ 5的比例），当茶饮用，这茶饮被称为参麦散，可以生津止渴。

《济世仁术》说，六月极热的时候，可以用扇子快速向手心扇风，全身都会凉快。

《抱朴子》记载，三伏中，用黄芪、茯苓煎膏，加入甘草末二分（0.6g），以清凉的井水调服，可以治胡言乱语、狂乱，大大祛除暑热毒气。

又一方：制木瓜酱。用木瓜300g，去皮切细，用热水浇在上面并浸泡，加姜片30g，甘草60g，紫苏300g，盐30g。每次用热水冲泡少许木瓜酱，然后放在井水中，等到变冷后饮用。

又一方：梅酱吃水方。用熟透的黄梅5kg，蒸烂去核，称量梅肉质量，每斤加盐9g，干紫苏30g，干姜丝6g，甘草9g，一起搅匀，放在太阳下暴晒到变成红黑色后收起。服用的时候再加少量炒白扁豆、檀香、饴糖，搅拌均匀后用水送服，能非常有效地解暑止渴。

另外，桂酱、沉香熟水，也都记在《饮食笺》中。

《琐碎录》说，暑月不可露天睡觉，避免对着风沐浴，谨防风邪侵害人体。

又说，这个月如果没有冰，不可以饮用阴冷的生水，不要将冷、热水相混后饮用，否则损害身体。

阳厥病的发生

阳厥即由于体内阳气逆乱而表现出的厥病，其形成和表现为：

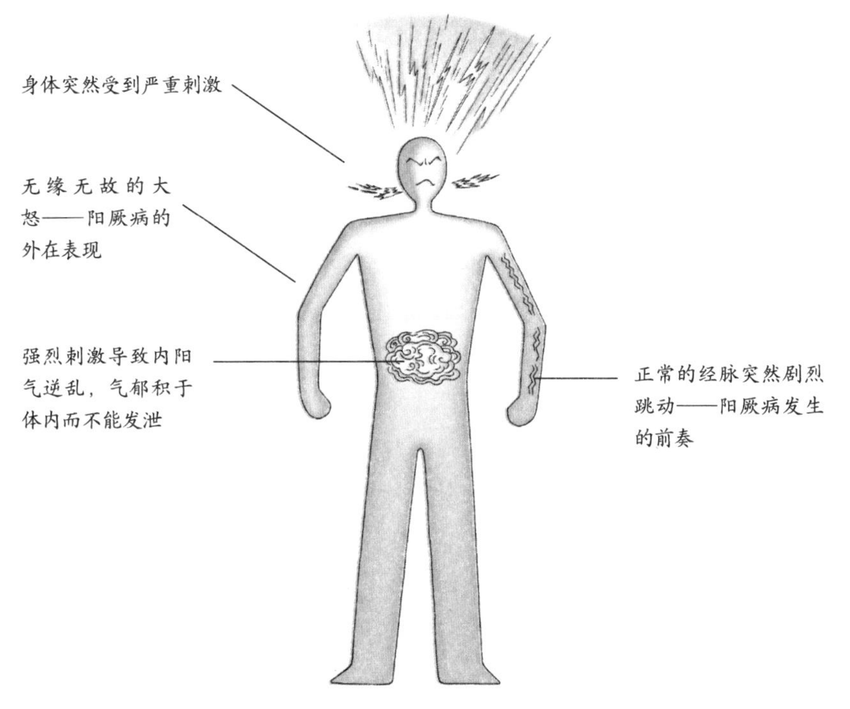

《养生仁术》说，不要专门用冷水浸泡手足，以防引起狂邪之风伤害人体，使人患神志失常之类的疾病或感到身重气短，四肢无力。

《食治通说》说，夏天不适合吃冷饮，怎样才能做到完全戒断呢？不要过多地喝凉水，不要吃尚未成熟的水果、油腻食物，否则难以消化，同时也不要过多地饮用开水。如果可以对自己饮食慎重些，少吃煎炒、咸腊、烧烤等食物，体内津液自然常满。当然，这并不是代表着要绝对戒饮。

六月事忌

《月令》说，六月选用的日子里，不适宜选未日，犯月建，百事不利。初一这天，忌经营。初十、二十日，忌交易、裁衣。

《千金方》说，不要吃韭菜，会使人两眼昏花。不要吃羊肉，会伤人神气。不要吃野鸭及家鸭子，不要吃大雁，不要吃茱萸，不要吃动物的脾脏，因为这是夏天的最后一个月，土旺在脾，当然，这些食物并不见得一点儿都不能吃。

《云笈七签》说，六月不要吃羊血，会伤人神魂，使人健忘。不要吃生葵菜，会患腹水病。

六月修养法

六月主养四时，生发之气重浊，万物生长茂盛，饮食宜适当增加咸味，减少甜味，以此保养肾脏。这个月肾脏气息微弱，易生重浊，脾脏尤为旺盛，应当减少肥腻的食品，这样对强壮筋骨有好处。六月在八卦中属于遁卦，遁就是回避的意思，二阴浸长，阳气应当回避。有德行的人应当庄重矜持，自我安守。生气在巳时，坐卧应朝向南方。

孙真人说，六月肝气微弱，脾旺，适宜节制饮食，远离声色。这时阴气内伏，暑毒外蒸，如果随意地迎着风吹，随便喝冷饮，人们就容易患急性腹泻等疾病。饮食一定要温热、柔软、易消化，不要吃得太饱。若经常喝粟米温汤、豆蔻熟水最好。

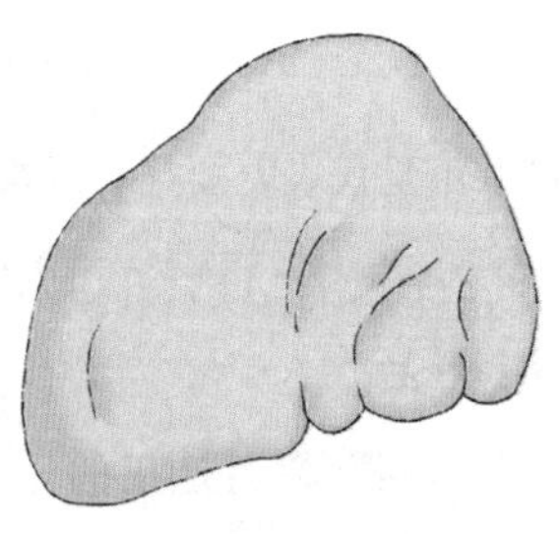

五色与五脏

一个人五脏的荣枯会在面色上有所表现。而五色又对应身体的五脏，所以，观察面部颜色的变化可以推测这个人五脏的健康状况。脾对应黄色，气败之象像枳实；气盛之象像螃蟹的腹壳，黄而明润。

《内丹秘诀》说，这个月是建未之月，属二阴之卦，此时阴气渐长，喻示人体阴符待离开午位后，逐渐收敛继而下降。

灵剑子导引法

端坐，舒展两手手指，向上后举，手心向上，同时上身前俯，行3次。在六月的后半月做这个导引法，可以祛除腰、脊、膝、脚等部位的风邪痛证，驱散膀胱邪热。

陈希夷季夏二气导引坐功

小暑六月节坐功

运主少阳三气。

时配手太阴肺湿土。

坐功：每日丑寅两个时辰，两手踞地，屈压一足，直伸一足，用力掣三五度，叩齿，吐纳，咽液。

所治之病：腰髀腿膝风湿，肺胀满，咽喉干燥，喘咳，缺盆中疼痛，喷嚏连连，小腹部肚脐右侧胀痛，手挛急，身体沉重，半身不遂，健忘，哮喘，脱肛，手腕无力，喜怒无常。

大暑六月中坐功

运主太阴四气。

时配手太阴肺湿土。

坐功：每日丑寅两个时辰，双拳踞地，回头向肩，引作虎视，左右各十五次，叩齿，

五行配象

古人用五行来解释宇宙间一切问题，用五脏与五行、五色、五味、五音等对应，来解释疾病产生的原因，判断在外界因素的影响下，五脏六腑所出现的变化。

五行物象归类		
	五色	赤、青、黄、白、黑
	五味	苦、酸、甜、辛、咸
	五脏	心、肝、脾、肺、肾
	五音	徵、角、宫、商、羽
	五气	焦、燥、香、腥、腐
	五星	荧惑、岁星、镇星、太白星、辰星

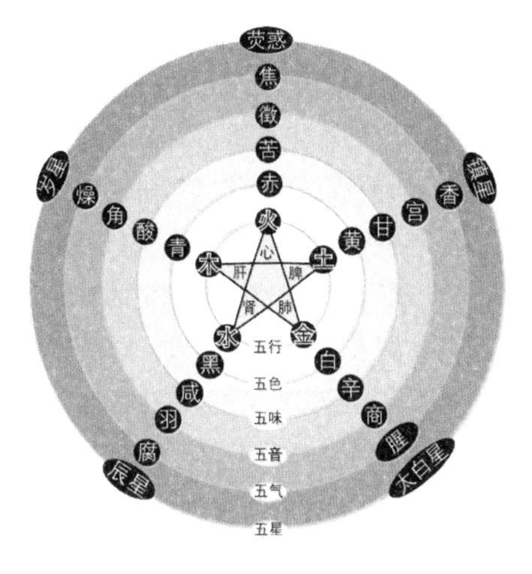

吐纳，咽液。

所治之病：头部、后脖颈、胸背部的风毒病症，咳嗽，上气喘渴，烦心，胸膈满，前臂或上臂疼痛，掌中热，脐上或肩背痛，风寒汗出，小便频数，泄泻，皮肤疼痛或麻木，悲愁欲哭，恶寒发热。

脾神图

《黄帝内经》说：脾旺于四季，附于心下，故图列于夏后。

神名常在，字魂庭。脾神的形状像凤凰，主藏魂，脾的实体像一个盖着的盆子，颜色像白帛裹着黄色所透出的色泽，位置在脐上靠前，横覆在胃后。脾脉从隐白穴出，隐白穴在左脚大趾内侧，趾甲角后0.1寸的位置。

神名常在字魂
庭脾之状如神
凰主藏魂象如
覆盆色如缟映
黄正掩脐上近
前横覆于胃脉
出于隐白隐白
左足大指端侧
去甲角如韭叶

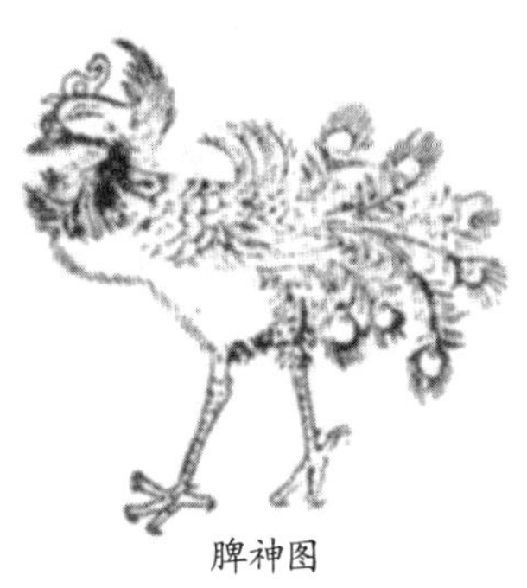

脾神图

脾脏四季旺论

脾脏在五行中属中央土，旺于四季，为黄帝，像凤形，是坤之气，土的精华。脾是裨的意思，补养胃之气。脾在心下三寸，重一斤二两，宽三寸，长五寸。脾是心之子，肺之母，在外与眉阙相通，能制谋意辩，这是脾脏的特点。口作为脾脏的宫窍，其神容易产生妒忌的情绪。脾没有固定的形状，主土属阴。妒忌也没有固定的对象，比较而言，女人容易嫉妒他人，这是因为受阴气的影响。吃熟软热物是养生的原则，脾是五脏的枢纽，开窍于口，其形表现于脸颊，其脉出于隐白穴。脾主肌肉，谷气进入脾脏，表现在体液上是涎，肾邪入脾则多涎。六腑之中胃是脾之腑，一并成为五谷之腑。口为脾之官，脾气畅通则口可以辨别五味，脾病则不知饮食滋味。脾合接于肉，光泽表现在唇，肌肉消瘦者的人，脾功能先衰竭。脾位居身体的中央，属夏的第三个月，日对应戊己，辰属丑辰未戌，五行属土。五声中属宫，五色中属黄，五味中主甘，五臭中主香，心邪入脾则厌恶香气。脾在自然界对应中岳，上与镇星之精相通。在六月和每个季节的后十八天，镇星黄气进入脾和胃中，以安定脾神。脾是消化水谷的脏器，就像转动的石磨，使吃下去的食物转化为水谷精气。脾不运转则食物不能消化，就会产生疾病。脾神喜好快乐。各个内脏的功能不调都会损伤脾脏，脾脏功能失调则损伤体质，体质和神气都遭到损伤，人很快就要生病。人们对硬的、不易消化的食物要谨慎，尤其是老年人。不想吃东西的人是因为胃中有尚未消化的食物；贪吃的人，是脾胃功能亢进。没有积食而不想吃东西的人是脾胃功能虚弱，多疑的人是脾神不安，面容憔悴的人是脾脏受到损伤，喜欢吃甜食的人是脾气不足，肌肤鲜白滑嫩，是脾没有病的表现。肺邪入脾则多喜爱唱歌，所以脾有疾病的人应当发“呼”音来祛除病邪。内热也可发“呼”音来使热邪消散。每个季节最后一个月的后十八天，应当减少思虑，多主动帮助别人，不为利争，不搞阴谋，不追逐物质，不逞强好胜，恬淡虚无，顺应坤的德性，如此才能使身体健康。违背了这些，脾肾就会受邪，加之土木相克，从而产生疾病。

修养脾脏法

夏季每个月的初一早上和其余三个季节的最后十八天，应当在中宫正襟危坐，屏气五息，鸣天鼓二十四次，呼中央生气入口，吞十二下生气来补“呼”法的耗损。注：鸣天鼓是指两手抱在脑后，中食二指交替抬起、左右互换，各二十四下。

相脾脏病法

脾有热邪的人，鼻头赤黄而肉嫩软；脾虚的人会出现腹胀、肠鸣，消化不良；脾有风邪则多汗怕风，体表痒麻，就像有风轻轻吹过，四肢乏力，行动懈怠，不思饮食，足不能行，脚下胀痛。若湿浊之邪蕴于脾，则用苦味来使之干燥。又说，脾病将要缓解的时候，用甜味来补养，用苦味来泄邪。脾有病者肚脐下会有窜动之气，重按则痛，就好像有一股逆气，使小肠突然疼痛。另外，他们还会腹泻，足重胫寒，两胁胀满，常常呕吐，气充满于心，四肢浮肿，应当服用诃梨勒丸。

干地黄一钱（3g），牡丹皮一钱（3g），山药八分（2.4g），泽泻八分（2.4g），茯苓八分（2.4g），川芎八分（2.4g），山茱萸九分（2.7g），干姜三分（0.9g），诃梨勒皮十分（3g），荜茇三分（0.9g）。

上药研为末，炼蜜为丸，如桐子大。空腹，地黄汤送服二十丸（9g）。

六气治脾法

治脾脏，吐纳用呼法，用鼻慢慢吸入长气，然后用嘴吐出“呼”字，脾有病者，大声发“呼”声三十遍，再轻轻发“呼”声十遍。发音时应撮口，让声音发出，不要张开。这种方法可以去冷气、壮热，治疗霍乱、食积不化、偏风麻痹、腹中结块。要坚持不断地呼，不要间断，病好了就立刻停止，过度会造成损害。假使过度了，就用吸法补损，方法同前。

脾脏四季食忌

六月不要吃吴茱萸，否则使人患赤白痢。四季都不要吃动物的脾和羊血。脾有病者适宜吃米、枣、葵，切忌吃酸味。

脾脏导引法（六月做）

一脚大开，两手向前，反拉十五次，再用两手撑地跪坐，尽力像老虎一样瞪圆着双眼回头看，左右各十五次。能去脾脏积聚、风邪毒气，又可以消食。

夏时逸事

入水避暑

夏日炎炎，葛仙翁每逢喝得酩酊大醉，便潜入深水中，到八月才出来，因为这种方法有伏暑气的作用。

河朔夏饮

袁绍在河朔时，到了夏季便开怀畅饮，

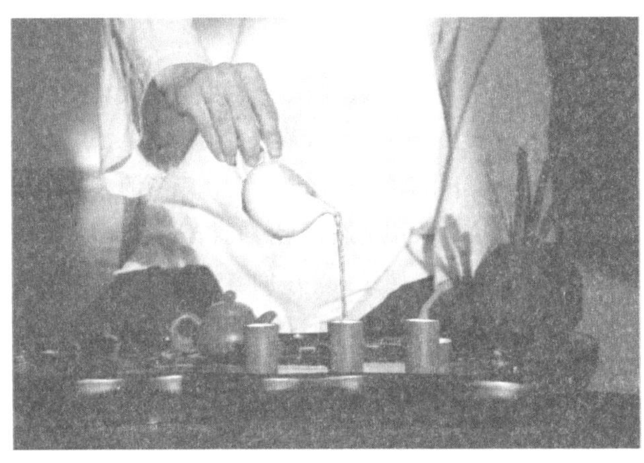

夏季养脾·热茶

很多人喜欢在夏日饮用大量的冷饮来解渴、消暑，但脾胃虚寒的人饮用冷饮非常容易引起脾胃不和，致使疲倦乏力、食欲不振。若改为饮用热茶，不仅可以清热、解渴，也能有效避免这一情况，而饮用具有清热降火作用的中草药茶饮也值得推荐。

以此规避夏季的暑热，号称为“河朔饮”。

高卧北窗

陶潜在夏日，高卧于北窗之下，清风阵阵吹来，十分惬意，自称为“羲皇上人”。

造百索粽

唐朝时，有一时令节物，就是五月里家家做的百索粽。

九子粽

粽子的种类很多，有一种叫作九子粽，王沂公有诗云“争传九子粽”。章简公有诗云“九子粘蒲玉粽香”。以上说的就是这种粽子。

菖蒲酒

端午节那天，采生长在山涧的一寸九节菖蒲，或屑或切后用酒浸泡。章诗道：“菖华泛酒尧樽绿。”

斗草浴兰

五月初五踏百草，又玩斗百草的游戏。章诗道：“今朝斗草得宜男。”初五那天采集兰草来洗澡，所以《楚骚》中写道“浴兰汤兮沐芳华”，章诗道“兰芽翠釜汤”。

暑饮碧筒酒

三国时期，袁绍与刘松在三伏天整日饮酒，以此来规避夏季的暑热。魏郑公在暑天饮酒，取一张荷叶，用指甲去掉叶心，使它与叶柄相通，并且把叶柄弯曲得如大象的鼻子一般，在席间将它传递着饮酒，称作“碧筒酒”。

樱笋厨

《岁时记》中记载，以四月十五日后，都称作“樱笋厨”。陈诗道：“春事无多樱笋来。”

临水宴

李少师与宾客饮酒，暑月里，面对荷塘，把荷叶当作杯子，斟满酒，若一杯没有全部喝完，则需要再喝一杯，每天都快活至极。

霹雳酒

《醉乡》记载，暑月，雷雨大作时，收集雨水，用它来淘米酿酒，酿的酒取名为“霹雳酒”。

寒筵冰

《酉阳编》道，盛夏之时，取拳头大的水晶，放在锅里煮，用新汲取的水煮沸千余次，装在小口大肚瓶中，用油棉将瓶口密封，不要漏气。再把整个瓶子放在开水里煮沸千余次，然后迅速将它放到井底。第二天早晨，将瓶子取出来，打破瓶子，取出凝结成的冰块。

壬癸席

《河东备录》记载，取猪毛刷洗干净，让织工编织成席，质感滑且凉，名曰“壬癸席”。

澄水帛

有一天，同昌公主主持盛大宴会，暑天酷热，就命人取来“澄水帛”，用水将其蘸满，挂于厅堂中间，满堂的人都在研究这夹层的新棉絮。它长八九尺，精细透亮可以照见人，中间有一股像龙涎一样的水不断流动，所以能消暑。

冰丝茵

唐朝时有个老者遇到一老妇人，她拿

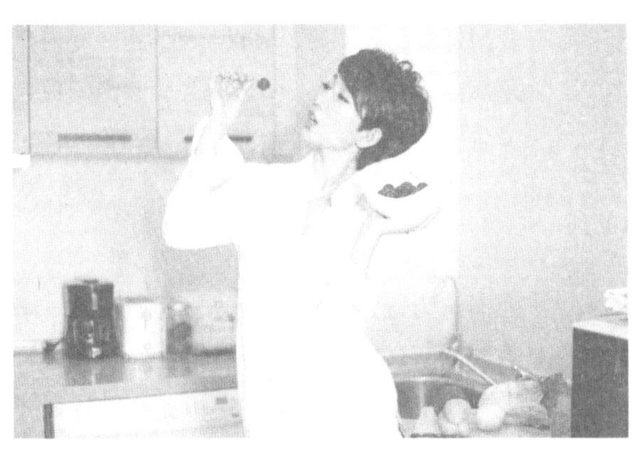

夏季养生要纪

夏天时人们通常选择待在室内以避暑气，民间素有吃清凉消暑的食品来度过伏天的习惯。进入小暑后，人们选择温补食物时应谨慎，因为过度进补温性、热性食物，容易导致体内阳气积聚过多，从而引发内热。

着一个旧垫絮，要以五百两银子的价钱出售。有一波斯人发现后说："这是用冰蚕的丝织成的，暑天把它放在座位旁边，满屋的人都会感到凉爽无比。"于是，他就用重金将其买下。

招凉辟暑

《拾遗记》道，有一种珍珠，经黑蚌千年孕育所产，盛夏之时，将其握在手中便有凉意，取名为"招凉珠"，可以用来辟暑。唐朝，请有学问的人讲《易经》，就赐予"辟暑犀"。章诗说："已持犀辟暑，更有草迎凉。"《酉阳编》载，迎凉草，碧色，枝干像苦竹，叶细如杉叶，即使干枯也不会凋零飘落，盛暑时节，挂在门上，凉风自然会来。

七井生凉

有一家霍仙宅院，它的一个房间中挖了七口井，上面都用镂刻的大盘覆盖着。夏天坐在房屋中，七井生凉，不觉暑热。

按辔木阴

在暑天里，姚崇穿一件细葛布的单衣，按住缰绳，驾着驷马车在树荫下游玩，顿时忘记了夏季的烦闷湿热。

读随树荫

夏季里，魏伯起使凉床随着树荫移动，坐在凉板上读书数年，床板都坐薄了。

浮瓜沉李

魏文帝与吴质的信中写道，把甜瓜浮在清泉上，把红李子沉浸在凉水中。杜甫有诗说："翠瓜碧李沉玉瓮。"

环炉交扇

《新论》载，夏月里，王仲都围着炉火，不热也不流汗。谢公迎着风又扇扇子，仍汗流浃背。

避暑感凉

三伏天，魏国的许使、刘松等人昼夜饮酒到烂醉如泥，称作"避暑饮"。傅咸作《感凉赋》云："夏日困于炎暑，旬日不过自凉，以时之凉，作感凉会。"

高濂夏时幽赏

三生石谈月

在天竺的后山，有像鼎足一样的三块石，可安坐，相传为唐朝时僧圆泽事的遗迹。山僻景幽，云深境寂，松阴树色，蔽日张空，游赏的人很稀少。炎天月夜，煮茗烹泉，与禅僧诗友，分席相对，吟诗对歌，谈禅说偈。满空孤月，露浥清辉，四野清风，树分凉影，好像置身于洁白纯净之中，海阔天空，谈不尽宇宙的秘密，坐在这山间岩石上，此境真是仙境里最优美的地方啊！忽听山头鹤鸣，溪上白云冉冉升起，我们好像腾云驾雾，飘飘欲仙，超凡脱俗，萧然冰释，但又担心明晨此等美景消逝后，又将回到五浊俱有的人世。

飞来洞避暑

灵鹫山下，岩洞玲珑，四周空旷宽敞，人们认为这是西域飞来的一座小山岩。洞内入则寒气凌然，洞中陡峭之处，高空若堂，狭窄的地方犹如斗室，都可以行人，不会碰壁顶头。三伏天暑气熏人，燎肌燔骨，可在此一坐，披襟散发，把酒放歌。石洞中川鸣应谷，清冷洒然，不知人世今为何月。看看自己穿的细葛衣衫，不能秋意尽爽。

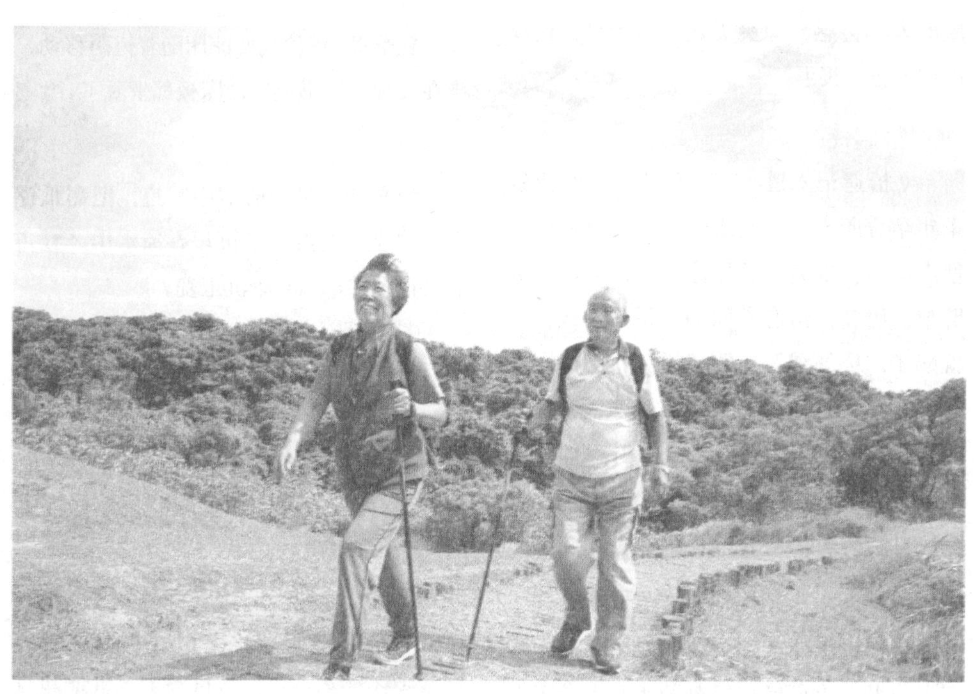

夏季出行推荐

夏季虽然天气炎热，但是出行的人还是很多。这时人们结伴而出、游历山水，有些时候还会选择凉爽的地方避暑。在森林、湖畔、海边或其他空气较为凉爽的地方，人们既可规避暑热，同时也能放松一下心情，是非常不错的选择。

刚进洞时体凉，再后是心凉，到了洞深之处，毛骨全都凉透。人间被酷暑焦烁，即使是啖冰饮雪也难解热，而此处却犹如严冬。

压堤桥夜宿

湖中架着桥，下面种着红白莲花，方圆好几亩，夏日清芬，隐隐袭人。霞标云彩，舞风弄雨，芳华与四周山色交映。我们一群人卷着席子来到湖中小船上，相互枕藉，躺在舟中。月香度酒，露影湿衣，欢对忘言，就像对着知心朋友。中宵清梦，好似置身于庐山的莲池中，此情此景，与红翠相偎，衾枕之间的轻狂情景如何相比呢？我更愿与朋友一道，常常生活在这片净土上。

湖心亭采莼

过去听说莼生长在洞庭湖中，初夏时节想吃莼菜，每每去洞庭湖采摘。如今西湖三塔基旁，莼长得多又好。小的菱角，俗称野菱，也生长在湖畔，夏日剖开来吃，鲜美异常，不过人们很少知道它鲜美的滋味。我常常采莼菜剥菱角，把它们作为微薄礼品送给别人。这金波玉液、清津碧荻之味，岂是世上的羔烹兔炙能与此肴相媲美！吃着水中的菜，喝着用松子酿的酒，咏思莼之诗，唱着采菱之曲，听着远处又传来牧笛数声，在潺潺渔舟上谈笑风生，使我狂态陡作，两腋风生。那些饱食肥膏甘腴之人一定会笑我们这些人清寒恬淡。

湖晴观水面流虹

湖山雨过天晴，残阳烘托着云朵，山峦漂浮着薄雾，林间铺着翠湿的青苔，沐浴在晴空的鸥鹭争相飞翔，荷风送来一阵阵清香，吹拂着衣袂，蓦然仰望天空，一道五彩长虹悬挂在天边，湖面上映着五光十色，随着微波闪闪烁烁。蛟龙好像在深潭腾跃，湖水上下晃荡，水天交映，电光闪射，日蒸霞蔚，好似与夕阳争辉。侧目静观，景趣高远，不觉与天地浑然一体，如水天吞吐回肠荡气。此情此景，犹如风城剑气上冲，紫气常在斗牛间，又如幽雅高洁之士剖石见玉中瑰丽一般。

山晚听轻雷断雨

山楼一觉醒来，晚风凉凉，醉卧方已睡足，倚栏放怀，爽朗豁达，即兴歌咏。南山时时传来隐隐雷声，树头屋角，雨过天晴，斑鸠在欢唱，声声呼唤自己的朋友。云中含着未尽的雨水，潇潇滴滴，俄而飘洒，西边的残月落入湖波中荡漾。四山静寂，悠闲独处，万籁俱寂，忽而送来晚间的钟声，清新悦耳。湖上渔灯万盏，鳞次栉比，瞬间又是一幅幽景，使人着迷，令人陶醉，心中便升起无限感慨，顿觉美妙无比。

乘露剖莲雪藕

莲子的滋味，清晨最美。水气夜浮，这时正足。如果日出露散，鲜美的滋味就会减半。夜宿岳王祠旁边，此处湖莲最多，拂晓时剥出的莲米，滋味最好。藕以露出水面的为最好。绕西湖一游，勾起我在山中多日的渴望。欢欣品尝如此甘美的莲藕，何况莲的品格是中通外直，藕则是出淤泥而不染，这正是雅洁之士的情怀，怎能不让人天天想着吃如此的美味佳肴呢？

空亭坐月鸣琴

夏日里坐在山上的亭子中赏月，暑气

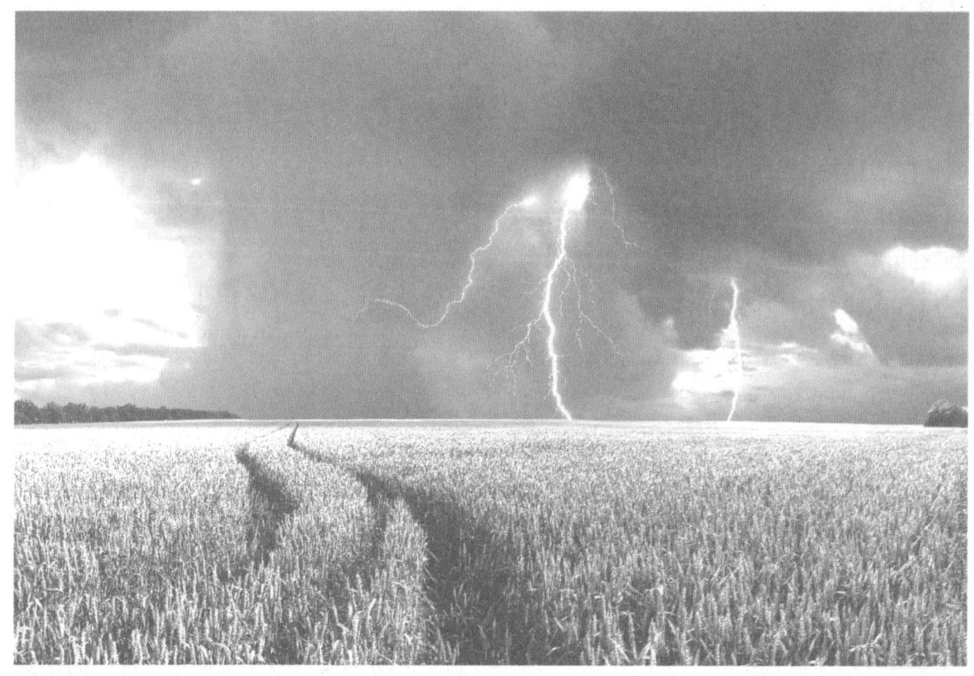

晚听轻雷断雨

夏季是一年当中雷雨最多的季节，暑热难耐，天气也阴晴多变，让人难以捉摸。有时相隔几米远的地方，就出现两种天气，就如唐代诗人刘禹锡的诗句“东边日出西边雨，道是无晴却有晴”。

随着夕阳西沉，南风习习带来凉意，极目遥山，月光似水，两湖隐约。何处传来的鼓乐之声？抱琴弹月，行云流水。抚一曲《秋鸿出塞》，高旷悠扬；奏一曲《石上流泉》，清纯优雅。那婉转柔和的《风雷引》可使人忘却炎暑，如泣如缕的《广寒游》令人顿生凉意。山居吟唱其乐无穷，楚梦之曲多么悲壮，巧妙地弹奏一曲《梅花》，使人们尽弃世俗的烦恼，心旷神怡。啊！怎能像元亮那样弹奏无弦之音？又怎能像俞伯牙那样寻觅到钟子期这样的知音？如此纯正的音乐才是天下稀有的绝音。

观湖上风雨欲来

五六月，身处山间亭阁，凉风吹过，顿生凉意，溪间乌云欲起，山色忽明忽暗，湖光乍开乍合，浓云影日，乌云掠过，天空留下一片片阴影，云走若飞，空中一开一合，变幻无穷，此景静静欣赏，可使人忘掉饥渴。顷刻间，狂风呼啸，天地间大雨滂沱，湖水骇然掀起滚滚波涛，激起泼墨似的湖烟，面对此情此景，令人心飞神动，自是一幅奇观。面对这水天一色的景致，恍惚置身于天地混沌的远古时代，而空中楼阁飞动，便又不知自己身在何方。油然想起远古太素的时代，简朴无华，如同这雨中的世界。要知道宇宙的一切生生死死，本来全都是空幻，何必要固执地想追根究底，而不从这虚无缥缈中寻求解脱呢?

步山径野花幽鸟

深山幽境，真趣十分多。当春末初夏之时，步入林峦，松枝交映，遐观远眺，曲径通幽。野花隐隐生香，而气味恬淡，不像檀麝之香那般浓烈；山间鸟儿啾啾鸣唱，清韵娴雅，不像笙簧的声音那样浮华。这都是造化的机巧，娱目悦心，静赏无厌。有时带上一张古琴，向松阴石上弹奏一二曲雅调，竟会萧然幻身，这就好像画中人物。远处传来山村茅屋旁日中鸡鸣声、伐木丁丁声、樵夫的对歌声，深山老林，又离尘世有多远？这里没有你争我斗，所到之处，哪里不是自己的归宿？又何必与尘世琐碎小事计较得失呢?

秋卷

秋三月调摄总类

《礼记》中记载，西方属秋，秋是愁的意思。这个时令常常使人忧愁，是为了使人察秋时肃杀之貌而明守义的真理。《太元经》说，秋是万物都生长成形的丰收之季。《管子》记载，秋季阴气开始下降，因此万物出现收敛之象。《淮南子》说，秋是矩，也就是用来规范万物的。《汉律志》记载，少阴属西方，西就是迁的意思，阴气迁落，万物收敛，于是就成熟了。人们应当根据秋季时令的特征来节制、宣发、调养、摄取，以此来养生。

立秋属金象，秋分金最旺；立冬时金休，冬至时金废；立春的时候金被囚禁，春分时金死；立夏时金被湮没，夏至金又开始孕育，就是说，金孕育于火土之中。

臞仙月占主疾

七月甲子日忌打雷，因为这是突发性疾病的原因；七月的最后一天忌刮风，因为这是生毒疮的原因。

八月秋分后忌多霜，因为这是疾病多发的原因。

九月忌按照夏月行事，因为这是鼻塞、流涕及喷嚏多发的原因。

肺神图

肺神名为皓华，字虚成，外形像虎，主藏魄，脾的实体如同悬磬，颜色如白色的丝帛裹着红色而透出的色泽。肺生在心脏上面，对着胸部，有六叶，脉出自少商穴，少商穴位于右手拇指指端内侧，距离指甲二分（0.1 寸）左右的凹陷中。

神名皓華字虛成肺之状爲虎主藏魄象如懸磬色如縞映紅生心上對胷有六葉脈出于少商少商左手大指端内側去甲二分許舀之中

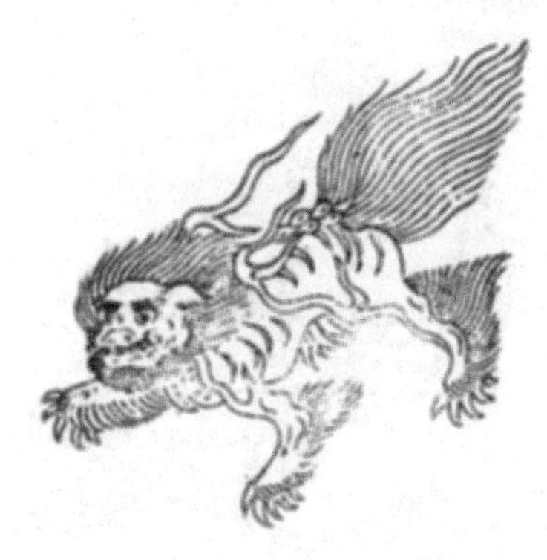

肺神图

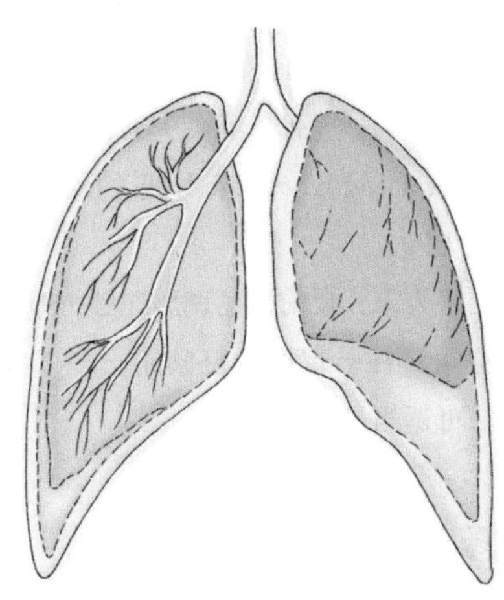

秋季宜养肺

肺为真气之源，同时主宰全身的皮肤，人们可通过观察面部来推测肺部的健康状况。肺对应白色，气败之象像枯骨；气盛之象像猪油，白而有光泽。

肺脏秋旺论

肺在五行中属金，方位上属西方，为白帝，外形像白虎，如同悬挂的磬，颜色像用白帛裹着的红色，位置在诸脏之上，胸的两侧，像盖一样覆在上面，因此称为华盖。肺是勃动的意思，指的是人气在此勃郁。肺重三斤三两，有六叶两耳，总共八叶。肺是脾之子、肾之母，里面有七魄，像婴儿一样，分别叫尸狗、伏尸、雀阴、吞贼、非毒、阴秽、辟臭这七个名字。夜晚睡觉和早上起床时叩齿三十六遍，安定五脏。鼻为肺的宫窍，在天干中左肺为庚，右肺为辛；在五气中肺为咳，在五液中肺为涕，在外表中肺为皮毛。气上通至脑户，下通至脾户，所以诸气属于肺，肺是呼吸的根源、气传送的宫殿。肺脉出于少商，又是魄门。经常躺着的人耗伤体内的气，肾邪入肺则多涕，肺气从右下降，不降则生为喘咳。

大肠是与肺相合的腑，发挥传泻行导的作用。鼻是肺的官窍，肺气通则鼻可辨别香臭。肺与皮相合，可以荣养毛发，皮肤干枯、头发脱落的人是肺气先衰竭。肺纳金，在寅时受气，在巳时生发，在酉时旺盛，在亥时衰退，在午时消亡，在丑时埋葬，季节上对应秋，天干属庚辛，地支属申酉。五声中属商，五色中对应白色，五味中为辛，五臭中为臭腥，心邪入肺就会厌恶腥味。肺性为义，情志属怒。自然界对应五岳，上与太白星的精气相通。在秋季金旺盛的时候蓄养苔白之气进入肺脏以养神。肺受风邪则鼻塞，面色枯槁是因为肺津干涸，鼻子痒是因为肺有虫。易恐惧的人，魄离开了肺，肤色黑中带黄的人肺气虚弱。脾气大的人肺气过盛，不耐寒冷的人肺有劳伤，肺有劳伤则贪睡。喜食辛辣的人肺气不足，肠鸣的人肺气壅塞。肺有病的人容易哭，肤色莹白如玉才是肺脏健康的象征。肺有小病，可用发“呬”音来驱邪，无故发此音则不好。秋季三个月，金气旺、土气衰，万物衰颓，人们要安定魄而存其形，就应当以仁爱之心来对待万物，多施恩惠，多予宽容，收敛阳气，顺应万物收杀之势。要像鸟雀一样早归巢，像鸡一样早起，通过斩伐树木来顺应秋季的肃杀之气，长养肺脏的刚健之气，那么邪气就不能侵犯肺部了。违背了这一切，五脏就不协调，各种疾病就会发作。

相肺脏病法

肺受热邪，患者右侧脸颊发红。肺有病，面色苍白而毛发枯槁，咳喘气逆，胸背四肢疼痛烦躁，或梦到与女子交合，或梦到彩旗、衣甲、日月、云鹤、贵人光临。肺虚则气息短促，呼吸频率不均匀。肺燥则咽喉干燥；肺受风邪则汗多、怕风，咳嗽喘息，早上稍有缓解，傍晚开始加重。肺气从右侧上逆，应当进食苦味来下泄邪气，又有医家认为应当吃酸味的药食来补助，用苦味药食清泄，避免吃生冷食物，因为肺部不喜欢寒凉。肺有病就难以辨别香臭，鼻腔会生息肉，皮肤长疥疮或干燥瘙痒，气盛而咳喘气逆，痰中带血，应当服用排风散。

排风散 用治皮肤疮癣疥癞，气满咳嗽，涕唾稠浓。

人参三钱（9g），丹参五分（1.5g），防风三钱（9g），天雄三钱（9g），炮，秦艽三钱（9g），山茱萸三钱（9g），沙参二钱（6g），虎骨（酥炙）五钱（15g），山药五钱（15g），天麻六钱（18g），羌活三钱（9g）。

上研为末，食前米汤调服三钱（9g）。为丸亦可。注：现虎骨已禁用，多以狗骨代替，可适当增加用量。

修养肺脏法

应当在秋季三个月的初一和十五日，旭日东升的早上，面向西方平坐，做鸣天鼓七次，饮玉泉三次。然后闭眼，使心平气和，一心想着吸入兑宫白气入口，吞咽七次，屏气七十次。这就是调补肾气、安息灵魂的诀窍，应当经常做。注：饮玉泉，就是舌抵上腭，等到津液满口，用津液漱口后咽下去。

肺对其他脏腑的影响

肺在人体中具有重要作用，全身气血都由它来分配。如果肺感受邪气，不仅自身会发生病变，其所主的皮毛也会发生病变，还会将这种邪气传到身体其他脏腑。

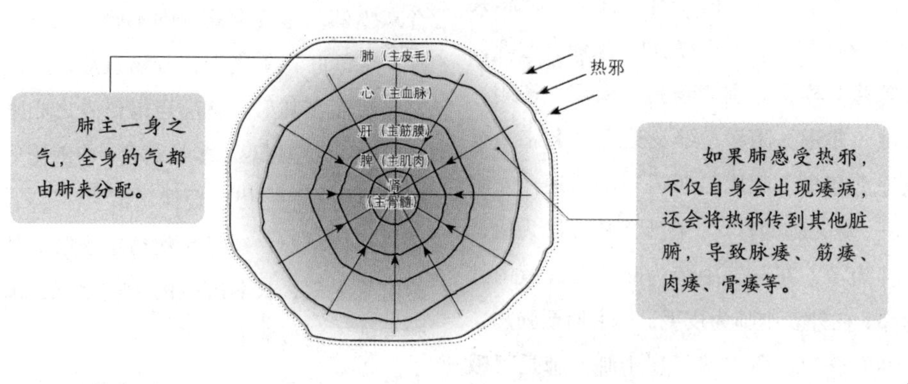

六气治肺法

治疗肺病呼吸吐纳用“呬”法，用鼻微微吸气，用口发“呬”声，不要让自己听到发出的声音，采用这些方法前都要调气，等到气息平定，然后才可以用“呬”法。如果病情严重，就大声发三十遍“呬”音，再小声发三十遍“呬”音，可以祛除肺中劳伤积热，治疗气机壅塞导致的咳嗽、皮肤干燥瘙痒、疥癣恶疮、肢体乏力、鼻塞、胸背疼痛等病症，病愈即止，过度则有害。做的时候用双手擎天以宣导肺经。

肺脏导引法（七、八、九月做）

可正坐，用两手撑在地面，蜷缩身体以弯曲脊柱，然后双手上举三次使身体向上，如此可去肺脏风邪积劳。又反拳捶背，左右各三次，可以去胸部闭气风毒。过一会儿，闭目叩齿，就可以起身了。

黄帝制护命茯苓丸

黄帝问，秋季的三个月应该怎样治病呢？岐伯答道，应当服用补肾茯苓丸，主治肾脏虚冷，五脏内伤，头重下肢肿，皮肤干燥瘙痒，腰脊疼痛，心胃咳逆，口干舌燥，吐痰流涎，噩梦遗精，尿血、小便滴沥，小腹偏急，阴囊湿痒，咳喘气逆，不能转侧，时常心悸、惊惕，两眼昏花，饮食无味，日渐消瘦。

茯苓一两（30g），防风六钱（18g）白术一两（30g），细辛三钱（9g），山药一两（30g），泽泻四钱（12g），炮附子五钱（15g），紫菀五钱（15g），独活五钱（15g），赤芍药一两（30g），丹参五钱（15g），肉桂五钱（15g），干姜三钱（9g），牛膝五钱（15g），山茱萸五钱（15g）黄芩一两（30g），苦参三钱（9g）。

上为末，蜜丸，如桐子大。先服每七丸（9g），日二服。

秋季摄生消息论

秋季三个月，主肃杀。肺气旺，味属辛。金能克木，木属肝，肝主酸。秋季饮食应当以减少辛味、增加酸味来颐养肝气。肝气过盛就用口呼“呬”音来疏泄。立秋之后应当渐渐用一些平和的药物来调养，只是一般在春秋之时，如果旧病复发，切记注意安心静养，根据自己的生理和病理变化来调养。不适合用吐法和汗法，否则消耗精神，以致脏腑不安；适合用针灸来下利。五痔、消渴等的患者不要吃干饭、烧烤，不要吃死牛肉、生肉、鸡肉、猪肉、浊酒、陈腐咸醋、黏滑难以消化的食物以及生菜瓜果酸酱等，如果患有风气冷病、痃癖的人，也不要吃上述食物。如果夏季嗜食冷食，到了秋季就容易患痢疾或疟疾，这时可以用二升童子小便和五个锉细的大槟榔一起煎煮，煎取八合，再加生姜汁一合和腊月收集的雪水一盅，早上空腹分两次服用，可泻出三两行，夏天吃下的冷食或者膀胱内的蓄水、冷脓，全都能被此药祛除，不会留邪为患。此药名为承气汤，即使是老人服用也不会损伤元气，何况秋季痢疾正当时。此药还可以治疗脚气等诸气。男

五味与四季养生

一切食味都具有其不同的特点：辛味有发散作用，酸味有收敛作用，甜味有缓和作用，苦味有坚燥作用，咸味有软坚作用等。所以要根据四季特点来调节饮食结构，调和五味。

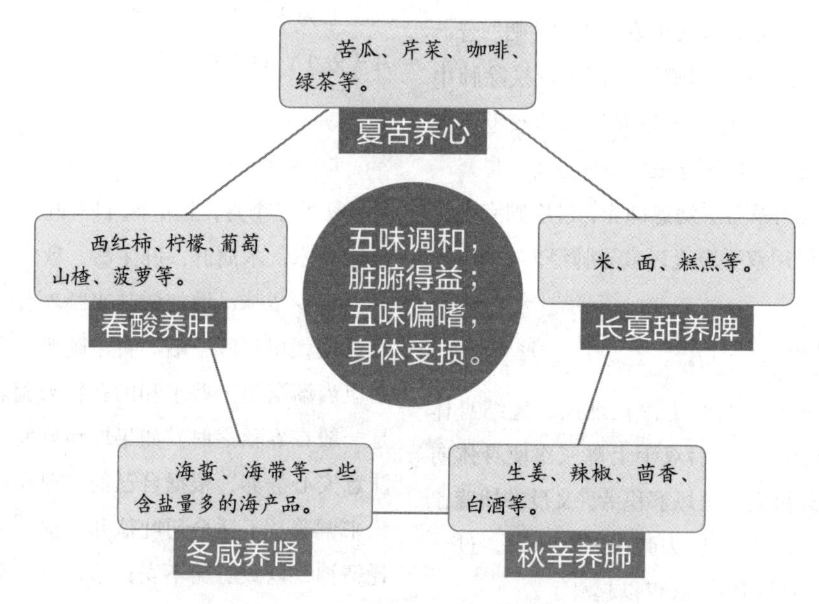

子泻后两三日，用薤白煮粥，加羊腰同煮，空腹服用，效果胜过补药。还应当在清晨醒来时，闭目叩齿二十一下，咽津，双手搓热后敷在眼睛上几次，在秋季三个月这么做特别能明目。又说，秋季称之为容平，天气以急，地气以明。应早睡早起，与鸡的作息一致，让心绪安定下来，以此缓和秋季对人体的伤害。收敛人的神气，与秋气一致。无外其气，使肺气清净。这就是天人相应、收摄敛神的方法。如若违背，就会损伤肺部，冬季就会患顽固不化的泄泻，这就是脏器没有蓄藏、精气太少的缘故。秋季干燥，应当多吃芝麻等富含油脂的药食来滋润，切忌吃冷饮和穿寒湿的衣服。《千金方》中说：“秋季三月服用黄芪等丸药一二剂，则百病不生。”

《金匮要略》说，三秋不可食肺。

《四时纂要》说，立秋后应当服张仲景八味地黄丸，可治男女虚弱诸病，久服则身轻不老。

熟地黄八两（240g），山药四两（120g），茯苓二两（60g），牡丹皮二两（60g），泽泻二两（60g），炮附子一两（30g），肉桂一两（30g），山茱萸四两（120g），开水浸泡五遍。

上研为细末，蜜丸，如桐子大。每日空腹用酒或盐送下二十丸（9g）。服后稍觉燥热，用凉剂一二帖以平之。

《云笈七签》记载，秋宜冻足冻头，睡卧头朝西，这样有好处。

《养生论》说，秋初夏末，即使酷暑难耐，也不要因贪凉而脱衣裸体、睡卧当风。五脏俞穴都在背部交会，叫人扇风或夜露手足，都是中风的病根。如果觉得不舒服，应当服用八味地黄丸，它能很好地调理脏腑以抵御邪气。此药忌萝卜、盐、饭这三白，因为它们会稀释药性。

《书》记载，秋季被湿邪所伤，就会出现气机上逆所致的咳嗽，下气不足就会下肢无力。

又记载，立秋当天不要沐浴，否则使人皮肤粗糙，继而生白屑。

又记载，八月十五以后要避免受寒，稍感寒冷就用小火使下肢温暖。

《养生书》说，秋天谷物刚刚成熟，不要给老人吃，否则容易诱发旧病。

秋三月合用药方

七宝丹 治久患泻痢，久治不愈者，服之即效。老人伤胃腹泻者，很适合服用此方。

炮附子五钱（15g），当归一两（30g），干姜五钱（15g），吴茱萸、姜厚朴、花椒各三钱（9g），硫黄八钱（24g）。

上七味研为末，用米醋（50ml）和成两团，以白面（100g）和作外衣，裹药在内，如烧饼包糖一般。文武火煅，裹在药外的白面熟后除去，捣为末，为蜜丸，桐子大。诸痢泻，米汤下二十丸（9g），每日中午空腹服。宿食气痛不消者，以姜盐煎汤下。

摄脾丸 治秋来脏腑虚冷、泄泻不止。

木香，诃子炮去核，厚朴生姜汁炒，五倍子微炒，白术土炒，各等分（50g）。

上研为末，与粟米饭为丸，桐子大。每服十丸（9g），米饮送下。

威灵仙丸 治老年青年肺气壅滞，涎嗽间作，胃脘痰塞，痞闷不快。

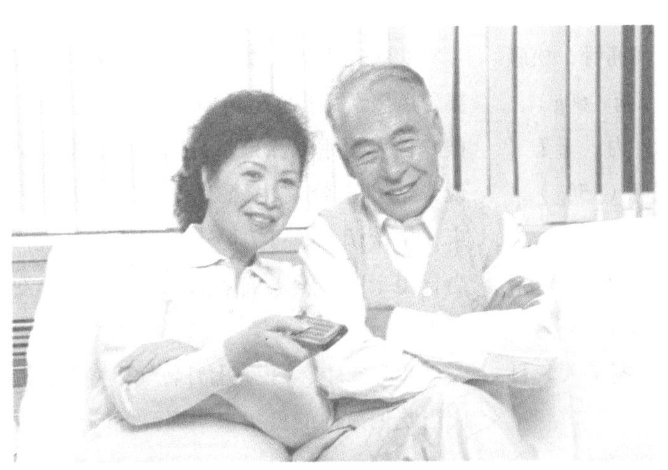

秋季养生要纪

人们经夏季过多的发泄之后，机体各组织系统均处于水分相对贫乏的状态，如果这时再受风着凉，极易引发头痛、鼻塞、胃痛、关节痛等一系列症状，甚至使旧病复发或诱发新病。平时要多关注气温的变化，注意身体保暖，尤其是腹部保暖，及时增减衣服。

龙脑薄荷一两(30g),皂角一斤(500g),威灵仙四两(120g)。

上三味药共研为细末,做成桐子大的丸药。每三十丸(9g),睡前以生姜汤送下。

保救丹 治秋后发嗽,长久冷嗽,遇秋又发,并劳嗽痰壅。

蛤蚧一对(10g),地黄一钱(3g),皂角二定(6g),炒杏仁二钱(6g),半夏三钱(9g),五味子二钱(6g),丁香三钱(9g)。

上研为末,蜜丸,桐子大。食前一服五丸(9g),姜汤下。

二仁膏 治老人膈滞,肺疾咳嗽,又名生姜汤。

炒杏仁四两(120g);桃仁五钱(15g)生姜六两(180g),去皮切之;甘草一钱(3g);盐五钱(15g)。

上以二仁同姜,研为末,入甘草与盐,瓶内收贮,用汤送服。

太上肘后玉经八方

【坤象】 坤卦西南 风后四扇散

五灵脂三两(90g),延年益命;仙灵脾(淫羊藿)三两(90g),强筋骨;松脂二两(60g),去风痫;泽泻二两(60g),强肾;白术二两(60g),益气力;干姜二两(60g),益气;生地黄五两(150g),补髓血;石菖蒲三两(60g),益心神;肉桂二两(60g),补不足;云母粉三两(90g),长肌。

上药研为末,炼蜜为丸,桐子大。日服三四十丸(9～12g)。

【兑象】 兑卦正西 夏姬杏金丹

取杏仁600g,煮水三四沸后放入,用手或棍捶磨以去皮,再煮半晌,漉起放到盆中,去掉杏仁,清汁得若干。取铁锅放糠火上,以羊脂油四斤,擦入釜中,直到用完这四斤羊脂为止。把杏仁放到锅里焙干,糠火细细不断。三四天后做好的药会泛着金光五彩色。每次服一二匙,可以使面容姣好。

七月事宜

《孝经纬》说,大暑后十五天,北斗星斗柄指向坤,为立秋。秋是揫的意思,也就是说万物由此开始收敛。再过十五天,斗柄指向申,是处暑,意味着酷暑将要消逝。按律吕纪月的推算方法,七月是夷则,夷代表伤,则代表法,就是说金气开始肃杀,万物于此开始凋落。《晋乐志》说,七月为申月,申指身,就是说万物的形体已经长成,此时为龙火西颓。

《白云杂忌》说,七月七日取马勃50g,与人参25g一起蒸,让水蒸气遍布,每日服用0.5g,可以使头脑聪慧明达。

《法天生意》说,七月七日把百合根捣碎后用新瓦器盛上,挂在屋里阴干百日,拔除白发后用以涂擦,可以再生黑发。又说,当日取蜂窝中蜂蛹子一窠,阴干为末,用蜜调涂,可去脸上的黑斑。又说,当日用十四只萤火虫来捻白发,可使白发变黑。

《千金月令》说,七月暑气即将潜藏,应当吃偏凉性的食物来调理。可取一把竹

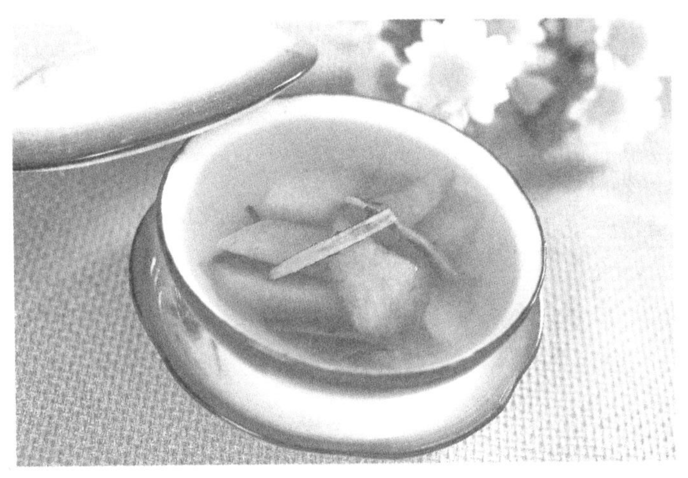

秋季养生推荐食材

秋季气候干燥，很容易伤及肺阴，所以饮食应注意养肺。要多吃些滋阴润燥的食物，如银耳、甘蔗、梨、芝麻、藕、菠菜、猪肺、豆浆、鸭蛋、蜂蜜、橄榄等。图为柴胡秋梨汤。

叶和两个栀子，切碎，用水煎煮后去渣留汁并澄清，用此汁来磨淘洗后的粳米，得米泔水服用。

神仙饵松实法：七月取松子仁去皮，捣成膏状，每次服用鸡蛋大小的一团，每天吃三次，久服身体轻快，坚持三百天后可轻松步行五百里地。这里说的松子仁是山上松果中的小籽，过了七月就会爆裂出壳，无处可寻。不要常吃北方的大松子。

竹叶粥：适宜中暑的人。竹叶一把，山栀一个，煎汤去渣，放粳米煮熟后再加少许盐，每次喝此粥一二杯就可痊愈。

楸叶膏：立秋那天太阳还没升起时，采楸叶熬膏来搽疮疡，很快就会痊愈。多加叶，膏就会黏稠。

七月七日用乌鸡血与捣成末的三月三日采集的桃花瓣混合，用此成品涂擦面部可使肌肤莹白如玉。

《家塾事亲》说，七月七日将一只蜘蛛放在衣领中，使人不健忘；用槐角子捣烂成汁，放在铜钵中晒成膏，捏成老鼠屎大小，塞到肛门里，每日三次，治疗痔疮等各种疮症非常有效。

七月七日用苦瓜的白瓤绞汁 20ml，用 200ml 食醋调和均匀，用火煎熬，使汤汁稀稠适宜。将此汤汁滴入眼角，可以治疗视物黑蒙。

七日采麻花，五月五日收麻叶，捣碎后制作成灸炷，灸瘰疬疮疡几百壮，再烧胡桃、松脂，研磨成膏外敷，瘰疬疮疡就会痊愈。

《法天生意》说，七月七日采麻花，阴干后捣成末，用乌麻油浸泡，每夜擦涂，脱落的眉毛就会复生。

立秋，用水送服赤小豆十四粒，整个秋天可以避免患赤白痢疾。

《本草》说，七月七日采集慎火草的花、苗、叶五两，用盐三两一同捣碎绞汁，可治热毒和小儿痘疹发不出，用手蘸着此汁涂擦按摩，一天两次，痘疹就会发出来，丹疮也可以这样治疗。

七月事忌

七月行事不宜选择申日，犯月建，事情不顺利。初八、二十二，不适宜裁衣交易。

孙真人说，不要吃大雁，以免损伤人体；不要多吃菱肉，以免动气；不要吃生蜜，以免使人突然上吐下泻；不要吃猪肺，不要多吃新姜。

《法天生意》说，立秋后十天，要少吃瓜类。

《月令》说，立秋不要吃蒸饼和水溲饼，不要多吃猪肉，以免伤人神气。

七月修养法

秋七月，审度天地之气，来使正气迅

春夏养阳，秋冬养阴

《素问·四气调神大论》指出："夫四时阴阳者，万物之根本也，所以圣人春夏养阳，秋冬养阴，以从其根，故与万物沉浮于生长之门，逆其根则伐其本，坏其真矣。"古人对四季调摄的"春夏养阳，秋冬养阴"之法，值得我们借鉴。

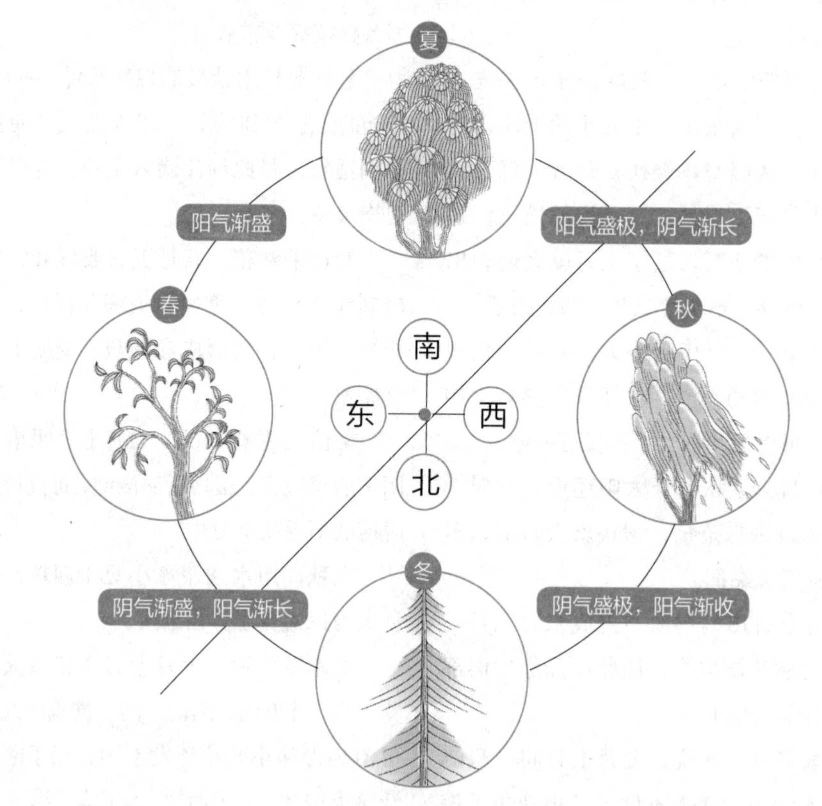

速适应，早睡早起，和鸡一起早起，舒缓身体，使心志安定。在八卦中，七月为否卦，否是塞的意思，即天地闭塞，阴阳不交。生发的时刻是午时，坐卧适合朝向正南。

孙真人《养生》说，肝心少气，肺脏特别旺，应当使性情平和，增加咸味，减少辛味，助气补筋以养脾胃。不要太热，也不能贪凉，避免出大汗，要保全元气。

灵剑子导引法

灵剑子导引法势：用两手抱头项，宛转回旋俯仰，能祛除胁、肋、胸、背间的风气和肺部疾患，应当通项脉左右，方法同正月的做法。又一方法：两手交叉从头上过去，左右伸曳十遍，可以祛除关节中的风气，治疗肺部疾患。

陈希夷孟秋二气导引坐功

立秋七月节坐功

运主太阴四气。

时配足少阳胆相火。

坐功：每日丑寅时，正坐，两手托地，缩体闭息，耸身上踊五十六次，叩齿，吐纳，咽液。

所治之病：补益虚损，去腰肾积气，口苦，时常叹息，心胁痛不能转身，面如有尘埃，身体无光泽，足背热，头颔痛，外眦痛，锁骨窝痛，腋下肿痛，汗出、寒战。

处暑七月中坐功

运主太阴四气。

时配足少阳胆相火。

坐功：每日丑寅时，正坐，以头为轴，左右抬举，再反手捶背，左右各三十五次，叩齿，吐纳，咽液。

所治之病：风湿积滞，肩背痛，胸痛，脊膂痛，胁肋、大腿、膝外侧至外踝前和骨节疼痛，气少咳喘，胸背腰邪气积滞。

八月事宜

《孝经纬》说，处暑后十五天，北斗星斗柄指向庚，为白露，阴气逐渐增加，露气凝结成白茫茫一片，再过十五天，北斗星的斗柄指向酉，为秋分，阴气在午时生发，亥时达到极致，所以酉是中分。秋季第二个月的节气是秋分，秋为阴中，阴阳适中，故昼夜长短均等。按律吕纪月的推算方法，八月是南吕，南代表任，吕代表助，就是说阳气尚有妊，可以生阴来辅助阳气形成。按月建纪月的推算方法，八月就是酉月，酉就是緧，说的是此时万物都收敛紧缩。

《玄枢》说，天道向东北运行，做事出行，都宜向东北，吉利。不适宜在酉日行事出行，犯月建，不吉利。

《荆楚记》说，八月初十，用朱砂点小儿额头上，即为天灸，用来避免生病。

《云笈七签》说，八月在路间行走，不要饮用坟地的泉水，以免令人受瘴气，患下肢乏力的疾病。

《杂纂》说，八月采百合，晒干后蒸熟吃，可以增加气力。

《千金月令》说，八月适宜吃韭菜、露葵。

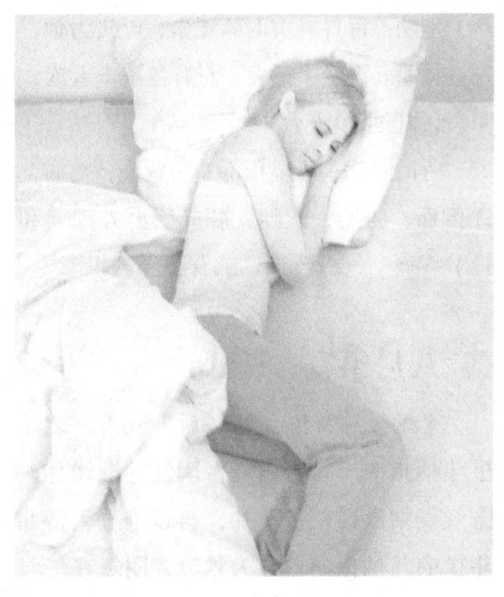

秋季睡眠要纪

秋季宜合理安排睡眠，早睡早起，顺应自然之气，应秋时所旺之气而卧，以协调阴阳。对于睡眠方位，古代养生学家指出秋季坐卧宜朝西南方。

《述仙记》说，八月初一用绢袋收集柏树上结的露珠来磨浓墨，用之擦拭双眼，可以使眼睛明亮。作五明囊盛取百草头露以洗眼，可助目明。是日可逐邪气。

《云笈七签》说，八月八日，用枸杞子煎水洗头洗澡，可以延缓衰老，防病保健；八月二十二日洗头，可以避免不测之病。

《图经》说，八月楮实子透红成熟时，在甲子日采下，用水浸泡后去皮瓤。仙方说，用水服下果实，长此以往，效果良好。

采集柏树果实，晒干后研末，每次服用5g，逐渐加量，若要辟谷，便可随意服用，吃饱为止，渴了就喝水，长期服用可以延年益寿。

八月事忌

《千金方》说，不要吃新发的芽，以免伤人神胆，发为喘咳、心悸、胁肋气急等病。不要多吃新姜、生蒜，不吃猪肺和饴糖制品，使人生疮。不要吃野鸡肉，不要吃猪肚，以免冬天发为咳嗽。

《本草》说，不要吃獐肉，以免动气；不吃芹菜，以免生积块；不吃生蜜，不过食生果，不吃鸡蛋，以免伤神；霜降之前不吃蟹子，蟹盖中膏里有毒，不要吃。

《云笈七签》说，起居避免受风邪侵袭，不要贪吃肥腻、腥膻，以免患上吐下泻的疾病。

八月修养法

仲秋之月，最适合平肃心境，安定神志，增加酸味来养肝，避免饱食，令人壅塞。这个月适合祈福、卦观，风在地上，是万物昌盛的时候，生气在未时，坐卧应朝向西南方，吉利。

孙真人《摄养论》说，这个月心气微弱，肺金主事，应当减少苦味，增加辛辣味，以滋筋补血来保养心肝脾胃，不要被邪风侵袭，否则会使人生疮、患痢疾。十八日是天人兴福之时，应当斋戒，心中想着吉利的事情。

灵剑子导引法

灵剑子导引坐功法势：两手握拳，捶

打小腿十几遍，要屏气用力捶打，这样可以通达胸膈间气，治疗肺病，做完后叩齿三十六遍结束。

陈希夷仲秋二气导引坐功

白露八月节坐功

运主太阴四气。

时配足阳明胃燥金。

坐功：每日丑寅时，正坐，两手按膝，转动推引各十五次，叩齿，吐纳，咽液。

所治之病：风气留滞在腰背经络，怕冷寒战，苦于时时打哈欠、伸懒腰，或害怕人和火，听到木头的声音就惊恐、发狂，恶寒发热交替出现，汗出、流鼻血，口唇㖞斜，颈部肿痛，咽喉不利、难以发声，登高狂歌、想扔下衣服裸身奔跑。

秋分八月中坐功

运主阳明五气。

时配足阳明胃燥金。

坐功：每日丑寅二时辰，盘足而坐，左右反复侧动，各十五次，叩齿，吐纳，咽液。

所治之病：风湿积滞胁肋、腰、腿，腹大水肿，膝髌肿痛，胸乳间胀气疼痛，腿部前外侧和足背疼痛，遗尿，矢气，肠鸣腹胀，髋关节不能转动，腘窝像被冻结一样，小腿肚撕裂痛，多食仍易饥饿，胃寒，喘咳胸满。

九月事宜

《孝经纬》说，秋分后十五天，斗柄指向辛，为寒露，就是说露水寒冷得要冻结起来。再过十五天，斗柄指向戌，为霜降，秋气肃降，凝结为霜，所以房屋上结了星星点点的霜。按律吕纪月的推算方法，九月为无射，射代表出，是说阳气开始上升，而无射则代表阳气不升，万物收藏，不再成长。然而随着阳气的终止，阴气随之而起，没有绝对的终止。按月建纪月的推算方法，九月为戌，戌代表灭，是说此时万物都将衰灭。

《风土记》说，九月九日，采茱萸插于头鬓，能避恶气而抵御初寒。二十日，适宜斋戒，在鸡鸣时洗头洗澡，可使人避开战乱。二十一日，用枸杞子煮水洗头洗澡，使皮肤光泽，二十八日宜沐浴。

《千金月令》说，九月适合喝地黄汤。

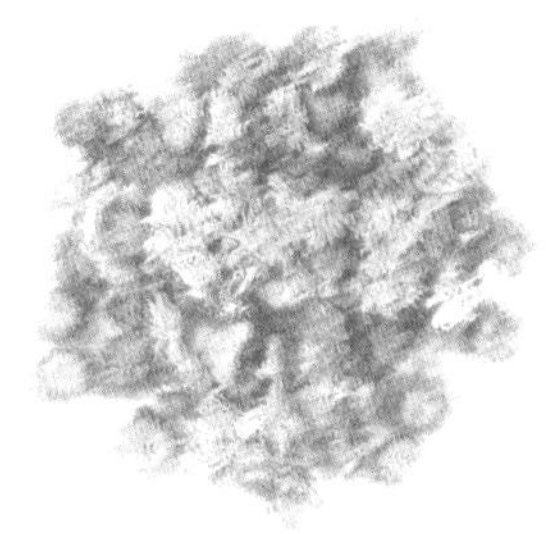

菊花
性味：性微寒，味甘、苦。
归经：归肺、肝经。
功用：可煎汤、泡茶，主治风热感冒、头痛目赤、心胸烦热。

菊花酒

人们在重阳节饮用以谷物、菊花茎叶酿制的菊花酒，以求强身健体、益寿延年、辟邪祛灾。菊花酒清凉甘美，有疏风清热、清肝明目、降压、补脑、抗衰老的功效，古称“长寿酒”。

方法是：把地黄洗干净，用竹刀切成薄片并晒干，用的时候用火焙碾细为末，像烹茶一样，用热水冲服。

《圣惠方》说，甘菊花晒干三升（150g），糯米一斗（6kg），蒸熟后拌入菊花，像平素酿酒的方法，多用细面曲，酒酿成后喝一小杯，可以治头风、眩晕等不适。

《云笈七签》说，九月采白术，反复蒸晒九次，研末后每天服三次，使人不饥饿，延年益寿。

《食疗本草》说，九月后适合吃野鸭，多吃后可治疗多年不愈的热疮。九月九日采甘菊、茯苓、松柏树脂，制作成丸服用，使人青春常驻。

《西京记》说，九月九日佩戴茱萸，吃糕点，喝菊花酒，延年益寿。

《本草》说，常服太乙余粮，使人身体轻便，不惧寒热。

九月事忌

《千金月令》说，九月不吃动物脾脏，因为秋季的第三个月土气旺，表现在脾上，脾属土。

《云笈七签》说，九月要节制生冷食物，以防痢疾，不吃新姜，以免成痼疾。不吃小蒜，以免伤神减寿、魂魄不安。不吃蓼子。猪肝和饴糖不要一起吃，否则冬天易生难愈的咳嗽。不吃野鸡肉，避免伤神气。不要多吃鸡，否则魂魄不安。九月不要动床席，当修延算斋。

《月忌》说，不要吃狗肉，以免伤神气；不吃霜打了的瓜，以免冬天生反胃病；不要吃葵菜，否则会消化不良。

九月修养法

暮秋时节，草木凋零，万物蛰伏，天气清凉，风暴增多，要避风寒，节制生冷食物以防疠病。二十八日，阳气还没有蛰伏，阴气已经衰弱，应当及时服用补养的药来助长阴气。在八卦中，九月为剥，剥代表落。阴道将旺，阳道衰弱，应当固精敛神。此月生气在申时，坐卧应当朝向西南。

孙真人说，这个月阳气已衰弱，阴气太盛，时有暴风，一定要防止贼邪之风侵袭皮肤。避免冒风，不要酗酒饱食。应当减少苦味，增加甜味，以补肝益肾、助脾胃，颐养元气。

灵剑子导引法

灵剑子坐功法势：九月十二日以后用，可以补脾。两手在头上交叉，尽力向上伸，左右同法。可治脾胃、四肢病症，祛除胁下积滞的风邪，增进食欲。

陈希夷季秋二气导引坐功

寒露九月节坐功

运主阳明五气。

时配足太阳膀胱寒水。

坐功：每日丑寅二时，正坐，举起两臂向上托举，身体亦随之向上，左右各十五次，叩齿，吐纳，咽液。

所治之病：风寒湿邪所致诸疾，胁肋

或腋下经络搏动，头顶痛，眼睛像要脱出来般不适，后脖颈像被拔出来般强直，脊柱腰背像被折断般疼痛，痔疮、疟疾、狂乱、头痛、目黄泪出、鼻衄、霍乱等。

霜降九月中坐功

运主阳明五气。

时配足太阳膀胱寒水。

坐功：每日丑寅二时，平坐，向前舒展双手，握住两足，随意用足间的力屈伸三十五次，叩齿，吐纳，咽液。

所治之病：风湿痹入腰足，髀不能屈曲，腘窝疼痛，屈伸不利，小腿肚撕裂样痛，腰背、大腿痛，脐反而突出，肌肉萎缩，下肢浮肿，大便带脓血或呈黏液样，小便时小腹胀痛、排尿不畅，脚气，痔疮日久导致脱肛。

秋时逸事

风起鳜肥

《海录碎事》说，秋风起而鳜鱼肥，秋季应多食鳜鱼。

围棋争胜

《西京记》说，汉朝宫廷中，八月四日这天，从北边门出去，可见一片竹林，在竹下对弈，胜者终年有福，输者则会生病。

菊花称寿

《唐书》说，秋日里皇帝和臣子一起登上“慈恩塔”，众臣向皇帝奉上菊花酒祝寿。

思莼鲈

张季鹰担任齐王府的曹掾，见秋风起，便想起吴中的莼菜羹、菰米、鲈鱼鲙，感

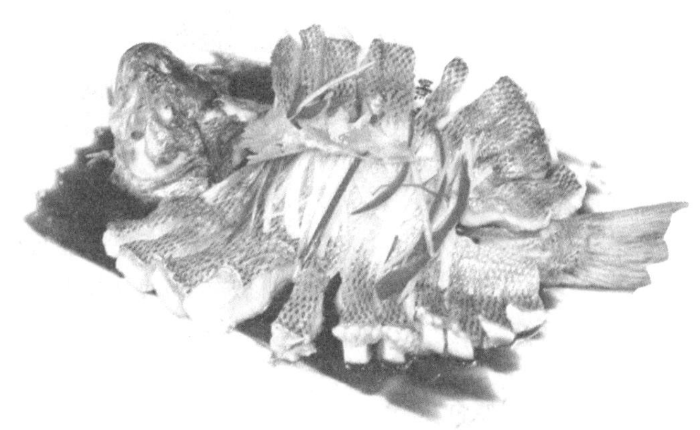

秋季美食·思莼鲈

鲈鱼位列中国四大名鱼之一，肉质白嫩、清香，搭配口感嫩滑的莼菜，鲜美异常。张季鹰为几种家乡美食而决然辞官并被后人传为“莼鲈之思”佳话，而“莼鲈之思”除了含有美食的意义以外，后来也常被暗指游子对故乡的思念。

慨道：“人生最可贵的是能实现自己的意愿，何必为了当官而被羁绊于几百里外呢？”于是歌唱道：“秋风起兮木叶飞，吴江水清鲈鱼肥。”之后，他便命人驾车回到吴国。南方人制作了一道菜，名为“郎官鲙”，就是因张季鹰而得名。

怀故里

王粲观赏秋月，触景生情，不免为怀念弟弟妹妹和故里而伤感。

曝犊鼻裈

七月七日，按照规矩，应当晒衣。有位叫诸阮的人拿出来晒的都是丝绸锦缎。有个叫咸乃的人挑着短裤，把它们晒在庭院，说：“我不能免俗，也晒一晒吧！”

晒腹中书

七月七日这天，有个叫郝隆的人晒肚皮，他说：“我是在晒肚子里的书。”

穿针乞巧

唐朝天宝年间，用彩绸搭起的百丈高楼上陈列着花果酒脯，以祭祀牛郎织女；穿七孔针，以向织女乞求智巧。

占蛛丝

七月初七，妇女陈设瓜果祭祀牛郎织女，第二天早晨，以瓜上蜘蛛丝的多少来判断谁求得的智巧多。

盂兰盆供

七月十五那天，孝子目连拿盘盛百味五果，并对天祝告，希望能超度自己的母亲。

广陵观涛

枚乘《七发》说，八月十五这天，在广陵的曲江观涛。

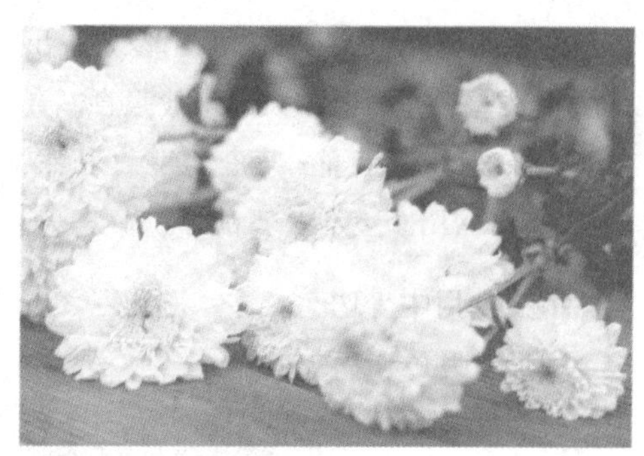

秋季节日·重阳节

古人认为重阳节是个值得庆贺的吉利日子，人们在这一天中登高、赏菊、吃重阳糕、喝菊花酒。传统重阳糕的制法较为随意，分成九层，呈宝塔状，顶端配两只小羊模样的装饰物以突出重阳（羊）之意，吃糕有“登高”的寓意，以祝愿百事俱高。

登高避厄

汝南有位叫恒景的人，随着费长房遍游，费长房对他说，九月九日你家有灾难，可以佩戴茱萸登高，饮菊花酒以避邪，那么，这场灾祸便可消除。

佩萸食饵

在汉武帝的宫廷里，于九月九日，人们都食用以茱萸做成的糕点，饮菊花酒，来祈求长寿。

摘菊盈把

九月九日，陶渊明家中无酒，只能在屋边采摘一把菊花，拿在手中空坐。忽然有白衣人送酒来，他便开怀大饮而醉。

尚食枣糕

春社、秋社和重阳节时，人们用大枣制作成糕点，枣糕里或是放些栗子，或是放些肉。又《梦华录》说："重九这天，京城里的人都用粉面蒸糕相互馈赠，上面插着裁剪而成的小旗，也有上面掺撒着石榴子、栗子、银杏、松子之类的果实。"

满城风雨

《溪堂集》记载，潘邠老先生有"满城风雨近重阳"的佳句，而今离重阳还有四天，就下起了大雨，我就将邠老的诗句续上几句，使其成为三绝：满城风雨近重阳，无奈黄花恼意香。雪浪翻天迷赤壁，令人西望忆潘郎。

月帐风帏

《白纻诗》说，罗帐含月思心伤。潘岳赋，劲风戾而推帏。

霜阶风隙

夏侯诗道，阶缟缟以受霜。谢诗说，秋首风绕隙。

服黄佩赤

《太清草木方》记载，九月九日采摘黄花和茯苓一起服食，可以延年益寿。《西京记》记载，身上佩戴赤茱萸，可以使人长寿。

高濂秋时幽赏

西泠桥畔醉红树

西泠在湖的西边，桥的侧边是唐一庵的公墓，中有几株枫柏，秋来霜红雾紫，点缀成林，影醉夕阳，鲜艳夺目。此时驾着小船，端着酒樽登桥吟唱，忽生灵感，涌出一两句新颖的诗句，便从随身携带的书袋中取出红叶彩笺写上：临风掷水，泛泛随流，不知漂泊何所，幽情耿耿撩人。月夜相对更有一番情趣，露湿红新，朝烟凝望，明霞艳日，难道仅仅胜过二月的春花吗？西风起处，一叶飞向酒樽前，感慨秋色怜人，令我腾欢豪举，兴薄云霄，翩翩然神爽气畅！为什么红叶飞向我呢？为一生一世如红叶一朝而忧伤时，谁又料想得到烧焦的梧桐还是制琴的良木？我感慨这西泠秋色，惋惜这留不住的美妙景色，色即是空，终究还是空。谁能替它冲破生死这莫大的劫难呢？来日的因果，我当作损伤时命来予以凭吊。

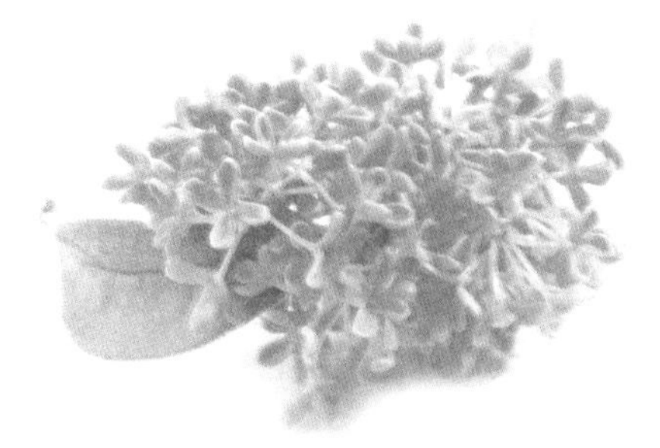

秋季花卉·桂花

桂花是我国传统园艺花卉品种，花香清幽，能飘到很远的地方，让人闻后神清气爽，深受人们的喜爱。仲秋时节，古人在桂花树下把酒赏花、吟诗作对，白居易留下"山寺月中寻桂子，郡亭枕上看潮头"的诗句，李清照也曾咏叹"暗淡轻黄体性柔，情疏迹远只香留"。

宝石山下看塔灯

保俶塔是全省中最高的塔，当七层的灯全都点燃，四周一百盏灯同时放光亮时，星丸错落，辉煌烛天，极目高空，这一百盏灯好似从九霄飘飘而下。灯影澄湖，水面上又荡起一幅景色：霞须滉荡，摇曳长虹，夜静水寒，光焰射进蛟龙的洞穴。更喜风清湖白，光彩好似架起的鹊桥，多么想插翅飞向银河的彼岸。忽闻钟声响起，声音好似来自天上，使人在红尘中的欲念，一时像幻影一样破灭，被清洗得干干净净。

满家巷赏桂花

桂花开得最茂盛的地方，要数南山的龙井为多，地名叫满家巷，那里的桂花就像一道道城墙，一排排梳篦，全村都以卖桂花为业，全国桂花商人都来此购买。秋季，人们接踵而至，入山看花，几里之外就能闻到浓郁的清香。林间小路上，珠英琼树，香满空山，快赏幽深，恍惚进入灵鹫金粟的世界。到龙井取水煮茶，再得到一些和尚厨师呈献的山蔬野蔌作供，与快乐似神仙的朋友开怀饱餐，真令人肺腑芬馥。归来时携带上几枝桂花，放在书斋和枕旁，心清神逸，即使在睡梦中，仍像在花境。传说中的仙桂生长在月中，果真是这样吗？如果它在广寒宫中托根，定然是凭着云梯上天和折回人世的，否则为何常常被世间平地所拥有呢？真是不可思议啊！

三塔基听落雁

秋风吹，大雁来，它们在水草空阔处，选择栖息之地。湖上三塔的基址，草丰沙阔，雁多群呼下集，当作聚散队列的歇息之地。夜间驾船去观赏，时时听得秋雁争栖竞啄。影乱湖烟，宿水眠云，声凄夜月，塔基畔呖呖嘹嘹，秋声满耳，听后使人神情黯然。不觉一夜西风，使山头树冷浮红，湖岸露寒生白霜。如此声音不悦人耳，唯怀有幽赏兴致的人才能共赏。若如那些听鸡鸣而起舞，听杜鹃啼叫而伤感的人是世上的有心人，那么我实在是个无心之人。

胜果寺月岩望月

在胜果寺左边，山上有石壁削立，中间穿了一个孔，圆如一面镜子。中秋月满，月光射入这圆孔，从孔中望去，尽是月宫的精粹，秋时应与诗朋酒友唱和清赏。又听得万壑江声，满空海色，自得一种世外赏月的意味。左侧是原宋朝训练御林军的教场，是皇家重兵护卫的处所，大内要地，今已变成荒凉的僻境。世间何物能比得上这镜子般的圆孔？不管自然界的阴晴变幻，始终圆圆满满，万古不朽；无论人世间的起起落落，全都纳入这石目之中。透过此圆孔看人世间的是是非非时，何不冷眼偷笑？

水乐洞雨后听泉

水乐洞在烟霞岭下，岩石虚豁，嵚岈邃窈。山泉别流，水从洞中空隙间往下滴，滴水之声犹如金石。而且泉水味清甘，雨后特别多，水声清泠，确实胜过奏乐。每每来到此地，总想用泉水沁我的心脾，用山泉漱涤我的牙齿。于是使我想起苏长公的话：“但向空山石壁下，受此有声无用之清流。”又说：“不须写入熏风弦，纵有此声无此耳。”我们这些人难道真的没有耳朵吗？只是这美妙的泉声不仅是要用

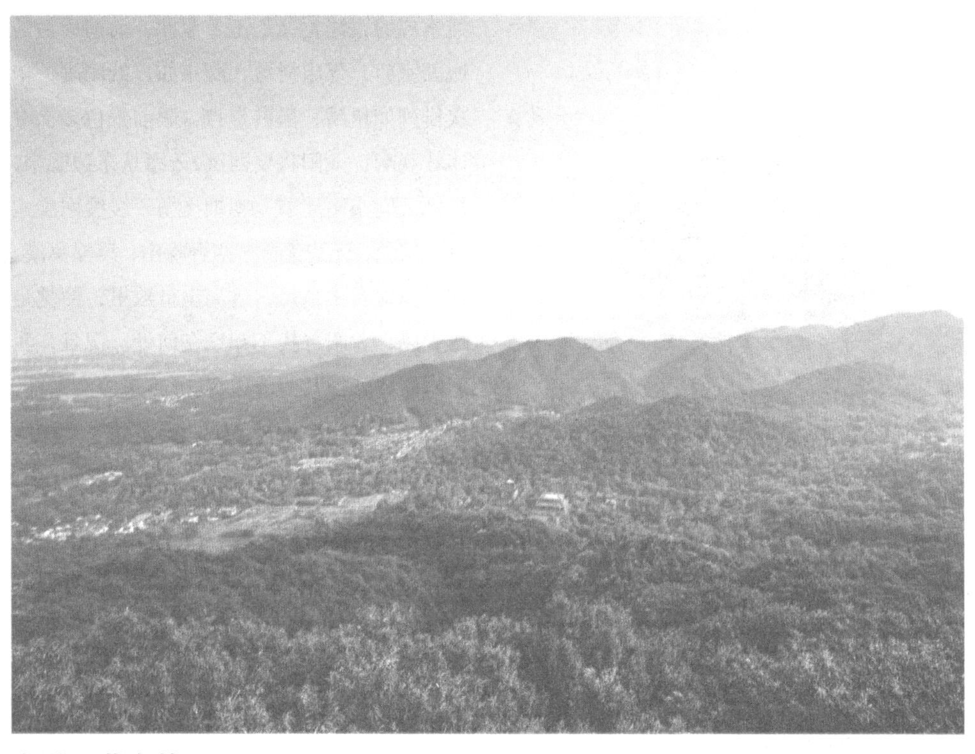

名胜·北高峰

北高峰坐落于杭州灵隐寺后。适度的户外登山活动既能锻炼身体，也能放松心情。人们踏着蜿蜒的石阶而上，穿行于林地之间，临绝顶远眺，如镜的西湖尽收眼底。天地间湖光山色，总能令人心旷神怡。

耳朵去听，更要用心去听才能领悟。

资岩山下看石笋

资岩山在灵隐寺西壁，山下有石，形状像竹笋，圆削卓立，高约有百尺，峻峭的山峰秀润，凌空插云。环顾四周群山，更觉奇妙无比，好像层层含苞待放的花蕾，又像皱皱的薄纱叠起的波浪，巍峨曲折，穿幽透深。林木合抱，都是从岩洞拔地而起，仿佛无土而生。传说此山中蕴藏着宝玉，所以如此丰腴润泽。只是山间的水迹波纹，不知从何而来，也不知何时而有，难道这就是传说的沧海变桑田吗？更爱那前后石壁，唐宋游客在此题名的很多。再往里面走，有枫林坞，秋色变幻，种种奇观，窈窕崎岖，不能遍游尽赏。此时斟酒放怀畅饮，依云长啸，使山谷四面回响，为我增添登临览胜的无穷力量。

北高峰顶观海云

北高峰为湖山第一高处，到最高峰放眼环眺，目及数里。往左回头看是澄湖，湖面好似打开的一面梳妆镜，又似一座金色的大桥，晶莹闪烁；往右低头俯瞰江波，此江像

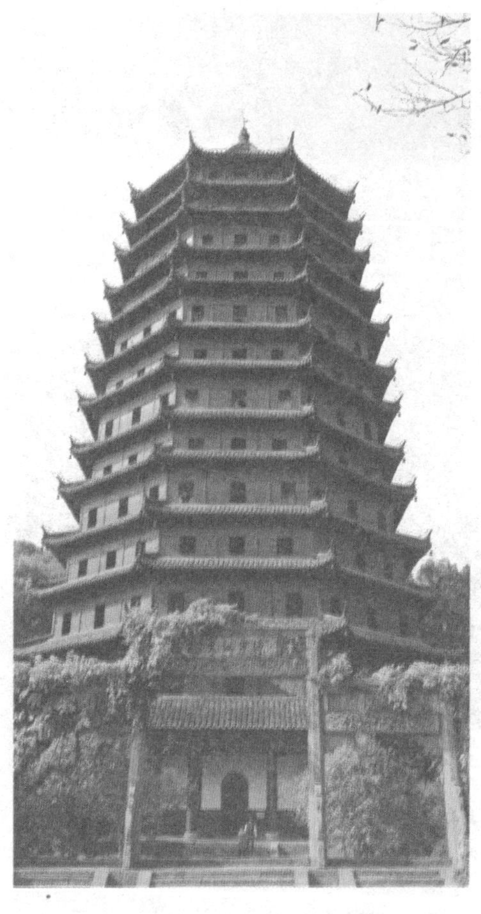

名胜·六和塔

六和塔始建于汉代，最初是智元禅师为镇江潮而建，暗合“天地四方”之意，寄予佛教“六和敬”之说，取名六和塔。此塔矗立于西湖之南、钱塘江畔的月轮山上。站在塔上凭栏而望，可以看到宽阔的江面，是绝佳的观潮胜地。

绳索似的银河，又如玉龙盘曲。前前后后的城郭室庐，郊原村落，渺小如片纸图画，依次排列如鱼鳞，黑白点点，眼前景色多么雄伟壮观啊！太阳将要西沉，云海从东边飘来，仿佛云间小雨迷蒙，朝烟飞扬，缓缓回旋，英英层叠，无边无际，四野晚山，浮浮冥漠。这里离地有千余尺，远离尘世数里，便觉足蹑天风，着眼寻找不知家在何处。况且，我们的生命就像暂留的过客，原本不应有牵挂，为何要忍受尘世种种束缚，不多萌生一些尘外遐想呢？

策杖林园访菊

菊是花中的隐君子，只有人间的隐君子，山人之家才能种植它，所以不多见，尤其难得看到丰美的。秋天里扶杖，遍访城市林园、山村寨落，特意带着茗品，寻访拜谒花主，一起对花畅谈。或评花品，或较栽培，或赋诗相酬，或举杯共饮，月下擎杯，燃灯醉花，宾主称欢，不忍离别。暮去朝来，频频过往，这是何等快乐的兴致？此时，东篱之下，菊花可采，千古南山，悠悠可见，这是多么高尚的隐世风范！举世怎不见陶渊明？

乘舟风雨听芦

秋来风雨怜人，芦苇中的声音最是凄凉悲黯。我自河桥远望芦荡，所见之处一碧无际，归回故里，每每怀想，激动不已。武林唯独山王江泾百脚村的芦苇最多。还记得有一个风雨连绵的早晨，我独自乘舟卧听，秋声由远而近，瑟瑟离离，芦苇萧森，苍苍簌簌，或雁落哑哑，或鹭飞濯濯，风逢逢而雨沥沥，耳洒洒而心于于，寄兴幽深，放怀闲逸，舟中之人能说不是第一个超脱尘世的罗汉吗？要想避嚣炎而甘寂寥，应当这样来降伏自己躁动的心。

保俶塔顶观海日

游览保俶塔的人很少能登上最高一层的，若能登上七层，放眼四望，便会感到心旷神怡。初秋时，夜宿僧房，到五更时，起身登上塔顶，向东望太阳从海中升起，紫雾氤氲，金霞漂荡，满天的光彩好似长长的彩带横空，圆圆的太阳像滚动的车轮，或像虎豹超骧，鸾鹤飞舞，五色鲜艳，过目改观，瞬息幻化，变迁万状。顷刻，阳谷吐火，千山影赤，金轮浴海，闪烁荧煌，火镜浮空，瞳胧辉映，丹焰炯炯弥天，流光赫赫动地。这时只有启明星在东方，晶丸灿烂，众星隐隐，不敢为颜。时间悄悄流逝，久久凝望，令我目乱神骇，陡然狂呼，声震云霄。忽听报晓的鸡鸣，鸟儿醒来在树上喧闹，大地云开，露华影白。回顾城市嚣尘，万籁滚滚生动，空中新凉逼人，塔顶凛然，不可久留。下塔闭息敛神，满眼仍是云霞炫彩。

六和塔夜玩风潮

浙江潮汛，人们多在八月份观赏，很少有人知道夜晚的景观。我过去曾在寺中焚香修斋，燃点塔灯，午夜月色横空，江波静寂，悠悠逝水，吞吐蟾光，自是一派奇观。顷刻，风色陡寒，海门潮起，月影银涛，光摇喷雪，云移玉岸，浪卷轰雷，白练风扬，奔飞曲折，势若山岳声腾，使人毛骨悚然。古人说：“十万军声半夜潮。”这种过眼惊心的场面，真叫我有同感。于是回想当年浪游，身在水天漂泊，随潮逐浪，不知几乎作了泛泛中人。此时沉吟，才觉得名利误我不浅。遥见浪中数点浮影，都是南来北往的船只，“悲夫”二字，搬弄人间千古，竟然没有英雄去打破，大概是因为全部都做着名利之梦，沉酣在宦海风波，自不容人唤醒。

冬卷

冬三月调摄总类

《礼记》说，北方属冬，冬就是中，中就是藏。《管子》说，阴气完全下降，万物于此成熟。《律志》说，北方属阴也，为蛰伏，阳气蛰伏于地下就是冬季。蔡邕说，冬就是终，万物于此终结。冬季最后一天结束就是第二年，最后一个月结束就是新的一年，星球在天上运转，年岁将要终结，君子应当根据冬季的时令特征来调理身体以养生。

立冬主水相，冬至时水最旺，立春主水休眠，春分主水废止，立夏主水被禁，夏至主水灭亡，立秋主水被掩埋，秋分主水孕育复生，就是说水孕育于金。

臞仙月占主疾

十月立冬日，忌北风，北风是牲畜遭殃的主要原因。

十一月，忌像夏天一样行事，这是疥疠类疾病增加的原因。

十二月初一，忌西风，这是六畜疫病的原因。忌像春天一样行事，否则易发痼疾。

肾神图

肾神名叫玄冥，字育婴，肾看起来像玄鹿的两个头，主藏志，形状像两个圆石，颜色如白绢裹着紫。位于肚脐两旁，附着于腰脊，左是正肾，配五脏，右是命门穴，男子的主藏精，女子的主维系胞宫。肾脉出自涌泉穴，涌泉在足底的最凹陷处。

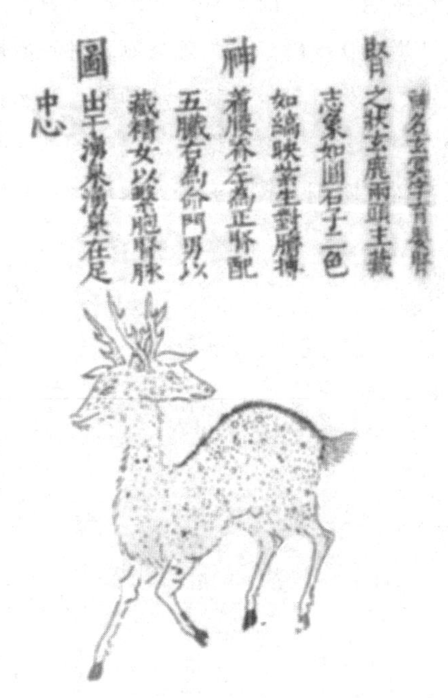

肾神图

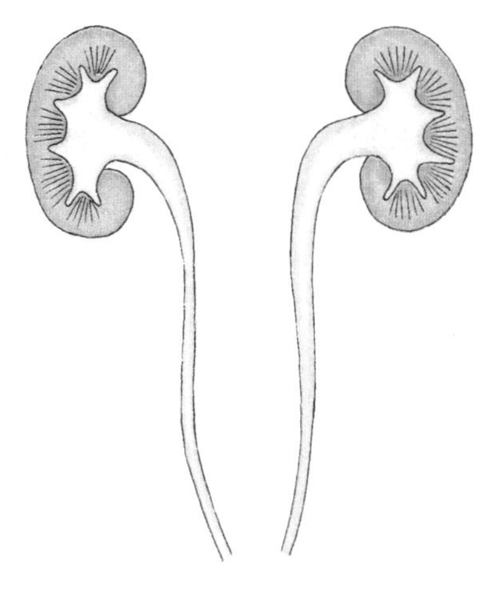

冬季宜养肾

肾脏是人体阴气最为充盛的脏器，水液也属阴，所以肾脏主管人体的水液，是胃中水谷精气和糟粕废物（多指小便）出行的关口。当邪气侵入肾脏，人就会梦见站在深渊的边缘或浸没在水中。

肾脏冬旺论

《内景经》说，肾属北方水，为黑帝。生在脐两侧，附着于腰脊，重一斤一两，色如白帛包着紫映衬出的颜色。肾主分水气，灌注全身，发挥着像树根一样的作用。左边是肾，右是命门穴，是生气聚集的地方，死气的归宿。若能守护，肾气长存；若是滥用，肾气枯竭。五脏生克上，是肝之母、肺之子，开窍于耳。先天生育后，肾因气血流动而变化成精，精气运转成为神，神是肾中潜藏的情智。天干中，左肾属壬，右肾属癸，时辰上为子亥，在气为吹，在液为唾，在形体为骨。长久站立伤骨，也伤肾。肾和齿相应，牙痛也是肾受损的表现。肾气经过上焦，在中焦得到荣养，守护下焦。肾受邪气就会时常吐唾沫，膀胱是津液汇聚之处，荣养头发。《黄庭经》说，肾的形状为玄阙圆中有上玄童子，名十玄，主诸脏腑的九液源。肾在体表与两耳和全身津液相和，在五声中为羽，五味中为咸，五臭中为腐。心邪侵袭肾则讨厌腐臭。凡男子年过六十，肾气衰，脱发，牙齿松动；七十岁形体就困顿了；九十岁肾气焦枯。骨痿不能起床的人是肾先失去功能。肾病则耳聋、骨痿。

肾合于骨，其荣在毛发，在自然界肾与北岳相应，在上与天上辰星之精相通。冬三月，辰星黑气储存在肾。骨痛的人是肾虚，患牙病的人是肾衰，耳痛的人是肾气壅滞，时常打哈欠的人是肾受邪气，腰不能伸是肾气亏损，脸色发黑是肾衰，骨节有鸣响是肾虚弱。肺邪入肾则多呻吟。肾有病者，应当口念“吹”字来泻邪，“吸”来补益。肾气主智，肾气沉滞，应当不断口呼“吹”音来疏导。

肾虚的人常常梦见自己到了暗处，见到妇人、和尚、尼姑、龟鳖、驼马、旌旗、枪支之类的，或者自己披着兵甲，或者在山路行走，或者在溪间泛舟。所以冬季三个月，乾坤气闭，万物伏藏，君子应当小心谨慎，节制嗜欲，避免声色，来等待阴阳平定，不要和阴阳相争，从而保全性命，这样才符合自然规律。

相肾脏病法

肾脏有热的人，腮颊红赤；肾脏有病

的人，面色发黑而牙齿枯槁，腹胀大而身体沉重，喘咳，多汗、怕风；肾虚就会腰痛。肾受风邪，则颈项多汗，怕风，食物吞咽不畅，腹胀满，吃寒凉食物就腹泻，形体瘦、皮肤黑。肾病坚，速吃咸味来补益、苦味来清泄。不要吃太热的东西，不要穿得太暖。患肾病的人脐下有搏动的气，重按就疼痛，吃的东西不消化，身体沉重，骨节疼痛，腰膝、膀胱冷痛，脚痛或不能行走，小便滴沥不尽，或疝气，应当服用肾气丸。

肾气丸 干地黄一两（30g），山药一两（30g），丹皮六钱（18g），泽泻七钱（21g）山茱萸七钱（21g），茯苓六钱（18g），桂心五钱（15g），炮附子四两（120g）。

上捣为末，蜜丸，桐子大。空腹酒下三四十丸（9 ~ 12g），日二服。

修养肾脏法

在冬季面向北平坐，叩上下齿各七次，吞咽津液三次，再吸北方的生气进入口中，分为五次吞下，来补口呼“吹”字的损耗。

六气治肾法

治肾脏吐纳用吹法，用鼻缓缓长吸气，口呼“吹”字，肾有病用口大呼“吹”字三十次，小呼“吹”字十次，能祛除肾脏冷气，治疗腰痛、膝冷沉重，久立不得，阳痿、耳内虫鸣，以及口舌生疮、烦热的病。一声接一声地发“吹”音，不要中断，病愈即止，过多就会造成损耗。

肾脏导引法（冬三月做）

正坐，两手上托，向右引胁十五次，再将手放回原位，肘绕膝，左右相同地扭身十五次，用足前后踏，左右各几十次，可以祛除腰肾风邪积聚。

黄帝制护命茯苓丸

黄帝问，冬季适合吃什么药？岐伯说，适合吃茯苓丸，主治男子五劳七伤，迎风流泪，头痛，脖颈僵硬不能回转，心腹胀满，上连胸胁，下引腰背，内外皆痛，难以喘息，进食即咳嗽气逆，面黄肌瘦，小便淋

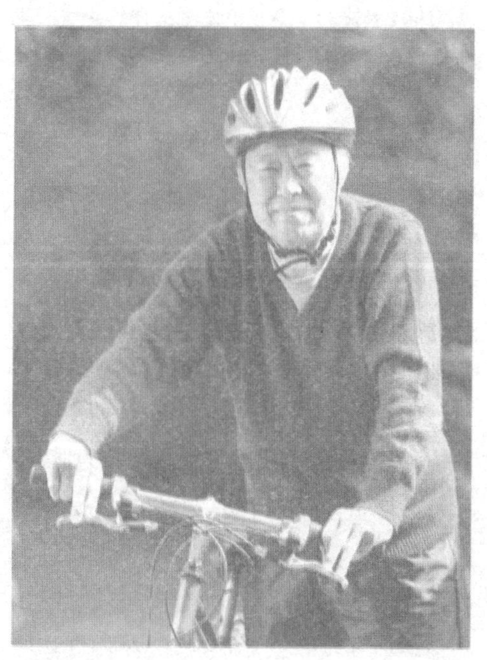

冬季养生要纪

冬季气温渐渐转凉，可让身体通过适当的运动和凉爽刺激来更好地适应低温，以便在逐步降温的环境中，提高自身的耐寒能力。

漓，阳痿，足肿腹痛，五心烦热，身背浮肿，盗汗，四肢拘挛或弛缓，梦中惊惕悸动，呼吸气短，口干舌燥像患了消渴病，暴喜暴怒，多愁善感。

茯苓、山药、肉桂、山茱萸、巴戟天、白术、牛膝、菟丝子各一两（30g），干姜、细辛、防风、柏子仁、泽泻、牡丹皮各五钱（15g），炮附子一两（30g）。

以上共研为细末，蜜丸，桐子大。空腹时以盐汤送服七丸（9g），日二服。

冬季摄生消息论

冬三月，天地呈闭藏之势，水结冰、地冻裂，此时人们的起居要避免扰动阳气，日出而起，日落而息，防寒保暖，避免将皮肤外露。若违背则伤及肾，春天就会常出现以四肢乏力或阳气内郁、手足不温为主要表现的疾病，这就是因为缺乏生机。因为冬天阳气潜伏在体内，心膈有热，治病首选吐法，忌发汗，以免使阳气外泄，适合少量饮用补益药或山药浸泡的酒来资助阳气。

睡觉前可先半卧以平静片刻，严寒时再穿棉衣，逐渐增厚，不要一下子穿很多，只要不冷即可。不要用大火烘烤取暖，伤人极重；手足和心通应，用火烤手则引火入心，使人烦躁；也要避免用火烤食物。所谓寒凉药不治热邪深重之病，温热药不医寒邪极深之疾，就是因为水趋于湿、火趋于燥。饮食口味上应以减咸增苦来养心气，因为冬季肾主咸味，水克火，故要避免肾水伤及心火。起居上应注意密闭房间，衣被保持温暖，食物寒温得宜，尤其是老人，更要避免受风寒，以免受寒感冒，出现咳嗽、麻痹、昏眩等不适。冬天阳气闭于体内，阴气浮于体表，老人常出现上热下寒之病，因此不要经常洗澡。阳气内蕴的时候若用热水相逼，就会大量汗出。年老者骨肉疏薄，易感外邪，早上不要太早出门，以免霜露寒气侵袭。忌房事，避免过食烧烤、肉类及难以消化的面食。

《云笈七签》说，冬月睡觉前叩齿三十六次，念肾神名字来使肾脏安定，早起也当如此。《书》说，若冬季突然热得不可忍受，就会出现时令性疾病，所以说冬天伤于汗出，春天往往引发温病（肾神名叫玄真）。

又说，大雪中赤脚劳碌后不要马上用热水浸洗，冒寒回家，寒气消退前不要喝热水、吃热食，要等到寒气消散。

《金匮要略》说，冬夜伸脚睡觉，全身温暖。

《七签》说，冬天睡觉被褥太暖，醒后要立即张开双眼和吐气以排除积毒，避免生病。

又说，冬天睡觉头最好朝向北方，应使脚暖而头露在外面。

冬天夜长，不要贪食硬的食物和糯软的点心，饭后当边散步边按摩腹部来帮助消化，不然易患脚气病。

《本草》说，十二月适合吃芋头。

《千金方》说，冬季可少量饮用药酒，立春后停服，长此以往，身体健康。

《纂要》说，服用钟乳酒可以补骨髓，

喝酒暖身不可取

许多人在冬天有喝酒暖身的习惯。从实际效果来看，喝酒确实能迅速使身体暖和起来，但是，喝酒暖身并不是以增加身体热量为前提，反而会增加身体的散热，导致风邪乘虚而入。

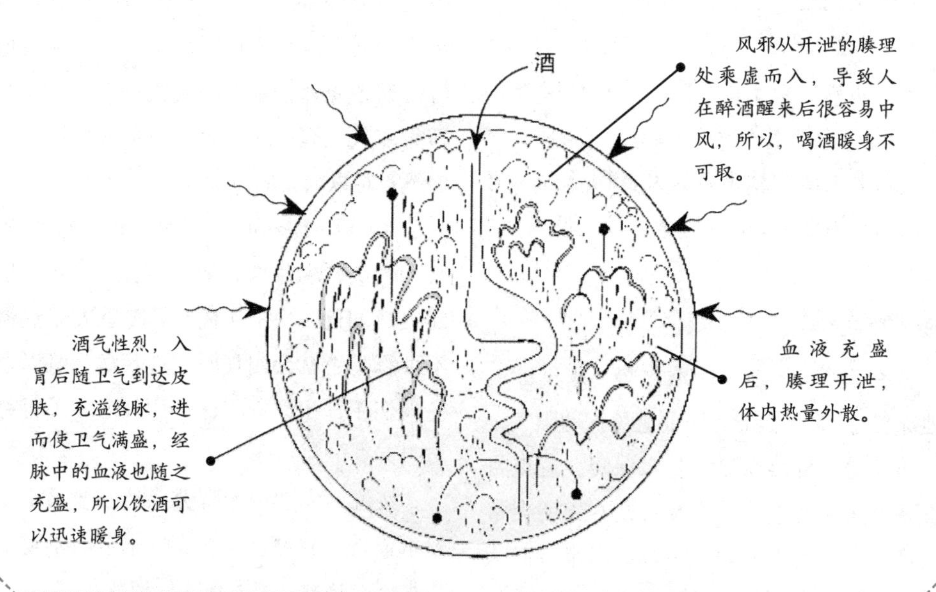

增加气力，驱逐寒湿。处方是：熟地黄八两(240g)；巨胜子（黑芝麻）一升(100g)，炒后捣烂，牛膝四两（120g）；五加皮四两（120g）；地骨皮四两（120g）；桂心二两（60g）；防风二两（60g）；仙灵皮（淫羊藿）三两（90g）；钟乳粉五两（150g）；用甘草汤（制作方法：取炙甘草60g煎成2000ml汤液，留汤去渣）泡三天，再加牛乳一碗，将乳石浸于其中后，放到饭上蒸，熬到牛乳完全渗入后倒出，用温水淘净后研碎。其他药也研成中等大小的粗末，放到绢袋中，再放进装有三斗（6L）醇酒的坛里，五天后可饮用。从十月初一开始到立春，每天饮用。

冬天寒冷，适合吃温性的小米来驱寒，不要吃烧烤的食物，不穿未烘干的衣服。

冬三月，六气十八候都处于养藏的时令，应当闭精塞神，以增加精气的敛藏之性。

《琐碎录》说，冬月不要用梨搅拌热酒喝，否则使人眩晕，难以站立。

《金匮要略》说，冬三月，不要吃猪、羊等动物的肾脏。

《七签》说，冬夜不要用铁、石等冰冷之物做枕头，即使烘烤温热后也不行，否则令人两眼昏暗。

《本草》说，冬月不要过食葱等辛辣

发散之品，否则令人生病。

冬三月合用药方

陈橘丸 治大肠风燥气秘等病。

陈橘皮去白，一两（30g）；槟榔五钱（15g）；木香五钱（15g）；羌活五钱（15g）；青皮五钱（15g）；枳壳麸炒，五钱（15g）；不蛀皂角两挺（15g），去皮酥炙黄；郁李仁去皮尖炒黄，一两（30g）；牵牛子，炒，二两（30g）。

以上各药研为细末，炼蜜为桐子大药丸。每次服二十丸（6g），饭前姜汤送下，若大便仍不通，加到三十丸（9g），直到大便通利。

搜风顺气牵牛丸 治热邪壅滞，大便秘结，热毒生疮。

牵牛子二两（60g），饭蒸；木通一两（30g）；青橘皮一两（30g），去穰；桑白皮一两（30g）；赤芍药一两（30g），炒制；木香五钱（15g）。

以上诸药研细为末，炼蜜为桐子大药丸。用酒送下十五丸(6g)，最多二十丸(9g)。妇人气血壅滞，用醋送下。

解老人热秘方 大附子一个，八九钱（24 ~ 27g）重者，烧过存性，研成末，每次服用一钱（3g），热酒送下。

太上肘后玉经八方

乾卦西北　天地父母七精散

竹实三两（90g），九蒸九曝，主水气日精；地肤子四两（120g），太阳之精，主肝明目；黄精四两（120g），戊己之精，主脾脏；蔓荆子三两（90g），九蒸九晒，主邪鬼，明目；松脂三两（90g），炼熟，主风狂脾湿；桃胶四两（120g），五木之精，主鬼忤；黑芝麻五两（150g），五谷之精，九曝。

上研为末，炼蜜为丸。每服二三十丸（6 ~ 9g），妙不可述。

坎卦正北　南狱真人赤松子枸杞煎丸

枸杞根三十觔(300g)，取皮，九蒸九曝，捣为粉。取根骨清水煎之，添汤煮去渣，熬成膏，和粉为丸，桐子大。每服三五十丸（6 ~ 9g），可延年益寿。

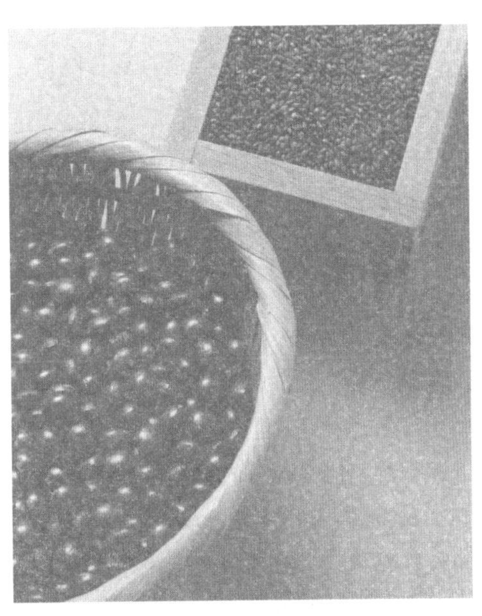

冬季养生推荐食材

冬季自古即是人们最为看重的进补时节。冬季肾经旺盛，肾主咸，心主苦，宜少咸多苦以助心阳。食材宜多吃黑色食品，黑色食品能补养肾气，有助于抵御寒邪。

十月事宜

《孝经纬》说，霜降后十五天，北斗星斗柄指向干，为立冬。冬代表终，万物都收藏。再过十五天，斗柄指向亥，为小雪。天地间阴气蓄积，遇暖化为雨，遇寒化为雪，这时说的“小”即寒不深、雪不大的意思。按律吕纪月的推算方法说，十月为应钟，钟代表动，是指万物与阳相应，都消退而向下伏藏。按月建纪月的推算方法说，十月为亥月，亥代表劾，是说阴气要劾杀万物。《西京杂记》说，十月为正阴，称为阴月。《纂要》称之为上冬。

十月天道向南行，行事、出行宜向正南方，吉利。不宜在亥日行事、出行，犯月建，不吉利。

《五行书》记载，这个月亥日吃饼，使人不生病。

这个月适合喝枣汤，方法是：取大枣去皮、核，文火、武火交替反复焙香，然后泡水喝。

《四时纂要》记载，决明子主治青光眼导致的失明、高血压引起的视物模糊、内眼睑疼痛流泪，又可治疗唇口发青。十月十日采，阴干，百日后可服。

十月用清水洗净的枸杞子沥干研烂，用细布袋盛，榨出汁水，去渣，文火熬膏，避免药粘锅底。熬到稍微有些黏稠就用瓦罐装好，再用蜡纸封存，避免漏气。每天早上用酒调一二匙服用，晚上睡觉前再服用一次，百日后身轻气壮、耳聪目明、须发乌黑。

这个月适合喝枣汤、钟乳酒、枸杞膏、地黄煎等，来补脾和胃。

《云笈七签》说，冬至日阳气归于体内，腹部应保持温暖，食物入胃才容易消化。

《经验方》记载，十月上亥日，采枸杞子100g，捣生地黄汁600ml，用好酒1000ml搅匀，放到瓷瓶中，用三层蜡纸密封，浸泡二十一天后妥善保管。立春前三天起，每天早上空腹喝一杯，直到立春为止，服用后的人须发皆黑，精气得补，身轻体健。服药时不要吃萝卜。

《太清草木方》说，槐子本是虚星的精华，这个月上巳日，采来服用，每次吃二十一粒，可以祛除疾病，聪慧延年。这个月可以吃芋头。

十月事忌

《白云忌》说，十月忌食猪肉，会引发宿气，况且亥是猪的生肖，应当禁忌。如果坚持这一点会得到很多好处，《本草》中可以看到这方面的考证。

《千金方》说，十月不要吃椒等辛味食品，损伤血脉。不吃韭，否则使人涕唾多。不吃霜打的熟菜，以免令人面无光泽。不要吃獐肉，避免动气。勿食猪腰，因为十月肾气旺，避免让死气入肾。

十月修养法

孟冬之月，天地闭藏，天寒地冻，应早睡晚起，起床要等到天亮，才能使人温暖舒适。不要大汗淋漓，避免遭到冰冻积雪的伤害，要温养神气，避免邪气入侵。在八卦中，这个月是坤卦，坤代表顺，要

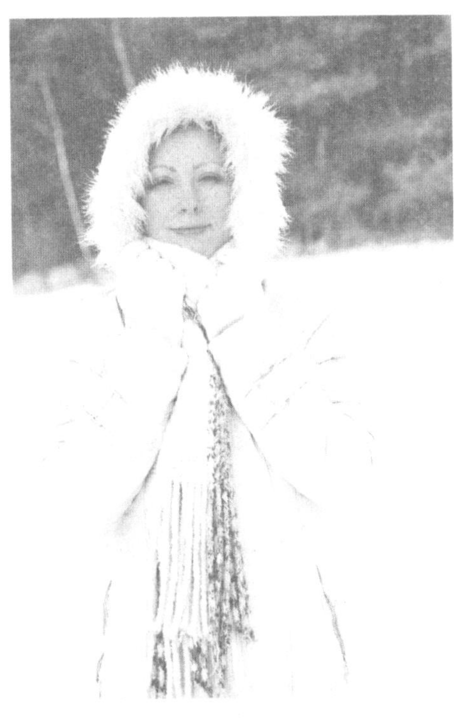

冬季养生·防寒邪

防止冬季严寒气候的侵袭，也就是要防止寒邪的侵袭。冬季以温度较低或气温骤降为特点。寒为冬季之主气，如遇汗出当风、淋雨涉水、多食生冷，就常因感受寒邪而患寒证。

以从事使身体强健的事情为正，所以君子应当安于正来顺应时令。这个月生气在酉，坐卧应朝向西方。

孙真人《修养法》说，十月心肺气弱，肾气强盛，适当减少辛味苦味来养肾气，不要损伤筋骨，不要使皮肤暴露，避免随意施行针灸，避免血瘀。十月十五日适合静养。

《内丹秘要》说，玄阴之月，万物到此归根复命，好像我们身体中的阴符已经达到极点，安静不动，返回根本，恢复平静。此时，孔穴闭塞，因此阳气下映于丹田。当夜晚之气还未竭尽时，要凝神聚气地端坐片刻，不久神气归根，自然无中生有，积成一点金精。因为一阳之气不生于复卦而生于坤卦，坤土属阳，而阴中生阳，就是道家炼丹的根本。

灵剑子导引法

灵剑子导引法势：双手交叉，用一脚踩上，治腰腿拘挛、肾气冷痹、膝痛等疾病。

又法：正坐，伸手指缓缓抓住脚趾三十五次，可治疗脚气等风邪下注的疾病，效果最好。

陈希夷孟冬二气导引坐功

立冬十月节坐功

运主阳明五气。

时配足厥阴肝风木。

坐功：每日丑寅二时辰，正坐，一手按膝，一手托肘，左右张望，两手左右托十五次，吐纳，叩齿，咽液。

所治之病：胸胁积滞，虚劳邪毒，腰痛不可以前倾后仰，咽干，面垢无华，胸满呕逆，泄泻，头痛，心烦，气逆，面色青，目赤肿痛，胁下疼痛牵引小腿，四肢浮肿，眩晕。

小雪十月中坐功

运主太阳终气。

时配足厥阴肝风木。

坐功：每天丑寅二时，正坐，一手按膝，

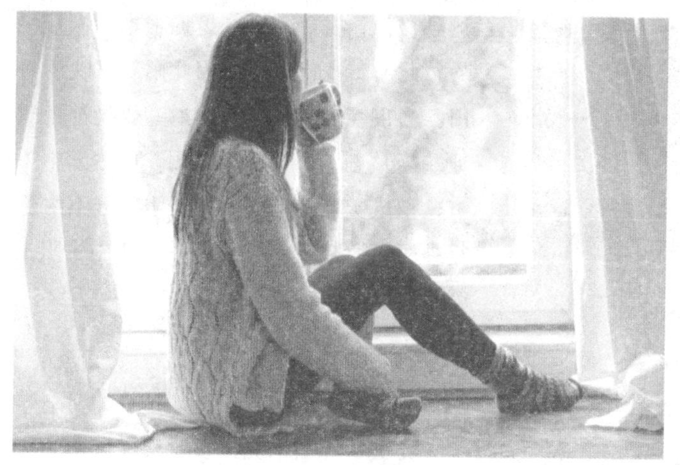

大雪作息要纪

大雪时节，顺应万物生机潜藏的物候特点，人们不要轻易扰动阳气，做到早睡晚起，保持沉静愉悦的状态。静养主要是锻炼身体内部，减少肢体活动和肌肉骨骼的运动，让气血在安静状态下按它本身的规律运行。

一手抚肘，左右用力，各十五次，吐纳，叩齿，咽液。

所治之病：风湿热毒，女性小腹肿，男性时作时休的疝气、遗尿或癃闭，血疝，睾丸肿、疝气、足寒逆，角弓反张，关节时肿，阴囊转筋回缩，阴部拘急，泄泻，胁下淤滞，气喘，易受惊，胸闷憋喘。

十一月事宜

《孝经纬》说，小雪后十五天，北斗星的斗柄指向壬，为大雪，阴气积聚成雪，此时寒风凛冽，大雪纷飞。再过十五天，斗柄指向子，为冬至，阴气达到极点，阳气开始萌生，太阳到了南回归线上，白昼逐渐变长。《白虎通》说，按律吕纪月，为什么说十一月是黄钟？黄为中色，钟是动的意思，指的是阳气在黄泉之下开始萌动，又要滋养万物了。

《月纂》记载，天道向东南运行，行事、出行适合向东南方，吉利。

《纂要》记载，共工氏的儿子在冬至日死去，化作疫鬼，但害怕赤小豆，因此在这一天煮赤小豆粥来镇伏它。

《千金月令》说，本月可服补药，不可吃大热的药，应当早吃，适合吃宿熟之肉。

《保生心鉴》说，按月建纪月，十一月为子月，火气潜伏，应当闭藏来保养生命的真元，而作为来年春天发生升动的根本。此时，如果摧残真元，到了春升之际，下无根本，阳气轻浮，常常引发温热病。

十一月事忌

《纂要》说，这个月不要吃龟、鳖肉，否则使人患水病。不要吃放置很久的肉干，不要吃鸳鸯，以免发生恶心。不要吃生菜，否则会旧病复发。不要吃生韭菜，否则使人鼻涕唾液增多。不要吃黄鼠，以免损伤神气。不要吃虾、蚌等带甲的动物和獐肉，以免动气。不要吃火焙干的肉。

《千金翼》说，不要枕冷石、铁器，否则使人视物不明。

《云笈七签》说，二十二日不适合远

行，二十日不适宜看病，不宜在子日行事，因为犯月建，不吉利。

仲冬肾气旺，心肺衰，适合助肺安神，调理脾胃。不要违背时令，不要一下子穿得太暖，不要让东南方的邪风侵犯，避免出大汗，否则腰脊僵硬疼痛、四肢气血不通。

十一月修养法

仲冬之月，寒气正盛，不要被冰冻伤害，不要用烈火烤腹部、背部，不要挖掘冬眠蛰伏的生物，应该顺应自然规律。在八卦中，十一月为复卦，复代表反，阴气在地下运动，以顺应上行之气。君子应当静养，以顺应阳气的生发。这个月生发之气在戌时，坐卧宜朝向西北。

孙真人修养法说，这个月肾脏正旺，心肺衰微，适合以增加苦味，减少咸味来补理肺胃。关门静养来迎接朝阳，顺应阳气生发滋长来保全我们的生机。

这个月，一阳来复，阳气开始生发，说明人体中阳气火力尚微，要避免放纵、拘束，温柔平和地让阳气在体内播散。应当拨动顶门，微微提拉，等到火力炽盛，逼出真铅。气在箕斗东南之乡，火候造端之处。

灵剑子导引法

灵剑子导引法势：用一手托膝，反折一手抱头，前后左右反复做十五次，可以祛除骨节间风，宣通血脉，去膀胱肾脏的疾病。

陈希夷仲冬二气导引坐功

大雪十一月节坐功

运主太阳终气。

时配足少阴肾君火。

坐功：每日子丑二时，起身仰膝，两手左右托，两足左右踏，各三十五次，叩齿，咽液，吐纳。

所治之病：足膝风湿毒气，口热舌燥，咽肿上气，咽喉干燥肿痛，心烦、心痛，黄疸，腹泻、大便有黏液脓血，阴部潮湿，饥饿但不想吃东西，面色黑暗无光，咳唾有血，喘渴，视物不清，心悬着好像饥饿，常惊恐得像是有人追捕。

冬至十一月坐功

运主太阳终气。

时配足少阴肾君火。

坐功：每日子丑二时，平坐，伸开下肢，两手握拳按两膝，左右用力做三十五次，吐纳，叩齿，咽液。

所治之病：手足经络寒湿淤滞，脊柱、大腿内侧和后侧痛，下肢痿弱不用、总想躺着，足下热，脐腹痛，左胁、背部、肩部、胯部疼痛，胸闷，全腹痛，大便困难，腹大颈肿，咳嗽，腰冷得像冰、浮肿，脐下逆气上冲，小腹痛急于如厕，下肢肿，下肢冷痛，易生冻疮，大便赤白脓血，常常思虑过度。

十二月事宜

《孝经纬》说，冬至后十五天，北斗星的斗柄指向癸，为小寒。阳气减弱到极

腊八粥的做法

腊月初八这一天，各地的人们有吃腊八粥的习俗。人们在粳米中添加各种谷物、果子等，如红豆、花生、核桃仁、桂圆、红枣、莲子、栗子、葡萄干等，以微火炖煮，全家围坐在桌前享用，以欢庆丰收，同时也能通过食热粥取暖御寒。

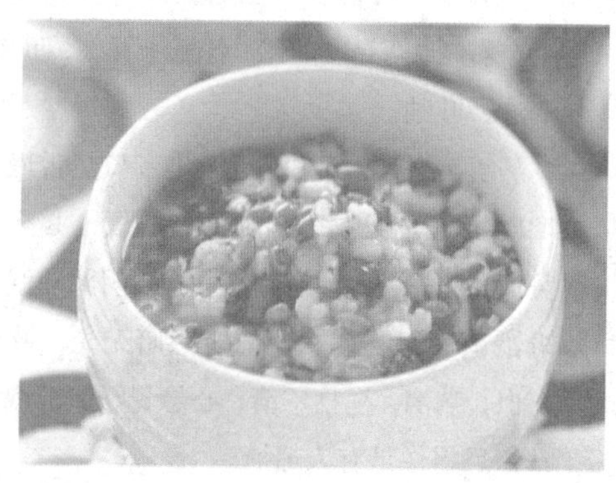

材料：粳米 80克、糯米 80克、小米 30克、薏米 30克，红豆、绿豆、花生、核桃仁、桂圆、红枣、葡萄干各适量。

做法：

1. 将上述材料以清水淘洗干净，除小米之外的其他材料用水泡发2小时备用；红枣洗净后，以温水泡发。
2. 将各类材料一同倒入锅中，加适量清水并以大火烧沸。
3. 将各类材料倒入锅中，改文火边搅动边熬煮30分钟，待粥稠糯香即可。

点，阴气萌生而成为寒，此时刚开始寒冷。再过十五天，斗柄指向丑，即为大寒，到这时寒凉凛冽达到极点。按律吕纪月的推算方法，十二月为大吕，吕即为拒绝，是说阳气将要脱出，而阴气极力抗拒。

《乐志》说，按月建纪月的推算方法，十二月为丑月的推算方法，丑就是纽的意思，就是旧的结束和新的开始的时候，以纽结表示。

《月纂》说，这个月天道西行，做事出行都宜向西。不宜在丑日行事，触犯月建，做事不吉利。

《本草图经》说，捉一只老鼠，用油煎制成膏，涂擦烧伤或烫伤处，不会留下疤痕，效果很好。

《农桑撮要》说，腊八节的时候，把鳜鱼烧灰存性，研成细末，用酒调服，可以治疗小儿斑疹不出，服后即发。另外，将此鱼挂在室内，可以不生虫。

《便民要纂》说，寒冷的早上外出，嘴里含着些酥油，可以御寒。

《食物本草》记载，雪水甘寒，收集储存，可以用来解除各种瘟疫热毒。

《家塾事亲》说，这个月把猪板油挂在阴凉处，能治疗各种疥疮，对烧伤、烫伤也有很好的疗效。还可以取一斤猪油放在瓷罐中，加十个鸡蛋、二钱水银，将罐口封好，埋在亥地一百天就可以取出来，治疗恶疮，效果极好。又说，这个月把皂角烧成末并收集起来，遇到时疫，可以早起时用井花水送服 3 ~ 5g。

《岁时杂记》记载，腊月应当调茵陈丸料，能治疗瘟疫、山峦瘴气等证。在山巅来往过路的人，可以随身携带，以防不测。

茵陈蒿四两（120g）；大黄五两（150g）淡豆豉心五合（100g）；恒山三两（90g）；桃核仁三两（90g），炒；芒硝三两（90g）；杏仁三两（90g），去皮尖；鳖甲二两（60g），酒醋涂炙；巴豆一两（30g），去皮膜，去油，炒，另研。

上药共为末，蜜丸，桐子大。初得时，前三日晨服五丸（10g），或利或吐、汗。若否，再加一丸（2g）。久不觉，即以热开水饮促之。老人小孩酌情服用。黄病痰癖，时气伤寒，痎疟发痫，服之无不瘥者。治瘴气如神、赤白痢亦效。春初一服，一年不病。收瓶，以腊封口，置燥处。忌食苋菜、芦笋。

屠苏方

大黄十六铢（16g）；白术十五铢（15g）；桔梗十五铢（15g）；蜀椒十五铢（15g），去目；桂心十八铢（18g），去皮；乌头六铢（6g），去皮脐；菝葜十二铢（12g）。一方加防风一两（30g）。

以上七味药，捣成粗末后用红绢袋装好，除夕沉入井底，正月初一的清晨把药袋取出来，放在酒中反复煮沸几次，拿出

风邪对人体的伤害

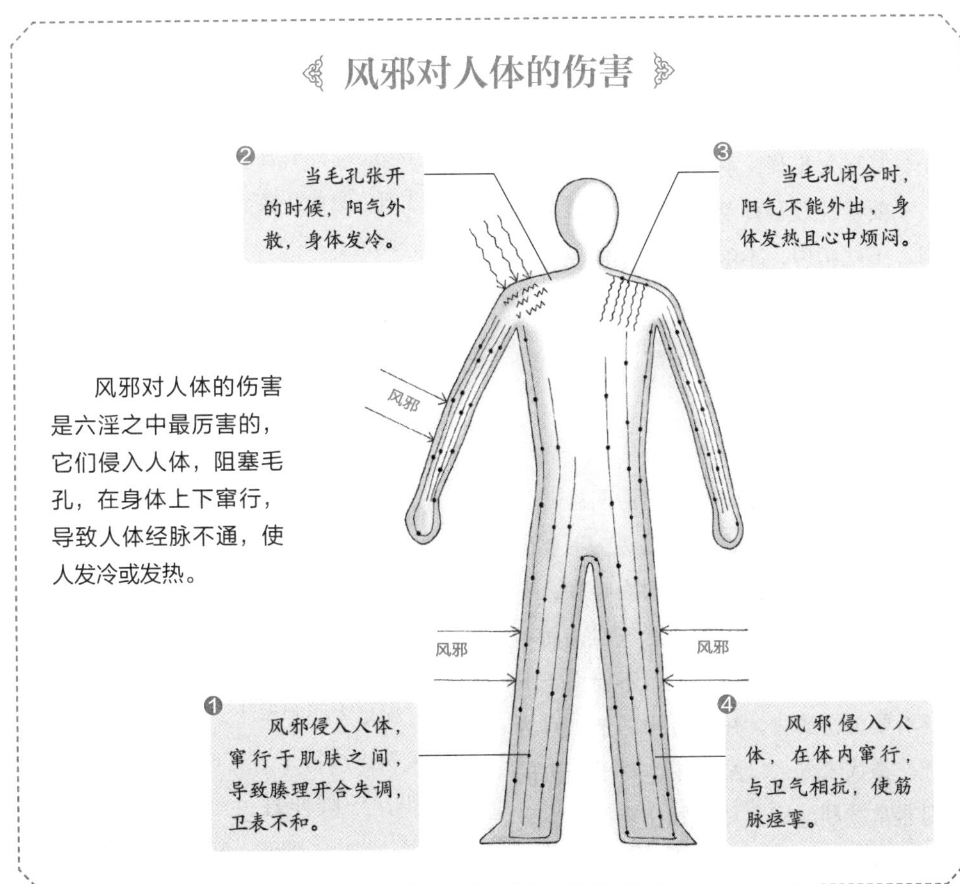

来面向东方，全家服用，能避免疾病。再把药渣沉入井底，每年都服饮，可使人长年无病。

《多能鄙事》记载，本月捉一两只乌鸦放到瓶子里，用泥封严，烧成末。此末可以用来治疗一切虚劳、骨蒸、咳嗽等疾病，用米汤调服 3 ~ 5g，效果很好。

《琐碎录》说，腊月早晨起床时，用蒸饼卷猪油吃，一年都不生疮疥，长期服用，皮肤光泽。

《法天生意》说，川乌炒黄后用绢袋装起来泡酒，少量饮用可以治疗头痛。

十二月事忌

《千金方》说，这个月不要吃猪肉，因为脾土在四季都旺盛。

不要吃生韭菜，不要吃被霜打烂的果菜，不要吃蚌蟹鳖虾及有鳞的生物，不吃獐肉，不吃猪肉，不吃生椒，不吃葵菜，大致上与十一月的禁忌相同。不要被大雪侵袭，不要损筋伤骨，不要滥用针刺。

十二月修养法

季冬之月，天地闭塞，阳潜阴施，万物伏藏，应避免受寒，靠近温暖，不要出大汗，要助长胃气。但也不要太暖和，不要被大雪侵袭。应当稍稍疏通气血，而不是盲目补益。众阳全都息藏，不要伤于风邪，不要损伤筋骨。在八卦中，十二月为临卦，临代表大，以刚居中，对于坚贞的人则非常顺利。这个月生气在亥月时，坐卧应当朝向西北。

孙真人说，这个月土气旺，水气不行，宜适当减少甜味，增加苦味来补心助肺，调理肾脏，不要顶霜冒雪，不要使津液和汗大量流失。初三这一天，应当斋戒静养，焚香养道，这样才吉利。

灵剑子导引法

灵剑子导引法势：两手用力向上耸，极力做十五遍，可以祛除脾脏诸多种疾病所致的不适，按照春天的方法做就可以。

陈希夷季冬二气导引坐功

小寒十二月节坐功

运主太阳终气。

时配足太阴脾湿土。

坐功：每日子丑二时，正坐，一手按足，一手上托，挽首互换，极力做十五次，吐纳，叩齿，咽液。

所治之病：营卫之气壅滞，吃下即吐，胃脘疼痛，腹胀，干呕，疟病，进食后容易撑胀，饮食减少就时常嗳气，身体沉重，心烦、心下痛，完谷不化的泄泻，黄疸，五泄注下五色，大小便不通，面色黄而口干，倦怠、喜欢躺着休息，心下似满非满，容易饿，但食不知味、不想饮食。

大寒十二月中坐功

运主厥阴初气。

时配足太阴脾湿土。

坐功：每日子丑二时，两手向后，沿床跪坐，一脚伸直，一脚用力，左右各十五次，叩齿，咽液，吐纳。

所治之病：各种邪气蓄积经络，舌根僵硬疼痛，身体不能动或不能平躺，只能站立，大腿、膝内肿痛，臀部、阴部、腿肚、胫骨和脚痛，腹胀肠鸣，泄下完谷，走路不利，九窍不通，下肢肿若有水。

冬时逸事

腊八粥

腊月八日，在开封举办“浴佛会”，用各种瓜果煮粥，称作腊八粥。吃腊八粥可以使人增福。

灶中点灯

开封人用酒糟抹在灶门上，称作“醉司命”。在灶心点灯，称作“照虚耗”。

馈岁别岁

苏轼诗道，为欢恐无具，假物不论货。富人事华靡，珠绣光翻坐。贫者愧不能，微贽出春磨。此诗说的是人们彼此赠送特产的习俗，人们把这称作“馈岁”。另外，苏轼诗道，人行犹可复，岁行那可追？已逐东流水，赴海归无时。东邻酒初熟，西舍彘亦肥。且为一日欢，毋为穷年悲。第二首诗说的是人们以酒相欢的习俗，人们把它称作“别岁”。

守岁分岁

苏轼诗写道，儿童强不睡，拍手夜欢哗。晨鸡且莫唱，更鼓畏惨挝。坐久灯烬落，起看北斗斜。明年岂无年，心事恐蹉跎。这种老少饮酒相欢，除夕坐以待旦的习俗被称作“守岁”。

范至能诗中写道，奉祠席撤夜未艾，饮福之余即分岁。地炉火暖苍术香，饤盘果饵如蜂房。小儿但喜新年至，头角长成添意气。老翁把杯心茫然，增年翻是减吾年。荆钗劝酒仍祝愿，但愿尊前且强健。合家大小在除夕夜叙饮欢宴，这被称作“分岁”。

砚炉暖合

天宝年间，有一砚炉，是文房的砚台，曲尽其巧，寒冬季节将墨汁倒在暖砚中，

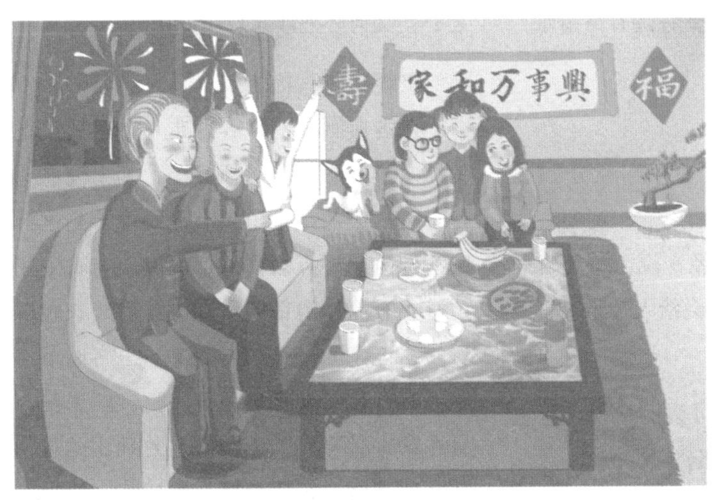

除夕·守岁

守岁是除夕夜的重要活动之一。据史料记载，这种习俗最早起于南北朝。古时守岁也叫“照虚耗”，指吃过团圆饭后，一家人点起蜡烛或油灯，通宵守夜，象征着把一切邪瘟病疫照跑驱走，期待着新的一年吉祥如意。

不会冻结。玄天罡女给张无颇这样一个暖金合，在寒冷时节拿出来，满屋子都会变得暖和如春。

炷暖香

云溪僧人的住舍里，冬月时有客人来到，焚烧暖香一炷，满室如春。所以詹克爱乍诗道，暖香炷罢春生室，始信壶中别有天。

煮建茗

有个隐士叫王林，常与僧人交往，在冬月里取晶莹的冰来烹建茗茶，以招待僧人。

妓围肉阵

唐高宗的儿子申王，在冬月里，以宫女密密地围在身体四周来御寒。杨家主人挑选了许多丰满肥腴的姬妾，在他身旁排成一道道的人墙，称作“遮风肉阵”。

三余足学

冬天称为岁余，所以在冬月可以探究学问。《汉书》东方朔道，三冬文史足。

寻梅烹雪

诗人孟浩然探寻梅花，在陶谷烹雪水，风雅兴致极佳。

书物候风

《左传》说，一般在“春分”“秋分”“夏至”“冬至”的开始和结束，一定要写明食物完备的原因。《灸经》说，冬至日风从南来，称作“虚贼”，会给人带来灾害。

爱日履霜

《左传》说，冬日可爱。又说，行走在霜雪和坚冰上，君子都要懂得戒备。

凿冰爨燧

《诗经》说，一之日，凿冰冲冲。《淮南子》说，孟冬之月，当招摇星指向亥时，便点燃松木作为火把。

高濂冬时幽赏

湖冻初晴远泛

西湖之水，非严寒又不会结冰，即使结冰了也不坚固。当湖面被冰封合，天气初晴时，朝阳闪烁，湖面的冰渐渐融化，冰水像珍珠一样，点点浮泛。此时我撑一只小船，敲开冰层，在浪中泛游，看那冰上破开的水路，破冰片片晶莹堆叠，俨然像小船后尾随着一条长蛇蜿蜒浮动。家仆擅长敲击冰块，凿冰铿然有声，声音远扬，百步开外，冰末溅起，恍若星流，或冲激破碎，状飞玉屑，让人大饱眼福，顿觉美妙无比。此兴幽然，恐怕一般人是感受不到的。敲打着船舷，放声高歌，豪然举杯，顿觉阳春满抱，白雪知音，忘却冰湖雪岸的严寒。曾说要戒涉春冰，胸中不怀恐惧之心，又何必把涉冰当作戒律呢?

雪霁策蹇寻梅

在古典画中有“春郊走马”“秋溪把钓”“策蹇寻梅”等风景画，画中没有不是穿红衣裳的，难道只有在画中才是这样吗?似乎想要点缀景象，就应该与时令相适宜，有超然脱俗的雅趣。穿着红衣服游玩的，也不是寻常之客。所以在三冬时节，我披着红毡衫，头裹毡笠，骑一匹黑驴，有秃发的童子手拿酒樽相随，在溪山踏雪，在林间寻梅。忽然寻得几株梅花，便想着

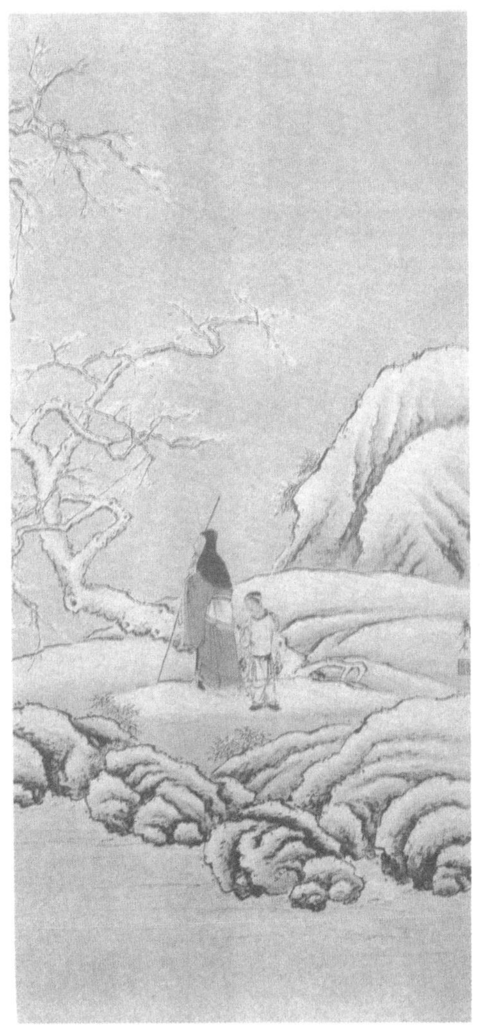

冬季花卉・梅花

梅花历来被中国文人视为坚贞之花，其凌霜傲雪、暗香浮动的风姿赢得了无数文人的称赞。杭州有许多赏梅胜地，杭州西湖的小孤山就有许多梅花，其踏雪寻梅的条件得天独厚。

在梅树下席地而坐。开怀畅饮，酣然沉醉，梅香扑袂，不知身在花中之我，也忘记了花为目中之景。然而寻梅之蹇，扣角之犊，远远离开长安城的车马，哪有凉凉卑贱之感？即使这些都被众人所嗤之以鼻，庆幸的是，我终究可以避免重蹈他们的覆辙。

三茅山顶望江天雪霁

三茅是郡城内山高之处，山川屏障环绕，如襟如带，是观赏风景的圣地。此时，积雪初晴，疏林开爽，江空漠漠寒烟，山回重重雪色。江帆片片，风度银梭，村树几家，影寒玉瓦。山径人迹板桥，客路车翻缟带。樵歌冻壑，渔钓冰蓑。目极去鸟归云，感我远怀无际。时得僧茶烹雪，村酒浮香，座位旁边有几树梅花，助人清赏更剧。

西溪道中玩雪

往年，当雪刚停，天放晴时我们偶入西溪，怎想见到一处世外佳景。太阳虽露出了影子，积雪还未融化，冬竹在低地沉眠，裹着白雪的山若似与白云争高低，风回雪舞，马儿扑腾着蹄子，在寒风中嘶叫，如同白玉堕入冰河，有沾衣生湿之感。不禁遥想万树开满梅花之时，自我从远方来到这里，打破这银白世界的寂静美景。平生欣赏的美景不少，但如此景者不多。考虑到雪山难行，美妙的景色已饱眼福，像我们这些人，顶风冒寒片刻，便想着要围着炉火醉酒。唉，人的欲望真是多呀！面对此情此景，虽然不能以幽冷摄心，也当以清寒炼骨。

山头玩赏茗花

两山种茶很多，仲冬时节茶花萌发开放，好似月笼万树。我每每进山寻找茶花盛开的地方，对着花默默欣赏微笑时，心

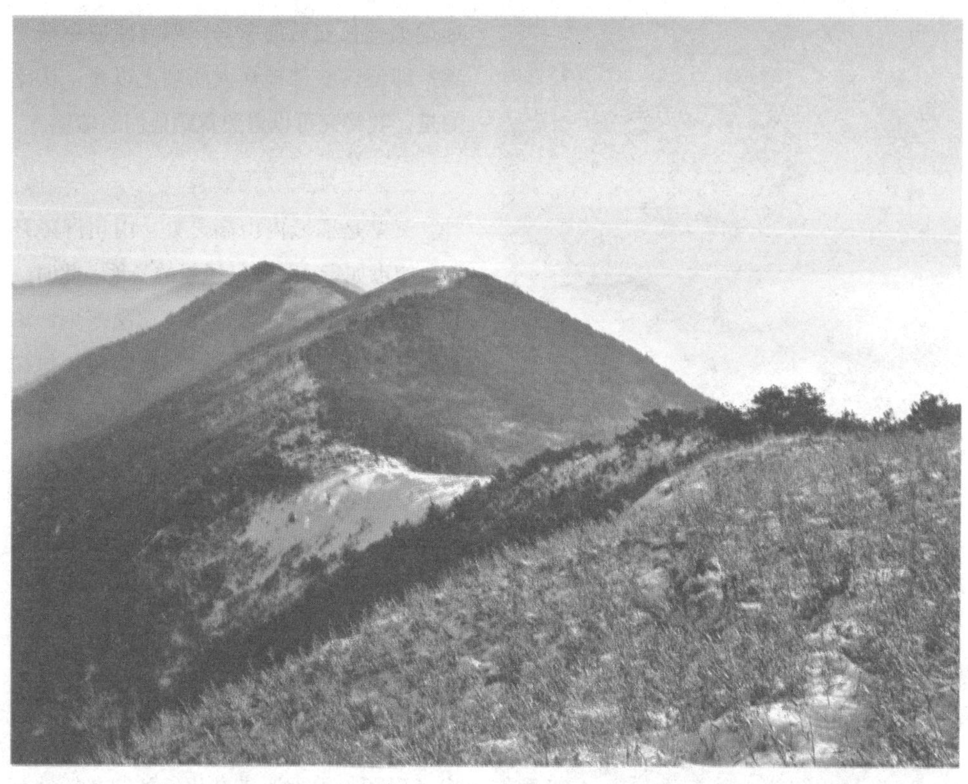

名胜·天目山

天目山位于杭州以西，因山有东西两峰，峰顶各有一池，池水常年不枯，如双眼仰望苍穹而得名。山上林木茂盛，清静幽雅，自古以来便是人们登高览胜、休闲避暑的胜地。

中忽生一种幽香，深可人意。开放的茶花好似天上散落的云彩，黄黄的花心好似怀抱的点点檀香，归来时折上几株茶花，插在花瓶中欣赏，枝头的花蕾，颗颗含苞待放，足足可以清然品玩一个月。更喜茶花的幽香沁人心脾，花色招人怜爱，素艳寒芳，与春风中百花的姿态截然不同。在幽然闲静时，来来往往的游客中，有谁能胜过这瓶中的茶花呢?

登眺天目绝顶

武林千山万壑，都发自天目山，故《地钤》记载有“天目生来两乳长”的句子。冬日里，树叶落尽，可登上天目山远眺。此时，天气晴朗，烟云尽散，碧空清静，拄着拐杖登上山顶，放眼望去，无边无际。两山东引，高下起伏，屈曲奔腾，隐隐约约看见江天一色，真如龙翔凤舞，极目远眺，就好像有一匹白绢横跨，那就是钱塘江。那看不见的茫茫一片，应该就是东海。

近处有几簇松树林子的地方，山上的和尚指着说："这是过去宋时王侯废弃的陵墓。"噫！山川美景，千古一日，不曾改变，奈何原来的宫室却变成了禾黍良田，陵墓变成丘壑，中间发生了多少兴衰，多少变迁？却是让人感慨万千。

山居听人说书

老年人怕冷，也不怎么过问世事，有时面对着山晒背，在茅屋的廊檐下观赏初开的梅花。我的邻居朋友比较善谈，烤块糍粑一起吃，请他说说宋江最精彩的章节。他说的书令人欣然鼓掌，不觉已到傍晚。我看看路边树立的这些丰碑上，尽是留在人间的颂词，这也只不过像《水浒传》一样罢了，怎会没有虚说？可惜的是，这些丰碑颂词，未必能像《水浒传》一样，能世世代代在人们口中传诵。

扫雪烹茶玩画

用雪水来煮茶，味道更加清冽，说雪是"半天河水"就是这个意思。它没有被人世间的尘垢所污染。幽雅高洁的人品赏此茶，足以抵御寒风。正值严冬季节，我坐在屋里南边的窗下，庆幸没有刺骨的寒风，静静地展开古人的画卷，有《风雪归人》《江天雪棹》《溪山雪竹》《关心雪运》等图，即使是假托名人的作品，也可以观赏到古人临摹的笔墨趣旨。要知道人间这幅实景图画，全是上天造化装点的，即使让我来作画，也只是人在观赏风景，对面的风景来观我，谁说我不是在风景之中呢？面对千古的佳作，哪是真，哪是假，应当从图画中得到领悟。

雪夜煨芋谈禅

在一个风雪交加的夜晚，偶然在禅院留宿，与和尚一起围着火炉烤火，一会丢一些山芋在火炉中，烤熟后剥皮入口，味道比市场上的好很多，欣然饱餐一顿。食毕便向和尚问道："有为是禅，无为是禅，有无所有、无非所无是禅乎？"僧人回答道："山芋在你手中，有呢？还是没有呢？说有，那有是什么？说无，那无又是什么？有无相灭，是为真空子，非空，非非空，这就是禅这种境界，如果不是精进力到，得慧根缘，是不能顿悟的。你起初看山芋时，山芋没有遇到火，口不能食是火功不到，这芋仍然是生的，等到火到芋熟，才可以用牙齿舌头将其吞灭，这是从有归无。芋如果不能用火烤熟，你能生嚼吗？芋终在不灭。手中的芋吃完了，说无又不是无，因为无从有中来，说有又不是有，因为有从无中灭。你手中芋现在哪里去了呢？"此时，我向和尚行了跪拜礼，他的一番话，唤醒了我对禅的认识。

山窗听雪敲竹

纷纷飞扬的雪，簌簌有声，只有在竹林中听起来最雅致。山窗寒夜时，听雪洒竹林，淅沥萧萧，连翩瑟瑟，声韵悠然，逸我清听。忽尔回风交急，折竹一声，使我寒毡增冷。暗想金屋人欢，玉笙声醉，恐怕这些都不是我所喜欢的。

除夕登吴山看松盆

除夕之夜，只有杭州城里家家户户架起木柴，燃起了大火，火光照亮了天空，敲锣打鼓，放鞭炮，放焰火，人们把这称

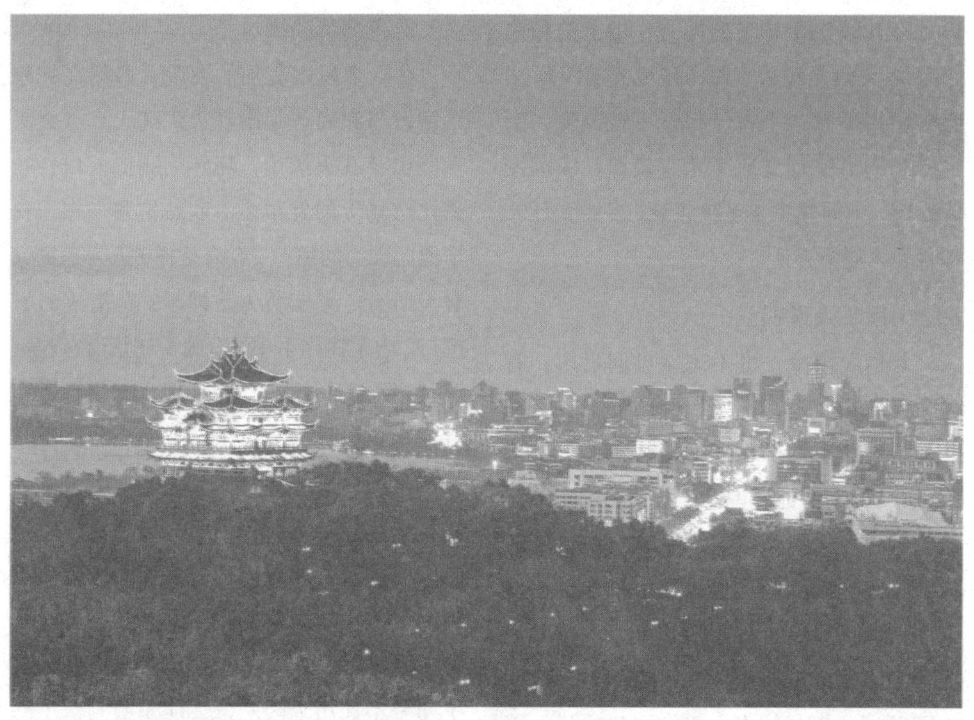

名胜·吴山

吴山位于杭州西湖东南，山上建有城隍阁，本地人也称"城隍山"。山势不高，但临近城区，可俯瞰街市巷陌，尽揽杭州江、山、湖、城之胜。每逢春节除夕，吴山会举办庙会，人们在此祈求一年风调雨顺、平安喜乐。

作"松盆"。没有哪个地方能胜过这种景观的，即使是杭州的乡村，也没有如此的热闹。此时，怀有优雅情趣的人们，登上吴山，放眼四方，红光万道，大街小巷，全都融在火光之中，喧闹欢腾，震天动地，满目尽是星光火花，错落上下，这真可谓是大奇观。静静地伫立在高山，俯瞰这一派沸沸扬扬，顿觉自己恍若置身于上界玉宇。

雪后镇海楼观晚炊

飞雪满城，万瓦铺银，鳞次高低，尽若堆玉，此时，登楼凝望，满眼全是皑皑白雪，大地一片白茫茫。黄昏时，家家户户燃起炊烟，冉冉缕缕，宛若一张洁白的纸上，用墨笔勾画的线条，如此优雅美妙，令人欣然神往，恐怕此情此景不会有人得知。

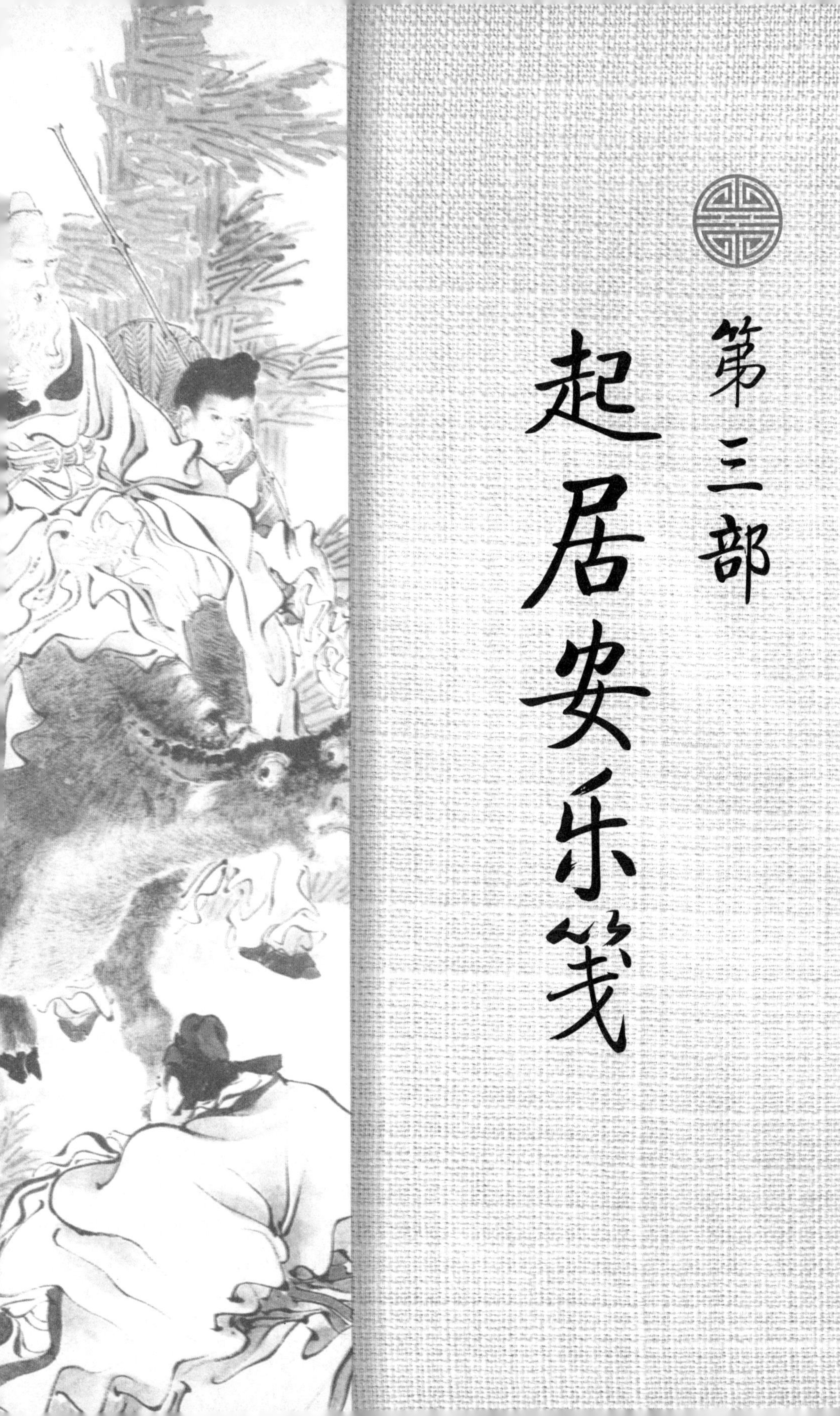

第三部

起居安乐笺

上卷

高濂说，我们的生活起居，潜伏着祸福安乐。如果人们随遇而安，顺其自然，不畏得失而烦心忧愁，不为荣辱而牵连操劳，拂尘自如，乐天知命，胸怀宽宏，安然自得，则没有一天不感到满足，这不就是安乐的关键吗？如果人们随从世俗而无所主张，在仕途上劳碌奔波，一下子梦想到燕国，一下子梦想到韩国，还朝思暮想有朝一日抵达吴国，或是一下子到达楚国，结果使得自己常常废寝忘食，食不知味，夜不成眠，就是不知道养生有方，日用有忌，致使身体遭受损害，心志被迷惑。每日犹如枕着兵器、踩在刀刃之上，祸患伺机，将要降临，能不引起警惕吗？所以，懂得恬淡安适、怡然自足的人，是掌握了安乐的根本；考虑居住环境优美的人，是找到了安乐的窝；坚持早晚颐养调息的人，是获得了安乐的方法；在山中悠然自得的人，是懂得安乐的欢快；认识到自然规律并且加以规避的人，是明白了安乐所要戒备的事情；尊重宾朋交往的人，是找到了辅佐自己得到安乐的人。有了上述这些，再加上自我保健得法，丹药又灵验，八九十岁时仍然注意保养，那么活上百余岁，又有什么困难的呢？在此，作者收录了古人的论说，同时加上自己的见解，编纂成篇，取名为《起居安乐》。

恬逸自足条

序古名论

罗鹤林说，唐子西在诗中写道“山静似太古，日长如小年”。我居住在深山之中，每年春末夏初的时候，苍翠的苔藓盈盈地爬满台阶，凋零的花瓣洒满曲曲折折的小路，门前没有什么人来造访，松影在光线下参差摇曳，鸟雀上下啼鸣不休。午觉刚刚睡充足后醒来，使去汲取山泉水，捡拾一些松枝，用来生火煮茶，茶烹好后啜上几口，随意翻阅诸如《周易》《国风》《左氏传》《离骚》《太史公书》等著作，以及陶渊明、杜甫的诗集，韩愈、苏轼的散文数篇。然后在山间小路上从容地散步，抚摩松竹，和幼鹿、小牛一起躺在林间的草地上，坐在泉水边，用泉水漱口洗脚。回家后坐在竹窗下与妻子和儿女们一起剥竹笋、择菜、吃麦饭，快乐地饱食一餐。然后，在窗边书桌旁，信笔写上几十个字，展开收藏的法帖、笔迹、画卷来细细品赏，油然兴起则吟诵几句小诗，或草书上一两

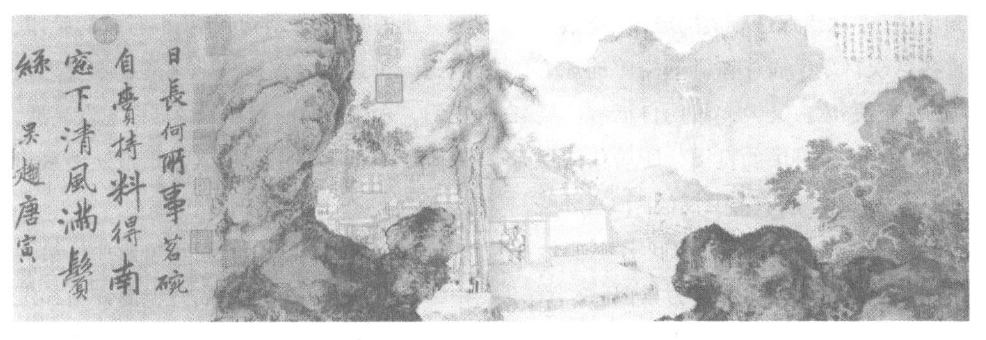

《事茗图》明 唐寅

古人向往闲云野鹤的生活，他们远离嘈杂的市井与纷扰，隐居在山林之中，赏美景、品苦茗、会友人。在一片怡然自得的田园风光中寻找高雅的情趣，保持着恬淡安适的心境，践行着自足安乐的处世哲学。

段《玉露》，再煮上一杯苦茶来细细品咂。然后去小溪边散散步。在溪边，偶遇数位田园中的故交、赏溪交谈的老友，相互询问一下桑麻、粳稻等作物的收成，根据时令推测一下气候变化，聚在一起便如此闲聊一番。回到家中，拄着拐杖伫立在柴门之下，眺望远处的西山，夕阳洒下万紫千红的余晖，在夜空中变化万千，令人目不暇接；牛背上传来牧笛声，牧童双双结伴归来；弯弯的月亮映射在门前的小溪，潜心默念唐子西的几句诗词，这真可谓绝妙的佳作！然而，能够真正体味到如此绝妙意境的人，却实在不多了。

那些牵着黄狗、臂弯上携带着苍鹰，在官场上忙碌奔波的人，能看到的怕是只有滚滚的马头尘埃和匆匆的马飞驰的身影罢了，怎么可能体会到“滚滚马头尘，匆匆驹隙影”这一诗句中所蕴含的绝妙意境呢？人们真想心领神会这般绝境，就应当像苏东坡说的那样“无事此静坐，一日是两日，若活七十年，便是百四十”。若能做到这样，获得的寿数岂不是也就随之增多了吗？

延叔坚说他在拂晓的时候起床，梳洗完毕，坐在客厅中，早上诵读《周易》《尚书》《周礼》《春秋》等书，傍晚则在长廊中散步，站在栏边咏诗作文，脑海中涌现了诸子百家的诗文、名篇佳作，洋洋洒洒，才思敏捷，文采飞扬，浩浩然尽收眼底，文章之多使人目不暇接，心中充满着阅读的喜悦。此时此刻，不知天在头顶、地在脚下，更不知道这世上还有其他的人，甚至忘记自己还有身躯。即使是拿高渐离敲击瓦片来奏乐的旁若无人之举、高凤专注于读书而不知狂风暴雨之行来与之相比，也不足称道。

仲长统说，一般来说，常常在帝王门前走动的人，无非都是想当官扬名的人，然而他们这些人就不明白，名气是不可能长久地存在下去的。人的生命很容易就走到了尽头，应当保持心情闲适，游览赏玩，重在自娱自乐。居住在僻静空旷的地方，可以陶冶心志。又说，假使自己有广阔豪华的住宅以及万顷的良田，所居住的地方依靠嵯峨山峦，临着淋漓溪流，池水环绕，竹林丛生，门前有一片场圃，屋后有一片果园。出门有车船，无需劳累四肢；有美味佳肴来赡养父母，供养妻子与儿女，也不必辛苦操劳。若有良友来至，高朋满座，用美酒佳肴来精心款待；若逢良辰吉日，杀猪宰羊，设酒烹肉以示庆贺。在田间散步，林间游戏，用清泉洗脚，迎面吹着凉风，田间打猎，湖边垂钓，求神降雨，唱着歌回到父母身旁。在房屋里面安神定志，静心思考老子那些玄妙虚无的道理。呼吸精和之气，以求达到圣人的意境。与通达之人，论道讲书，俯仰天地，评论人物，弹起高雅的《南风》调，传出清丽雅致的旋律，逍遥一世之上，藐视天地之间，不管风云变幻，永葆性命的寿期。像这样志气高远，超脱于尘世喧嚣之外的人，难道还羡慕出入于帝王之门的人吗？

秦子敕说，古代的尧帝想要让位给许由，不可以不说是雅量高致，而许由却洗其两耳，不愿意听；楚威王想要用重金聘用庄周入朝任职，不可以不说是恢宏大度，而庄周却拿着鱼竿，一心垂钓，对楚威王的邀请置之不理。他们两位都是情愿生活在田园之中，乐于享受像颜渊一样简朴的生活；甘于像原宪一样居住在简陋的茅舍；安于像长沮、桀溺一样隐迹于山林水泽，听着山上猿猴的悲吟，看着湖中声声啼鸣的白鹤。自身的安乐就是快乐，没有忧愁就是幸福，默默无闻，藏而不露，了解我

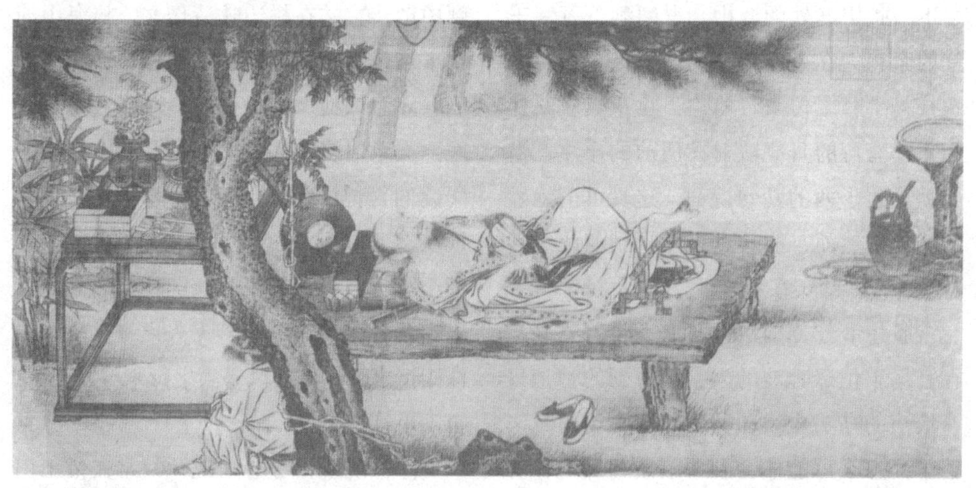

《梦蝶图》元 刘贯道

庄周，道家学派的主要代表人物之一，因崇尚自由、快乐的生活而拒绝楚威王的邀请，终生不愿为官，其“内圣外王”的思想对儒家影响深远。图中庄周在夏日的树荫下酣睡，梦见自己变成一只蝴蝶，实现了脱离尘世、一生快意逍遥的愿望。

的人很少，反而有了一份难得的闲静，这就是向往的境界，在那里还会有什么困难和悲伤呢？

王羲之辞去官职，便与陕西东边百姓在山水间打猎垂钓，又与道士许迈一起探讨服食养生的奥妙。不远千里，遍采名药，游遍陕西东部各个郡的名山大川，感叹地说，他最终当以快乐而终其一生。

陶元亮说，他年少的时候学习了琴棋书画，偶尔会有清闲安静的时候，渐渐喜欢上了读书，每次翻开书籍都会有新的收获，常常因读书读到兴头上而废寝忘食。平日里看到林间树荫交织斑驳，听到鸟儿四季各异的啼鸣高歌，也欢喜不已。常言道：五六月中，躺在北窗下，轻轻吹来一阵阵的凉风，真是令人得意忘形，宛若上古之人。

陶弘景喜爱山水，每次经过山谷或者溪涧，一定要在此坐卧休息、吟咏诗词，流连忘返。他对弟子们说，每每见到朱门大厦，即使知道里面豪华且充斥着的淫乐的声音，也没有丝毫想要进去的欲望；仰望高山，俯瞰大海，即使是知道难以涉足，但却总想走进去。在永明年间为官，仕途一直坎坷，如果不是这样，怎能明白今天的这些道理呢？难道是自己也有仙相，其实这也是缘分，使得自己深得养生之术，而获得了长寿吧。

萧大圜说，张良追随于赤松子，陶朱公受术于辛文，这难道果真是有原因的吗？况且他们智慧不超群，技艺不高超，却要辛辛苦苦一辈子，是多么奇怪呀！他们何尝不知道适可而止？萧然就没有负担，到北山之北，隔绝人世间的纷纷扰扰，至南山之南，超越凡尘中的束缚羁绊。面对着广阔的平原，周围是潺潺的流水；在郊野之旁，背靠着水边的高地；在幽静而人迹罕至的丛林深处，修建土墙环绕的小屋子。近观冉冉炊烟，远眺风云变幻。用小草来为长松遮阴，用幽兰来为芳桂增香。仰望高山上的飞鸟，俯瞰长河中的游鱼。屋后有果园，打开窗户就可以看到花卉；门前有菜畦，坐在屋檐就可以看到劳作的场景。种地二顷就可以用这些粮食来养家糊口；种植十亩桑麻就可以温衣暖被。有三五个侍从就可以纺织布匹；有四五个僮仆就可以操持农忙。放羊产奶，就可以与潘生之志不谋而合；养鸡种黍，就可以与庄子之言遥相辉映。种庄稼要研究《氾胜之书》，栽露葵就可以查阅《尹都尉十四篇》。烹制羊羔、猪仔怎少得了春酒，这样才能辞旧迎新，庆祝新年。阅读名著佳篇，全神贯注，口中念念有声，赞叹声不绝于耳，可以陶冶情操，又可以欢娱消遣。有朋自远方来，谈古论今；遇见务农之人，谈谈收成。这也就满足了，其乐无穷，永保性命，还能有什么忧愁和朝思暮想的欲求呢？

王维一向笃信佛教，平素长年素食，不沾荤腥。在辋口，得到了宋之问的蓝田别墅，辋水环绕在房舍周围，房舍的周边还栽植着如屏风一样郁郁葱葱的花竹，与道友裴迪一起泛舟，你来我往，弹琴赋诗，或仰天长啸，激昂澎湃，或垂首吟咏，宛转百回，日复一日。在京城，每月供着几十名僧人饮食，以高谈阔论为乐趣，斋中没有什么东西，只有茶儿、酒臼、经案以及绳床罢了。

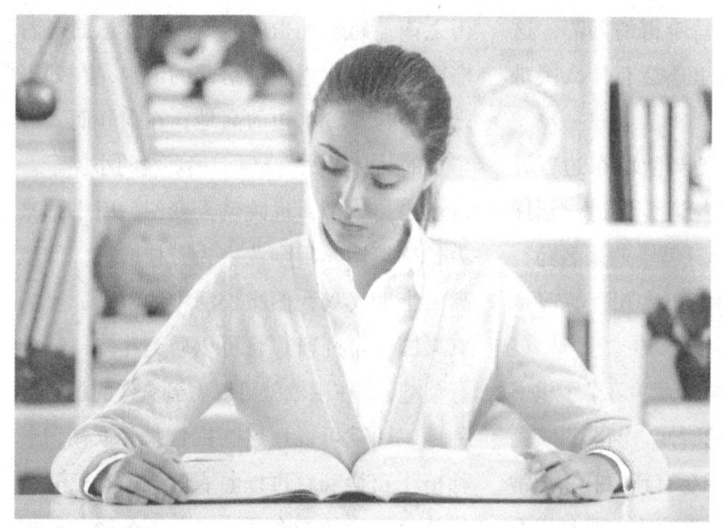

读书与生活

读书是获取知识的途径之一，也是一种生活方式，自古便有“书中自有黄金屋，书中自有颜如玉”的说法。阅读在丰富人的知识同时，也可作为闲暇时的消遣，更能陶冶人的情操，读起来，其声琅琅，其乐陶陶。

白居易说，洛阳城里城外六七里地之间，凡是有泉水、山石、花竹的道观、寺院、别墅，没有他未曾游览过的；有美酒以及音乐的人家，没有他未曾造访过的；有名画、书籍、歌舞升平的场所，没有他未曾观看过的。自从居守洛川，一般平民百姓家里请客设宴，也常常前往。每逢良辰美景，或是朝雪夕月，有人相遇，必先擦洗干净酒具，再打开诗箧，趁着酒兴，抚琴弹奏，品位一曲《秋思》。白居易在《庐山草堂记》中写道，堂中陈设有四张木榻，三个素色的屏风，一张漆琴，儒家、道家、佛家的经书各收藏了数卷。倘若是我来到，就作为主人，仰观山峦，俯听泉水，放眼望去，竹树云石，从早晨直到傍晚，应接不暇。一会儿便觉得美得如同走入画境，令人神清气爽；一夜过后，体安心静；二夜过后，心旷神怡；三宿过后，旷达超然，虚无缥缈，不知其然。

醉吟先生做官三十年，辞官之后将定居地点选在了洛阳，他居住的地方有五六亩的池塘，数十竿的竹子，数千株乔木，楼台、亭阁、舟船，全都大体具备而规模较小。他与嵩山的僧人如满大师是佛门的朋友，与平泉客韦楚是赏山游水的朋友，和彭城的刘梦得是诗友，与皇甫朗是酒友，每每与朋友相遇，便欣然忘记返家。

苏子美在回复韩持国的时候说道，每逢过节，生活稍稍丰足，居室稍稍宽敞，无应接奔走的操劳，耳目清旷，不拿权谋欺诈来对待别人，心中安闲自然，身体松弛舒展。黄昏的时候稍稍睡一会儿，傍晚的时候起来作画，安静的庭院，明净的窗户，或者博览史书，或者弹琴奏曲，或者对酒高歌，及至兴起，便泛舟出苏州城，说古道今，在岸边喝茶，在村野里饮酒，足以消愁解忧。莼菜、鲈鱼、稻米、螃蟹，足以爽口。又有很多高僧隐士，有绝妙胜景的佛庙，有宽敞林园的人家，珍奇的花卉、怪石，曲池高台，连游鱼、飞鸟都流连忘返，不知不觉就到了黄昏时分。

阮孝绪编纂的《高隐传》中记载，如果言行超凡脱俗，却隐姓埋名，这就是最好的活法；如果始终不懈，有名可载的，是不好不坏的活法；如果在人世间出人头地，却醉心于荣华富贵的，是差等的活法。

陶渊明在《归去来兮辞》中叹惋道："归去来兮，田园将芜胡不归？既自以心为形役，奚惆怅而独悲？悟已往之不谏，知来者之可追，实迷途其未远，觉今是而昨非。舟摇摇以轻扬，风飘飘而吹衣。问征夫以前路，恨晨光之熹微。乃瞻衡宇，载欣载奔。僮仆欢迎，稚子候门。三径就荒，松菊犹存。携幼入室，有酒盈樽。引壶觞以自酌，眄庭柯以怡颜，倚南窗以寄傲，审容膝之易安。园日涉以成趣，门虽设而常关。策扶老以流憩，时矫首而遐观。云无心以出岫，鸟倦飞而知还。景翳翳以将入，抚孤松而盘桓。归去来兮！请息交以绝游，世与我而相违，复驾言兮焉求？悦亲戚之情话，乐琴书以消忧。农人告余以春及，将有事于西畴。或命巾车，或棹孤舟，既窈窕以寻壑，亦崎岖而经丘。木欣欣以向荣，泉涓涓而始流。善万物之得时，感吾生之行休。已矣乎，寓形宇内复几时，曷不委心任去留？胡为乎，遑遑欲何之？富贵非吾愿，帝乡不可期。怀良辰以孤往，或植杖而耘耔，登东皋以舒啸，临清流而赋诗。聊乘化以归尽，乐夫天命复奚疑！"归去吧，田园将要荒芜了，为什么还不归去！既然已将心为形体役使，为何又感到惆怅而独自悲伤？觉悟到以往的错误，知道将来还可以改正，认识到步入迷途并不太远，明白了今天的正确和昨天的过失。船儿在水中微微荡漾，轻快地穿行，一阵阵风吹拂着衣襟，借问路上行人，回家的路途还有多远？怅然等待，天边稍稍露出一丝晨光，终于望见了远方简陋的寒舍，兴奋地向前疾奔，僮仆前来迎接，年幼的儿女早已等待在门口，庭院中的小路渐渐荒芜，只是松树仍然挺拔，菊花仍旧清秀。牵着小儿子走进屋来，看到醇酒已经斟满，端起酒

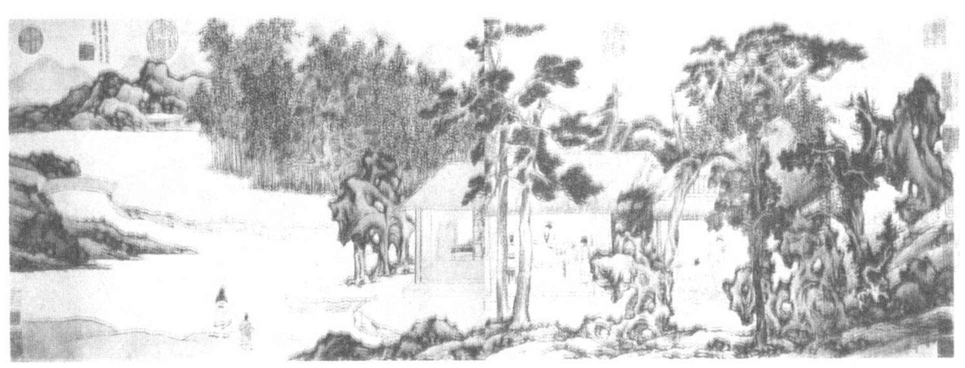

君子养生要记

君子养生要常记对心性的修炼，保持豁达、淡然、乐观的心境，兴趣广泛，广交良友，于琴棋书画、与人为乐中寻找那份怡然之乐，令自己心境超凡脱俗，让身心变得自在起来。

杯自斟自饮，望着庭中的花木，不禁露出欣慰的笑容，倚着南窗，心中油然升起高傲的情怀，顿悟小小的陋室里也能充满祥和的欢乐。每天在院子里漫步，感受无穷无尽的乐趣。虽说有一扇大门，因远离闹市，无人造访而常常紧闭。抚着手杖走走停停，时时仰起头眺望着天边，云不经意地从山间飘来，鸟儿飞得疲倦了便知道返家，天色黯淡，太阳将要落山，我抚着孤立的松树流连徘徊。归去啊！请允许我谢绝世俗的交游，既然这世间与我不相投合，何必再出外远行？我喜欢听着亲友充满情感的谈话，快乐地抚琴、以看书来解愁消忧。农人告诉我春天到了，快到西边的田头去耕作。春天里，有时套上有布幔的牛车，有时划着小船，蜿蜒曲折找寻着深邃的山谷，沿着崎岖的小路登上山丘，树木欣欣向荣，泉水涓涓而奔流，赞美万物逢春生机盎然，感叹我这一生将要结束。算了吧，人生在世又能有几时？何不随心所欲，任其自然地去或留？为什么惶惶然而想入非非？富贵不是我的愿望，仙境又不能期望，只企盼着能有好天气以助我独自一游。把手杖插在田边，锄草培土；登上东边高地引吭高歌，面对清澈的流水赋文吟诗。姑且顺应自然而归于穷尽，乐天知命，又有什么困惑或是迷惘！

太医孙景初，自号四休居士。山谷向他请教，四休回答说，粗茶淡饭，吃饱就行了；补破遮寒，穿暖就够了；平平安安，能生活就满足了；不贪不妒，活到年老寿终就无欲无求了。山谷说，这就是安居乐业的标准。欲望少，这就是不害性伤生的表现；能知足，这就达到了极乐之境界。四休家有三亩田园，养花种树，生长得郁郁葱葱。有客人前来，他便煮茶款待，与客人谈论上都贵游人间可喜事，有时以致茶凉酒冷，宾主相忘。他的家与我的家可以相互望见，闲暇之时，走过长满青草的小路，相互拜访，作上几则小诗让家僮吟咏，以此来为饮酒、品茶助兴。诗中说：“大医诊得人间病，安乐延年万事休。”还说

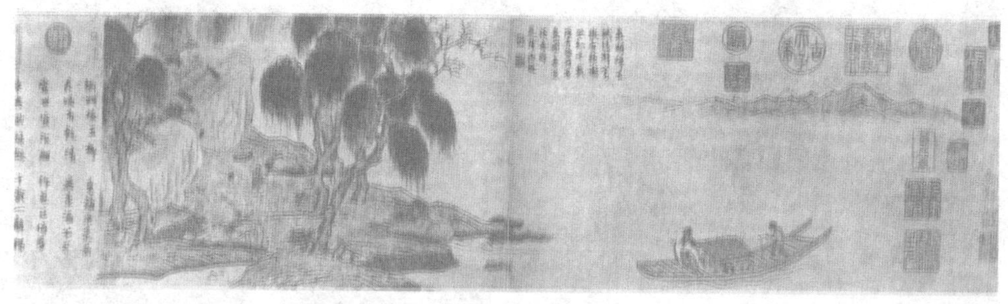

田园诗人陶渊明

《归去来兮辞》是东晋文学家陶渊明辞官归乡后所作，叙述了其回归田园生活后的见闻、情趣与感悟，字里行间流露出对官场的厌恶、对宁静恬适人生的热爱。本画依据辞意而作，描绘了陶渊明乘舟归乡的场景，画卷的中部上方留有乾隆的题画诗。

养生“四印”与“十乐”

许多人在寻求养生时难窥门径，不少养生名家精炼出自己的养生经验与观点，其中便有磨炼心性的“四印”与调适生活的“十乐”。

四印

百战百胜，不如一个“忍”字；万言万当，不如一个“默”字；没有什么拣择，精神境界自然达到了一个“平”字；心中不藏有丝毫的杂念，心性耿直，是一个“直”字。

十乐

①阅读义理书；②学习临摹字帖；③澄心静坐；④和益友轻松愉悦地聊天；⑤微量饮酒以使自己半醉半醒；⑥浇花种竹；⑦听琴玩鹤；⑧焚香煎茶；⑨登上城墙以遥望群岚；⑩在下棋博弈中品味寓意。

道：“无求不着看人面，有酒可以留人嬉。欲知四休安乐法，听取山谷老人诗。”

山谷在谈论养生“四印”的时候说，我提倡养生的四印，是做人的必备之德，更是赠君的忠言。百战百胜，不如一个“忍”字；万言万当，不如一个“默”字；没有什么拣择，精神境界自然达到了一个“平”字；心中不藏有丝毫的杂念，心性耿直，是一个“直”字。多少坎坷，多少挫折，才做得这人的良医，大彻大悟，自觉两踵生辉。平日里静静地坐在蒲团上听着鸟鸣，看着香炉里熏燃的第一炷香，潜心细想四休先生的“四印”之说，不论男女老少都应该铭记于心，其功德无边无量，是普天下养生的共同法宝。

倪正父在《锄经堂》中讲述了五件事情：第一是静坐，第二是读书，第三是看山水花木，第四是与志同道合的友人谈古论今，第五是教弟子读书。

齐斋在谈论“十乐”的时候说，阅读义理书是第一乐，学习临摹字帖是第二乐，澄心静坐是第三乐，和益友轻松愉悦地聊天是第四乐，微量饮酒以使自己半醉半醒是第五乐，浇花种竹是第六乐，听琴玩鹤是第七乐，焚香煎茶是第八乐，登上城墙以遥望群岚是第九乐，在下棋博弈中品味寓意是第十乐。在这十乐之外，尽管还有其他乐事，我也坚持这“十乐”的践行。

邵康节吟咏道，年老逢春雨乍晴，雨晴况复近清明。天低宫殿初长日，风暖林园未啭莺。花似锦时高阁望，草如茵处小车行。东君见赐何多也，况复人间久太平。此外，他还念诵道，尧夫非是爱吟诗，诗是尧夫志喜时。明着衣冠为士子，高谈仁义作男儿。敢于世上明开眼，肯向人间浪皱眉。六十七年无事日，尧夫非是爱吟诗。

《击壤集》一书编纂成册之后，老人心旷神怡，赏心悦目，常常体会玩味。老先生平素喜爱饮酒，把酒命名为“太和汤”，每次喝酒从不过量，也不喜欢酩酊大醉，他在诗中写道：“饮未微酡，自先吟哦，吟哦不足，遂及浩歌。”

老先生的卧室取名为“安乐窝”，里面冬暖夏凉，一旦出现睡意，倒头就睡，他在诗中这样说道：“墙高于肩，室大如斗，布被暖余，藜藿饱后。气吐胸中，充塞宇宙。”当听到别人夸赞其他人的好，就随之附和，又跟着被夸赞的人一起快乐，他告诉别人，要“乐见善人，乐闻善事，乐道善言，乐行善意”。晚上他要教授两个孩子诵读儒家经典，家中一向以儒学为业。口中只讲儒家的言论，做人只遵循儒家的准则。他在诗中这样写道：“羲轩之书，未尝去手；尧舜之谈，未尝离口。当中和天，同乐易友。吟自在诗，饮欢喜酒。百年升平，不为不偶；七十康强，不为不寿。老境从容，孰有如康节者乎？”

陶彭泽生性酷爱饮酒，但因为家境贫寒，不能经常畅饮。他的亲朋好友知道这种情况后，有时就设宴款待他，他也毫不客气，前去赴宴豪饮，喝醉了就回家，一点儿也不顾惜去留。即使已经家徒四壁，不避风日，身上穿着的是破烂的粗布衣衫，家贫如洗，却依旧安然自若。

陶弘景在书中记述道，在田园陋巷中隐居，在郊野自由闲适地漫步，坚守自己的志向，并不是藐视荣华富贵，自轻习俗，自命不凡，而是任凭自己的心性自由发展，自己的灵魂自由来去，顺其自然，保持无为的作风，自得其闲适之乐。拾柴汲水，欢乐有余；切松枝，烹白术，如此自寻其乐。除此之外，还有什么其他的追求呢？

谢灵运在《逸民赋》中吟咏道，有酒则舞，无酒则醒，不明不晦，不昧不类。萧条秋首，兀我春中，弄琴明月，酌酒和风。御清风以远路，拂白云而峻举，指寰中以为期，望系外而延伫。还有一句是这样说的：推天地为一物，横四海于寸心。超尘埃以贞观，何落落此心胸。

徐勉说，隆冬的阳光，酷夏的阴凉，可谓是良辰美景，此时此刻，拄着拐杖缓缓行走，逍遥闲适，自得其乐。在池塘边观看鱼跃虾游，在丛林中倾听鸟鸣雀唱，自斟浊酒一杯，纵情抚琴，弹奏一曲，来求得片刻的欢乐，希冀此后可以每时每刻都如此欢畅安闲，无欲无求而待天年。

谢譓从不滥交朋友，家中没有志不同、道不合的宾客。他有一次自斟自饮喝醉了，自言自语道，进入我屋里的，只有清风罢了；与我酣畅对饮的，只有皓月而已。

唱歌的艺人袁绹，曾经跟随苏轼和其他门客一起游览金山。当时恰逢中秋，天高气爽，一碧万顷，江河澎湃，月色如画，于是，众人乘兴登上金山的最高处，让袁绹高歌一曲《水调歌头》，“明月几时有？把酒问青天。”歌曲唱完了，而苏轼自己却依旧忘情地独自起舞。

伯伦生性肆意放荡，认为宇宙过于狭窄，常常乘坐人推的小车出门远游，出行必携带着一壶酒，还要叫人带着铁锹跟随他，他说，我在哪儿死了就挖土埋在哪儿好了，人的形骸就像土壤、木头一样，不过在这世上遨游的期限满了罢了。

谢几卿性格旷达，不拘小节，遇上喜欢的地方就会尽情游玩宴饮，极尽其乐，不醉不归。有一次，由于前行的路边有酒店，他就停下车来，与驾马的人开怀畅饮，看热闹的人将道路围了个水泄不通，可是

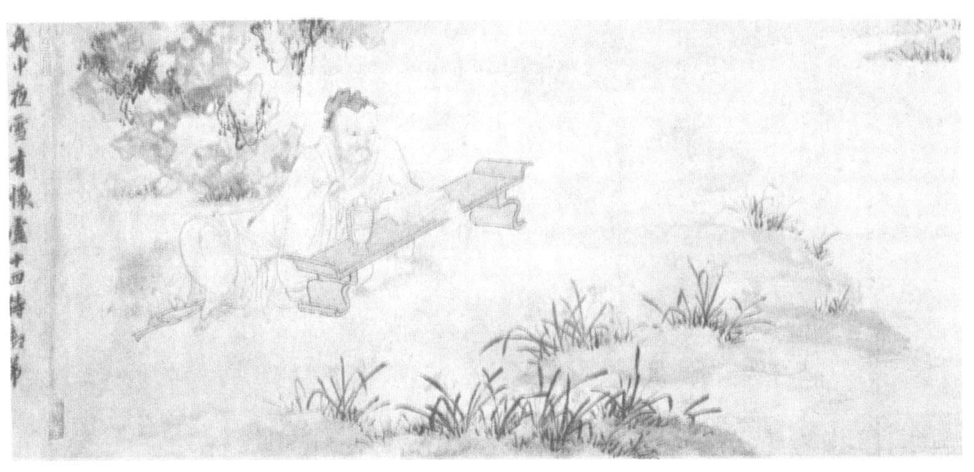

君子养生要记

君子养生应心怀坦荡，不以得失成败而悲喜，食无求饱，居无求安。“无求饱”是说不要吃得过饱，过饱，则肠胃负担过重；“无求安”就是不要太追求安逸，太安逸了，四肢就会因过于安逸而处于懈怠状态。知足常乐，纵情山水，顺其自然地颐养天年。

谢几卿毫不介意，泰然自若地继续酣饮。

陈暄向来嗜好饮酒，整个人沉湎于酒中，他的兄长子秀为此大为忧虑，于是写了一封信来劝告他。陈暄回复子秀说，曾经周伯仁酒后渡江，才三天就清醒过来了，但我并不认为他喝得少；郑康成一次要喝下三百杯酒，我也不认为他喝得多。我曾经把酒比作水，水可以载动舟船，也可以淹没船只，所以江咨议曾说过，“酒就好像是士兵，士兵可以养千日而不用，但是不可以有一天不训练；酒可以千日不饮用，但是不可以有一次没喝醉。”这正是说清醒容易做到，但真醉却难以做到。快快让我喝个够吧，我都快要老了，你不必再费口舌了，酒醉根本就不是你所能达到的境界。

司空图为自己预先修筑了一个墓穴，老朋友来拜访他，他便带着朋友到墓穴中饮酒赋诗，有人因此责备他，司空图说，通达的人有透彻的观察，见多识广，在地下和在地上都是一样的，不过是暂时在这个墓穴中游览而已，你为什么就想不开呢？司空图平日里穿着像老百姓一样的衣服，拄着拐杖，由女家人陪侍着到处游玩。每年村里举行社日和集会，司空图一定要前去参加，与邻里乡亲同席共饮，没有丝毫的傲气。

韩熙载性情坦率豪放，不计较名分规矩，府里有上百位歌女，每月所得的俸禄，全都分给了各个侍姬。韩熙载平日里就穿着破衣服，趿拉着旧鞋子，装作盲人，拿着独弦琴，让门役舒雅持竹板牵着他，挨家挨户去乞讨，把讨饭当作娱乐。

苏轼流放到海南的儋县（现儋州市）时，

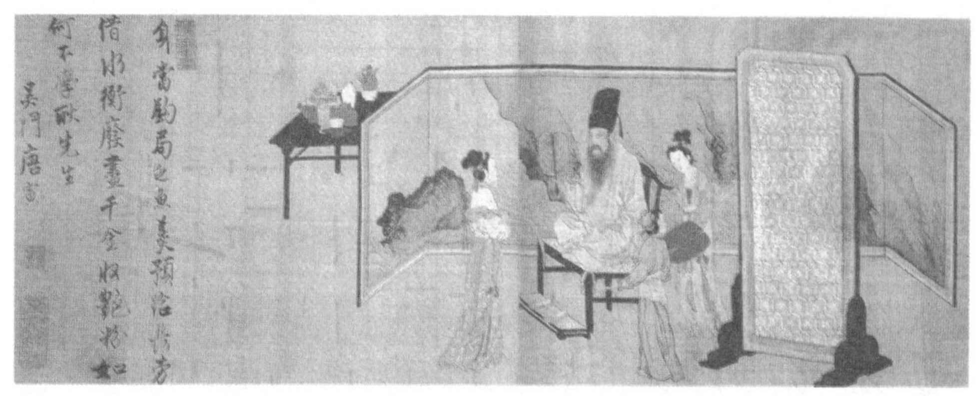

《韩熙载夜宴图》五代 顾闳中

韩熙载为南唐时期名臣，精音律，善书画，深受后主李煜的赏识。后因目睹国势衰微，便在家中广蓄女乐，彻夜宴饮、纵情声色以排遣忧愤。传世名画《韩熙载夜宴图》较为详细、生动地再现了韩熙载在家中宴饮行乐的场面，此图为原画作中的一部分。

因试文笔，曾经写有这么一段话：我初次来到海南，放眼环视，天水无际，心中凄然，不由感伤地说，何时才能离开这个岛啊？然后又想，天地全都在水中，九州在大海中，中国在小海中，有生命的东西中哪个不是在岛屿之中呢？倒一盆水在地上，芥菜浮在了水上，一只蚂蚁依附在芥菜上，茫然不知所措，一会儿，水蒸发干涸了，蚂蚁立即爬走了，见到其他的蚂蚁后，流着眼泪说，“差一点儿就不能再见了。”它们又哪里知道，顷刻之间有两辆车并行于四通八达之路上呢？想着这里，不觉为之一笑。

《绝交书》中记载道，但愿长久居住在简陋的巷子里，抚育教导晚辈，时常和亲朋好友一起叙叙旧，聊聊阔别之情，说说平生之学，斟上一杯浊酒，抚琴弹奏一曲，这样，我的志向和愿望就都达到了。

又说，听说道士的遗言中指出服食白术、黄精可使人长寿，我心中是笃信不疑的。游山玩水，观鱼赏鸟时，我十分快乐。一旦去做官，这些快乐的事情全都无从享受了，我怎么可能会放弃这些快乐的事情，而去屈从于自己心中所畏惧的事情呢？

王逸少说，人和人都在这个世上度过短暂的一生，有的人满怀各种雄心壮志，在一室之内著书立说；有的追求一种心灵的寄托，放浪形骸于外。虽说是取舍各异，静噪不同，然而当他们欣喜于所遇之事，如愿以偿，就会感到快乐和满足，也不要再去想将要衰老的事情了。等到他们对所喜欢的事情产生了厌恶之情，心情就会随着事物而发生变化，感慨叹惋也就随之产生了，这真是可悲啊！

《闲游赞》曰：“荫映崖流之际，偃息琴书之侧，寄心松竹，取乐鱼鸟，则淡泊之愿，于是毕矣。”

韩退之说，生活贫穷而岁月安闲，登

高以远眺，坐在繁茂的大树之下以度过一天的时光，在清泉中清洗双足以使自己洁净。在山中采集的野菜，美味可口；在水中钓到的鱼，也是鲜嫩无比。起居无定时，只要舒适安逸。与其在生前有荣誉，不如死后无诋毁；与其有乐于身，不如无忧于心。贫穷地居住在荒凉之处，草树茂盛，人烟稀少，出门没有车马，于是与人交往很少，一室之内，也能自娱自乐。

《澄怀录》中记载，古老的松树，怪异的山石，距离村庄不过一二十里，险绝的山路人迹罕至，有时我蹚过流水在杂草丛生的地方环视，也不过有两三户人家相望，鸡鸣犬吠之声相闻。竹篱茅舍，隐蔽在其间，四周种着兰花、菊花，靠近水边栽有梅树、柳树，霜月春风，常常令人余思无穷。儿童婢仆，都穿着粗布短衣，拾柴打水，酿造浊酒以供自家饮用。我书案上放着各种书，如《庄周》《太玄》《楚辞》《黄庭》《阴符》《楞严》《圆觉》等几十卷。拄着手杖，我在深谷、江河之间游览纵横，听着流水，看着瀑布，站在澄潭边上，越过险桥，坐在茂密的深林中，探寻幽僻的沟壑，攀登险峰，如此这般欢乐，即使死去，也没有什么遗憾了吧?

《杂志》中写道，闲适的生活胜过当官的生活，这两件事是截然不同的，其中最简明的例子在暑天就尤其能显现出来。闲居的话，早上起来烧香后，吃完早餐就可以抓头挠发、习文吟诗，或者袒胸露怀，趿拉着拖鞋做事，累了就在靠近北窗的藤床上坐卧休息。竹制的茶几上有一盏茶和几卷书，不时吹来的一阵凉风，反倒有些过于清凉的感觉，靠着枕头看看书，倦意来了就安然入睡。晚

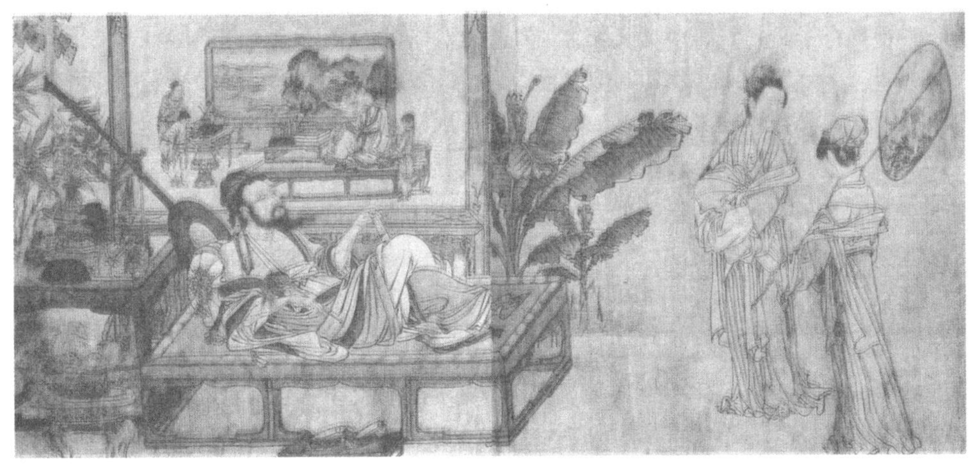

名仕夏日生活

炎炎夏日，超脱飘逸之士常以闲适的生活为乐。这种生活简单、率性又带有些散漫，可以袒胸露怀，可以习文吟诗，累了就躺在藤床上休息。一盏茶，几卷书，与周公神游，与清风为伴，很多人都向往这种自由自在的生活。

上冲凉之后，拄着拐杖四处漫步，逍遥自在，在池塘边赏月，在高处纳凉，采莲蓬，剥芡实，切凉瓜、白莲藕，再倒上白酒数杯，以微醺为度。闲居的快乐，大概不是一两句话就能够说清楚的。

曾南丰说，住宅的四周种着桑麻，田里长着水稻，水塘里有露出的蒲莲。在高处用箭射猎，可以追捕上上下下的凫雁；在深水垂钓，可以钓到幽潜水底的鲟鲤。我之所以选择自食其力，是因为想求得无愧于心的宁静，在树木的繁荫下休息，在繁茂的草丛中闻着清新的气息坐卧。登山而凌云，览观天地奇变；弄泉而乘月，抛弃尘世秽浊。以上就是我孜孜不倦而自得其乐的原因。

苏东坡说，岁月即将走到尽头，在风雨中倍觉凄凉惨淡，只有看到纸糊的窗户和竹子建造的小屋，灯火在夜色中泛起荧荧的青光时，才显得有了一点儿乐趣。

诚斋说，鸟啼花落，不由地触景生情，于是叫小童仆来，拿着用瘿木制的酒壶去市集上买酒，嘴里咀嚼着花磁盏上的梨，忽然取来诗卷，开心地阅读一番，然后慢慢回味，恍惚间忘记了自己还生活在这个世界的纷扰和喧嚣之中。

又说，修葺了旧庐舍，开挖水渠以引来泉水，用来浇灌遍地的花草树木，每天在花木之中吟咏，老朋友来来往往，煮茶下棋，杯酒琳琅，这恐怕不是尘世间有的乐趣了吧。

水心说，跋山涉水，穿山入谷，不分昼夜，拿着那些美不胜收的情景，慢慢地向人述说，无不赏心悦目。

又说，松竹环绕成迷路一样的小径，花草围绕着整个庭院，穿着山里人的粗布短衣，拄着拐杖，拿着诗书，边走边吟，消遣光阴于林间草丛之中。田地是否耕作，粮仓是否增盈，儿女是否在膝下嬉戏欢闹，婚嫁有无，都恍惚如同梦境之中的事情，愉悦地看到名人雅士前来，一起吃些面条素食，一起谈论儒家、佛教的异同，发掘性命真谛，如同水中盐味，若有若无，若存若亡。

李太白在诗中写道："清风明月不用一钱买。"《赤壁赋》中这样写道："惟江上之清风，与山间之明月，耳得之而为声，目遇之而成色，取之无禁，用之不竭，是造物之无尽藏也。"苏东坡在《赤壁赋》中的意思是从李太白的诗句中来的，风月不须用钱来购买，取之不尽，用之不竭。李太白、苏东坡所讲的千真万确，然而能够品出清风明月使人快乐的这个真谛，世间又能有多少人呢？清风明月，一年之间又能遇上几天呢？即使是有人能知道其中的乐趣，却又被世上的俗事夺去了这种欢乐，或是被病痛所纠缠，以至于求之而不得。有闲居无事的人，遇到这等的清风明月之时，不用钱买，又无人干扰，却不知其中的快乐，是自己不懂得消受罢了。

陶潜生性直爽率真，前来拜访的人，不论地位高下、贫穷贵贱，一律摆酒设宴以盛情款待。如果是陶潜先喝醉了，就对客人说："我喝醉了，想要睡觉，你可以回去了。"

刘含度生性虚旷远大，有风度气概，

风流倜傥，名震一时。他曾经说过：“我不需要什么名利地位，只需要基本的温饱；我不需要什么死后的名誉，只看重眼下所拥有的一切。”

梁忠烈世子，生性喜爱山林泉水，尤其喜欢闲散地隐居赏玩。他说：“我曾经梦见自己变成了鱼，又化作了鸟，在梦中真是快乐无比。我又是多么忧伤啊！自己还不如飞鸟和游鱼。鱼跃鸟飞，任凭它们自己的心愿，我的高升与隐退，却总是在别人的掌握之中。抬头时怕碰着头，提脚时又担心坠入深渊。假如我可以终日和游鱼、飞鸟一起生活，那么远离人世纷扰岂不是就像脱下鞋子一样轻而易举了吗？”

裴中立从不相信算命占卜，他常常对别人说，鸡猪鱼蒜，遇着就吃，生老病死，时辰到了自然就会离去。

高濂漫谈

高濂说，古人曾经有这样的言论，“能获得一天的安闲时光才是福分，吟唱千年的曲调来嘲讽世人庸庸碌碌，却被世人讥笑为痴。”又说，“人生没有百岁的寿命，却常常心怀千年的忧愁。”这是那些在人世间忙忙碌碌，在睡梦中都得不到片刻安闲者说的话。我堂堂七尺男儿，难道就不想直冲云霄，驰骋沙场吗？命中注定，造化主主宰了我的命运，谁能与造化主去争抢呢？既然这一切是不能改变的，那就应当安身立命，静观物我，认取性灵，纵情于宇宙之外，自足于怀抱之中，嬉戏游玩，观鱼赏鸟，看书弹琴，除此之外，对我还有什么好说的呢？那些躲藏着以射猎山鹿野猪，纵情游玩，尽心欢乐，与烟霞一起沉醉，洁身自好的人，见到名位便退避；恪守正道的人以出名作为耻辱，难道他们

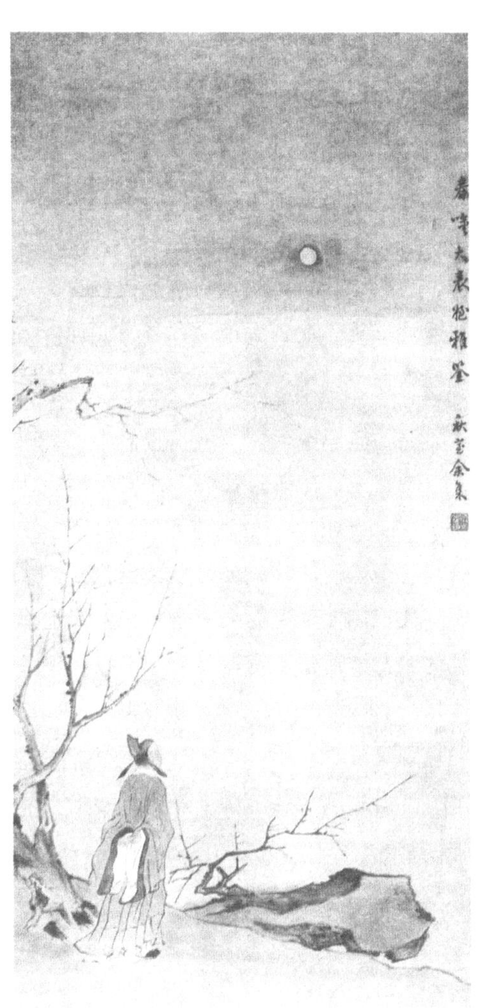

《赤壁赋》宋 苏轼

江上之清风，山间之明月，耳听为声，目遇成色，大自然的壮阔瑰丽年复一年、日复一日，是造物者神奇的地方。但遇到这世间的美好时光也须机缘，人们还须用心体会，重在当下，把握良辰，莫要辜负这清风之情、明月之邀。

果真不以荣华富贵为荣，心甘情愿以寂寞无名为乐吗？这都是对造化安排的无可奈何之举。心想着富贵让人畏惧，不如选择贫贱以让人放志，所以放弃人人所追求的，选择众人所置之不顾的，在虚无的深渊中品味无味，在玄冥的处境中忘却无忘。身处在尘世的纷扰之中，志存于广阔的天地之间，人在山林中，而神思游于八极之外，何必让生命因我而备受摧残、形貌因我而饱受困苦、身体因我而画地为牢，难道孤独清冷就会遭到造物主的嘲笑吗？喜欢闲适安逸的人，应当手挽手、心贴心地一起说说笑笑。

高濂自足论

高濂说，在朝为官的人，应当满足于功名；在山林中居住的人，应当满足于道德。张良、范蠡因此功成名就后便退隐；陶渊明、杜甫因此以道德来完善自己。知道满足的人，即使是富贵不显赫于当世，但芳名一定在千古流传。否则，即使生前没有受到屈辱，死后也一定会带来灾祸。所以说，知足的人，没有一天不感到自足的；不知足的人，则没有一时能感到自足的。

又好像那些被饥寒所迫、被名利所困的人，说人可以胜天，却在声色上忙碌周旋。谁知道这就是命运的驱动，不是人力所能轻易改变的，命中注定让人是不完善的，人怎么能够使自己满足呢？所以张良在辅佐汉高祖取得天下后，毅然退隐于世，因此功盖千古；范蠡在辅佐越王灭掉吴国后明智地改名换姓，却名垂天下。陶渊明素来嗜酒，可是人们并没有认为他沉湎于饮酒是耻辱；林和靖喜欢栽梅养鹤，可是人们却赞扬其娴静雅致。这些人都是懂得自身所需，无意于保守成业，能在功名道德上知止知足，所以芳名永留人间，高风亮节与天地同存。人能够接受命中注定的荣辱名禄，即使都是当上俸禄微薄的官吏，

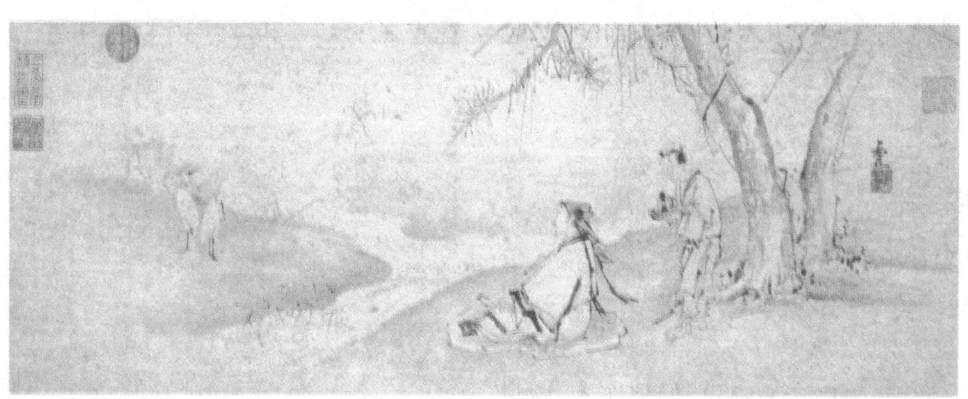

君子之道

能充分发挥善良本性的人，就是明白真正本性的人；明白了人的本性，就自然懂得了人的天命。保持本心、培养本心就是用来对待天命的方法。所以不管寿命长短，知足者都能坚定不移地修养身心，以等待天命的降临，保持精神上的怡然自乐。

也应当满足于功名；身着刚刚能遮蔽住身体的粗布短衣，吃着粗茶淡饭，也应当觉得丰衣足食；住着的是竹篱茅舍，天花板露着洞，窗户也不严密，也应当满足于自己的安乐窝；手持藤杖，脚穿草鞋，骑着小毛驴，划着小船，也应当满足于自己的乘骑；有山林可以打柴，有河流可以捕鱼，就应当满足于这样的田园生活；满床的残卷，图书堆满了整个屋子，就应当认为自己拥有了足够的珍宝；没有敲门声的打扰，心有余闲，就应当认为有了足够的荣华；有布被盖，一觉睡到日上三竿，就应当认为安享自足；赏花品酒，对月当歌，就应当认为欢娱满足了；满腹诗书，满篇诗词歌赋，就应当认为知识才能丰足了，这就称之为知足的人常常满足，无意再去求取已有中的不足，满足果真能凭努力求取而侥幸得到吗？我因此说，能在显达中感到满足的，是具有面对浮云富贵的从容不迫；能在取舍中常常得到满足的，是能够从江风山月中汲取智慧的；能在精神层面上自我满足的，是拥有海阔天空的襟怀；在贫困中能够自我满足的，是尝到了箪食瓢饮、深居简出的恬淡；能在仕途进退中自我满足的，是能够体会到食灵芝、采蕨菜的清高；能在安闲的生活中自我满足的，是懂得了隐居生活的宁静飘逸；能在行止中自我满足的，是体会到了归云倦鸟的舒缓自在；能在诗词的相互酬答中自我满足的，是拥有了饮酒赋诗的旷达；能满足于所处的生活环境的，是享受到了自己家园的幽闲；能在游玩中感到满足的，是拥有在沂水中沐浴、在风中翩然起舞的潇洒。像以上这

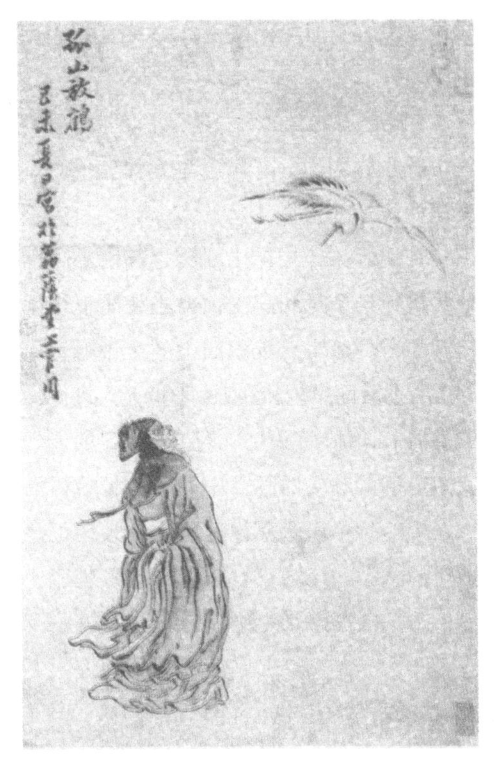

《孤山放鹤图》清 上官周

孔子认为有理想、有品德的君子，不会总是为自己的吃穿住行而奔波心烦，有志向的人就算是“饭疏食饮水，曲肱而枕之”，也可以乐在其中。

些人，无论在什么地方都会得到安乐，没有哪一天不感到满足的。他人和我没有什么可争抢的，身份和俗世统统忘却，自由无穷的妙处，打破了多少尘世的烦劳，为何要抛弃心中绰绰有余的满足，而怀有无知妄为的贪婪？果真会因此有所得吗？似乎这也很愚蠢，那些人在功名上长进百尺，却在心中丧失了道德的约束，在无穷无尽的欲望鼓动下日日奋力追逐，这就好比是金日磾、张汤等功臣世族，天天追名逐利，结果却带来了自身的灾难；石崇、邓通等

显贵富豪，日日纸醉金迷，最终遭到灭族的下场。

有道德有修养的人，能否不将水中月、镜中花当作幻影，好谦恶盈当作鉴戒吗？又比如说那些庸俗浅薄的人，想让石火一下子焚烧起来，让冰山顷刻之间解冻，即使贪得无厌、见利忘义，未必就能很快地得到如云的豪宅、堆积如山的金银财宝。即使所拥有的声色和钱财，举世无人可比，欲望仍未满足，这正是所谓不知满足的人。我知道荆棘丛生的林子中的骆驼、站在墙壁之上的蜗牛。上面说的这一类人，正是这样的状态，这同自有留存而不尽还造化者相比，相差有多远啊！

居室安处条

序古名论

《天隐子》中记载，所谓安处，并非指华丽的殿堂、深邃的庭院，有着厚褥子和宽大的床，而是指能面朝南而坐，头向东而卧，阴阳适中，明暗参半的房屋。房屋不要太高，太高则阳盛而过于明亮；但也不能太矮，太矮则阴盛而过于黯淡。人的魂属阳，魄属阴，如被明或暗所伤，那么就会生疾病。这就是说，居住的房室尚且有这样的不同，况且四时的气候，有损害皮肤的炽热阳光，有侵袭身体的阴雨潮湿，对它怎能不谨慎防范呢？日常休养，倘若不懂得这些道理，就是不明居处安身之道。术说，我所居住的地方，四边都有窗户，起风就关上窗户，风止就打开窗户；我所坐的地方，前面挂着帘子，后面各有屏风。光线太亮就放下帘子来调和室内的光线，太暗就卷起帘子，以使外面的光线透入。像这样，内以安心，外以安目，心目皆得安定，那么身体就平安无恙。房屋尚且如此，何况还有太多的事虑、情欲的人，他们又怎能使自己内外都安定呢？

高太素隐居在商山，修葺六馆，分别称为：春雪未融馆、清夏晚云馆、中秋午月馆、冬日方出馆、暑簟清风馆、夜阶急雨馆，每个馆各制一铭。

神隐说，草堂之中，竹窗之下，一定要摆设一张躺椅，有时困倦了，就可以躺卧自如，白天在窗下睡一觉，十分清爽惬意。有时梦见自己骑着白鹤在太空中遨游，俯视尘世，犹如蚂蚁的小窝；自己又变成庄子，在梦中化为蝴蝶，进入桃花源，当与子休相类似。又说，在草堂之中，或者草亭僻室之内，建造琴室，地下埋一个大缸，缸中悬着一口铜钟，铺上石板或木板，再在上面放置琴砖或是木几。只要在这琴室中弹琴，那么琴声就会空朗清亮，自有不同凡响的气度。

东坡任职汝阴太守时，用帷幕制作了亭子，这在世上从来没有过。他制作的这个亭子，四周是由柱子作为框架所穿插而成的，安装时就用帷幕围绕在四周，若想拆除，则取下来，然后迁往其他地方。其铭文写道：用作新亭，檐楹栾梁，凿枘交设，合散靡常。赤油仰承，青帷四张。我所欲往，十夫可将。与水升降，除地布床。又说，岂独临水，无适不臧。春朝花郊，秋夕月场。无胫而趋，无翼而翔。敝又改为，其费易偿。榜曰择胜，名实允当。

养生要顺天时、秉地理

中医养生讲究“天人合一”，主张养生必须顺天时、秉地理，根据自身所处的自然环境，制定相应的养生方案。

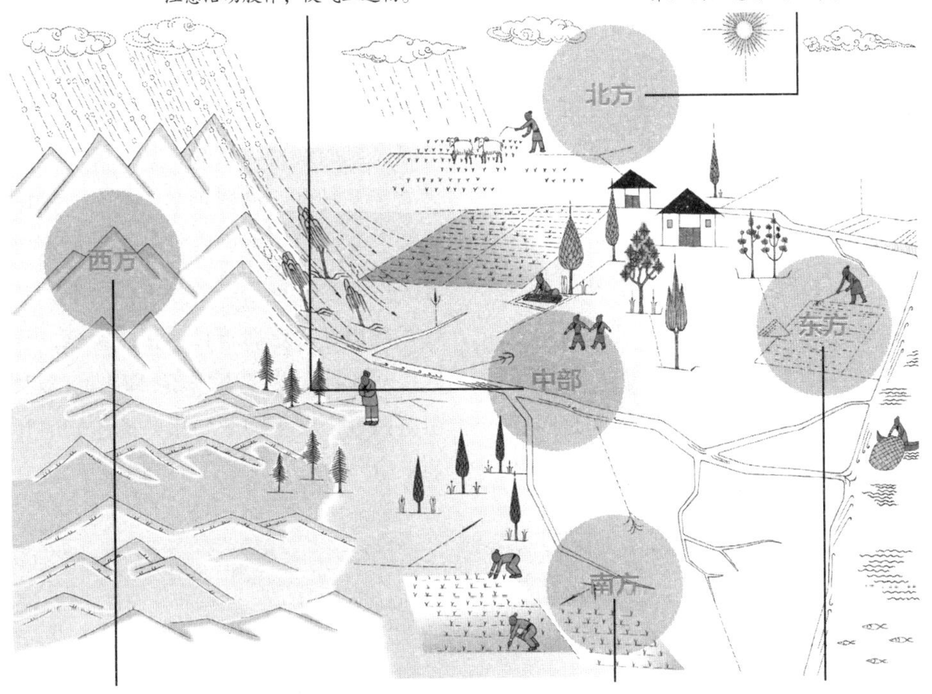

又见子由继续作的一首四言诗，里面有这样的句子：“视身如传，苟完不求。山盘水嬉，习气未瘳。风有翠帷，雨有赤油。匪车匪舟，亦可相攸。”诗中说晴天用布帷，雨天用油幕，可以推知说这里所说的就是东坡用帷幕所造的亭。

唐子西说，有几间长廊，在松竹林的深处，庭院中花木合围，只是堂屋的后面，没有人事的纷纷扰扰或是客人的造访，往往独自坐在这里，宽衣解带，盘坐在胡床上，或是挥毫泼墨，或是吟诗作赋，或是晒着背读书，以解恍惚失意之气，自己觉得这样感觉很美好。

《山家清事》中有这样的记载，选择故乡依山傍水的地方，围起篱笆，种上荆棘，掺杂着种上竹子，在丈余远的地方，栽种上三百六十棵芙蓉。离芙蓉树大约二丈远的地方，以松树和梅树环绕，走进有三丈多远。在篱笆之外，种上芋头、栗子、羊枣、桃树、李树，中间栽种梅树。修造房屋，屋顶上盖上苇草，再铺上瓦。里面有藏书之楼，名为藏经阁，里面收藏着古今的佛学经典。左边是训导、教育子女的学堂，右边是迎宾的道院。房舍之前有三间屋子：一间是寝室，一间是书房，一间是药房。房舍后面还有两间：一间是用作储藏酒缸、粮食，陈放打猎、砍柴以及农用的工具；一间是用来安置仆人、厨师，并作为浴室。屋里有一个婢女、一个童仆、两个园丁。前屋养鹤，后面养一两只狗、一头驴和两头牛。客人来了，设置酒食，用心款待。空闲的时候，读书、学习农业知识，不要费心劳神雕琢诗句，以此安享天年。

潘岳在《闲居赋》中讲道，祖母在堂，得到了知足知止的道理，功名于我来说犹如浮云，修缮房屋、种植树木，逍遥自得。水塘足以垂钓，舂税足以代耕。种菜浇园，把收获的蔬菜作为日常的膳食；牧羊卖酪，准备过年的经费。摆开长长的宴席，排列坐着子子孙孙，柳树垂阴，车马一辆接着一辆。有时在树林中设宴，有时在水边洗濯，用清水洗身子以祛除不祥之事。老寿星举起酒杯，慈眉善目，和颜悦色，开心地接过酒后饮用，音乐齐奏，即兴翩翩起舞。引吭高歌。人生如此安乐，谁还惦记其他的一切？

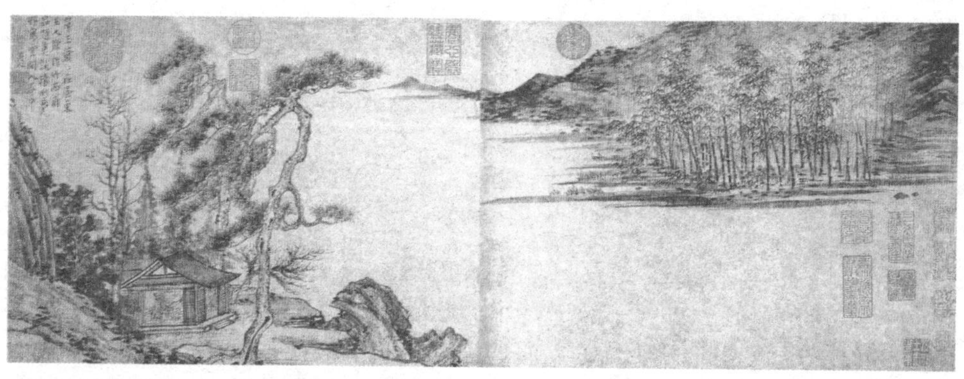

养生宜居舒适、恬淡之所

古人常在依山傍水、风景秀美的地方修建养生之所，栽树种花，挖塘引泉，灌溉田地，房屋具备足够的功能，能基本达到自给自足的目的；并以此远离世俗的烦扰，悉心营造一种舒适、恬淡、无忧的生活环境，以作为自己的终老之地。

王子猷曾经暂时寄居在别人家的空房子里，并差遣僮仆在园子里栽种了竹子。有人问他：“你只是暂时居住而已，为什么还要找这个麻烦呢？”王子猷深深感叹一番，指着竹子说：“怎能一天没有此君呢？”

柳子厚说，平日里拿着铁锹，挖渠疏导着溪泉的流水，灌溉田地，用来自给自足。有空闲，就加深沟渠，种上树木，边走边唱，坐着钓鱼，远望蓝天白云，并以此自我满足，就是衰老死亡，也没有什么遗憾可言了。

孙公仲益说，他那新的宅院落成之后，要让世俗喧嚣的声音不再进入耳朵，庸俗的行为不再进入大门，客人来了就一起坐坐。门前对着青山，河水从左边流过，一旦有客人要谈及世事，就一定要让客人饮一大杯酒，以此作为惩罚。

懿代崇尚佛教，迎来佛骨，就建造了一座名叫“不思议堂”的佛堂，把它供奉起来。

杜祁公在别墅里修建了一座栀子馆，房子为六角形，器具也是六角形的，使得整个造型都像六角形的栀子花。

陶学士说，他受命渡过淮水，进入广陵界内，将所乘的舟船系在了野外，走到一个村庄里，看到有数亩碧芦，中间隐藏着一座小房子，门匾上写着“秋声馆”三个字。他当时第一眼就深深地喜欢上了这个处所，但也不知道这是谁家的墅宅，揣测这里的主人一定是一位格调高雅的士人吧。

宜春城中有一片用土堆积起来的山，当地的人将其称为“袁台”，这片地归李致所有。李致写文章远近驰名，所以人们便为他在“袁台”上修建了房子，取登上东山而认为鲁地小的意思，门匾上题名为“小鲁轩”。

宣城何子华，种植了四株古橙，对着橙子树，修建了一个厅堂，题名为“剖金”。霜降后橙子成熟，就打开珍藏的酒酿，倒进杯子中，并且备好洗干净了的橙子，和大家一起享用。

陈犀被罢免了司农少卿，去姑苏姐姐家探亲。当时恰逢元宵佳节，夜晚有赏灯会，车马辘辘，人群喧嚣，使人眼花缭乱，身心陶醉。他不免感叹道：人生坎坎坷坷，历经千辛万苦，而一见到这高明的世界，顿时感觉精神爽朗，于是马上回到了原来居住的馆宅。

武陵有一位研习儒学的人，叫作苗彤，他整理园地并修葺了一座亭子，名叫“野春亭”，以便接待宾客。亭子中间还间杂种植了一些山野中生长的花花草草，五颜六色，相互交错。

李愚对别人说，他早晚都忙于公事，没有空闲的时间游历华胥国，心想在洛阳买下一块有水有竹的地方，建造一座蝶庵，以后辞官之后在那里居住。庵中应当首先把庄周作为开山第一祖祭祀，以陈抟作为配食。若是太过繁忙，就难以为主籍办事了。

王震，国子监的博士，向来喜欢看雨中水面上溅起的浮泡，疏疏密密的情景使之流连忘返，每次下雨就到那四处拥挤狭窄的亭子观赏，那雨景看在眼中、醉在心上。张麟瑞因此同他开玩笑说：“您应当给这个亭子命名为‘醉沤亭’。”

下卷

晨昏怡养条

序古名论

书室修行法：内心安闲，怠于动手的人，可以观看书法碑帖，因为那样能够一边赏玩一边休息；心灵和双手都很清闲，可以写字作诗文，因为那样能够同时有所收获；内心和双手都很怠惰的人，可以坐着或者躺下睡觉，因为那样能够不劳力费神。心中不甚安定，适宜看诗文以及短小的故事，因为它们容易读懂，不至于心思滞留。心中安闲，无所牵挂，适宜阅读一些长篇的文字，或者是经文注释，或者是史实传记，或者是古人文集，这样更适合在风雨之际和寒冬的夜晚静静阅读。

又说，双手冗杂而心中安闲就去思考，心中冗杂而双手闲适就去躺着，心和双手都很安闲，就去写书练字；双手和心都很繁忙，就去考虑如何早早完成要处理的事宜，如此可使自己早早得以安神定志。

胡昭说，眼睛不要看那些不正的颜色，耳朵不要听那些秽浊的声音，鼻子不要闻那些膻腥的气味，嘴巴不要品尝那些毒辣的滋味，心中不要考虑欺诈的事情。如若不然，就会使自己遭受屈辱而折损寿命。

青牛道士说，不要过分欢乐，因为过

书室修行法

古人在划分房屋功能及布置时，卧房和书室是两个最基本的区域，后者常作为主人读书、写字、品茶、会客、冥思、小憩的重要场所。书室的修行法如下：

		手		
		闲适	繁忙	慵懒
心	闲适	写字、作诗	思考	观看书法、碑帖
	繁忙	躺着	处理事宜	
	慵懒			坐着或躺下睡觉

观察五行，判断病位

五行的变化与发病规律有一定对应关系，所以，人体的发病是有规律可循的。下图所示为通过观察五行来判断病位的方法。

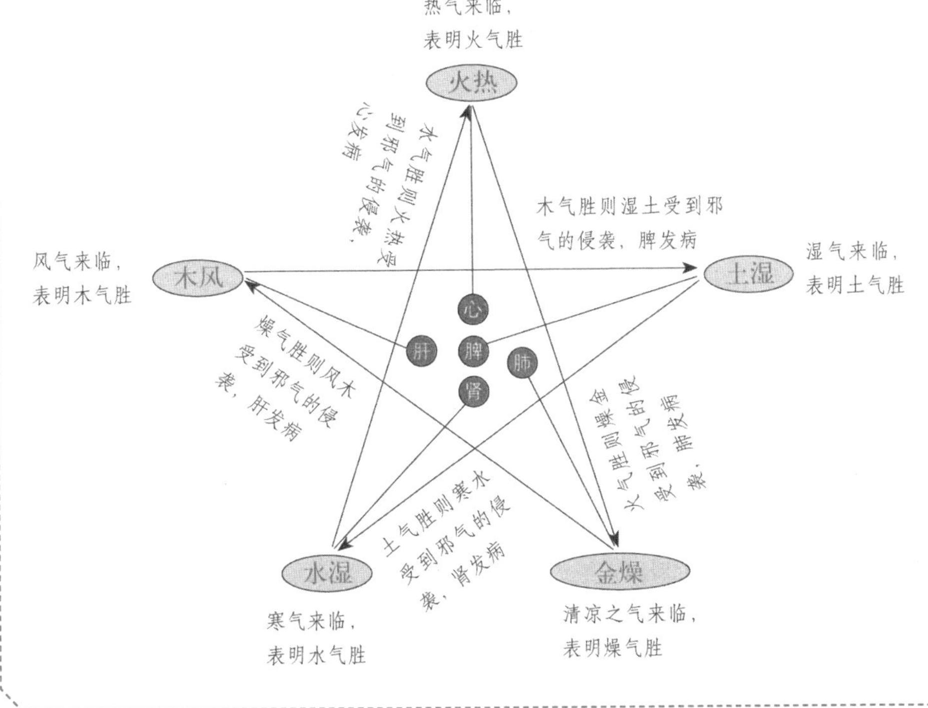

分欢乐的人不会获得长寿；不要勉强举起不能举起的东西。从早到晚，要劳作起来，不要让身体一直闲散着。期间觉得累了，可停下来休息一下，再接着劳作。如此反复，和导引法没什么区别了。

《枕中方》中记载，怡养的要诀在于，第一，不要长久地赶路、不要经常坐在一处，不要总是躺着，不要不停地讲话，不饿的时候就不要勉强进食，还要忘掉忧愁困苦，感觉到饥饿的时候再进食，感觉到口渴的时候再喝水，饭后慢慢行走上百步，晚上不要吃得太多，凡是饭后散步，要行走大约三里才可以睡觉。

崔寔在《箴》中说，活动的时候不要过分放纵，安静的时候也不要贪图安逸，生老病死，都是自然规律，不是都能被医生治好的。最好的办法就是在患病之前就加以预防，其次是在疾病刚刚出现一点儿细微的征兆时抓紧治疗，如果病变还在皮肤肌肉之间时都不能被治愈，那么病入骨髓的时候还能有什么办法呢？

《搜神记》中记载，天空清明，大地

宁静，人们忙忙碌碌，争名逐利，喜怒交争，还妄想长生不死，结果却是更加伤害了生命。人们为什么不能减少一些欲望，坚守自己的精元之气呢?

《家语》中说，人有三种死亡，这三种死亡并不是指寿命达到应有的结束点而死亡，而是指由于自己的不慎所造成的寿限之前的死亡：第一，睡觉不按时；第二，饮食没有节制；第三，操劳和休息没有限度。这三方面产生的疾病，导致了人的死亡。

《通天论》中记载，气味之中，辛辣、甘甜，其性发散，属于阳；酸味、苦味，其性上涌下泄，属于阴。因此在人的身体之中，阴阳运用，五行相生，没有哪一方面不是由饮食的不慎引起的。比如说年轻人，他们真元之气旺盛强壮，即使是饥一顿、饱一顿，被生冷的食物所侵害，因为身体素质强健，也不容易生病；而那些高龄之人，真气耗竭，五脏衰弱，全靠饮食来化生气血，如果不加节制地进食生冷饮食，饥饱失于平衡，劳逸失于限度，则动不动就会生病。但是，人的疾病没有不是由于八邪的侵袭而发作的，八邪指的就是风、寒、暑、湿、饥、饱、劳、逸。

平时的饮食，一般要以温热软熟为宜，以黏硬生冷为忌。每天早上应当进一服平补下元真气的药，女人进一服平补血海的药物，但是只有在没有燥热的情况下才能再补吃一杯。然后用羊、猪的腰煮粥饮用，以缓和药性，各种品味的粥都可以，吃完后步行一二百步，使身体运动起来，以促进饮食的消化、运散。不能一次吃得太饱、喝得太足，要坚持少食多餐，使脾胃消化更加得力。如此做，水谷精气才能长久存留，扶助正气。恐怕一顿饭吃得太饱会伤脾，食物也不能很好地被消化吸收，最终就会导致疾病。没有疾病就不要服药，只需要在饮食上加以调理，这样自然就不会生病了。

《养老新书》中记载，人为天地万物之一，不可能逃脱自然界的一般规律。如果天癸数已经穷尽，那么人的精血便随之耗竭，神气也随之浮动，人就会返回小孩子一样的状态，身体全都凭借着自身的养护来延缓衰老。假如遇到火灾、水患、战争、贼寇等飞来横祸、使人惊恐的事件，一是要先将老人搀扶到平安的地方躲避，不能喧哗忙乱，惊动老人。年纪大的人一旦遇到较大的惊吓，很容易引发旧病。凡是丧葬之事或凶险祸患，不要让老人前去凭吊；疾病或危险困苦的事情，不要让老人过问；悲哀愁忧的事情，不要让老人知道；腐烂、不洁净的食物，不要让老人食用；黏腻、生硬以及有偏性的食物，也不要让老人吃；潮湿破陋的地方，不要让老人居住；不要让老人顶风冒雨；不要让老人受热中暑；不要让老人因活动步行太多而劳累；晚上不要让老人吃得太饱；阴暗潮湿、秽浊淫雨的天气里，不要让老人感到饥饿；不要让老人骑马；不要让老人服用偏性乖僻的药物或者食物；不要让老人进入废弃的古宅、残破的房屋；不要让老人在坟园冢墓中走动；不要让老人在危险的地方出入；不要让老人涉深水、渡远涧；不要让老人独自在昏暗蒙昧的房间里停留；不要让老人知道自远方而来的噩耗；不要让老

养生五难

三国时期魏国的嵇康在《答难养生论》中提出，关于养生的一些难处，他一共总结出五难。我们如果解决了这五难，才能做到健康长寿。

五大难点	危害
名利不灭	对名利过分追求，只会损害人体的元气而导致疾病
喜怒不除	一个人不该总让自己被发怒、忧郁、恐惧的情绪所左右，喜怒哀乐等情绪如果活动过强、表现失当，就会导致疾病
声色不去	迷恋于声色犬马，生活荒淫靡乱会导致肾精耗损，而肾精是生命的本源
滋味不绝	对肥甘厚味过分贪婪，虽能得一时之快，却会给五脏六腑带来伤害
神虑转发	指多思、多念、多欲、多事、多语、多怒等，它们都会对五脏之神明造成伤害

人亲近轻盈的女婢；不要让老人操心家庭琐事……诸如此类禁忌很多，并不能完全列举出来，只是作为子女，要尽心尽力，深思远虑，防患于未然，对老人有一点儿不利的事情，都应当加以忌讳，以使老人健康长寿。老人应当经常到佛寺或者神庙中烧香拜佛，使神佛明白自己的心意，一心归顺于善道，这就是养老的最好方法。

《癸辛志》中记载，裴晋公在诗中吟咏道："饱食缓行初睡觉，一瓯新茗侍儿煎。脱巾斜倚藤床坐，风送水声来耳边。"半山瓮在诗中说道："细书妨老读，长簟惬昏眠。取快且一息，抛书还少年。"陆游在诗中写道："相对蒲团睡味长，主人与客两相忘。须臾客去主人睡，一枕西窗半夕阳。"

僧有规在诗句中这样写道："读书已觉眉棱重，就枕方欢骨节和。睡去不知天早晚，西窗残日已无多。"吕荣阳的诗中又是这样写的："老读文书兴易阑，须知尘冗不如闲。竹床瓦枕虚堂上，卧看江南雨后山。"蔡持正的诗句这样写道："纸屏石枕竹方床，手倦抛书午梦长。睡起莞然成独笑，数声渔笛在沧浪。"我已经习惯让懒惰成为一种癖好，每逢暑月的白天，我一定要躺下休息，有客人嘲笑我的话，就用上述的诗句来自我开脱。只是苦于长久躺在床上，枕头太热，所以时常辗转反侧，后来见到前辈说荆公嗜睡，夏月当用方枕头，睡的时间长了，热气熏蒸得枕头也变热了，就换冷的一方接着睡，这种方法，若不是真正体会过酣睡的滋味的人，是难以说出来的。

孝先吟咏道："花竹幽窗午梦长，此中与世暂相忘。华山处士如容见，不觅仙方觅睡方。"这就是说，即便是睡觉，也是有一定的方法的。虚空、寂寥、微妙的意思，就是平定魂魄、与本神相离而不随意变动。《遗教经》中说，就好像那烦恼如同毒蛇一样在你的心中安睡，只有这些毒蛇从心里出来，人才可以安心地睡着。西山的蔡季通在其所做的《睡诀》中说："睡侧而屈，睡觉而伸，早晚以时，先睡心，后睡眼。"朱熹认为，这是古往今来没有人发现的妙诀。

高濂怡养立成

高濂说，一天中恬养的方法是：鸡鸣之后，睡觉醒来就呵一两口气，以呵出夜间积存的毒浊之气，两手合掌承接，搓热后摩擦两侧鼻翼，再拂熨双眼三十五遍，然后两只手相互揉捏扯拽，向前、向后各蜷曲三十五遍，再抱在枕骨之后，用中指、食指弹击脑后，各二十四遍。左右耸身，舒展双臂以做拉开弓弩的姿势，交换更替做三十五遍，然后双腿伸缩三十五遍。叩齿，含漱，使得津液满口，分成三次下咽，稍稍休息一会儿，根据四季气候寒温，酌量穿好衣服。起床后饮用白开水三五口，称为太和汤。然后服用性味平和、补脾健胃的丸药几十丸，过一会儿，食用一两碗稀粥，可以用蔬菜调味，不要过量食用过于辛辣、生硬的食品。在房中行走，用手鼓腹，走上五六十步，或者去拜佛，焚香诵经，念佛作西方功德，或者考察儿童的学业，或者打理家政。遇到事情要坦然面对，不要因为小的过失而生气，不可以因为发怒而使劲儿地喊叫。然后拄着拐杖到园林中去，让园丁种植上各种蔬菜，开垦沟渠、菜畦，

老人的起居作息规律

就一年四季而言，春谓发陈，夏谓蕃秀，秋谓容平，冬谓闭藏，人的起居生活必须顺应春生、夏长、秋收、冬藏的自然规律，人体的生理活动才能保持正常，老人的睡眠更是如此。

春三月是生发的时节，天地俱生，万物以荣。老人在春天适宜晚睡早起，以应春天之气，如果违背，则会伤害肝脏。

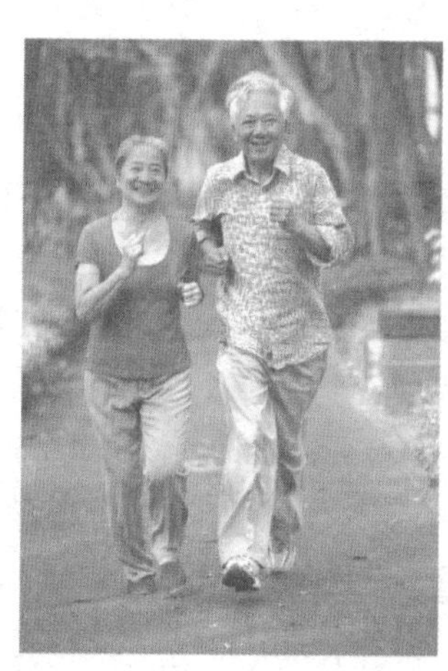

夏三月是蕃茂的时节，天地气交，万物华实。老人在夏天应当晚睡早起，使气得泄，否则就会使心脏受到损害。

冬三月是闭藏的时节。老人在冬天时应当早睡晚起，以应冬天之气，否则肾脏就会受到损害。

秋三月是荣平的时节。老人在秋天应当早睡早起，以应秋天之气，如果违背的话就会伤害肺。

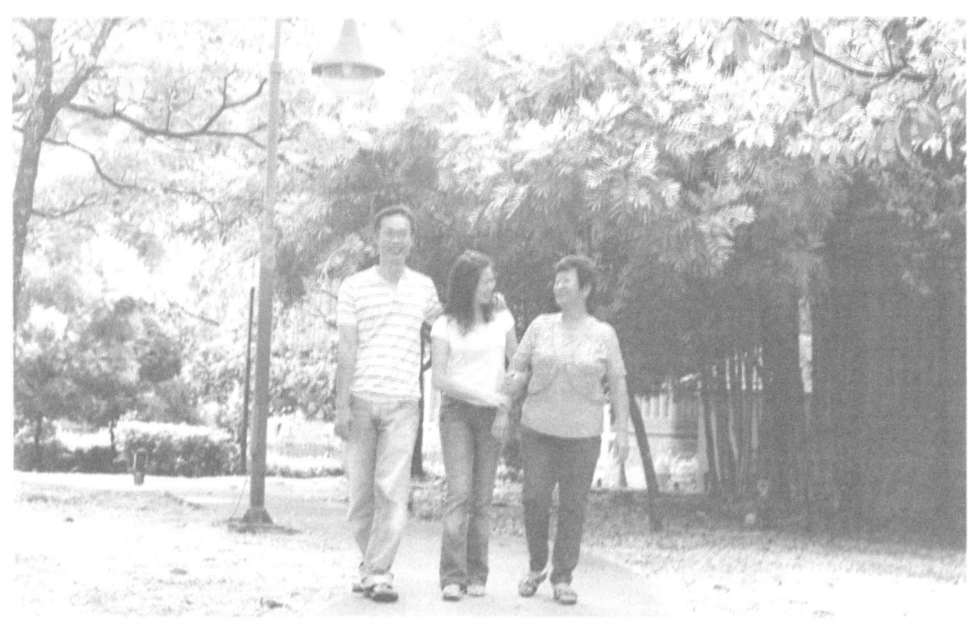

饭后散步利于身体健康

久坐久卧容易使人经络不畅，不时走动一下能舒筋活络；饭后缓行数百步，也有助于脾胃运作，促进水谷精微的消化与吸收，故有“饭后百步走，活到九十九”的说法。

除草、浇花，绑住到处蔓延疯长的藤蔓植物，修剪树枝，整理枝叶，务必使得园林里井然有序，不让杂乱的草木恣意滋生。根据四季的不同而采集当季的鲜花并插在瓶子里，放在书房之中欣赏。

从园林中回到卧室，平定气息，独自闭目定神，过一会儿进食午餐，根据自身适量的大小而进食，不要因为食物爽口而恣意胡吃海塞；不要总是吃那些滋味醇厚、鲜香燥烈的食品，以免燥烈之气烁灼内脏。饭后应当饮用一两杯清茶，同时要用茶水来漱口，漱三下便可以吐出来，这样可以冲刷掉牙缝之中积存的食物残渣。然后提气起身，用手反复鼓腹行走一百步左右，接着或是去书房中，做诸如阅读书籍、写字、画画等修身养性的事情，或是接客谈天，闲散地聊天，只是要避免说别人的是非、不谈权势、不涉及官场上的事情，不要贪图名利。有时候和客人共同分享粉糕、面食等点心，慢慢啜饮一杯清茶，切忌使用水团粽子等黏腻难消化的食品，或者是油炸、坚硬的肥甘厚味。谈笑完毕，起身送客，或和客人一起步行二三百步的距离，或返回后再小睡一会儿，起床后可以边在房间里踱步，边吟咏古诗词，来宣发畅达心中幽深的情愫，会弹琴的，可以抚琴弹奏一二曲。这时自己要根据冷暖来增减衣服，不要忍受寒冷，也不要随随便便添加衣服。穿上厚薄得宜的衣服后，可以拄着拐杖在庭院的树木之间慢慢散步，以使血脉流通。按时进晚餐，根据自身食量的大小来控制进食量，或是饮用十几杯水酒，但不要喝得酩酊大醉，这样才能使气血调和、百脉通畅。冬天时坐在房间里点灯读诗，或者是聊聊家常，一二鼓便睡觉，主人要晚睡，睡觉之前先检查一下家中防火防盗的情况，睡觉时应当服用一些消痰导滞、利膈和中的药剂，心中不要总是纠缠于从前发生的或者臆想未来可能会发生的不顺心、烦神的事情，只是以一善为念，就可以使人避免梦魇。有的时候是因为心神不稳，才会常常做噩梦，应当取朱砂三钱（9g），放在红绢袋中，放在发顶之上，或是用麝脐毛壳放在枕头里面以镇住梦魇。房间中的暗灯上放着的茶水要长期保持温暖，以备不时之需。床榻前要时时焚烧苍术等各种香料，以免使居室沾染上秽浊之气。夏天里不要用水来抹擦凉席，冬天里不要用火来烘干衣服，这两件事情都是贪图一时之快，日后发病不浅。老人年迈体虚，冬天里怕冷，可以用锡制作一个汤婆子（暖水瓶），里面灌注上热水，用布兜包起来，以免沾染上湿气。先将汤婆子放在被子里暖被窝，临睡觉的时候就不会觉得冷了，而且还可以温暖双足，远离火气。

这就是我们这些人一天的安乐之法，也是自行调养不需要求助于他人的妙诀，况且以上所说的方法并不难办，人们如果能够这样去做，将会得到不尽的福祉，难道这不是延年益寿最为容易的方法吗？不要因为这些事情过于简单寻常就忽视它，道不在远，说的就是这个意思吧。

怡养动用事具

二宜床

样式像平常制作的凉床，只是长要短五寸，宽要少一尺，四旁竖立方形的小柱子，用无缝的一扇宽板子做成顶盖，矮屏高一尺二寸，三面围起作栏，用漆在布上画梅花，或用葱粉洒金也可以，下用密实的棕色竹席铺垫。夏天床内张无漏帐，四面通凉风，使屏少护住汗体，并且可以使蚊蚋虫蚁无隙可入。冬季三面和前两头作木格七扇，用布骨纸面糊，先分格数凿孔，再装上纸格来抵御寒气，另外以冬帐闭严。帐中悬一钻了空的葫芦，口上用木头做一个顶盖着，钻个孔将香插入葫芦中，使香气从四面飘出。床内后柱上钉两个铜钩，用来挂壁瓶四时插花，人作花为伴，满床清香芬芳，躺在床上，神爽意快。冬夏两季都很适宜，所以称作二宜床。它与那些用金银贝壳等镶嵌、金碧辉映的床相比，更加经久耐用。

无漏帐

帐制幔天罩床的帐子，这是普通的样式。怎知夏天的蚊虫都是沿下而上的，即使帐子紧闭却好似没有关严。我制作的帐子有底，帐子的下面，用粗布做成坠顶式，三面缝上，前面留半幅下垂，张在床内，上下四方，无隙可漏，什么东西可以侵入？夏季换用青麻制作，用吴中撬纱更好。冬季换用白厚布或厚绢缝制，上面临摹蝴蝶飞舞，种种意态，俨然存留着蝶梦余趣。或用纸帐绘以梅花，更显清雅。

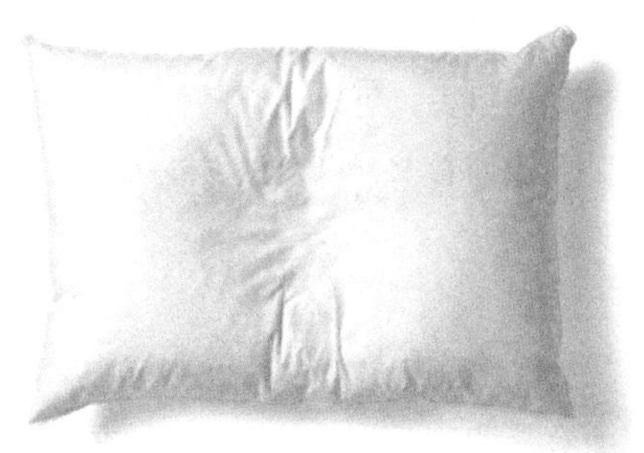

枕头软硬适中

睡过硬的枕头时，头与枕的接触面积小，颈肌会通过有意识地收缩来保证头部不侧偏，所以，容易因过度疲劳而出现颈部酸痛；睡过软的枕头时，会增加头和枕的接触面积，后者压迫头部四周的血管，容易导致头部血流不畅而使人们睡眠浅、易惊醒，影响睡眠质量。

竹榻

用斑竹制作，三面都有屏，没有柱子，放在高斋中，可供午睡解乏，榻上应当放置靠椅，或用布做扶手、协坐、靠墩。夏月，在上面铺个竹簟，冬季铺蒲席。榻前放置一竹踏，以便上床后放鞋子。或是放置用花梨、花楠、柏木、大理石镶的床踏，种种俱雅，都在于主人的喜好。

石枕

枕头的制作种类不一。石枕，宋瓷白定窑产的居多。有一种尸枕，也就是旧窑产的，长大约一尺，从古墓中得到，千万不能用。有特意烧来做枕头的，长大约二尺五寸，宽六七寸。有东青磁锦上花的，有画花定制的，有孩儿捧荷卧倒，用荷卷叶的，这些制作都很精致，都是我所见到的，但在南方一时不能求得。有用磁石为枕的，如果没有大块的，可把小的雕刻成枕面，下面用木镶成枕，这种最能明目益睛，使人到老也可以看清小字。有菊枕，用布囊装上甘菊，放在皮枕、凉枕上，盖上枕席即成，对人体十分有益。

女廉药枕神方

用五月五日、七月七日取来的山林柏木，锯板作枕，长一尺三寸，高四寸，用赤心柏木最佳，盖厚四五分，制作要精密，不能漏气，但又可以随意启闭。盖上钻一粟米大的孔三行，每行四十孔，总共一百二十孔，内装药物二十四品种，以合二十四节气。药物共计有：

飞廉、薏苡仁、款冬花、肉苁蓉、川芎、当归、白芷、辛夷、白术、藁本、木兰、蜀椒、官桂、杜衡、柏实、秦艽、干姜、防风、人参、桔梗、白薇、荆实、蘼芜、白蘅各五钱（15g），外加毒者八味以应八风，乌头、附子、藜芦、皂角、茵草、矾石、半夏、细辛。

以上三十二种药物，各五钱（15g），㕮咀为末，和入枕匣装实，外用布袋缝好。枕着睡一百天，面有光泽；枕着睡上一年，身患的各种风疾均可痊愈，而且身上会散发香气；枕着睡上四年，白发变黑，落齿再生，耳聪目明，此神方有秘验。此方是女廉传给玉青的，玉青又传给广成子，圣圣相传，不可忽视。常常用密布裹严，不要让其漏气。

蒲花褥

九月采蒲后，将它稍微蒸一下，避免生虫，晒干后，取像棉絮一样的花，以做卧褥或是坐褥，都用粗布作口袋装着。装满后，用杖击打，使蒲花均匀，铺五六寸，外罩上套子，松软温暖，是其他物品无法媲美的。春天过后，把套子去掉，将蒲花褥拿出来，烘干收起来，年年可用。

隐囊

榻上放置两个用青白相间的布做成的墩子，高一尺左右，里面用棉花填满，缝好后，旁边系两根带子，用作手提。在榻上睡起，用两肘倚墩小坐，感觉很安逸，这是古代的制作方法。

靠背

用杂木做框，中间穿一根细藤，像镜架一样，高约二尺，宽约一尺八寸。下面有个机关，可以调节高低。放在榻上，坐起时可用它来靠背，仰卧适体，十分合意。

靠几

用水磨制成，高约六寸，长约二尺，宽一尺有余。放在榻上，侧坐靠肘，或者放置熏炉、香盒、书卷这三件最常用的物件。吴中的样式最雅致，又十分得体。

芦花被

深秋时采摘芦花，装入用玉色或兰花布制成的布被中，被面上绣蝴蝶花样图案，可与庄生同梦。且在八九月初寒时盖着，不会使人太过暖和。在北方就不适用了，只是看重此被的清雅别致罢了。

纸帐

用藤皮茧纸缠在木头上，再用绳子扎紧，勒出皱纹，不用糊，用线按折并缝好，顶盖不用纸，以稀葛布做顶，以便透气。葛布上或画上梅花，或画上蝴蝶，自是分外清爽雅致。

倚床

高一尺二寸，长六尺五寸，用藤竹编成，不可用木板，轻便得即使小孩也可抬起。上面放置像镜架似的倚圈靠背，后面有撑放自如的机关，可以调节高低。在倚床上醉卧、偃仰看书，以及放在花下卧赏，都很美妙。

短榻

又称弥勒榻。高九寸，方圆四尺六寸，三面有靠背，后背稍高。如果放在佛堂或者书斋的空处，可用来坐禅习静，与高僧一起高谈阔论，斜倚着也十分舒服。

藤墩

蒲墩只适宜在冬天使用，其他三季可置藤墩，如画上那样，很有雅致趣味。没

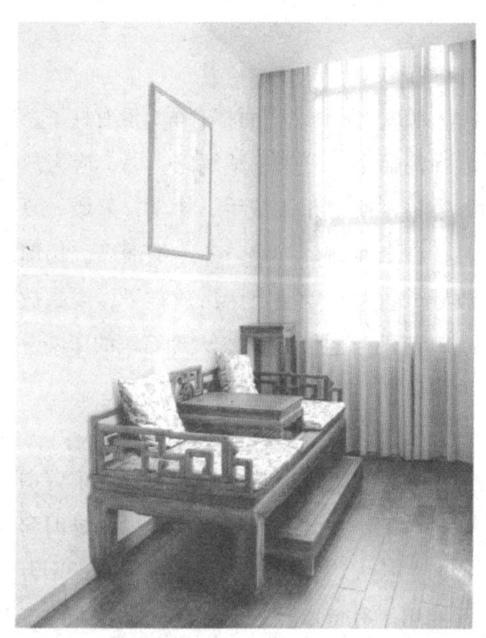

弥勒榻

弥勒榻是古时的一种常见卧具，榻身上的三面设有围栏或靠背，因酷似弥勒佛坐榻状而得名。它多被放置在佛堂、书斋中，用于静坐习禅、品茶聊天或日间小憩。

有的话就用近日市面上流行的板面竹凳，坚实可坐。又如八角水磨小凳、三角凳，都可以用来供清斋。吴中的漆嵌花蜘圆凳，应当放置于金屋中，为阿娇持觞，以为主人斟酒时所用。

书枕

由臞仙所制。取三大卷纸，卷成碗的形状，像品字形相叠，束缚成枕，头枕上卷。每一卷上都缀着下垂的朱签牙牌，称作太清天箓，又称作南极寿书，也称作蓬莱仙籍。枕着它，睡在书窗之下，便可做一清雅之梦。

袖炉

焚香携炉，炉子应当制成有盖能透香的，像日本人所制的镂空罩盖漆鼓熏炉，以便在清斋焚香时，炙手熏衣，作烹茶对客常谈之具。今有新铸紫铜有罩盖方圆炉，样式极佳，把它当作袖炉，雅称清赏。

蒲石盆

供书斋中盛蒲石之用，夜晚可以用来收灯烟，早晨取上面的露水润眼，这是最清雅的用品。要挑选美石，上面种的蒲草，要年代久远的，郁郁葱葱者最妙。把蒲石放在官哥均州定窑方圆盆中，用河水滋养。下雨时，要把蒲实盆搬到外面见天日，晚上受风露，那样就会草石长青。如果总是放置在书斋中，尘土积在蒲叶山石之上，就会憔悴衰败，应当常常注意。

仙椅

臞仙说，凝神静坐修炼时，座椅必须宽大舒适，可以盘足后靠。椅子的制作：后面要高，后背做成荷叶状以便靠头。前面作扶手，上作托颏，也做成荷叶的形状。久坐沉思或疲倦时，向前可以伏在伏手之上，用托颏将颏托在其中，向后可以将头靠在背枕上，使筋骨舒畅、气血流畅。

隐几

用天生屈曲，若环带的半边树制作，有横生三丫作脚的最为奇特，否则就装上脚，制成几，放在榻上，可倚手顿额而卧。书中记载的“隐几而卧”说的就是这种情况。我见友人吴破瓢有一几，树皮褶皱，花纹细致，形状屈曲奇特，三足天然生成，摩弄得晶莹光滑，宛若黄玉。这位老先生四处游玩时随身带着，视如珍宝，这的确是稀有之物。现在人们将外观精美的木头通过人工弯曲，再用水磨光莹，也可以做成这种隐几。这种样式，知道的人很少，庙中围绕三位清圣塑像的像圆带一样的几案，就是这种几案，好像是古代制品。如今几案的造型，只有古代的一半。

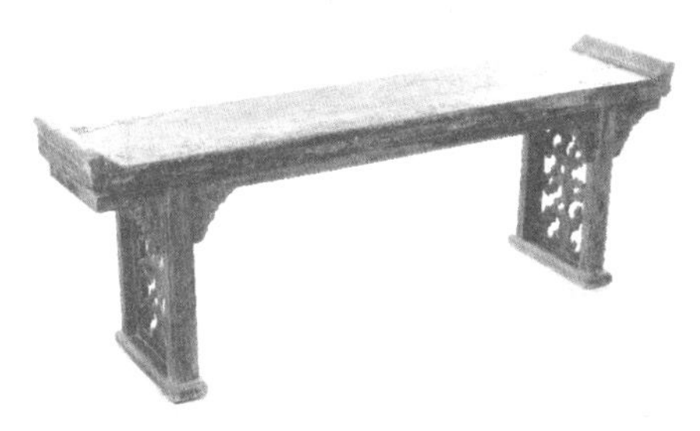

隐几

隐几是我国古时一种放在榻上，可供倚靠的几案，它近似于椅子的扶手，可以为人体提供一定程度的支撑，缓解久坐的疲劳。早期多为两足式，后期逐渐发展成为三足半包围式。

梅花纸帐

床榻外立四根柱子，每根柱子上挂一个铜瓶，插数枝梅花。后设木板，约二尺，从地下到帐顶，可以靠着静坐。左右设横木，可以用来挂衣。角上安置一张斑竹书柜，放上三四幅名人字画，再挂上一把白麈拂尘。上面做一个顶，用白纸做帐罩。前面放置踏床，左面安放一小香几，设香鼎，燃上紫藤香。榻上再放上布衾、菊枕、蒲褥，如此才含有“道人还了鸳鸯债，纸帐梅花醉梦间”之韵味。古人说：“千朝服药，不如一夜独宿。”如果不能了却男女之事，能不对自己的铁石心肠感到羞愧吗？应当迅速移去寒枝，勿让人对自己冷眼偷笑。

滚凳

双脚的涌泉穴，是人身精气所生之地，养生家经常教导人们应经常按摩这两个穴位。现制备一木凳，长二尺，宽六寸，如平常的凳子一样高，用四根横木镶成，中间分开一档，使里面分为两个空间，中间放置二根圆木，两头留轴，可以转动，凳中凿窍以放活动的装置。用脚踹轴，使装置在脚底往来滚动，使涌泉穴得到按摩，这样就不用烦劳他人，每天什么时候想按摩就什么时候用这滚凳，十分方便。

蒲墩

用蒲草制成，高约一尺二寸，四面编束细密，并且十分结实耐用。里面有木制的坐板，用木柱托住顶部，长期使用也不会损坏。蒲团大的，直径有三尺左右，席地而坐，十分舒适。吴中地区制作的，最为精巧耐用。

如意

古代的人用铁制作如意，以防不测，有时也用来指明方向，后来有用雕竹制成的。就近取天然生成的树枝，打磨成如意的形状，十分精巧传神。又取一竹鞭树枝，将其弯曲以结成如意的形状，柄最好是天生而未经过雕琢的，没有丝毫斧凿的痕迹，拿在手中，感觉光莹如玉，其坚硬如铁，只可惜，不容易制作。

竹钵

钵盂作为饮食之用，是道家的方物。以前有用瘿木制成的瓢，里面涂以灰漆。现在用深山的巨竹来制造，车旋为钵，光洁照人，上面刻上字，再用大青色涂描，实在是物外高品。

禅椅

禅椅与长椅相比，高大过半，唯有水磨的最好。用斑竹制作也可以。这种椅子的制作，要注意的只是椅背上枕头的横木要宽厚点，如此才能够经久耐用。

禅衣

用琐哈喇绒制成，外红里黄，形状好似胡羊毛片，缕缕下垂，整体再用布织成，经久耐用。这是从西域引进的，价格比较昂贵，只有京城才有，不容易得到。现在都用红褐色作为面子，黄油色作为里子，中间装上棉，坐时用来围在身上，又暖和，又不俗气。

佛堂

里面供奉佛像。西藏中部的鎏金之佛，价值连城，镏金甚厚，慈荣端整，形象逼真，凝神坐禅，盘足举手，种种形象，就像真人一样。人们朝拜时，更增添了几分善念。案头用磁净瓶献花，用净碗盛水，排摆上清雅的供品，白日焚烧印香，夜晚点燃石灯，叩头焚香修斋，一定会获得无量的庄严功德。

禅灯

高丽石制成的最好，有角的绝对不能用。有日月二石，只有月灯处处都有，日灯百无一二，很难见到。月灯用油灯点燃，火光莹白，就像初月出海一般。日灯要用火内照，满室皆红，好似旭日东升，这样形容一点也不过分。小的灯更加可爱，价格自然更加昂贵。

钟磬

有古铜汉钟，声清韵远，以前的灵璧石磬，黑色而坚固，两边各一，悬挂在佛堂里，焚香敲击，可以清心悦耳。所以有诗句这样写道：“数声钟磬是非外，一个闲人天地间。”这确实是有闲情之人的感受。老人身闲，可以聆听此钟，快心悦耳。

念珠

用菩提子制成的是上品。如今挑匀称的细子，琢磨得像玉一样，持念轻便，十分合人意。有用玉制成的。有用檀香木车入菩提子内的，中间穿孔留眼以便引绳，称作灌香子。世间刚有庙宇的时候，只有京师中人能制造，定价是一子一分银子。我曾得到这种念珠，果真是绝技。又见宋人用玉碾成骷髅，穿线作记。有红色玛瑙者，也像这样制作。又见西方细腻红的，内作铜管，外作佛字，管外用朱砂雕刻为珠，用绳子穿过铜心，看起来像珊瑚一样。又见西番硝子烧珠，质地青色，每粒珠子四面有像白菊一样的黄心花朵，精巧别致。

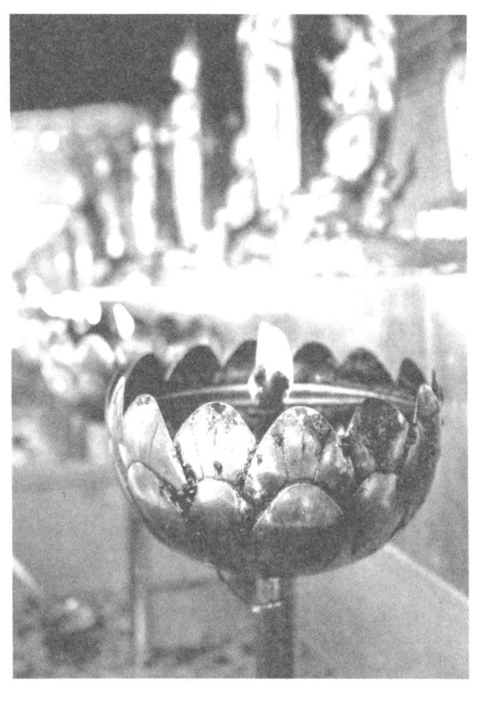

禅灯

修禅的人常在家中佛堂设置禅灯，禅灯可以驱散黑暗与邪恶，照亮人的内心，提醒人保持心境清明与头脑清醒，心中充满温暖、安详与希望。

取自天然的，有大金刚子、小金刚子，小的比较昂贵，草子用久后如同漆一样。玛瑙、琥珀、金珀、水晶、人顶骨，以傍宗眼血实色红者为佳，枯黑色的是下品，珊瑚色的最次。海中大贝、椰子念珠是做成扁样的，紫檀、乌木、棕、竹车等念珠都是很雅致的。珠上配的纪念物，为宋代用玉做的降魔杵五供养，以天然的一寸长的小葫芦最为奇特。鹅眼钱、海巴五台灵光石、白定窑烧制的豆大葫芦、玉制的界刀斧子、鳌鱼转轮子，这些都可以挂在吊珠上，作默诵纪念。

宣德成化年间，有番僧入贡，进献像榧状的小轮子，外观塑有精美的花，有红黄二色，中藏小经一卷，用作念珠记总，这种念珠最适宜。以前极多，现在很少见了。又见番僧带来的佩经，或皮袋，或漆匣，上面有番篆花样的文字，四方三寸，厚一寸左右，匣外两旁有耳，以便系绳佩带。我曾开匣观看，经文都是用红笔书写的，细密精巧，是我们所不能达到的，这的确是梵王的家物。应当佩服持珠、做人间带发修行的僧人，在西风黄叶中坐卧，捧念西方大圣经书，比起那些追名逐利、为生活劳苦奔波的人们，自感清静悠闲。

圣蜡烛方

槐角子二斤（1kg），八月收；白胶香一斤（500g），硫黄四两（120g）。

先将槐角子捣烂，再将胶香化开，入槐角子后一起捣烂，再下硫黄，用槐条搅拌，准备长七八寸、如小指大的竹筒，将上面的三种药物灌入竹筒里，待阴干后，去掉竹筒，每条可点一二十日。

圣灯方

浮萍，六月采收；瓦松，六月采收；远志、黄丹、蛤粉各一两（30g），研为细末。按油一两（30g）、药一钱（3g）的比例混合，点灯后可照明一个月。

印香供佛方

斋室中烧香，一天都不能中断，方法另外写明。如果用印香供佛，那么制作的印模，有可点一日的，也有可点六时的，香料随时可造。只是料用量大的话，香味就会特别浓厚。制作方法如下，是内府的老方法，十分经久耐用。

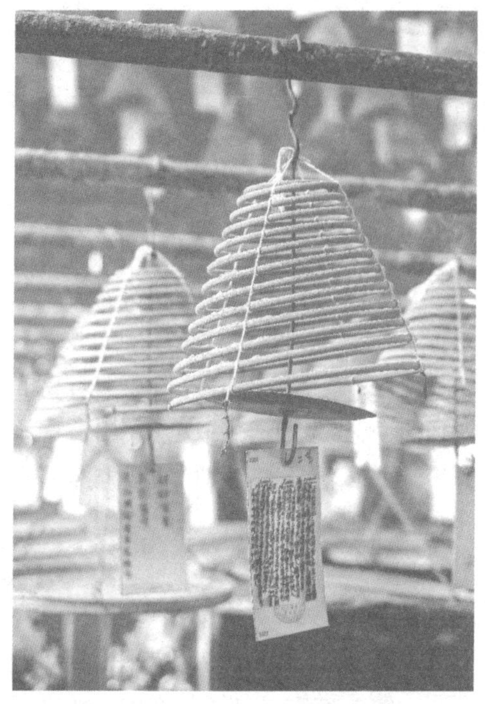

印香

印香也称篆香，根据需要由多种香料制成或图案，或文字形状，其线条近似篆刻中的“缪篆体”，故而得名。人们将香炉内的香灰筑实、整平，放入香印模，将香粉压印成形，线条绵延不断，点燃后可以顺序燃尽。

梦觉庵妙高香方，共二十四味药，以应二十四节气，用以供佛。

沉香四两（120g）；黄檀四两（120g）；降香四两（120g）；木香四两（120g）；丁香六两（180g）；乳香四两（120g）；检芸香六两（180g）；官桂（肉桂）八两（240g）；甘松八两（240g）；山柰八两（240g）；姜黄六两（180g）；玄参六两（180g）；牡丹皮六两（180g）；丁皮六两（180g）；辛夷花六两（180g）；大黄

八两（240g）；藁本八两（240g）；独活八两（240g）；藿香八两（240g）；茅香八两（240g）；白芷六两（180g）；荔枝壳八两（240g）；马蹄香八两（240g）；铁面马牙香一斤（500g）；淮产末香一斤（500g）、炒硝一钱（3g），用此二物引火，且焚无断灭之患。大小香印有四具。

印旁铸有边栏提耳，随炉的大小而取用。先将炉灰筑实，整平，将印放置在灰上，以香末锹入印面，随后用香锹筑实。空处多余的香末，细细铲起来，尽量少散落。用手提起香印，香字便附落在炉中。如果稍有欠缺，用香末补上，这样就可以终日焚烧，小的也可以焚烧一二个时辰。伴读经史，供奉佛坐，不可缺少。

焚供天地三神香方

从前有个叫燕济的真人，居住在三公山的石窑中，苦于毒蛇猛兽和邪魔的侵犯，于是下山，移居在华阴县（现华阴市）的庵中。三年后，忽然有三位道人来庵中借宿，到了深夜，谈到三公山石窑的优美景致。其中的一个人说："我有一种奇异的香料，可以解救世人的苦难，焚烧此香，可以得到自然玄妙，就如同升入天界一般。"燕济真人得香后，再次进入三公山，静坐焚烧此香，毒蛇猛兽全都逃得无影无踪。忽然有一天，道人披散着头发，背着琴，从空中飘来，将此香的配方凿刻在石壁上，又乘风而去。将此香取名为三神香，能开天地之门户，通达神灵，入山可以驱逐猛兽，可避免刀兵之祸、瘟疫之灾，久旱可降甘雨，渡江可免风波。有火则焚烧；无火则用口嚼后，向空中喷出，就像有龙神护助一样。静心修合，没有不灵验的。

沉香、乳香、丁香、白檀、香附、藿香各二钱（6g）；甘松二钱（6g）；远志一钱（3g）；藁本三钱（9g）；白芷三钱（9g）；玄参二钱（6g）；零陵香、大黄、降香、木香、茅香、白芨、柏香、川芎、山柰各二钱五分（7.5g）。

在甲子日将药配齐，在丙子日将药捣成细末，在戊子日混合均匀，在庚子日印饼，在壬子日装入盒中并收起，炼蜜为丸，或者刻印以做成饼，外面用寒水石包裹。外出时装在葫芦里最妙。

臞仙异香方

沉香、檀香各一两（30g）；冰片、麝香各一钱（3g）；棋楠香、罗合、榄子、滴乳香各五钱（15g）。

上八味药研为细末，用甘蔗汁和成饼，焚烧此香有助于升清气。

难消炭

在灶中烧柴，退火取出，放在密封的坛子里，让它变成炭。不论多少，全捣成末，将块子石灰化开，取浓灰，与炭末混合，再加水调和。以猫竹一筒，劈作两半，将上面调和的炭末捏合成锭，晒干，烧用终日不灭。

兽炭

细骨炭十斤（5kg），铁屎块十斤（5kg），用生芙蓉叶三斤（1.5kg），捣合为末。用糯米粥作为和成剂，塑成麒麟、狮子的形状，晒干。每次点燃一枚，三日不灭。不用的时候，以灰将其掩灭。

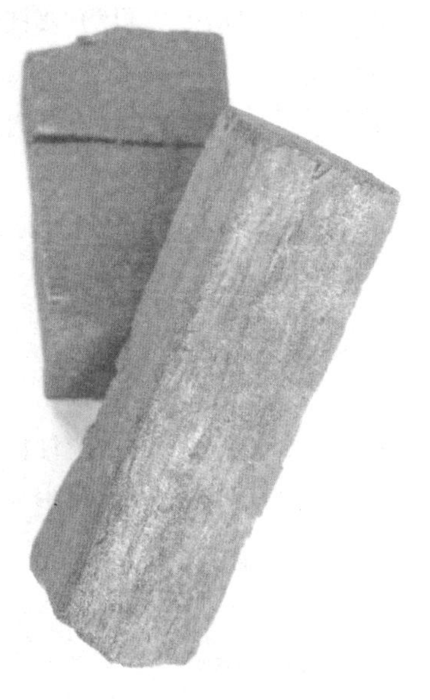

多用途的木炭

木炭是木料未经完全燃烧或在隔绝空气条件下，热解后获取的燃料。有黑炭、白炭之分，燃烧炭化后以隔绝空气方式冷却，即得黑炭；高温精炼加覆盖冷却，即得白炭。后者的质地更硬、分量更轻。古人使用木炭取暖、烹饪、煮茶、入药、绘画、制香、防潮防腐等。

留宿火法

用好胡桃一枚（约15g），烧成半红色并埋在热灰中，三五日都不会熄灭。

香橼盘橐

香橼出时，是山斋里最重要的一件事。要用官哥二窑所产的大盘，或者青东磁窑产的龙泉盘，古铜青绿旧盘，宣德暗花白盘，苏麻尼青盘，朱砂红盘，青花盘，白盘，以上数种，以大的为好，每盘放置香橼二十四头，或十二三根，才会有足够的香味，使满室清香芬芳。佛前小几上，用盘插香橼一头，以前用青东磁架，龙泉磁架为最多，用来架起赏玩，堪称清雅的供品。或者用古人的珠雕茶叶也可以，只是小巧一点的为佳。

插瓶花法

花瓶中插梅花时，可以放硫黄一钱（3g），加一点白开水，再将梅花插入。插芙蓉、牡丹、芍药、蜀葵、萱草时，都要加入凉开水，紧塞瓶口，这样花才可以常开而不容易凋谢。插莲花时，应当用泥塞摘断的孔内，先将莲花枝放入瓶底，然后再加水养育。插栀子花，应将剪断的地方敲碎，在瓶中放入少许盐，再加水养育，这样花才会开得茂盛。在此草草写上几笔，后面有完备详细的条目。

三才避忌条

天时诸忌

圣人说，不要埋怨上天。还说，君子敬畏上天的威严，就应当反省自己的过失而予以改正，我们不知道有关起居的三才避忌条，就会招致灾祸，又怎么会获得平安快乐呢？所以人们一定要对天发誓，不要怒视日月星辰。行住坐卧，不要赤身裸体，以免亵渎三光。不要对着三光小便，不要在月亮下欢淫，不要对着流星吐口水，不要长久地仰视天空。大风、大雨、大雷、大雪、大露的天气，要避免外出，应当在家静坐，以表示敬畏之意。不要嗔怒风雨，不要用手指点彩虹。大雾重重，三天之内一定会有暴雨，没有下雨之前不要外出，雷鸣的时候不要仰卧。出远门时触冒寒气，回家后不要迎面烤火，不要立刻吃很热的食物，衣裳被汗水浸湿了，要立即脱掉，不要立即喝下大量冷饮。大寒、大暑的时候要尽量避免出门。外感发热的人不能猛喝冷水，受寒的人不要猛喝开水。被寒气触犯后不能马上睡觉。太阳出来之后才可以出门，太阳落山之后就要回家。早晨外出时不要空着肚子，晚上睡觉前不要吃得太饱。每月初一的时候不要哭泣，三十的时候不要唱歌。这就是天时避忌的要略。

地道诸忌

大地主宰万物，万物的生成是人类所赖以生存的，有谁敢不恭敬而亵渎地灵？不要因为愤怒而把刀杖扔到地上，不要轻易地挖掘土地，挖地三尺便有土气伤人。不要赤着身躺在地上。

进入到深山之中，应当手拿明镜前行，使精灵、鬼怪不敢靠近。进入深山之中，口中要念“仪方”二字来避蛇，念“仪康”二字来避虎，念“林兵”二字来规避各种邪气。来到山脚下，先向后倒退几十步然后上山，山精就无法侵犯。进入深山的时候，要将后衣襟褶三指并夹在腰内，蛇虫就不敢接近了。渡江河的时候，用红笔写上“禹”字并佩戴在身上，就会很顺利。在手心写上“土”字，乘坐舟船就不会有什么恐惧了。从深山之中流出来的冷水不可以饮用，有小的昆虫的水边草地中的水不能用来洗澡，否则就会害人性命。若要涉水过草地，就要先拿东西来击水，将虫子等驱散之后才可以渡过去，否则虫子会夺人性命。赶路走得热了，不要用河水洗脸，池塘和湖泊有小的影子时，这代表水中有鱼秧，这些水就不能喝了。井水沸腾起来后就不要饮用了，屋中漏水也不要饮用，墓坑里的东西有毒，更不能食用。凡是浊水，却又急切地需要饮用的，放些杏仁泥，搅拌几十次后就可以饮用了。夏天，冰镇的东西不要吃得太多，因贪图一时的痛快而长期这样，就会引起疾病。以上就是地忌的大致内容。

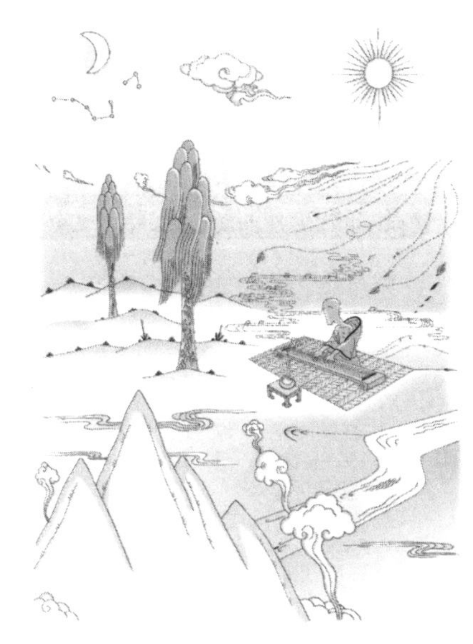

三才、三光

“三才”是指天、地、人，“三光”则是指日、月、星。“三才”的说法源自《周易》中对天、人、地“三才之道”的论述。《周易》是中国传统文化的精髓，是古人自然哲学、人文实践的理论根源，被儒家奉为经典。

汗液的生成

汗液由体内的营卫之气转化而来，腠理开泄时，营卫之气就以汗液的形式排出体外。

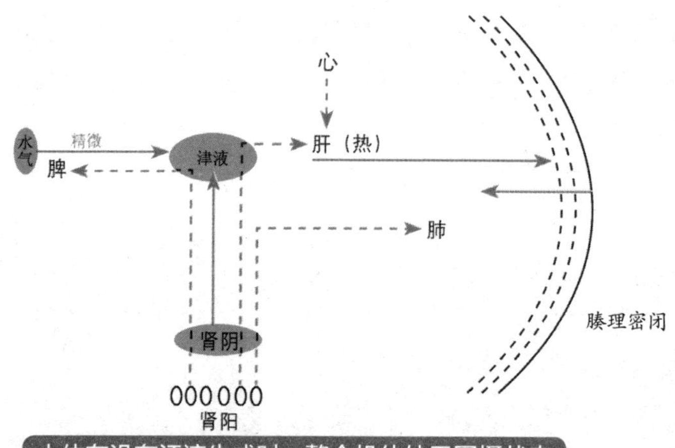

人体在没有汗液生成时，整个机体处于固摄状态

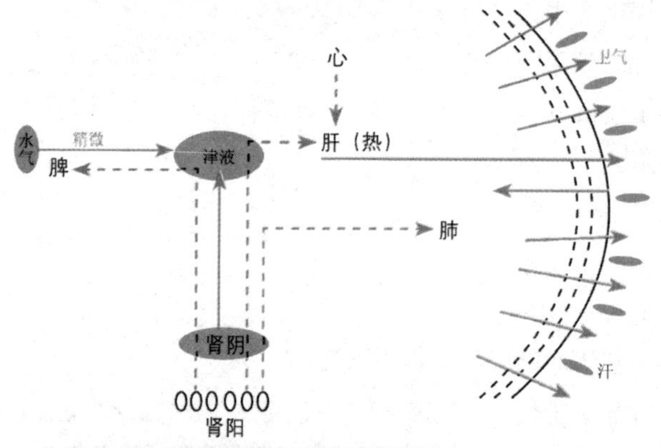

卫气性质剽悍，行走迅疾，遇到毛孔就会向外流泄。

食物在体内的运化或人体的运动会使人体产生较多的热量，平时紧闭的腠理就会开泄，毛孔张开，于是汗液蒸腾而出。

人体发汗时，机体处于宣散状态

由于外界气温升高或体表感受风邪，也会使体表腠理开泄，卫气就不再按照原来路线循行，从开泄的毛孔处流泄出来，这被称为“漏泄”。

人事诸忌

人是万物之灵，有生命就应当珍重，怎能不把生命健康作为首要任务，而以危害生命之事为急务呢？凡是养生的人都应当注意这一点，五脏喜欢芳香的气味和整洁的环境，厌恶腥膻，吃东西一定要选择适合五脏的食品。不要搔抓脑袋、披散着头发而挡住脸。肝畏惧风，心畏惧热，肺畏惧寒，脾畏惧湿，肾畏惧渗。要避免头发误入腌鱼、糟鱼之中。甲寅日适宜修剪手指甲，甲午日适合修剪脚趾甲，这是细菌藏匿的地方，因此应当及时修剪除去。不要向北唾口水，触犯了河魁和天罡二星。唾远损伤元气，唾多耗损精神。汗从毛孔中流出，不要对着扇风，以免引起中风。凡是出汗，都源于五脏。饱餐畅饮之后发热，汗是从胃出来的，太饱了胃满，所以汗从胃出；惊悸会使精丧失，汗从心出，惊悸损伤心精，神气浮越，体内阳气减少，所以汗从心出；背负着重物行远路，汗从肾出，筋骨劳累，元气外越，肾又过度疲劳，所以持重远行，汗液从肾出；心中恐惧，疾速奔走，汗从肝出，激烈的活动伤损了筋，使得肝极其疲惫，所以疾走恐惧，汗从肝出；摇动劳苦，汗从脾出，动作用力，谷精四布，脾主运化水谷，所以汗从脾出。因此劳伤出汗会产生疾病。不要让汗水滴落到饮食之中。饭后要把纸塞入鼻子之中，引发几次喷嚏，使人气机畅通，可以明目化痰。不要强忍着大小便，不要用力大小便。夜间应当睁着眼睛小便。走路的时候不要讲话，乘坐车马走远路的时候，不要回头，以免伤神。

凡是走远路的时候，要常常抬头看看天上的北斗星，夜间应当叩齿几次，因为鬼神害怕牙齿相叩的声音。夜间赶路或者在黑暗之中睡觉时，心中害怕的人，应当常常在心中默念着“日月光”，这样就可以驱散各种邪气。不要长久地步行，这样会伤肝；不要长久地站立，这样会伤肾；不要长久地坐着，否则会伤肉。不要跂着床、悬着脚，不要竖着膝关节坐着。在大树下面不要坐，以防阴气伤人。坐卧不要对着风。不要坐冰冷的石头，否则会患疝气。太阳晒过后滚烫的石头不要坐，否则会生疮。东海神叫作阿明，南海神叫作祝良，西海神叫作巨乘，北海神叫作禺强。早上起床吃几片生姜可以辟秽气，下床时先落下左脚，这样相对吉利。漱口不要用棕刷，这样会损害牙齿。夜间不要哭泣，不要对着北方辱骂，不要突然惊呼，也不要暴怒，否则会使人神魂不安。不要过分欢乐，否则会使人气机散乱。不要过多地笑，否则会伤害脏腑；也不要过于喜乐，否则会使人神魂颠倒。吃饭的时候不要讲话，睡觉的时候也不要讲话。不要总是念叨，念叨太多会使人神志恍惚。不要过多思虑，思虑过度就会神思滞缓。不要过多忧虑，忧虑过多就会伤心。不要长期躺在床上，躺得久了就会伤耗正气。睡觉的时候不要让头朝向北边，春季和夏季应当头朝东，秋季和冬季应当头朝西。夜间躺着睡觉时，要防止床头上有空隙进风；夜间睡觉的时候，不要把脚悬在高处。卧床不要开口，以免泄露了真气。不要用手压在心口的地方，否则会使人做噩梦。不要像尸体那样

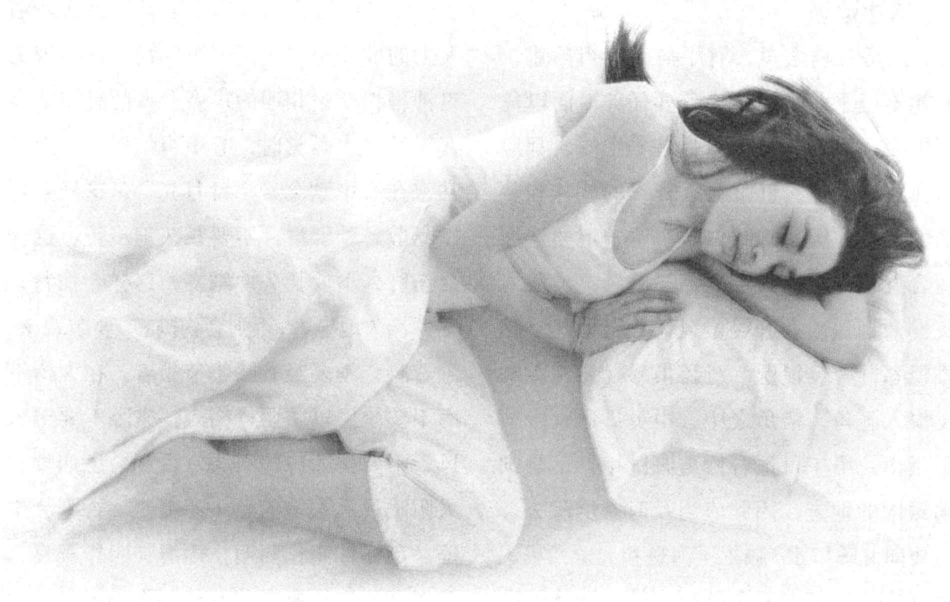

睡眠姿势推荐

睡觉时最好不要仰卧。相传希夷的安睡诀是：左侧卧则屈左足，屈左臂，以手上承头，伸右足，以右手置右股间；右侧卧换做屈右足，屈右臂，以手上承头，伸左足。

直直地躺着，不要用笔在人的脸上涂画以戏耍别人，否则会使人因落魄丧魂而被惊吓致死。不要在露天的地方睡卧，睡醒了觉得热，不要在喝水之后继续睡。凡是做的梦，都不要对别人说。不要点着蜡烛睡觉，否则令人神魂不安。人睡着了，一下子醒不来，不要慌慌张张地用灯光来把人照耀醒，应该在黑暗之中，用指甲掐患者的人中穴，或者用牙齿咬住患者拇指指甲的地方以催醒他。不要对着风洗头发或是洗澡，不要洗了头发还没有晾干就睡觉，不要用冷水来清洗头发；饥肠辘辘的时候不要洗澡，饱餐之后不要洗澡。洗头发不可以用冷水，否则会患头痛病。不要在一天之中既清洗头发又清洁身体，沐就是洗头，浴就是洗澡、清洗身体。眼睛患有疾病的人要避免频繁洗澡。午后不能洗头，头上出汗后不要洗。洗头、洗澡不按照规矩来，就不吉利，应当按照《月令》中记载的适宜沐浴的日子来洗澡、洗头，这样才吉利。早上起床，不要一睁开眼睛就去洗脸。不要用太热的水漱口。凡是脚有汗水的时候，不要放在水中清洗。

凡是夏至之后的丙丁日，冬至以后的庚辛日，都不适合行房事。过于喜乐、过于恼怒，外感热病或者是阴阳失调的疾患尚未痊愈，以及新产、月经未干净时，都要避免行房事。不要在喝醉、饱餐之后行房事。不要在每个月的二十八日行房事，因为人神在阴。帐幕之内忌讳点着蜡烛行房事。凡是本命年中的甲子、庚申之日，都不要行房事。雷电风雨交加的时候，不要行房事。这些都是人事忌讳的大体内容，如果人们能够谨慎地戒备，一定会获得平安与快乐。没有各种疾病，进一步调整饮食、服食丹药，这样做，百年的寿数就是人人都可以达到的了，希望大家不要忽视这一点。

宾朋交接条

序古名论

《白虎通》中记载，结交朋友的原则主要有四点：其一，身边的朋友可以常常帮助他；其二，远方的朋友可以多多问候他；其三，高兴的时候，会想到的朋友；其四，遭受艰难困苦的时候，能够远离的朋友。

《扬子法言》中讲到，朋友如果不能够交心，那么这就只是表面上的朋友而已。

《家语》中记载，内在的道德行为不能修炼养成，这就是自己的罪过；行为美好而不昭彰，这是朋友的罪过。因此，君子在家中要笃行符合道德的行为，出门则友贤。

《礼记》中说，君子之间的交往淡泊如水，小人之间的交情甘甜如同醪醴。君子凭借着淡泊而成就事业，小人因为享受甜腻的慵懒而无所作为。

《汉书》中说，李德公结交朋友，都是取人之长而舍人所短，喜欢成人之美。当时，荀爽、贾彪都是知名人士，而两个人却不能和睦相处，李德公同时与他们两个人结交为好朋友，在友情上并没有什么妨碍，世人纷纷称道德公为人正直。

胡质说，古人结交朋友，从是否多取来了解他是否贪婪，从是否临阵脱逃来认识他是否胆怯，从是否偏听偏信听到的流言蜚语来察看他是否容易轻信一面之词，所以只有对方不贪婪、不胆怯、不轻言一面之词，才能够终生相处。

祢衡，字正平，年少的时候和孔文举结成了不拘于行迹的亲密友谊，当时的祢衡年龄尚不满二十岁，而文举的年龄已经超过五十岁。

荀巨伯从远道赶来探视朋友的疾病，当时正值胡人攻打郡城，朋友对巨伯说："我就要死了，既然你已经看到我，现在就可以回去了。"巨伯说："我不畏路途遥远前来看望你，而今你有难，我却离你而去，难道这是我巨伯应有的行为吗？"胡人攻进城池后，对巨伯说："我们的大军已经到这里，全城的百姓都跑掉了，你为什么偏偏留在这里呢？"巨伯说："我的朋友生病了，我不忍心抛下他一个人，我宁愿用我自己的性命来代替我朋友的性命。"胡人听了这番话，认为他与众不同，于是对他说："我们这些无义的人，却入侵了有情有义的城池。"于是偃旗息鼓，退兵返回，因此整个郡都得以保全下来。

山涛和嵇康、阮籍有一面之交，彼此之间的情谊却固若金汤。山涛的妻子感觉丈夫和这两个人的交往不同寻常，于是就询问他其中的原委。山涛说："当今可以作为朋友的，只有这两位而已。"妻子说："当年负羁的妻子亲自观察了赵衰、狐偃，今

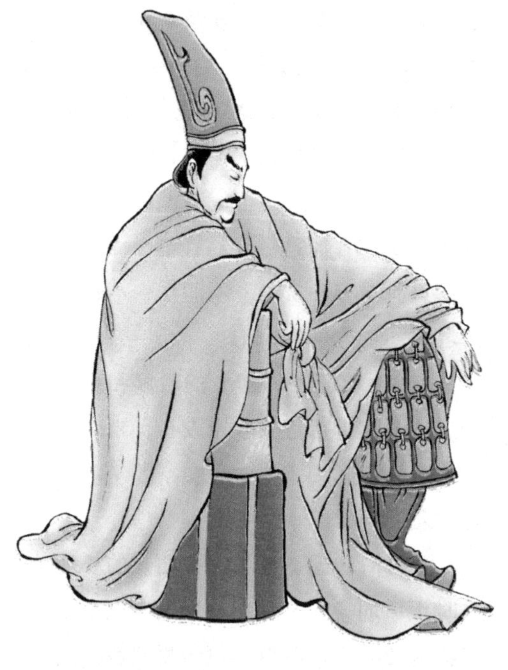

儒家·义

“义”一般指公正合宜的道德、道理或行为，是儒家五常之一。儒家特别强调要与身边的人建立一种和谐的关系，讲求仁义并重。信陵君礼贤下士、急人之困，结交了众多贤客，令战国诸侯不敢谋魏数十载，被后世视为仁义典范。

天我也想看看你的朋友如何，可不可以？”山涛说：“可以。”有一天，嵇康和阮籍二人前来造访，山涛留下他们在家中住宿，并且设宴款待二位，妻子隔着墙偷看，不知不觉就到了天亮。山涛进来询问妻子说：“这两个人怎么样啊？”妻子说：“您的才能远远比不上他们二位，真是既有见识又有气度啊！”山涛说：“他们也认为我有见识、有气度，所以彼此才能成为朋友。”

太傅东海王镇守许昌，任命王安期担任记室参军，彼此交往，互相体谅相互尊重。东海王告诉他的儿子说：“学习中获得的知识终归是比较肤浅的，只有自己身体力行感受到的才深刻，熟悉通晓礼度，不如模仿着礼仪法度去执行；诵读玩味先贤留下的箴言，不如当面亲自学习圣贤的旨意。王参军是精通人伦的表率，你应当拜他为师啊！”

齐国太原的孙伯家境贫寒，常常映着雪以借助那微弱的光线读书，将感情放纵在物外，将志向寄托在丘壑，与王令君亮、范将军结为莫逆之交。王、范二人已经在两朝为相，想着让他也当官，伯翳说：“人生百年，犹如风中的烛光，随时都有可能泯灭，因此应当怡神易性、修身养性、琴酒寄情，怎么能如此忙碌呢？这是嵇康所不愿意做的事情，也是我所不想做的。”

梁朝的王绎博览群书，才学丰厚而且善于辩论，能力举世无双，而且不嗜好声色，珍重名人贤士，和裴子野、萧子云结成了布衣之交。白居易与元相国元稹是知己，以在诗词方面的深刻造诣而闻名，两人合称元白。白居易的诗集中有哀悼元稹的诗，诗中这样写道：“相看掩泪俱无语，别有伤心事岂知？想得咸阳原上树，已抽三丈白杨枝。”

许棠多年来受困于名利场，咸通末年，马戴辅佐大同军幕，许棠前往拜见他，两人一见如故。马戴留许棠住了几个月，两个人平日里只是饮酒作诗，马戴从来未曾问过许棠有什么要求。忽然有一天，马戴大宴宾朋好友，命令使者交给许棠一封家书，许棠接到后很是惊奇，不知这封家书从何而至，于是打开信来，仔细看了很久，原来是说马戴已经悄悄派了一位使者给他的家里送去很多钱，藉以周济家用。马戴用心周密，待人宽厚仁义，是其他人所无法比拟的。

《风土记》中记载，越人的风俗习性率真朴实，初次与人交往非常有礼貌，常常修筑土坛，用鸡犬来祭拜结盟，对神发誓说："你乘车，我戴笠，他日相逢下车揖；我步行，你乘马，日后相逢你当下。"

从古至今，读书人在山野之地闲居，必定有志同道合的读书人相互往来，因此才能够自娱自乐。陶渊明在诗中写道："昔欲居南村，非为卜其宅，闻多素心人，乐与数晨夕。"还有一句这样写道："邻曲时来往，抗言谈往昔。奇文共欣赏，疑义相与析。"从诗句中可以知道，居住在南村的邻居，怎么会是庸庸碌碌的人呢？杜少陵在给朱山人的诗中写道："相近竹参差，相过人不知。幽花欹满径，野水细通池。归客村非远，残尊席更移。看君多道气，从此数追随。"李太白在赠送给范居士的诗中写道："忽忆范野人，闲园养幽姿。"还写道："还倾三五酌，自咏猛虎词。近作十日欢，远为千载期。风流自簸荡，谑浪偏相宜。"由此看来，那朱山人、范居士一定不是等闲之辈。

周益公曾经到南溪之上造访杨诚斋，并挥毫写下了一首诗留念："杨监全胜贺监家，赐湖岂比赐书华？回环自辟三三径，顷刻能开七七花。门外有田供伏腊，望中无处不烟霞。却惭下客非摩诘，无画无诗只漫嗟。"而杨诚斋续诗与之相和，有热心人将此情此景绘制成一幅画，诚斋在上面题词道："平叔曾过魏秀才，何如老子致元台？苍松白石青苔径，也不传呼宰相来。"诚斋长嗣东山先生，从前是集英殿修撰，退休回家，现在已经八十多岁。曾云巢年纪更大，常常携带着茶和写好的诗篇来拜访东山先生，他在诗中写道："褰衣不待履霜回，到得如今也乐哉。泓颖有时供戏剧，轩裳无用任尘埃。眉头犹自怀千恨，兴到何如酒一杯？知道华山方睡觉，

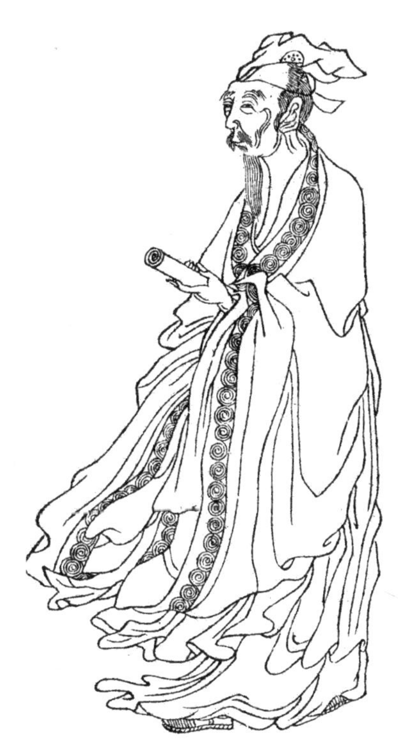

交友之道

君子在交友上先择而后交，以同道者为朋，虽君子之交淡如水，但仍贵在率真、善良。白居易，字乐天，号香山居士，唐代著名的现实主义诗人，嗜好诗、酒、茶、琴，曾作《谢六郎中寄新蜀茶》送友，以表感激之情。

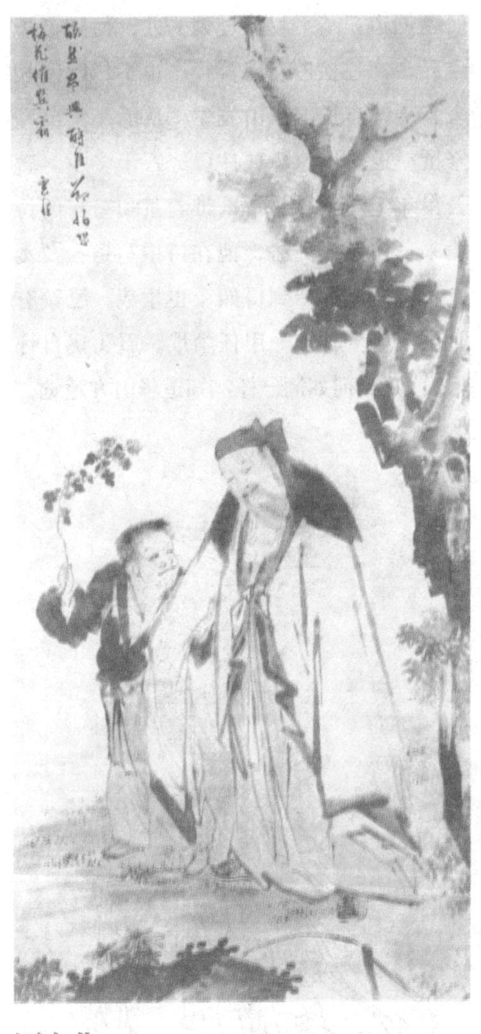

酒文化

酒文化是传统文化中的一部分，其中暗含着儒、释、道三者的辩证思想与境界追求。古人以酒解忧、以酒会友、以酒助兴，拉近彼此的距离。史上众多文人墨客都借酒行文，为后世留下了大量的文学精品与千古佳话。

打门聊伴茗奴来。”东山先生唱和的诗也很不错，风味情趣不比前二位逊色。二老相互拜会后，友谊十分深厚。

古延方士湖州东林沈东老，可以酿制十八仙白酒。有一天，一位自称是回道人的客人，在门外久久地作揖并说：“我知道您新酿制的白酒已经酿好，我特地远道而来拜访您，想请求您允许我喝个醉。”东老见他风流倜傥、英俊伟岸，便很高兴地出来迎接他。仔细打量这位客人，只见此人碧眼有光，与他交谈，发现他声音清朗圆润，对于古今治乱、老庄之道、佛理圆通等诸多理论，无所不通，因此推断他非等闲之辈，于是在宴席上摆出十几件酒器，询问道：“听说道家之人擅长饮酒，我想先用鼎为您祝寿，可以吗？”这位远道而来的回公回答道：“饮酒的器皿之中，钟鼎无疑是最大的，其次是弯柄的酒杯、螺壳雕制的酒杯，梨花、蕉叶杯最小。请让您的仆人将这些杯子依次斟满酒，我要当着您的面，从小杯子开始一直饮到大杯子，直至饮完这些酒。”又笑着补充道：“这就像是顾倩之吃甘蔗一样，渐渐进入佳境。”

饮完一轮之后，又一次从小杯子喝到大杯子，周而复始地喝不停，面前的杯子总是斟得满满的。他又笑着说：“这就是所谓的杯中酒不空啊！”回公兴致来的时候，还会举杯要求东老弹琴，自己高歌伴和。他又想以下围棋来助兴，只走出几步就将棋子拂去，嘴里说着：“只怕是一盘棋还没有下完，斧柄都已经腐烂掉了。”他从中午一直喝到黄昏，已经饮酒数斗，却面无酒色。东老正想向回公请教，回公说：“听说你有炼丹成金的法术，而且从不乱用，你笃守孝义，又多积阴德，这就是我今天特地前来拜访你，并且点化你的原因。”东老于是向回公请教长生轻举的法术，回公说："这是古今所说最应遵循的道理。"饮酒饮到将要天亮的时候，瓮中的酒只剩下了糟粕而没有余下的酒了，回公说："很久没有到浙江来了，今天因为你而前来，应当留下一首诗来赠送给你，然而我不会像世人一样用笔墨来书写。"于是劈开了宴席上陈设的石榴，在庵壁上题写，字迹由黄色渐渐转为黑色，诗中写道："西邻已富忧不足，东老虽贫乐有余。白酒酿来缘好客，黄金散尽为收书。"写完后便与东老告别。东老开门将他送到房舍西边，此时天已经渐渐亮起来，两人携手并行，走到房子西边的石桥。回公便乘风而去，不见了踪影。

在《延名衲》这篇文章中有这样的记载：成都有一位僧人诵读《法华经》十分专注虔诚，虽说历经兵荒马乱，却始终不能够影响到他。忽然有一天，一位仙仆来到了他的面前，对他说，"我家先生请您去我家诵经。"于是带着他穿越过一道道的溪水，翻越过一重重的山岭，来到了山中烟雾缭绕的一个居室之中。仙仆对他说："我家先生年老有病，起床很晚，请您去诵读《法华经》，当您诵读到《宝塔品》时便来通报一声，先生想必就会听到了。"当诵读到这一节的时候，仙仆所说的先生果然就出来了，只见他穿着隐士的衣服，拄着藜杖，两耳垂肩。他焚香听完诵经之后，进了里屋就不再出来，然后仙仆便送来了藤盘竹筷和一盂秫米饭，还有几瓯枸菊酒，虽然没有盐及醪醴，但是味道还是美妙如同甘露，其后，僧人又得了一环施舍的钱币，仙仆便将他送出了路口。僧人问仙仆道："请问先生尊姓大名？"仙仆在僧人的手掌之中写了"孙思邈"三个字，僧人大吃一惊，仙仆却一下子失去了踪影。三天之后僧人又到那山中去寻找，竟然因摸不清方向而迷路了。回来后看看手中的钱币，居然是一百文黄金。自从吃了那顿美味如同甘露的饭后，身体便轻盈便捷，没有疾病。天禧年间，这位僧人已经一百五十岁，以后

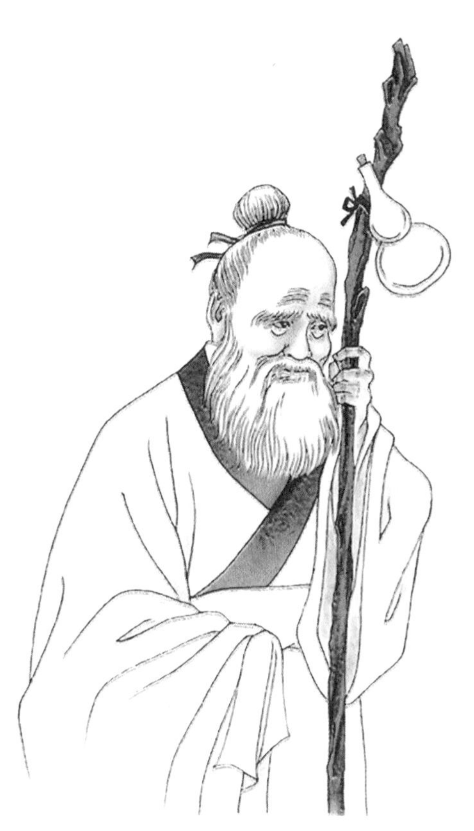

"药王"孙思邈

孙思邈是唐朝人，崇尚养生，相传活到 141 岁才仙逝。他一生悬壶济世，备受后人尊敬，被尊称为"药王"。其著作《千金要方》《千金翼方》都是我国重要的中医著作，所载医论、医方为后世留下了珍贵的医学财富。

就隐逸不见了踪迹。

李东谷说，君子以文会友，以友辅仁。交友，是以德相交。当朋友亲密无间，推心置腹的时候，一定会使君臣、父子、兄弟、夫妇的伦理道德粹然于纯正，这是交友的第一要义。不知道为何世上人情竟然日渐淡薄，交友的道义沦落扫地，只要有酒有肉，便会有人追随，如果不能周济，就恶语相伤，想方设法败坏别人名声。为了那些蝇头微利，便谄谀取媚，这都是妇人所为，根本不是真正的朋友；得到一点儿好处，就甘愿效劳奔走，这都是奴隶所为，根本不是真正的朋友。担心稍有触犯和违背就会相互疏远，故意违心相迎合，只是表面上看起来很亲密罢了。乘别人父子不和，便教人不慈不孝；乘别人兄弟之间起争执，就教人不悌不恭；乘别人夫妇之间反目，就教人不琴不瑟。随意引经据典，混淆是非，指鹿为马，以鸟为鸾。这些都属于“损友”这一类的人。交朋友，应当以此为戒，既不要被人所欺骗利用，也不要过于苛责别人，对别人敬而远之，以此来作为交友的戒律。

还有一种说法是，如果陈旧的风俗、既定的习惯不遗弃，那么老百姓也就不会有悖伦理。可惜的是，世俗人情日渐淡漠，故风旧习每况愈下。穷困时，与朋友同用一支笔、一个砚台，一起进进出出，共同经历贫穷和地位的低贱，患难与共，不离不弃，相亲相爱，和亲生兄弟没有什么差别。而一旦有一人得志，就会与其他人形同陌路，因此常常把忘却老朋友引为遗憾的事情，这不是仅仅用道理就可以讲清楚的。那么，应当如何呢？如果昔日的好朋友不幸去世了，就终身不再结交新的朋友了。所以说，朋友之道难于复兴了啊！

林可山在《山林交盟》中写道：山林之交与都市之交是不同的，礼仪贵在简洁易行，言辞贵在直爽率真，所崇尚的重在清纯澄澈。有好的东西一定要一起品尝，有了过错一定要相互规劝，有了疾病一定要想方设法地救治，书信里一定要直接说明要解决的事情。初次见面就递上自己的名片，不要以衣帽外观来定夺一个人的高低贵贱。主人恭敬地请客人进门，按照辈分称兄道弟，并称呼别人的表字，而不要以官职名称相称。一定要说自己所知道所见过的实事。有父母亲在家的，一定要通报名帖，从后传入，向其父母叩拜作揖后再坐下。谈论诗文抒发自己的见解，不要涉及外面的时事以及时政异端。吃饭的时候，不要对酒菜挑三拣四，依照辈分次序而安排座位，不要以贵贱僧道的不同而改变。饮酒随酒量大小而定，作诗以意兴深浅而酌，起坐自如，不要随意逃离酒席。饮酒猜拳，如果输了，就应当替别人斟酒。对于别人的邀请，一定要准时赴约，不要做不速之客，如果有事不能如期前往，一定要以实相告。等到朋友离席回家的时候，不要挽留。

凡是涉及忠、孝、友、爱的事情，应当尽心尽力去做。不要怠慢憎恨前辈，要引进提携后辈，以追求古代向学的风气。有志于古道的尊贵公子，一定不会骄傲自满。如果不是这一类的人，不受此盟约的约束。凡是我的同盟，愿我们的友谊如金

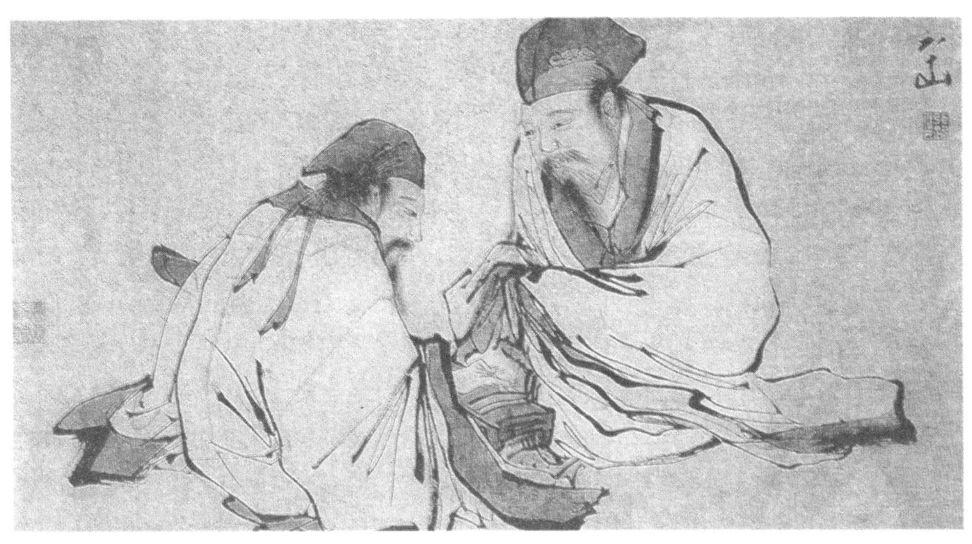

交友之道

古人讲究交友之道、处友之德，结交那些正直仁义、诚实有信、见多识广的人为友。朋友之间不以势利相亲，而以道义相交，彼此尊重，相互促进，从而达到以友为助、以友为师的目的，更利于双方的成长与进步。

石长存。

高濂交友论

高濂说，《毛诗序》中说到，从天子到平民百姓，没有一个是不依靠朋友的帮助而办成功事情的。但是，当今社会的风气，交友之道日渐衰败，交情日益浅薄，见了面就握手，表现得相亲相爱，可是背地里却又反唇相讥。为什么人心不古到了这种地步呢？这种当面一套背后一套的人，是自己看轻了自己，而不是降低了别人。岂不知你若用诋毁别人来讨好他人，如果他人有心，同样也会防备着你，在背后诋毁你。自己对别人翻来覆去地猜忌，用尽心机，视朋友之间的友情如同路上扬起的尘埃，像管仲和鲍叔牙、陈重和雷义那样的交情，在当今世上不再有，这也不足为怪。我认为，初次与人交往，深情厚貌，不容易一下子洞悉，有什么办法可以知道对方的心地善恶、性情的邪正呢？只是凭借着自己心底美恶邪正与人交往，对方即使是奸诈阴险，想要伺机害我，我如果没有给他可乘之机，他又能对我怎么样呢？对方即使是贪婪的，想要窥视我的弱点，我如果没有什么弱点能够被他发现，他又能对我怎么样呢？与别人交谈，一定要以仁义为先。与别人对饮，一定要以酒食相敬。我如果没有什么私心杂念，他又如何能引诱我去谋求私利呢？我如果没有什么嗜好，他又将如何能投我之所好呢？自己如果能够谨慎提防，那么意志就像城墙一样坚固完美，即便是用矛和盾一起攻击，又怎么会伤害到我？但是，如今的人，自己做坏事，就有人同谋，说要就给，有求必应，对人好得就像对待亲生骨肉一样，即便是父母、妻子、儿女也比不上。如果所谋求的满足了，那么它就可以以此作为要挟；如果所求不能满足，那么就立即翻脸，从朋友变成了仇敌，不用金银钱财是不能够化解的。这到底是别人陷害自己，还是自己害了自己呢？人心没有不乐于为善的，以正感正，以邪感邪，邪正的不同都在感应上区分，难道这世上就真的人人都是小人，就没有君子了吗？道义在天下，还没有完全泯灭，只是千百人中仅存一二罢了，为什么改换君子的道义，而和混迹于市井之间的人一样，这种情况到处都有，这又要怎么说呢？现在的人在和比自己强的人交谈时，不问对方所说的是否正确，都一味啧啧称赞，对方听了也是大言不惭；和不如自己的人交谈，不论对方说的是否可以，都一味否定诋毁，使对方羞愧木讷、言语迟钝。结果，自己的过错无从知晓，别人的长处无从吸取以助自己长进。

友直、友谅、友多闻，这三种交友之道，全都无所闻。有权的人如果能够尊重正直的朋友，那么就会事功日进，声名昭著。无奈的是，若对有权的人直言，不仅交往会生疏，而且还会被人视为狂妄之人；对有钱的人如果直言不讳，不仅友情会淡薄，而且还会把你当作不受欢迎的宾客。寻求与道德贤良的人交朋友，耻于和没有道德品行的人交往而与之疏远的人能有多少呢？如果不是品行高尚的富贵之人，在这个问题上是不能区分得清楚的。只是为人正直、以交友之道而自重的人，果真是狂妄之徒吗？又果真是不受欢迎的访客吗？有些人竟然委屈自己来获得别人的同情，以求得与富贵的人相交往。假如真的能得到有权势、家境殷实的人的一点儿颜色，又能有多少荣耀呢？在有钱人的家中

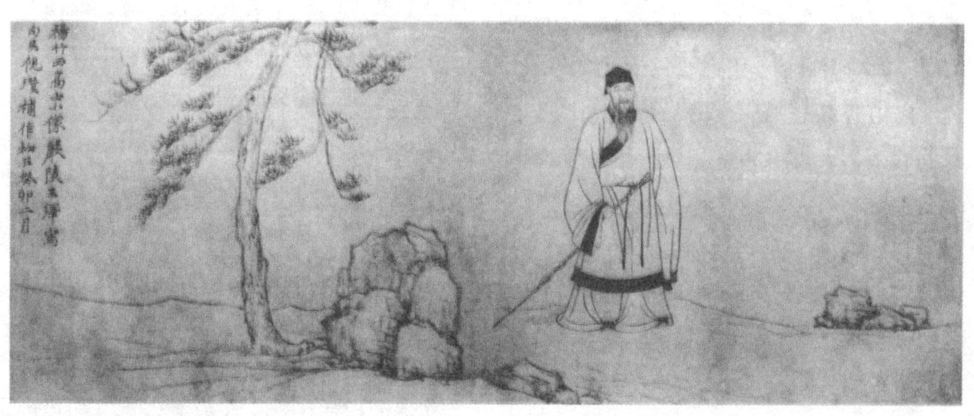

君子应自省修身

《论语》中记载，“吾日三省吾身，为人谋而不忠乎？与朋友交而不信乎？传不习乎？”这正是古时君子自我检查、反省的方法。君子常能严于律己、宽以待人，通过自律来不断自我约束和修正，使自己在修身养德、待人处世等方面有所进益。

饱餐了一顿，又能顶得住几天呢？许许多多的人放弃为人的正直品德和恪守的交友之道，心甘情愿效奴隶卑躬屈膝之劳，用女人的媚态来取悦于人。古人看重朋友的选择，将心灵上的交融看作是最为宝贵的，而不是表面上的敷衍。交往不能选择，不是用心来交朋友，这只能称其为面子上的交往，怎么能够长久呢？又怎么能够互相敬重呢？因此，君子宁可少交朋友也要保全自己的名声，坚守道德以自重。所以能够发现君子都鄙视通过泛泛交往来求得表面光彩的那些人，绝不趋炎附势，自己作践自己。又有一些人，和有钱的人交往，只是想利用别人的钱财；与有权的人交往，只是想利用别人的权势。假如世上的人不把权势、利益放在心上，不用狡猾的手段投机取巧，以此谋取个人前途，那么人人都是圣贤，又何必仰慕富人的品德、权贵的贤能，而在光天化日之下攀附于富贵之人，忙忙碌碌地跟随着他们在豪门之间进进出出呢？就是在别人的口边求得一朝一夕的饮食，而自己的家中又用什么东西来供给一日三餐呢？人们应当将心比心，不要用当今的社会风气来求古时候的道义，这样才能结交好朋友并能使友谊日渐深厚。另外，如果同门同生，而一贵一贱，那么富贵的应当富有同情心，常常想到对方的贫穷，不要将对方当作路人一样，应当将自己所拥有的分给对方以周济对方的窘困，这才是厚道。对于贫困的人来说，也应当安于贫困的现状，不要因羡慕而怨恨对方，即使自己拥有的很少，但也应当很满足，这才是厚道。无奈富贵的人不古，贫穷的

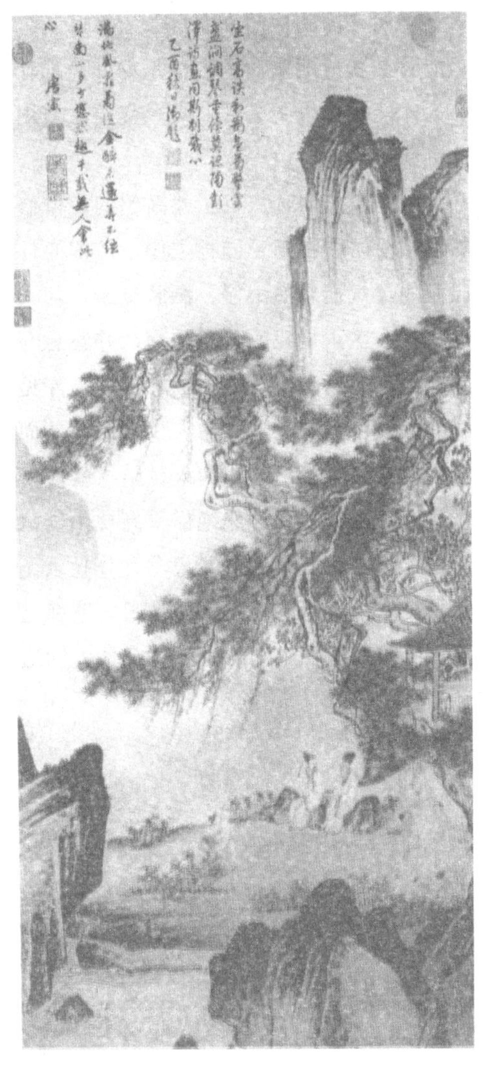

处世之道

君子应为人正直，恪守交友之道，抱有宁缺毋滥的原则，宁可少交朋友也要保全自己的名声。朋友间志趣相投，坚守道德以自重，情谊坚厚，贵在始终，不要因贫富、地位、际遇的变化而有所变化。

人又不明，因此这两方面都蒙蒙昧昧，怎么能够结交成朋友？举世都是如此，那什么人才能成为大丈夫呢？当今交友之道由此可见了。

那些山人词客，有弘大高超的道德修养，纵使居住在山丘园林之中，依旧心怀山河的灵气而飘然浪漫，洒脱遨游，与天地为友，这正是我所希望结交，并愿意与之一起随意畅游，甘心乐意聆听其高深见解的人。可惜现在这样的人少之又少，而权贵富豪又容不下这样的人，结果就使得这些人冥心物外，卓然绝俗，高枕山岩，而无意在尘世之间，使中原意气化作秋云，崇尚交友之心不能圆满，这是一大遗憾之事。那些相地看风水的先生，已预先知道我祸福的关键，都是高尚贤德的人，无奈老人无意于荣枯，怎会追随别人起朽骨而开启山灵，转灾年而为之福日呢？急急忙忙追逐高贤的足迹。感谢高人贤士所告知的一番话，而且顺从了我的癖好。我的朋友既不多也不广，从年轻到年长没有几位，但是那些相交往的都是与我志趣相投的社友。况且我生性不会苟且附人就事，虽然真心诚意地致力于恢复古时交友的道义，无奈当今世上常常薄德。对于交友之道，我在今日更加有所感悟：如能够恢复古时的笃厚朴素，立刻摆脱一切坏心思、坏行为，在无我无人之法界共欢，有真谛达到大彻大悟的境界，这就是我的一大心愿。

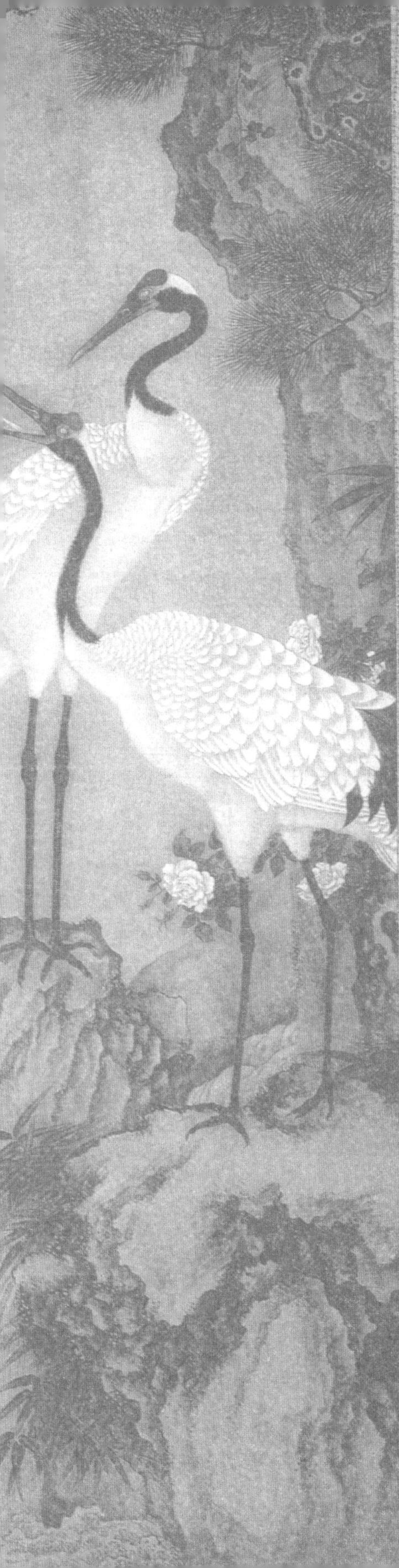

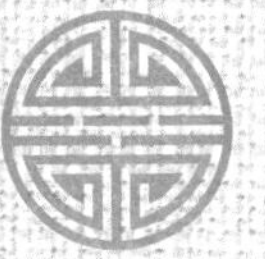

第四部 延年却病笺

上卷

高濂说，养生要以延年益寿为先，以防病治病为急。《道德经》说，我的生命把握在自己手里，不在于天。不擅长养生的人会早亡，擅长养生的人就会长寿。所以人一出生，神就依附于形体，形体又依附于气，有气则身体健康，气衰败则人体衰竭。形体与其相辅相成，都来源于营养物质的滋养。假如形体无所依附，六神无主，则生命终止。胎息是养生的基础，导引则是调畅气机的主要方法，人能养气以保神，气清则神明；活动身体可以治病，身体活动开，疾病就会痊愈。若人能按照精、气、神的养生规则来活动，就可避免三尸九虫的侵害。在内探究中黄妙旨，在外遵从自然界的规律，那么阴阳的运用都可以掌握在人的手中，并不仅仅可以延年益寿，还是达到道德最高境界的开始。那么人的修炼程度到底能够如何呢？这里所录的都是出自秘经，绝非没有根据，读者如有敏锐的观察力，就不会认为是泛泛而谈，编成后将此笺命名为《延年却病》。

序古名论

《金匮妙录》记载，要想长寿主要有三种方法：一是保精，二是行气，三是服食丹药。这三种方法各有不同，如果不得要领就很难把握。所以，保精可以列举出几百种方法，药方也有上千种，但都要以勤劳而不强求为要旨。行气可以治百病，祛瘟疫，禁邪气，止疮血，居水中，辟饥渴，延寿命。其中最主要的就是胎息。胎息就是不用口鼻呼吸，就像在胞中的胎儿一样，持之以恒地练习就可以成道。

书中还记载，修身之道以精为宝，赐予妇人则可以生育后代，留为己用就可以强身健体，获得成仙的机会；生育只是为了完成凡间的任务，完成后身体衰退，身体衰退就只能做凡人，更何况还有因胡作非为而废弃了精宝的。耗损精液，起初不觉得有什么，长此以往，人就会加速衰老死亡。天地有阴阳，人也以阴阳为贵，这与道相符，自是应当珍惜，不要无端浪费。

太清中黄胎脏论略

内养形神除嗜欲，心不动摇，六腑通明。常常修炼此道，形神自然充足。

专修静定身如玉。内绝思虑，外绝嗜欲。

一者上虫居脑宫。《洞神玄诀》说，上虫居上丹田，在大脑中，其色白而青，名叫彭居，使人嗜欲或痴呆，学道的人应该杜绝。

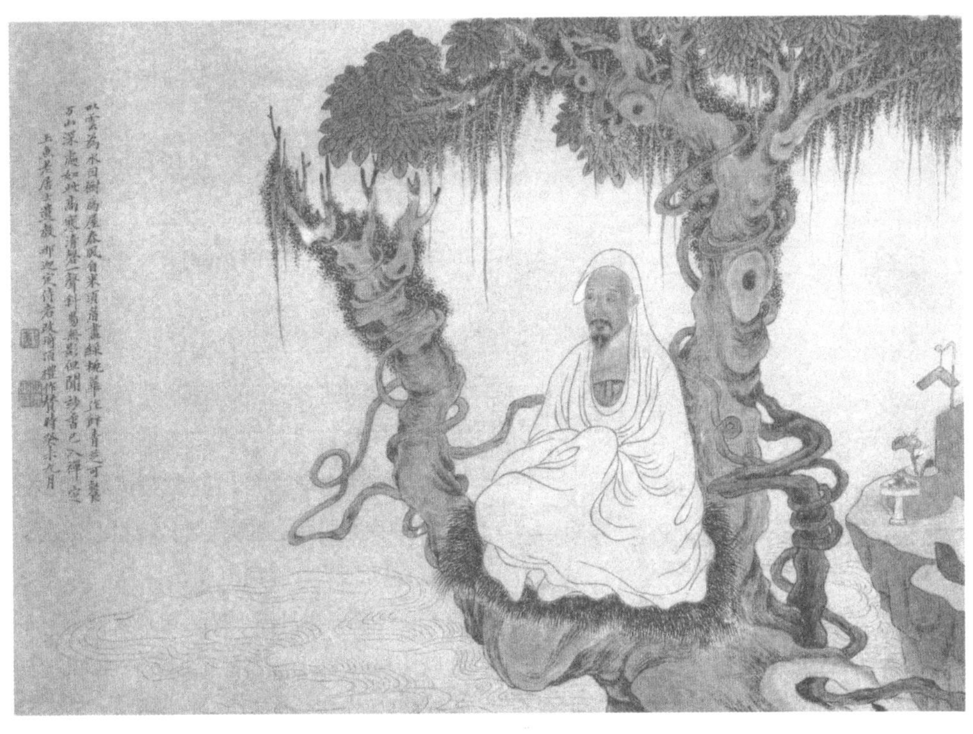

养内之术

古人认为养生就要避开自然界致病因素的侵袭。思想上要保持清心寡欲，人体真气才能正常运行。修行一些对身体有益的“养内之术”，如“炼精气，勤吐纳”，以养其神。当精气和神气固守于内，人自然就不易被病邪侵犯了。

万端齐起摇子心。常思饮膳味无穷，想起心生若病容。学道的人不懂得体内气机畅通可以强身，却被三虫惑乱。

二者中虫住明堂。《洞神玄诀》记载，中虫名叫彭质，其色白而黄，处于中丹田。此蛔使人贪财，容易发怒，玷污真气。

遣子魂梦神飞扬。或香或美无定方，或进或退难守常。精神恍惚似猖狂，令子坐卧败谷粮，子若知之道自昌。

学道者自己获得内心的喜悦，坚定不移，不受迷惑，就会修炼得道。

三者下尸居腹胃。下尸的颜色白中带黑，处于下丹田，名叫彭矫。它可使人喜欢服饰，贪图酒色。

令子淡泊常无味。若人能淡泊心志，三尸消亡后就可以无忧无虑了。

静则心孤多感思，挠则心烦怒多起。服气尚未舒畅，被三虫迷惑，就会容易发怒，或笑不停，或容易悲伤、思虑，或有饮食偏嗜。

使人邪乱失情理，子能守之三虫弃。得见五牙九真气。五牙就是五行之气，产生于五脏。

五牙咸恶辛酸味。如果五味不绝，五

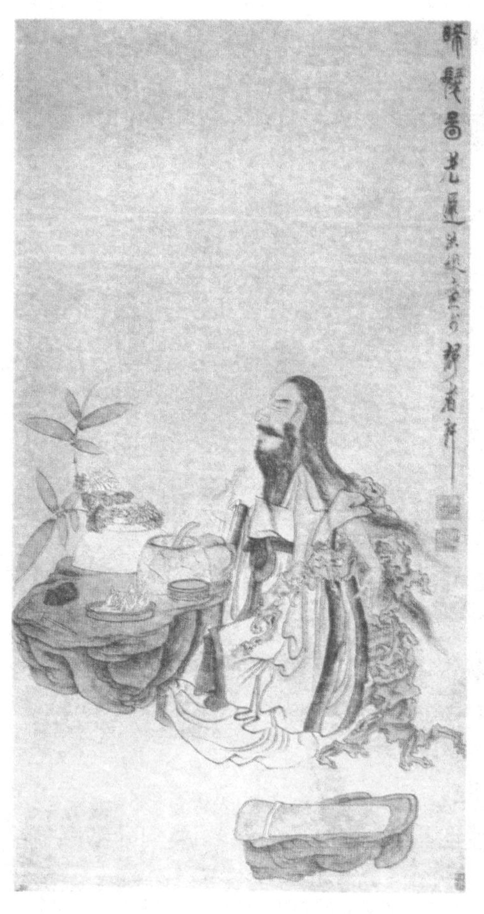

无欲则刚

“寡欲”是《老子》中的概念，认为人处世首先应节制欲望，个人修炼要少思寡欲，才能求得长生。至唐宋以后，道教内丹家更要求修道者“在物而心不染，处动而神不乱，无事而不为，无时而不寂”，以达到无欲的境界。

脏灵气不生，终不断思欲想。

为有三虫镇随子，尸鬼坐待汝身死，何得安然不惊畏。三尸之鬼，常想让人早死，于是就在身上寻找罪状，每到庚申日上告天帝。如果人们不在意，没有及时修炼形神，则气衰形败，即使志向坚如松竹，也会一事无成。

劝子将心舍烦事。静静把持心神，不要被琐事烦扰。

超然自得烟霞志。超然洞悟，则丹田气血畅通，就像眼前能看到。

咸美辛酸五脏病，津味入牙昏心境。五味入口，都与眼睛相通，散布于人体百脉之内。

致令六腑神气衰，百骸九窍不灵圣。九仙真气常自灵，三虫已死复安宁。由子运动呼吸生，居在丹田内荧荧。如果神气充足，呼吸运动，云雾兴起，自然会成功，三虫死尽，没有阻滞气机的障碍。服气成的人，气聚集在丹田，凝结起来犹如鸡蛋，可以照亮数里之远，这就是三个丹田的气所起到的作用，也是功到自然成。

肌肤坚白，筋骸清劲。地府除籍天录名，坐察阴司役神明，内合胎仙道自成。服气功夫练到胎息状态，进入胎息呼吸状态，呼吸五百次，自然进入奇异境界，进而地籍除名，三天后列入仙人册；如果达到上千次呼吸，灵魂就能游动在天堂。

胎息真仙食气得，却闭真气成胎息。服气功练习二百天，五脏清净舒畅，才可以学习胎息的方法。按《九天五神经》中讲，必须先将密室内布置得密不透风，垫席厚而且软，枕高四指刚好与身平；找一个志同道合的人，然后舍弃杂念，双手握固仰卧于床上，内无感情所依，外无事物牵挂，灵气逐渐开通，心情愉快；然后闭眼调整呼吸，经十、五十至一百次调息，只觉身从一处，如在房中。只要心不动移，经过一天一夜十二个时辰，就会有一万三千五百次呼吸。所以《太微升玄经》中说，气断绝为死，气闭塞魂游为仙。魄留下守护形体，魂在天上游动，经过一百次调息后，魂神可见。魄为阴神，总不想让人生存。

羽服彩霞何所得，皆自五脏生云翼。蝉因为饮气而承受露水，因此生羽翼；人常常服元气，不久就可以成仙了。

五脏真气芝苗英。《太华受经》说，元气含化，分布成六根，吉凶受用，应行相从。内气为识，胎气为神，如果能胎息，就可以返老还童，返魂五脏之始，先分布于水，内有六腑，外与六根相应。

肝主东方其色青。《五纬经》记载，肝主于木，生于水，克土，来自东方，其色为青，青气出之于左肋，平素常常这样想，就能见到这种气如青云一样。用此气可治一切热性疾病、痈肿、疥癣、急性咳嗽。

五脏荣枯在面色上的表现

一个人五脏的荣枯会在面色上有所表现。而五色又对应身体的五脏，所以，观察面部颜色的变化可以推测这个人五脏的健康状况。

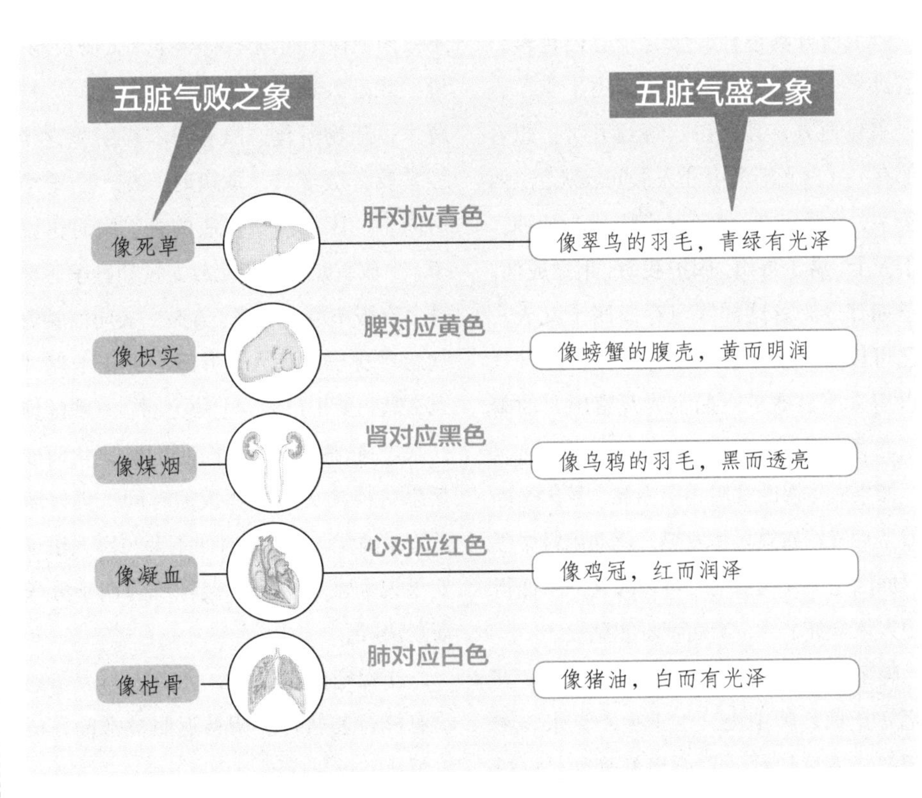

只有看到病的病状，看病变深浅，想着这种气攻克疾病之处，没有不痊愈的。如果看到病人肝色枯悴，就是不治之症。

子但闭固千息经，青气周流色自成。胎息经过千次调息而为内养，这种气呈现青色，应当自行凝结。

心主南方其色赤。每天中午想着赤色在心中，渐渐升腾，在头顶自动分散，默念“南方丙丁，赤龙居停，阴神避位，阳官下迎”。想着阴神一定会降临，应用非常灵验。这样念三遍。如果人能长期存有这样的气到五十天不间断，应当会看到犹如火光一样的赤气。用这种赤气可以治疗人的一切冷病，并可以用此气攻病位。如果患者面带青色，就是不治之症。

肺主西方其色白，服之千息白色极。《五纬经》记载，肺主于金，生于土，克木，来自西方，其色白。每到丑时，想着肺部有气，白光渐渐上注入眉间。默念“西方庚辛，太微玄真，内应六腑，化为肺神。见于无上，游于丹田，固护我命，用之成仙。急急如律令”。这样练习存想四十九天，自己可以看见肺中有白云样的气，这种气可以用来照察地下一切宝物及察出人的善意或恶意。

如果人体寒冷就用心中赤气，原因是赤气就是火气。如果人体发热，就动用肾中黑气，原因是黑气属水气，可以降火。不懂得使用人体五脏之气，治病就不能见效。

脾主中央其色黄，服之千息黄色昌。《五纬经》记载，脾主土，生于火，克水。闭气千息，不敢伏藏，心里想着黄气。只要每天想一次，不限时间，也没有咒语，如此四十九日自己可看到这种气。以后如果用此气，就可以隐形。

肾主北方，其色黑，服之千息黑色得。《五纬经》记载，肾主水，生于金，克火。为五脏神气，每到五更初，各存想的气、色都上出于头顶才停止。不需要一一假想，也不需要咒语，只是见效较迟，存想一百天才能有效。

驱役万灵自有则。练习服气时应心志端正，兼修德行，使内外相济。一年后，人间鬼怪精魅，及土地神，都不敢隐藏。每到一处，地方的鬼神，常为之开道。阴司六籍，善恶都知道。

乘服彩霞归太极。《胎息伏阴经》说，内息无名，只是服气是想着就会成功，如不按照戒律施行就不能合神。《太微灵隐书》说，凡是人进入胎息状态，游人间，行尸解术，随物所化，故有托衣被所化之说。经常要在庚辛日，取庚时，在一个干净的房间里，床上点上优质的香，同时再设桌子，上放香炉，桌旁应放龙杖和鞋子等物。身上衣服不解，用被子盖住。头向西躺着，默念自身已成死人，并默念咒语七遍“太一玄冥，受生白云，七思七召，三魂随迎，代余之身，掩余之形，形随物化，应化而成”。存想这种念头约一顿饭的时间，仍按照寻常方式睡觉。存想的时候不要与别人讲话，如果说话就不灵了。这样练习四十九天，渐渐法成。

九行空门至真路，大道不与人争怒。动息能持勿暂停，阴神返照神常助。持之以恒，其道易成。

诸行无心是实心，因心运得归天去。

无心之心，因心运心。虽然没有用心，还是因为有心。除却有意而为，就获得本真，消除各种念头，而万物归之。

自随胎息人天门。胎息是行善的关键，心无杂念为其要务。

玄元正理内藏身，无曲潜形体合真。《洞玄经》说，心直则神足。

三部清虚元气固，六腑翻成百万神。三部清净，六腑调和，真气归于真形，二理相合，五脏六腑百万的精神，也与自然相通应。

大肠之府主肺堂。肺为华盖，是六腑之主。

中有元神内隐藏。《太阳经》说，大肠属肺，鼻柱中央颜色来观察大肠疾病情况，怨气重组，神韵在此可显现。

肾府当明内宫女，外应耳宅为门户。《内神经》说，肾主藏精，为后宫，是内宫列女主。耳是肾的官窍。左肾为壬，右肾为癸，循环两耳门，内有元神守护，肾主水，兼主情志。人发怒会伤肾，肾伤则丧志，同时伤及元神，故学道之人最忌发怒。

膀胱两府合津门，气海循环为要路。膀胱受两腑之气，肾合膀胱，乃受津之府，上应舌根，津液往来润泽舌体，以对应膀胱之气。如果津液不足以润泽，服气功未练成，应当减少说话来养阴生津。说话过多就会口干，气不上乘。膀胱中有神，与不贪并行，故学道者没有贪心，志趣合乎情理。

子当自见内神章，终身不泄神常助。

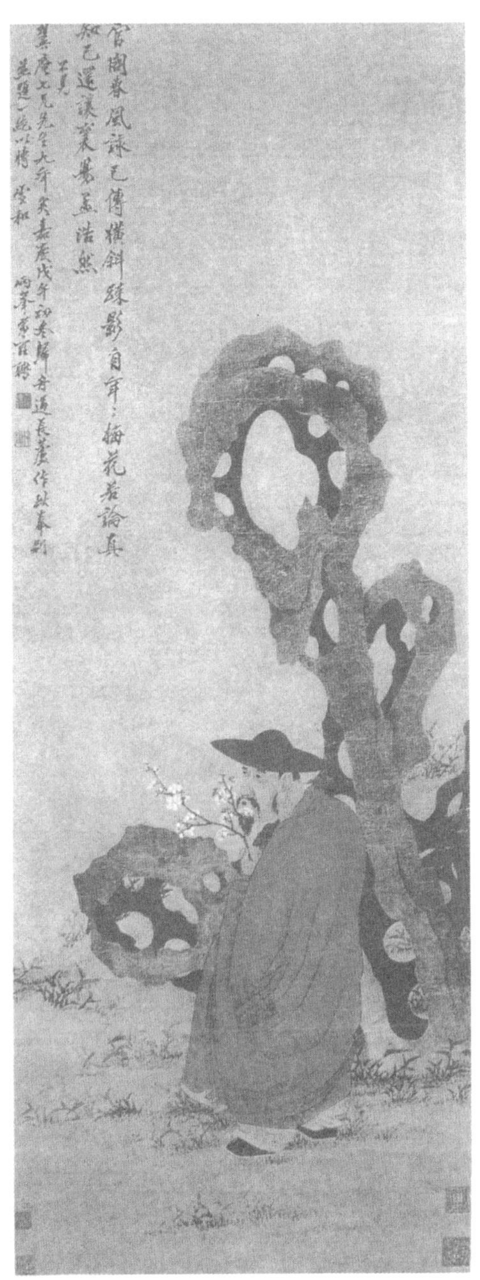

道家修心之道

道家主张“见素抱朴，少私寡欲”，即保持思想纯真，抱定淳朴的心态，减少私心，去掉贪欲，放弃世俗的观念，心灵才不会受到困扰，才能做到心神安定、无忧无虑。

地理环境不同，治病方法也不同

不同地区的人，由于其生活习惯不同、所处环境不同，引起疾病的原因也是不同的，必须区别对待，采取不同的方法进行治疗。

南方阳气旺盛，地势低凹潮湿。人们喜吃酸味及发酵食品，腠理致密而带红色，多发生筋脉拘急、肢体麻痹疾病，宜用小针微刺（九针疗法）。

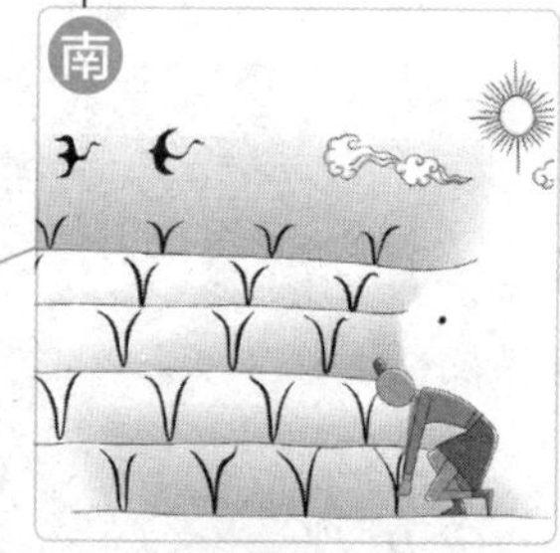

东方气候温和，人们生活安定，以鱼盐为美食，肌腠疏松，易发痈疡一类的疾病，宜用砭石疗法。

西方多沙石，风沙多，水土之性刚强，人们食的是肥美多脂的肉类，他们肌肤致密，疾病多是从体内而生，宜用药物治疗。

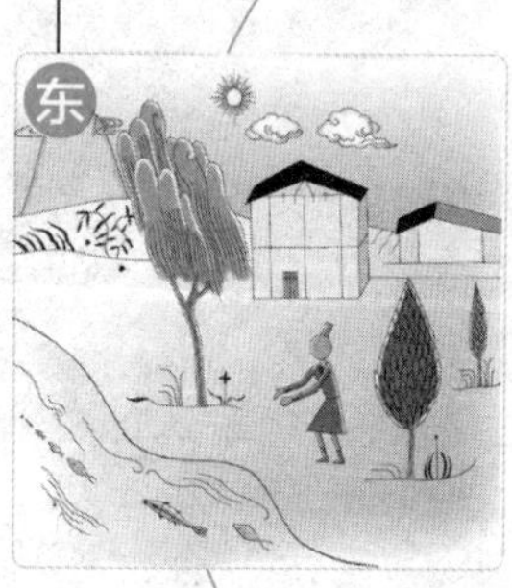

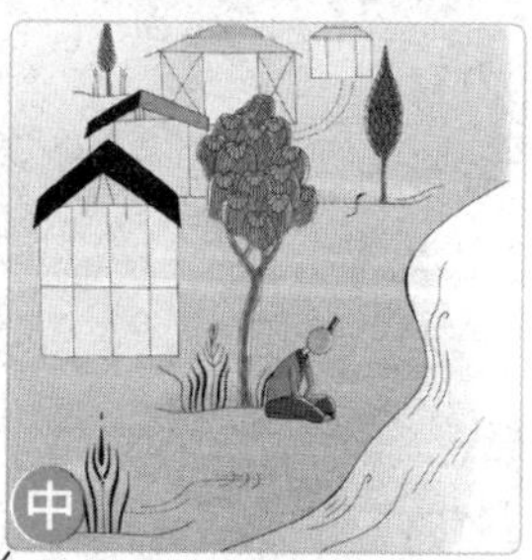

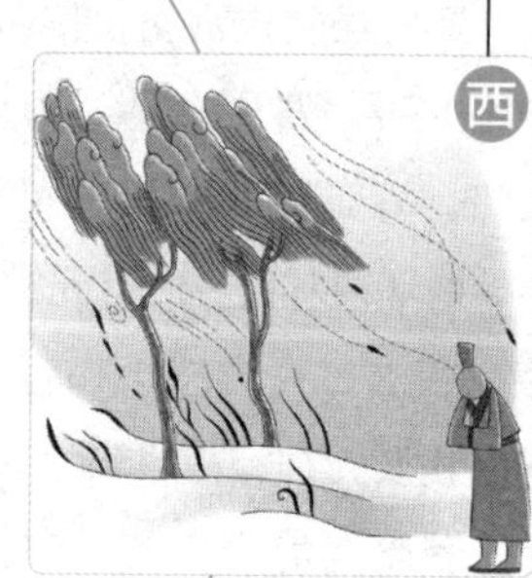

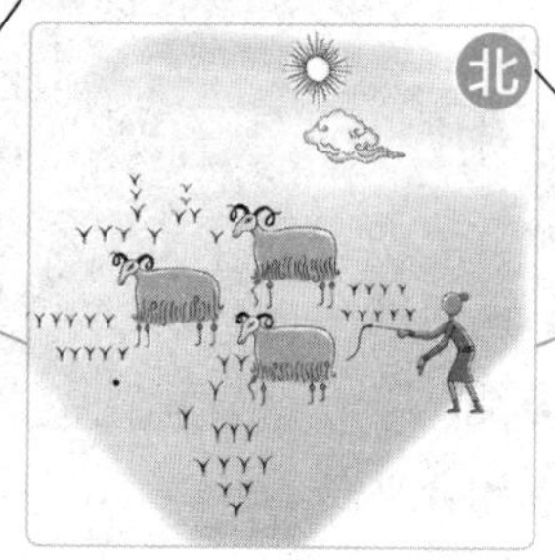

中部地区地势平坦湿润，物产丰富，生活比较安逸，多患四肢痿弱、厥逆、寒热一类疾病。宜用导引按摩的方法，活动肢体，使气血流畅。

北方地理位置高，气候寒冷，人们多食用乳类食品，故当内脏受寒时易得胀满一类的疾病，这类疾病适宜用艾火灸烤来治疗。

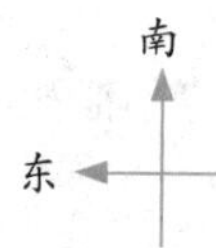

注：古代的方位图和我们现在的地图坐标是相反的

幻真先生服内元气诀

进取诀第一

大凡要练习服气法，首先必须要选择地势较高而且干燥清净的空旷地方，在那里建一间屋子。屋子不要求大，但是要密不透风，而且在屋里左右可以经常烧香。床要厚而且柔软，睡觉时让脚稍高于头部，盖上被子以后感觉不冷不热为宜。若在冬天，让身体觉得稍微有些暖和最好。枕头高三寸，使头与背相平。每到半夜子时生气之时，或者在五更睡醒之时，先呼出腹中浊气九次。如要确切地描述最佳服气时间，那并非只有五更。只要天气调和，空腹，就可以练习。方法是：先闭目，叩齿三十六次，以警醒身体中的元神，结束后再用手指捏住内、外眼角，并按摩鼻子两边，接着按摩面部和耳朵。这是真人起床后所施行的锻炼方法，再配合导引来活动关节，然后用舌抵上颚，等到津液满口后慢慢咽下，使胃也接受津液。如此三次后停止，这叫作漱咽灵液。用此灵液灌溉五脏，能使面部有光泽。此后修炼方案大致相同。人就可以飘然自得，使心像枯木一样无知无觉，身体空虚如同脱掉衣服，不以眼睛看而是用心聆听，各种忧愁都抛开，然后就可以抛却烦恼。每当身体不适，则闭目握固，当要散气的时候，则不展开手指。握固可以闭关防而却精邪，凡是初服气的人，气道不通，则不可握固，等到服气百天或半年之后，就会觉得气机通畅，手掌汗出，则可握固。《黄庭经》记载，闭塞三关握固停，漱咽津液吞玉英。遂至不食三虫亡，久服自然得兴昌。

转气诀第二

诀说，凡是人体五脏各自有各自的正气，夜间睡觉闭息，醒后想服气，首先需要用转动腹内气的方法，使宿食消化，排除体内浊气，然后开始调息服气。方法是：闭目握固，仰卧，将两拳放在两乳间，竖膝，抬背至臀部。闭气，鼓动气海中的气由内达外，轮流运转，然后吐气使之出来，吐九次或十八次后停止，叫作转气。做完后再练习调气。

调气诀第三

诀说，鼻为天门，口为地户，因此鼻子主吸气，口主呼气，不得有误，有误则气机逆乱，逆乱则易生疾病。吐故纳新的时候，尤其需要谨慎，防止自己的耳朵听到呼吸的声音。调整呼吸五次或七至九次，让呼吸平和，这就叫作调气。完毕后漱口中津液并吞咽回去，晚上睡觉时则应当闭上口，不要用嘴来呼气。

咽气诀第四

诀说，服内气的妙处在于咽气。一般人把咽的外气错认为是内气，这都不能分别，是多么荒谬啊！练习吐纳时应当进行辨识，或许可以避免错误。人类都秉承天地之元气而生存，人体自有怨气，每每咽气及吐纳，使内气和外气相应，自然气海中的气随吐而上，直达喉咙，等吐到极处才闭口。连续鼓动气机，然后咽下，让它郁然有声，然后按照男左女右的法则吞咽，吸气二十四下，能很清楚地听到如水一样的沥沥声。正因如此，把内气与外气相比

体内的清气与浊气

体内之气有清浊，正常情况下，清者上升，浊者下降；清气注入阴分，浊气注入阳分。如果清气和浊气相互干扰，升降失常，就是“乱气”。

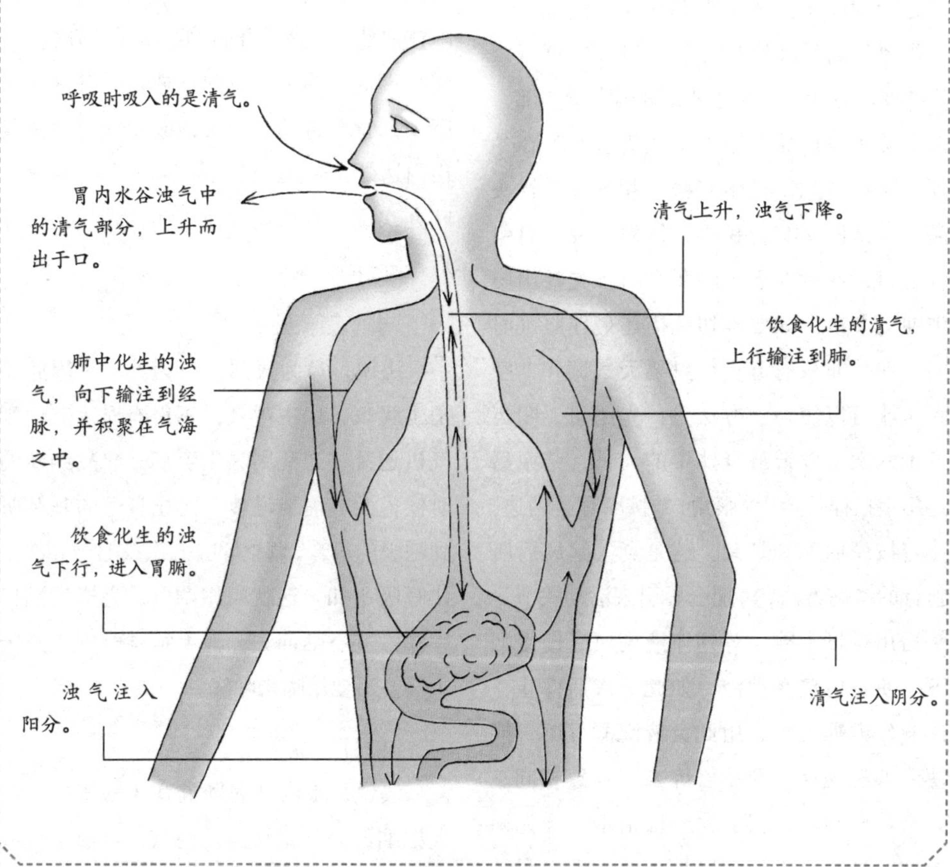

较时，就很容易辨别。用意念向下送，在外用手导引之，使之迅速干咽，称作云行；漱口咽下口中津液，称作雨施。初学服气的人，气尚未通畅，有时气会不下达，需要咽一下气后等候一会儿，直到自行郁然有声，汩汩而下，直入气海。

行气诀第五

诀说，下丹田近后两穴，与督脉相通，上达泥丸。泥丸，就是大脑及其精津的总称。每三次连续下咽，则迅速沉入下丹田，所得内元气，以意行之，使气进入后两穴。然后想象看到两条白气，夹脊上行，一直到达脑中，熏蒸各个脏腑官窍，很充沛地分流而下，入于毛发、面部、头项、两臂及手指，然后下行入胸，至中丹田。中丹田是心神的宫阙，灌溉五脏后，转入下丹田，到足三里穴，流畅大腿、膝、小腿前面、踝，下达涌泉穴。涌泉就在足心凹陷处。所谓的分一气之理，就是用雷霆鼓动、用风雨来润泽。如果只是地上有泉源，而无雷霆鼓动，就不能润泽万物；人如果不能荡除浊恶之气，心神则不得安宁。虽然口中有津液，但不能咽下，即使津液可以灌溉五脏、润泽面容，但最终还是不能还精补脑，况且若不交全内气则不能上达；咽服内气，如不经吐纳，则不能导引而随意使用。这就是回荡升降之道、运用之理，只有懂得了，才能符合自然规律地去运用。存想身体中的浊恶结滞、邪气淤血，它们被正气荡涤后，都从手足指端排出去，称之为散气法。散气时，应伸展手指，不能握固。如此存想一遍，就是一通。通畅则人体无病，并且反复调息，以便得心应手。假如不能得心应手，就按前面所讲的方法练习鼓咽。闭气、鼓咽至三十六次，呼吸才能小成。如果没有完全禁食，则需少吃，务必使腹中空虚。不论坐卧，只要腹空则咽气。一天到晚做十遍，共咽气三百六十次呼吸，也称之为小成；做一千二百次呼吸咽气，称为大成，也称为大胎息，然而枯木之色无精光。同时还有炼气、闭气、委气、布气诸诀要，都列于下文，以供同道参考。

炼气诀第六

诀说，服气炼形，稍有空闲就到室内，脱下外套，散开头发，仰卧在床上，舒展两手，不要握固，用手指梳头，使头部气机通畅；将头发散布于席上，则可调气咽津；咽气完毕，就闭气至难以忍受，这样才能排除杂念或烦恼，任凭气运行。憋闷时即呼吸，感到气喘就调整呼吸，待呼吸平稳后再炼气，如此练习十遍即止。刚开始练习服气的人，气机尚未通畅，有时间的话，逐渐增加一至十次均可，等到了气机已经通畅，渐渐增加到二十至五十次，使全身出汗。如果有此现象，就是炼气诀的效果，心神安宁，气机调和就可以睡觉了，避免起床受风，这就是延年防病的养生方法。但是要在神清气爽的时候练习，神昏欲睡的时候就不要练习了。如果能坚持练习最好，四肢烦闷或有其他不适感觉时也可以练习，不一定非要每天坚持做，只要神清气爽的时候就可以练习。间隔五天十天都可以。如《黄庭经》所讲："千灾已消百病痊，不惮虎狼之凶残，亦以却老年永延。"

委气诀第七

诀说，委气之法，就是使体气平和，精神条畅，不论行住坐卧都可以练习。只要依照规则调气，或者躺在床上，或者随意而坐，无神无识，入静进入定态，使心胸同太空一样，就可以开始调息闭气，调十次或二十次都可以通达。必须让气随意运行，不得与意念相争，过一会儿，气自然从毛孔中出，不需再用口吐气。纵然气能从口中吐出，也只是十分之中的二分。反复调息，能达几十息最好。行、住、坐、卧皆可练习。如果能持之以恒地练习，就

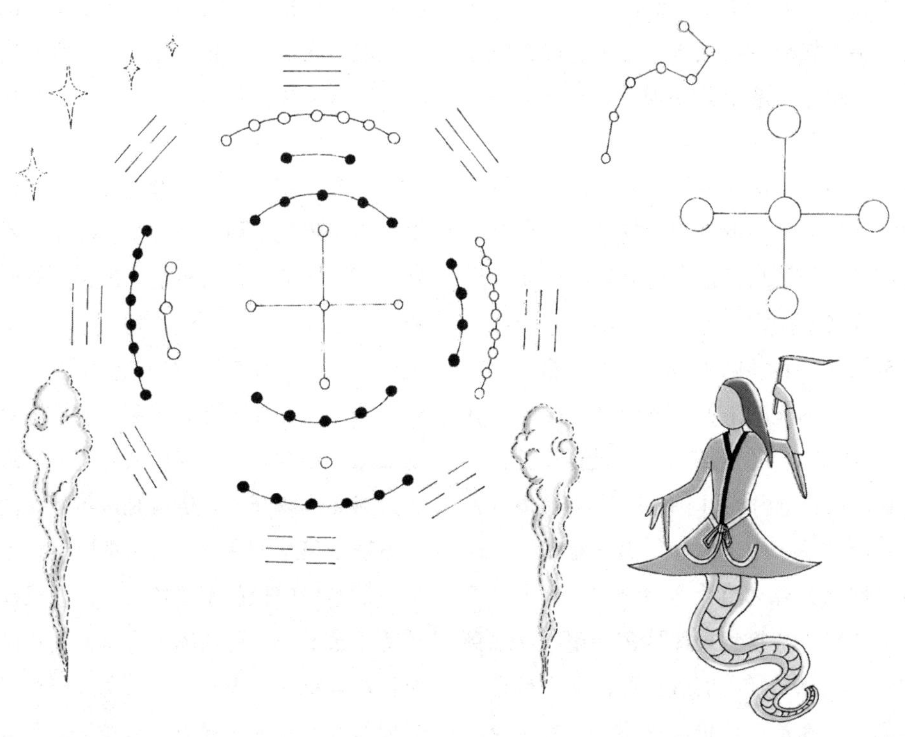

运气学说是结合五行生克制化的原理，来探讨自然变化的周期性规律及其对疾病影响的一门学说。《黄帝内经》确立了“天人合一”的思想，并从中找寻人类疾病的发生与自然变化的周期性之间的关系。

会百脉肢节通畅、皮肤面容光泽，犹如刚刚出浴的样子。正如《黄庭经》所记载的：高拱无为魂魄安，清净神见与我言。

闭气诀第八

诀说，偶然因修身养性不注意而生疾病时，应当立即到密室中按照服气方法调整好姿势，调整呼吸吞津咽气，意念病患之处，闭气以意领气，气攻病所，憋气到极点后再吐纳。完毕后再咽气吞津，按照前法以意领气攻疾病之所；若呼吸急促就停止，待气息调整后再攻病位，做二十次至五十次，感觉到患处汗出，气机畅通，肌肤润泽即止。如果病邪未除，则每天无论半夜、五更还是白天，频繁用意念攻病所。若病在头面手足，只在有病之处以意攻之，没有不治愈的。这表明意念调动气机的能力强于手的导引按摩，如有神助，功力难测。

布气诀第九

诀说，凡是想为人布气来治疗疾病，应当首先根据前人总结的五脏所患疾病所处的方位，取五脏所处方位之气，布入患者身体中。让患者面向其脏所处的方位，如心脏有病的应面向南方，调整心神，排除杂念，入静，治疗完毕，便让患者咽气吞津，鬼贼自逃，邪气永绝。

六气诀第十

诀说，六气，是指嘘、呵、呬、吹、呼、嘻。五气各属一脏，余一气属三焦。呬属肺，肺主鼻，鼻寒热不调和劳极时，可按照呬字诀吐纳，同时可以缓解皮肤疥疮。有这些疾病则按呬字诀调理，可很快痊愈。呵属心，心主舌，口干舌涩，气不畅通以及多种邪气，用呵字诀可去除。高热，可张大口呵；低热，可小口呵，仍需用意念调理。呼属脾，脾主中宫，如有寒热不和、脘腹胀满、气闷不泄，用呼字诀调理。吹属肾，肾主耳，腰及腹中冷，阳虚，用吹字诀调理。嘘属肝，肝开窍于目。《论》记载，肝气盛则目赤，目疾发作，用嘘字诀调理。嘻属三焦，三焦不和，用嘻字诀调理。六字气虽各有所属，但五脏三焦冷热劳极、风邪不调等疾病，都属于心。心主呵，呵字诀可治愈多种疾病，不必六气均用。

调气液诀第十一

诀说，人食五味，五味分别归入于一脏，每脏各有浊气，都从口中吐出。同时，六气、三焦之气都经过此门，各种秽气相合形成浊气。每次睡觉觉得有怪气味从口中出来，自己都不愿闻，如果仔细辨别，就可以推测疾病。

凡是口苦，口干舌涩，频频下咽却无津液，或咽津时喉中疼痛，不能进食，这

四时方位与五脏的关系

季节	方位	脏腑	季节
春季	东方	肝	肝开窍于目，藏着精神意识中的“魂”，肝病则魂不安，多见惊骇。肝在五味为酸，在五行属木，春季得病，多在头部
夏季	南方	心	心开窍于耳，藏着精神意识中的“神”，心病可影响到五脏，因心统率其他脏腑。心在五味为苦，在五行属火，因心主血脉，故夏季得病多在血脉
长夏	中央	脾	脾开窍于口，藏着精神意识中的“意”，故脾病多反映于舌上。脾在五味为甘，在五行属土，因脾主管肌肉，故病变多在肌肉
秋季	西方	肺	肺开窍于鼻，藏着精神意识中的“魄”，疾病多表现于背部。肺在五味为辛，在五行属金，因肺主皮毛，故病多在皮毛
冬季	北方	肾	肾开窍于前后二阴，藏着精神意识中的“志”，疾病多在四肢关节。肾在五味为咸，在五行属水，因肾主骨，故病多在骨

是高热引起的，应张大口呵之。每次咽气必须闭口，呼气时发呵字音十次或二十次，接着鸣天鼓七遍或九遍，用舌在口腔内外搅动直到津液满口，然后咽下再呵，再咽气，热退即止。若是口中清水甘泉源源不断，这是热退而五脏清凉自在的表现。若口中津液冷淡无味，或呵气过多，心头冷，饮食无味，则是冷状。应该用吹法来温暖，如温热法，等到口中清甜、心中温暖为止。《黄庭经》记载，“玉池清水灌灵根，审能行之可长存”，还记载，“嗽咽灵液灾不干”。

食饮调护诀第十二

诀说，服气之后，所吃的食物应当有先后之别，可吃的东西要对人体有益，不可吃对人体有害的东西，应当避忌有害的食物，长期食用有益的食物。每天早上吃少量淡水粥米饭或芝麻糊粥饭，对身体有补益作用，可以调理脾胃，令人津液充足。中午吃一些清淡面食，汤面及饼子最好。有饥饿感的时候要避免吃得太饱，太饱则伤心神，使气机运行不畅。凡是热面、萝卜、椒、姜、羹都要避忌，咸酸辛味的食物也应当慢慢节制。每次吃完饭，立即呵出口中食物中毒浊之气，那么身体就安宁了。服气之人，肠胃应虚净，生冷酸滑、黏腻坚硬、陈腐难化的食物不可以吃。若偶尔吃了以上食物一点，所在之处必然会有轻微疼痛，必须谨慎。并且不可冲犯生产、死亡及六畜等一切秽浊不洁之气，更不能进口，进口就会对人体正气有害。如果不经意间接触了秽气，则应立即闭气。邪气在上，闭目则邪气即消散，并用一二杯酒荡涤肠胃，如感到浊气进入腹中，不得安宁，则须调气，逼出浊气，立即纳入新鲜空气，用意念送下，并用手导引，再吞食椒及一二盏白酒，使邪气消散。

服气一年，畅通气机；服气二年，通血脉；三年练成，元气凝聚，即使有邪气侵犯，也不能对身体造成危害。每天服气咽液数千次也不算多。气化生津液，津液化生为血，血化生为精，精化生为髓，髓化生为筋。一年下来，气有所改变；两年下来，血发生变化；三年下来，脉有所变化，四年下来，肉发生变化；五年下来，髓发生变化；六年下来，筋发生变化；七年下来，骨发生变化；八年下来，毛发发生变化；九年下来，形体发生变化；假如三万六千真神都在身中，可变成仙童了，这称为真人。勤修不怠，则五脏牢固，关节灵活，《黄庭经》说：“千千百百自相连，一一十十似重山。”这样内气不出，邪气不入，寒暑不侵，避免刀兵所伤，升腾变化，寿同三光。

胎息铭解

服气要吞咽三十六次，先吞咽一次，再慢慢吐气，慢慢吐出气息。不论坐着还是躺着，行走或是站立。练习的时候不要选择喧嚣嘈杂的场所，练习之前也不要吃荤腥的食品。借用胎息这个名称，实际上是在讲人体内丹。胎息不仅仅可以治疗疾病，更能够延年益寿。

高濂曰：以上的胎息诀和其后要讲到的《李真人十六字诀》旨意相同。但是这

气机在人体的逆乱

人体之气的运行与自然之气一样，若应上升之气不上升，应下降之气不下降，就会导致机体运行失常。

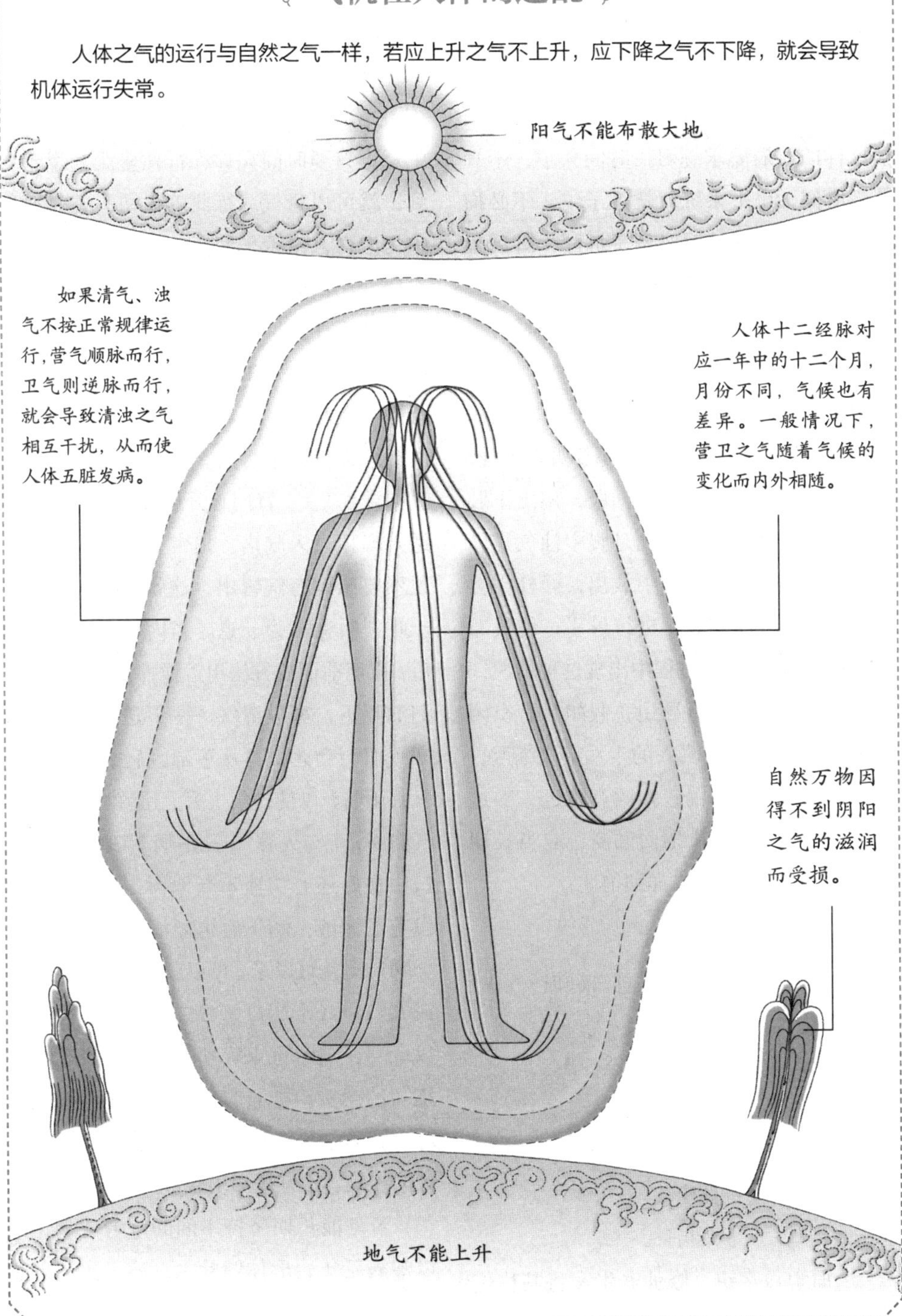

条是需要在半夜子时之后或者丑寅时练习。冬天子时恐怕太过严寒，夏季午时恐怕太过酷热，所以冬天在寅时练习，夏天在酉时练习，也算不上违背了练习的时间，不至于不能达到应有的效果。初学者可以按照这样的时辰要求练习，时间久了，不管什么时间，坐下来练习就是子午，不必拘于时辰。刚开始的时候两手握固，脚后跟屈曲旋转，顶住生殖器的根部，使精气固定，两手交叉，两脚双盘，一定要牢记这种方法。一咽一吐，都从鼻孔中出入，出声应细微，不要使耳朵听到这些声音。吐纳三十六次后，舒展四肢，鼻吸入清气，不要吸入喉咙，只需仰头把气引入到体表四肢，用上下肢徐徐伸缩来辅助导引。凡是腹中浊气逆转上行，都不要任其从口中放出，同样需要昂头，徐徐舒展四肢，进行导引，使气布达四肢。凡是在练习过程中出现这种情况，都要用上述方法进行导引。假如另有空闲时间，便按照唐代李真人的十六字诀练习，自然会感到不饥不渴，如同有吃过、喝过东西一样。不要因厌倦而间断，应当长期维持，其功效卓著难以详细描述。

胎息诗赞

气本延年药，心为使气神。能知行气诀，便可作真人。

（唐）李真人长生十六字妙诀

一吸便提，
气气归脐；
一提便咽，
水火相见。

上面十六字诀，修仙养生家将其称作“十六锭金”，实在是最简单易行的养生妙诀。练习这个养生诀，只要有空闲就可以练习。

当官的练习不会影响政事，平民百姓练习不会影响家务，商人练习不会影响做生意。只要时间允许，行住坐卧，意念一到，就可以行气。练此养生诀，首先要口中先漱口，用舌来回搅动以抵上下腭三五次后，仍用舌尖抵住上腭，顿时满口津生，连续咽下津液，声音汩汩。随后吸入一口清气，沉气于丹田，意守丹田一会儿，这就是一次吸气。随后下部轻轻如忍便状，用意念提气归于丹田，同时提丹田之气经过夹脊、双关、肾门直升后头部的玉枕关，透入巅顶进入脑内。提气上升的时候，头顶不要感到有气冒出，这就是一次呼气，一呼一吸称之为一息。当内气上达头顶之后，再用前面的方法用舌搅拌，口生津液，汩汩咽下，鼻吸清气，往下送达丹田，意守丹田一会儿，再从下部轻轻如忍便状提气归于脐，以使内气上升，这就是所谓“气气归脐，寿与天齐”。凡是咽下口中津液后，口中最好还有津液不断地再生，假如口中没有了津液，咽下时也要汩汩有声。这样一咽一提就可以了，可以三五口，或七口，或九口，或十二口，或二十四口，随时可以练习，随时可以收功。只要一直不忘记练功的念头，把它当作正事看待，不间断练习，才能精进收效。若有各种风邪所导致的疾病，治疗效果更快。

若是能长期坚持不间断练习此功，可以却病延年，形体健壮，百病不生，自然平安健康如常。练习一年，就不会再患感

养生的四种境界

在中国的传统文化中，寿命超出一般人水平的有四种人，分别是真人、至人、圣人和贤人。

真人

掌握了养生之道，寿命同天地一样长久。但是只有极少数人能达到这种境界。

至人

懂得养生之道，可延长寿命，保持形体不衰。能达到这种境界的人极少。传说颛顼的玄孙彭祖历经唐、虞、夏、商等朝代，活了八百多岁，为至人。

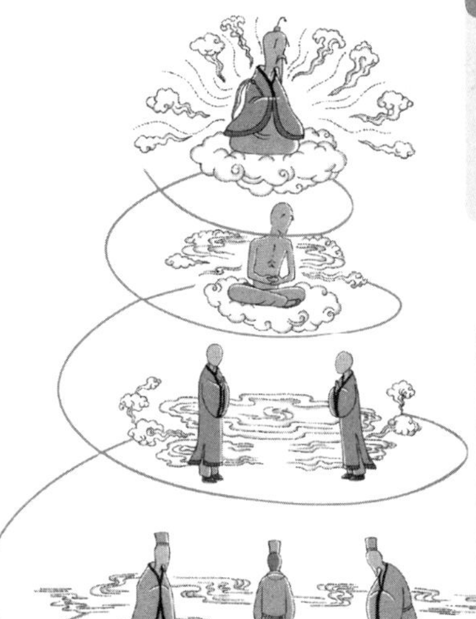

圣人

能够顺应自然，不为外界所劳累，没有过多的思虑，寿命可以达到一百多岁。只有少数人能真正遵循养生之道，所以达到这种境界的人也不多。

贤人

善于养生，可以根据阴阳变化调养身体，可以增益寿命，但有一定的限度。只要遵循养生之道，许多人都可以达到这种境界。

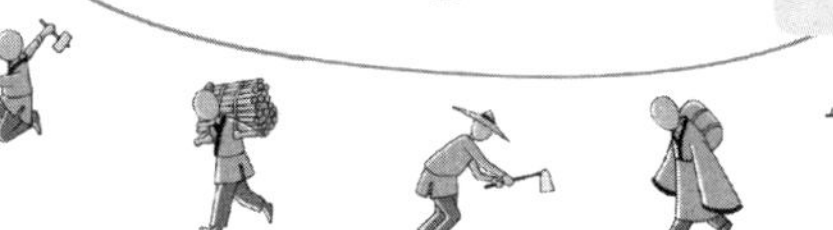

一般人

整日忙碌而不注重养生的人，他们的寿命一般都很短。

冒、痞满积滞、呕吐咳逆、痈疽疮毒之类的疾病了，而且还可以使人耳聪目明，记忆力提高，久病痊愈，长寿指日可待。如果行房事，将要射精还未射精的时候，也可以用这种方法来咽吸提呼，用意念使元精归于丹田，忍着不射精可以还精补脑，对人体有很多好处。注：古人认为男子在性生活中“多交少泄”乃至不泄都是可以强身健体、延年益寿的，而现代则认为间断性交对夫妻双方都是不利的。于男性而言，久而久之，会加重神经系统和性器官的负担，易诱发阳痿、精囊炎、无菌性前列腺炎或血精症等；于女方而言，经常间断性交会使盆腔慢性充血导致腰酸、腰痛、腹痛及失眠等。所谓造化在自己，宇宙便是我心，其意念妙不可言。

《修真至要》中提到，“精根根而运转，气默默而徘徊，神混混而往来，心澄澄而不动”，还提到：“身外有身，未为奇特。虚空粉碎，方是全真。”这可真称得上至理名言啊！

胎息秘要歌诀

闭气歌诀

忽然身染疾，非理有损伤。敛意归闲室，脱身卧本床。仰眠兼握固，叩齿与焚香。三十六咽足，丹田气越常。随心连引到，损处最为良。汗出以为度，省求广利方。

布气与他人攻疾歌诀

修道久专精，身中胎息成。他人凡有疾，脏腑审知名。患儿向王气，澄心意勿轻。传真气令咽，使纳数连并。作念令其损，顿能遣患情。鬼神自逃遁，病得解缠萦。

中脉七轮能量图

我们每个人体内都有一个内在的能量系统，分为七轮，所以叫“中脉七轮能量”（如图所示）。这是一种通过意念将中脉打开，接收外界能量的通路。

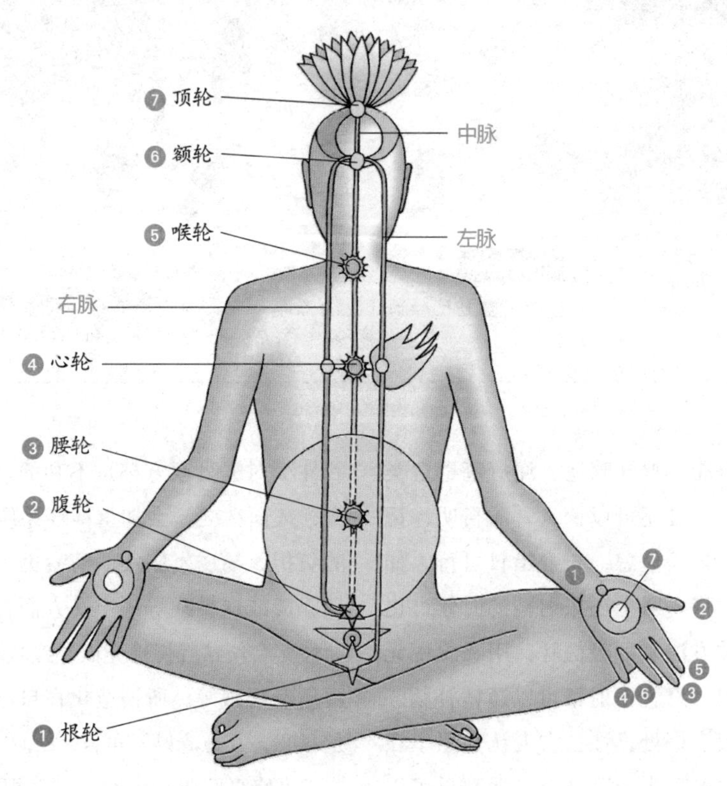

六气歌诀

疾病痊愈即停止练习，不要练习太过，过度就会损耗正气。

一曰呬。呬法最灵应须秘，外属鼻根内关肺。寒热劳闷及肤疮，以斯吐纳无不济。

二曰呵。呵属心王主其舌，口中干涩身烦热。量疾深浅以呵之，焦腑疾病自消灭。

三曰呼。呼属脾神主其土，烦热气胀腹如鼓。四肢壅闷气难通，呼而理之复如故。

四曰嘘。嘘属肝神主其目，赤翳昏昏泪如哭。都缘肝热气上冲，嘘而理病更神速。

五曰吹。吹属肾脏主其耳，腰膝冷多阳道萎。微微纵气以吹之，不用外边求药饵。

六曰嘻。嘻属三焦有疾起，三焦所有不和气。不和之气损三焦，但使嘻嘻而自理。

调理津液歌诀

人因食五味，壅滞三焦。热极苦涩盛，冷多淡水饶。便将元气疗，休更问壶瓢。热随呵自退，冷宜吹始消。口中频漱咽，津液自然调。若得如斯妙，冷热可无交。

服气饮食所宜歌诀

修道欲得见真的，庖馔之中堪者吃。淡粥朝餐渴自消，油麻润喉足津液。就中粳米饭偏宜，淡面馎饦（注：指面食汤饼）也相益。好酒饮时勃气清，生椒服之百病息。食前宜咽六七咽，以食为主是准则。饭了须呵三五呵，免教毒气烦胸臆。

服气饮食杂忌歌诀

密室避风隙，高床免鬼吹。藏精身有益，保气命无亏。喜怒情须戢，利名心可灰。真神兼本属，禽兽及虫鱼。此等血肉食，皆能致食危。荤茹既败气，饥饱也如斯。生硬冷须慎，酸咸辛不宜。雨云风罢作，雷电晚休为。萝卜羹须忌，白汤面勿欺。更兼避热食，瓜果勿委随。陈臭物有损，死生秽无裨。须防咽入腹，服气勿多疑。

休粮歌诀

千日功夫如不辍，心中渐得尸虫灭。更教充实三丹田，转得坚牢百骨节。只欲思惟断食因，懒将品味加餐啜。腹虚即咽下脐轮，元气便将为休绝。饱即宁心勤守中，饥来闭咽忘言说。如斯励力久成功，方信养生在秘诀。岂并凡常服药人，终朝修炼无休歇。营营药力尽成空，矻矻忍饥守不彻。争似常服太和精，便能精净生光悦。如贪外美乱正元，百疾临身自尪劣。

慎守歌诀

精气切须坚慎守，益身保命得长久。人多嗜欲丧形躯，谁肯消除全永寿。未病忧病病难成，已灾去灾灾遣否？临终始解惜危身，不及噬脐身已朽。胎息纵然励力修，欲情不断也殃咎，阴丹体得道方全，如此之人还鲜有。

九载功变歌诀

气并血脉共肉髓，筋骨发形依次起。欲遣衰老却童华，一年一变九载矣。

先端坐澄定，闭目息气，然后鸣天鼓四八通，以舌掠上唇外九遍，次掠下唇外九遍，又掠上唇里九遍，又掠下唇里九遍。即上唇外为南方，下唇外为北方，上唇里为东方，下唇内为西方，即以舌柱为中方。待津满口，即数努两腮内气二十一遍，微从鼻出些子便咽。咽时须喉中鸣，即汩汩也。想津气入下丹田，如此三遍五遍。又咽时须俟气出便咽也。

津液在体内的变化

津液来源于饮食水谷，是通过脾胃、小肠和大肠吸收饮食水谷中的水分和营养而生成的。

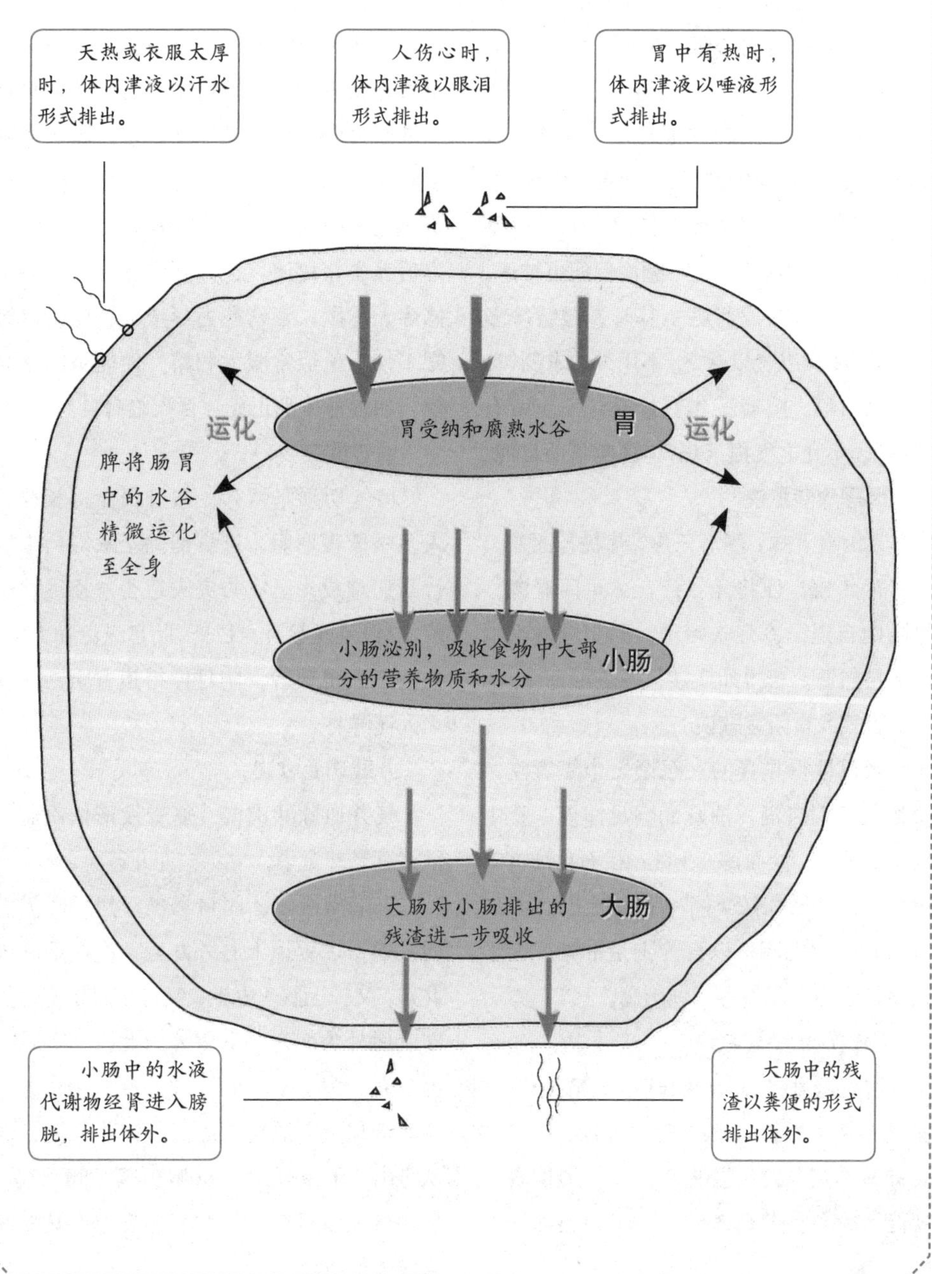

丹田的位置

丹田为人体的部位名，分上丹田、中丹田和下丹田。我们常说的“意守丹田”中的“丹田”指的是下丹田。

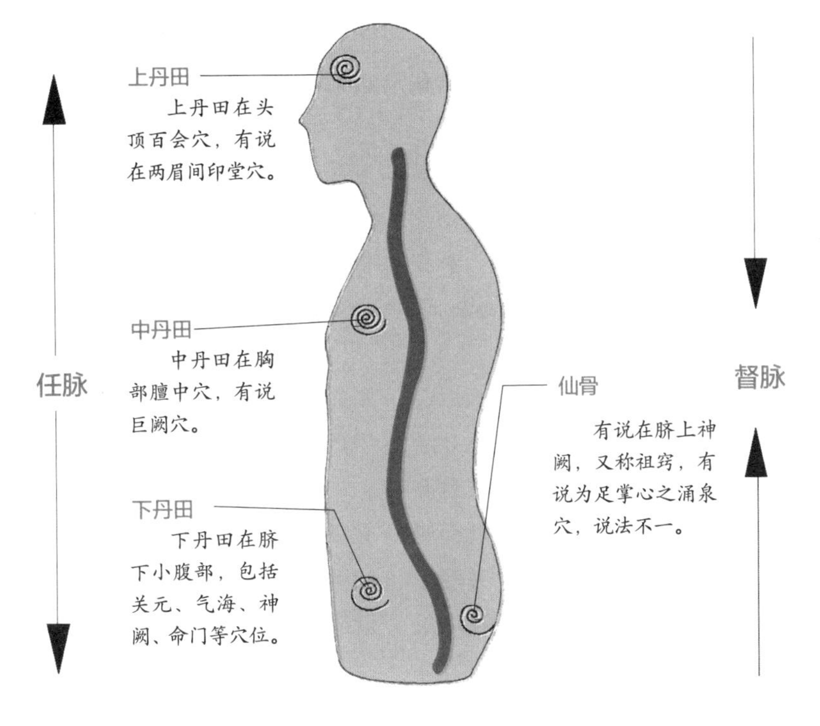

治万病坐功法

大凡治疗各种疾病，如果病位在咽喉中，或在胸中，睡的时候枕头要稍稍垫高一些，约七寸；如果病位在胸膈以下，睡的时候枕头垫高四寸左右；如果病位在肚脐以下，睡觉的时候应当去掉枕头。用口呼气，用鼻子吸气称为泻法；用口吸气，使气在口中变温暖后慢慢咽进去，称为补法。若想要导引治疗头颈疾病，应当多做仰头动作。若想要导引治疗腰腿下肢疾病，应当多做仰足的十趾动作。若想要导引治疗胸部疾病，应多扳足的十个趾头。若想导引治疗腹部的寒性病症或热性病症引起的不适，就用呼吸的方法导引治疗。以上方法要坚持每天练习，直到痊愈为止。

一、端正身体平坐，伸展腰、脚、两臂，两手展开撑在地上，口中慢慢呼出浊气，用鼻子缓缓吸入清气，可以去除胸中、肺中的疾病，咽的气先要在口中温热后，再闭上双眼用意念行气。

二、端正身体平坐，伸展腰部，用鼻子吸气后屏住呼吸，脑袋从前向后左右摇头三十次。可以治疗巅顶空虚昏花，自觉天旋地转的疾病。注意摇头的时候一定要紧闭双眼。

三、取左胁肋接触床面的左侧卧位，用口吐气，用鼻子吸气。可以去除积聚在心下的郁滞不快导致的病症。

四、端正身体平坐，伸展腰部，用鼻子慢慢吸气，然后用右手捏住鼻翼摇动片刻。可以治疗视物昏花、迎风流泪、鼻腔内息肉；也可以治疗耳聋、伤寒头痛。以上都以微微出汗为度。

五、正面朝上仰卧，用口徐徐吐出浊气，再用鼻息慢慢吸入清气。可以治疗里急后重、腹部饱胀。然后咽气十次，使气息温和为度。如果吸入的气过于寒凉，就会使人干呕、腹痛，可以用鼻子吸气，并咽津液七到十次，甚至上百次，这样就可以用真气填满肚腹，去除肚腹之间的邪气，补益正气。

六、取右胁肋接触床面的右侧卧位，用口慢慢呼气，用鼻子慢慢吸气，数到十次，两手掌相互摩擦至热，再用手来摩腹，以促使体内浊气从下部排除。可以去除两肋、皮肤闷痛的疾患，这样做一直到疾病痊愈。

七、端正身体平坐，伸展腰部，两臂上举，两手掌朝上。用鼻子吸气，屏气到极致，再呼吸七次，这种方法称作蜀王台，能够去除胁下积聚造成的郁滞之疾。

八、俯卧在床上，去掉枕头，两脚竖起，用鼻子吸气四次，再用鼻子呼气四次，如果呼气结束，就让气慢慢进入鼻中，不要使鼻子感觉到呼吸之气的进出。这样可以去除全身低热以及背痛等病。

九、端正身体平坐，伸展腰部，上举左手，仰掌使掌心朝上，右手和左手同样方法。可以去除两臂和肩背疼痛的疾患，并能治疗气结积聚等疾患。

十、端正身体平坐，用两手交叉抱住双膝，屏气鼓腹十四次，或者二十一次，气满就吐出，以气机畅通为度。这样坚持做十年，即使年事已高，也有少年一样的面容。

十一、端正身体平坐，伸展腰部，分别向左、向右侧弯腰，同时要闭上眼睛，用鼻子吸气，呼吸七次停止可以治疗头痛。

十二、端正身体平坐，伸展腰部，用鼻吸气几十次。可以去除腹中食积病症。如果大便通畅就可以停止；大便还未通畅，就继续做。腹中有寒气的，也可以做。

十三、端正身体平坐，将两手展开，像张开弓箭准备射出的样子，这样做四次。可治四肢烦闷、背部拘急。有时间的就每天加以练习，效果最好。

十四、端正身体平坐，伸展腰部，上举左手，仰掌，使掌心朝上，用右手按住右肋，用鼻吸气。这样深吸气七次，可以治疗腰部闪挫等痛证。

十五、端正身体平坐，伸展腰部，上举右手，仰掌，使掌心朝上，用左手按住左肋，用鼻吸气。这样深吸气七次，可以去除胃中寒气、饮食不化等消化系统疾病。

十六、两手抱住后头部，仰头，用鼻

子吸气，并咽下津液数十次。可以去除体内积热以及身体肌肉坏死等疾病。

十七、正面向上仰卧，展平手臂，用鼻子吸气，深呼吸七次，摇动双脚三十次。可以去除胸部及下肢的寒气，周身冷痛僵硬以及咳嗽、厥逆等疾患。

十八、仰卧，屈膝，让两膝内侧相对，用手翻抱两脚，伸展腰部，用鼻子吸气，深呼吸七次。治疗痹痛、热病、两侧大腿活动不利等。

十九、端正身体平坐，两手抱头上下转动，称为开胁。可以治疗身体昏沉、不畅通的疾患。

二十、端正身体平坐，伸展右脚，用两手抱在左膝关节上方，伸展腰部，用鼻吸气，深呼吸七次，向外伸展右脚。可以去除关节僵直、屈伸不利，以及跪拜站起时大腿气血淤滞导致的疼痛。

二十一、端正身体平坐，伸展左脚，用两手抱在右膝关节上方，伸展腰部，用鼻吸气，深呼吸七次，向外伸展左脚。可以治疗肢体关节屈伸不利，以及跪拜站起时大腿中疼痛。有书上记载，可以去除风邪，治疗视物不明、耳聋。

二十二、正面向上仰卧，用两手按摩小腹部膀胱所在之处，使之像油囊包裹的丸丹一样光滑细腻。可以治疗阴部潮湿、小便不利、小腹坠胀不适。就只用口来呼气，鼻子吸气，十次即可停止，也不必小口小口地吞咽津液。如果腹中不热，呼吸七次，

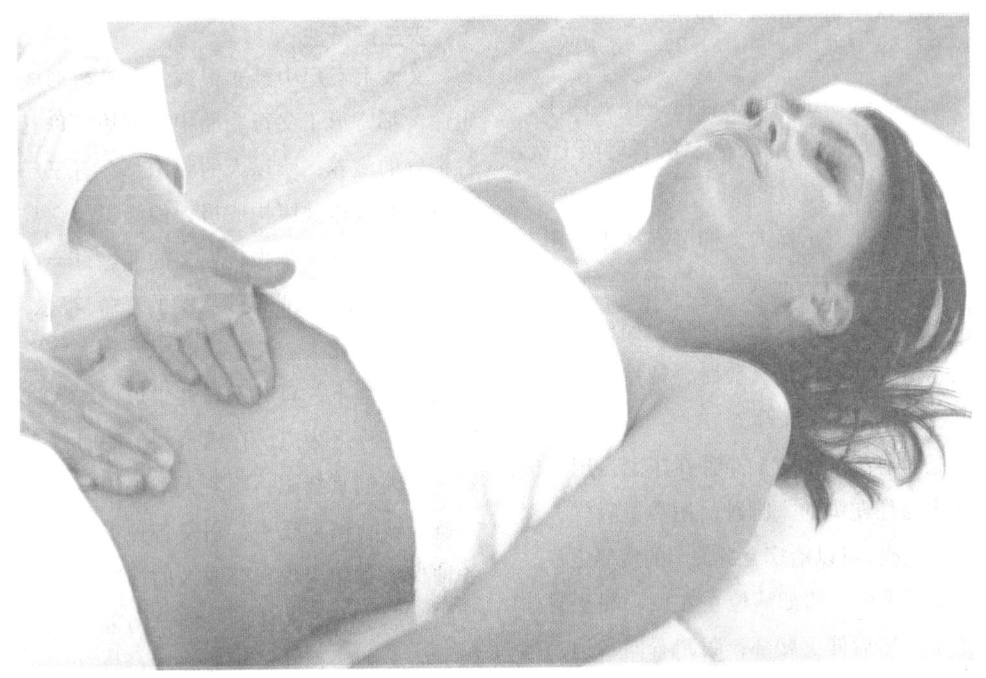

摩腹是借助手指或手掌对腹部做逆时针或顺时针的回旋摩动，或直线往返摩动。它的力道仅仅限于皮肤及皮下，具有理气和中、行气和血、消积导滞、祛淤消肿、健脾和胃、清肺排浊等作用。

将温气咽下，这样做十次就可以停止下来。

二十三、俯卧在床上，头部依次向着两边脚跟方向靠拢，伸展腰部，用鼻子吸气，深呼吸七次，治疗下肢转筋疼痛以及双脚酸痛。

二十四、蹲坐，用两手抱住两膝头，用鼻吸气，深呼吸七次，可以治疗腰背疼痛以及风寒湿痹证。

二十五、正面向上仰卧，伸展两手、两腿，使两足跟相向，用鼻吸气，深呼吸七次。可以去除寒邪所导致的足髀疼痛。

二十六、正面向上仰卧在床上，展开两手、两髀、左膀、两足跟，用鼻子吸气，深呼吸七次。可以治疗饮食积滞、消化不良、恶心呕吐等疾病。

二十七、蹲坐，伸展腰部，用两手攀住两脚跟，两膝盖朝下，用鼻子吸气，深呼吸七次，可以治疗身体疼痛、呕吐、咳逆等疾病。

二十八、正面向上仰卧，伸展两手、两脚，竖起脚趾，用鼻子吸气，深呼吸七次。可以治疗腹中痉挛疼痛。

二十九、正面向上仰卧在床上，用左侧足跟勾住右脚的大脚趾，用鼻子吸气，深呼吸七次。可以治疗厥证。如果左脚后跟不能勾住右侧的大脚趾，依然可以根据方法摆正体位来练习。

三十、正面向上仰卧在床上，用右侧足跟勾住左脚的大脚趾，用鼻子吸气，深呼吸七次，可以治疗全身关节的痹痛之症。

三十一、假如病位在左侧，端正身体平坐，然后伸展腰部，眼睛看向右边，用鼻子吸气，深呼吸十次后停下。注意要闭着眼睛做。

三十二、如果病邪积聚在心下，可以端正身体平坐，伸展腰部，面向太阳仰头，慢慢用鼻子吸入清气，并吞咽下去，做三十次后停止。注意要睁开眼睛来做。

三十三、假如病位在右侧，可以端正身体平坐，伸展腰部，眼睛向左边看，用鼻子缓缓吸入清气，并吞咽下去。这样做几十次后停止。

《元阳经》记载，经常用鼻子吸气，口含津液，用舌头在唇齿之间搅动后产生津液，然后徐徐下咽。一天如果可以做数千次，效果最好。做之前应当少量进食，如果进食过多就会造成气机上逆，气机上逆则百脉闭塞不通，百脉闭塞则气机不能正常运行，气不通畅则疾病丛生。

去三尸符法

《太上三尸中经》记载，人最初形成生命，都寄形于父母胞胎中，依赖父母五谷精气的滋养，所以人的腹中都会有三尸九虫，对人体健康构成极大的隐患。它常常在庚申日向天帝报告人类的罪过，一点儿也不漏掉，想以此减少人类的寿命、福禄，让人快一点死去。死后灵魂上升到天庭，魄沉入到地下，只有三尸九虫可以在人世间游走，称之为鬼。在四季八节的时候它们希望人们来祭祀，倘若人类祭祀不周全完备，就会祸害祭主，引发各种灾祸，如各种疾病竞相出现，夺取人的性命。上尸名叫彭居，处于人体的头部，伤害人体上部，使人眼睛昏花，头发脱落，口臭，面部生皱纹、疮痈，牙齿脱落。中尸名叫彭质，处于人体的腹中，伤害人的五脏，使人少气、健忘，喜欢做坏事，嗜食荤腥之品，或频频梦魇、精神错乱。下尸名叫彭矫，处于人体的足中，使人下肢瘙痒，五情涌动，淫欲过度。此尸形状像小孩一样，有的人说像马的形象，都长着毛，长二寸，长期居于人的身体之中。人死后就跑出来成为鬼，化作死亡的人生前的模样，连身高、体型乃至衣服，都没有差异。此三尸九虫种类繁多，另外还有蛔虫，长四寸、五寸，或八寸，此虫贯入人心会使人死亡；白虫长一寸，繁殖很快，又生殖众多，最长的可达到五寸，能使人五脏躁动不安，数量太多会导致人死亡，且令人贪食、烦闷；肺虫常常使人咳嗽；胃虫则会使人吐呕不止；膈虫使人鼻涕增多，时时吐唾液；赤虫令人肠鸣、腹部虚性胀满；蜣虫使人不能劳动，动则加剧，且生恶疮、癫狂、痴呆、痈疖疽、瘘躄、癣疥疬癞等多种疾病。有的人身体中全都寄居着这些虫子，也有的人身体中虫子很少的，这些人分为十等，其中妇女身体中虫子最多，并且这些虫子都非常凶恶，喜欢弄脏人的新衣服，对学道的人非常有害，但是将此虫引走就可以了。一旦到了庚申日，彻夜不睡，一直守到清晨，身体疲乏了，就躺在床上歇一会儿，但是一定要时时警觉，不要睡得太沉，这样这些尸虫就不能向天帝告状了。

又有《太上律科》记载：庚申日，北帝打开诸罪之门，通知各路鬼神前来提出诸诉讼，此时群魔并集，以管理天下众人以及动物的各种善恶之事，根据他功过的多少，奖赏有功之人，惩罚有过之人，一点儿也不遗漏。经说：守候三个庚申日，三尸九虫就会产生极大的恐惧；守候七个庚申日，三尸九虫就从此灭绝了，如此人就可以精神安定，身体健康长存，精神恬静，不再受到骚扰，不迷乱，不困惑，不会乱伦，抛却淫欲，怒气得到平息，真灵互为躯体，这样就可以与天地同生长存。每晚临睡前，叩齿二十一下，用左手抚摸胸口，上呼三尸虫的名字，使之不敢危害身体。

三宝归身要诀

《蕊珠洞微》中记载：人体呼出去的气，是天地盗我的元阳之气；人体吸进来的气，是我盗天地之气。如果能像真人那样，潜藏元所，心息相伴归根，那么每次呼吸都是我盗天地之气。

魏伯阳说，耳、目、口是人体的三宝，应注意要封藏而不宜发泄。这三者为何称为三宝呢？大概是因为耳是精窍，目是神窍，口是气窍。如果耳被声音所逐，精从耳窍耗散而不能固守；眼睛被颜色所迷惑，神就从色耗散而难以聚拢；口说话，气就随着言语声吐出而不能聚合，怎么能打成一片作为根基呢？此三者如此重要，怎么能不称为是三宝呢？休养生息、怡情养性的人，如果不重视这三宝，收敛精、气、神，那就大错特错了。

现在的人们，精从下流失，气从上散失，水火相互背离，就不能凝结，这都是心的自制力不足使然。假使心不产生爱恋，精就不会从下方流失；愤愤不平的情绪若不产生，气就不会从上方散失；如果各种念想都不产生，各种思想消失，那么水火自

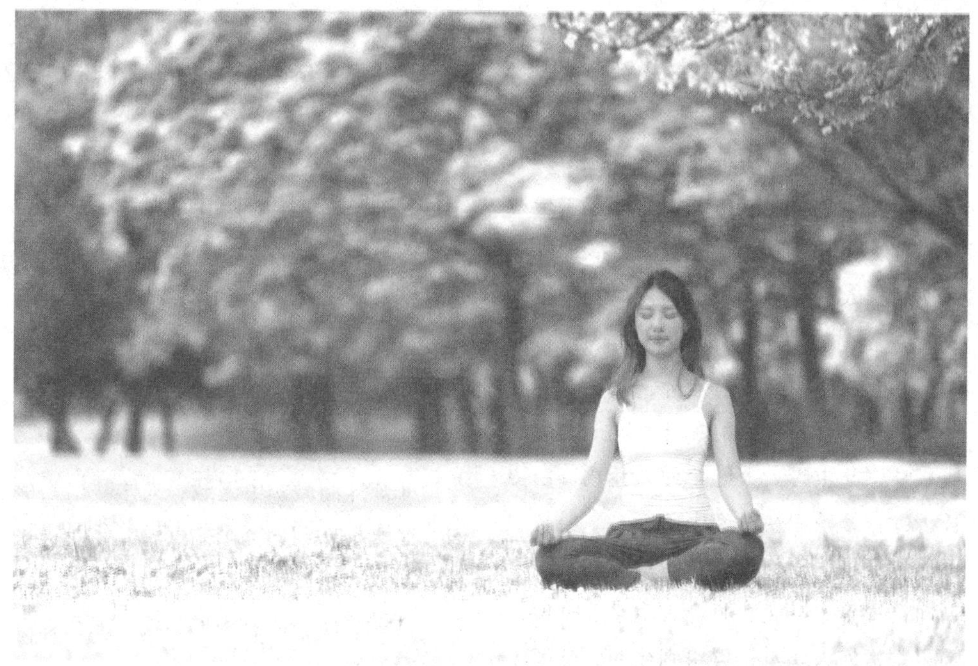

打坐养生法

打坐又叫“盘坐”、“静坐”。闭目盘膝而坐，调整气息出入，手放在一定位置上，不想任何事情。在佛教中叫“禅坐” 或“禅定”，是佛教禅宗必修的。打坐既可养身延寿，又可开智增慧。打坐的特点是“静”，“久静则定，久动则疲”。因此，打坐结束后，要活动筋骨，如打拳、舞剑、踢毽、自我按摩等，做到“动静结合”。

然既济。假使没有思虑，就会现出本来的面目，心情也会经常安定；如果一向虚静，那么心志涣散，称之为顽空，也称为痴，所谓痴，也就是不灵。所以佛教有贪、瞋、痴三戒。贪即欲，瞋即发怒，欲望和发怒是水火不济的根源。如果没有贪、瞋，心志就不会散乱，自然就会进入禅定的状态。不痴则聪慧。智慧与禅定相辅相成，合二而一，达到连定慧的思维都没有了的境界，就得道了。

服五牙法

凡是练习服气来养生，都必须要先练五行之气，用之通畅五脏，然后依照一般练法操练，就会收到比较好的效果。

东方青色，入通于肝，开窍于目，在形为脉。

南方赤色，入通于心，开窍于舌，在形为血。

中央黄色，入通于脾，开窍于口，在形为肉。

西方白色，入通于肺，开窍于鼻，在

形为皮。

北方黑色，入通于肾，开窍于耳，在形为骨。

肺是五脏的华盖，居于最上面的位置。第一，肺处于心的上方，对称地处于胸廓之中，有六叶，颜色深红含蓄。肺脉从少商穴发出来（少商穴位于左手大拇指指端的内侧角，距离指甲二分左右的凹陷中）。

心位于肺的下方同时还位于肝的上方，即剑突下一寸左右，颜色为含蓄的红绛色。心脉从中冲穴发出来（中冲穴位于左手中指指尖，距离指甲端二分左右的凹陷中）。

肝位于心之下，稍微靠后，左边有四叶，右边有三叶，颜色绛红而含蓄。肝脉从大敦穴发出来（大敦位于左脚的大脚趾趾端，在三毛中间）。

脾的位置恰好在脐上，靠近前面，横着掩盖在胃上，颜色为含蓄的黄色。脾脉从隐白穴发出（隐白穴位于左脚的大脚趾指端侧面，离指甲根窄如韭菜叶一样的距离）。

左右两肾对称，位于肚脐之后，附着

五脏与五体

中医将皮毛、血脉、肌肉、筋、骨称为五体，并认为五脏与五体有着一一对应的关系，五体的表现能反映五脏的病变。

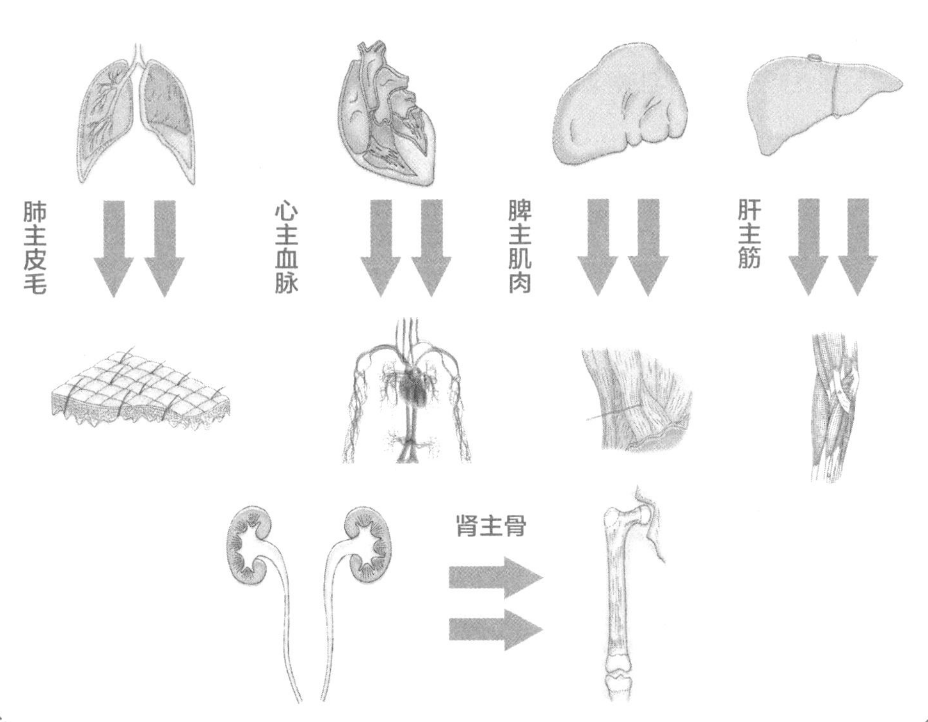

在腰脊的两边，颜色是含蓄的紫色，左边是正肾，和五脏相互配属，右肾为命门穴，男子的话，用来贮藏精；女子的话，胞胎由其所维系。肾脉从涌泉穴发出来（涌泉穴位于足底，第二、第三趾趾缝纹头端与足跟连线的前 1/3 处）。

凡是练习服五牙之气的方法的人，都要心里想着五牙之气进入各自相应的五脏，使五脏津液宣散流通，各自依附于所属的脏腑，既可以周流全身营养人体，又可以治疗疾病。让练习服青牙之气的人，想着气进入到肝里，见到肝中青气氤氲，青液融融，清清楚楚，过一会儿就可以感到足部大敦穴的气，顺着腿到达了肝部，集中在肝脉之中；接着流散分布到全身各个脉络之中，在上可以和自然界相通，然后一次观想其他四脏之气，服气前最好选择晚上丑时之后洗浴，更换上干净的衣服，在房间里焚烧香料，然后对照服气的方法，入静后方可加以练习。

养五脏五行气法

春天要在六丙之日的巳时，练习服气法一百二十息，可以补益心脏，使心脏的火气胜过肺脏的金气，避免使肺脏的金气太盛，而伤害到肝脏的木气，这是符合春季养肝的旨意的。

夏天要在六戊之日的未时，练习服气法一百二十息，来补益脾脏充实土气，使土气胜过肾脏的水气，以免水气太盛而戕害心脏。

季夏就是指夏天的最后一个月，要在六庚日的申时，练习服气法一百二十息，来补益肺脏的金气，让金气胜过肝脏的木气，以免木气太盛，戕害季月脾脏的土气。

秋季要在六壬之日的亥时，练习服气法一百二十息，来补助肾脏的水气，使水气胜过心脏的火气，这样一来，就可以避免火气太盛，伤害秋季肺脏的金气。

冬季要在六甲之日的寅时，练习服气法一百二十息，来补助肝脏的木气，使木气胜过土气，这样就可以避免土气过于亢盛，损害到冬季肾脏的水气。

以上所讲的方法，就是五行服气法练习的要诀，每个季节三个月九十天，有九个服气的日子，每次练习服气一百二十息，总共练习服气一千零八十次。服气各法根据五行生克关系而保养相应的脏腑，周而复始，五脏就不会相互克制了。因此一定要潜心练习才是。

服气有三隔说

在人体中有三处隔膜。第一，心脏有隔膜。刚刚学习服气法的人，觉得心下胃中气满，这是一膈。只要减少进食量，只是凭借咽气存想，就能冲关而下，气机自然得以畅通。第二，脐部有隔膜。此处发生壅塞，也需要根据上面所说的方法减少进食量，或者是口咬少量甘草及桂枝来辅助气机通畅。第三，下丹田有隔膜。要求固其心志，用上述方法来使之通达，或者服用蜀椒一二百粒，自然就会使气机条畅，通达周身。

咽气的时候需要干咽，不要和唾液一起咽下去，也可以呼出来，但是避免用鼻子吸入，以免将风邪吸入，应当小心才是。

五行的生克乘侮

五行学说认为宇宙由木、火、金、土、水五种最基本的物质构成，并以五行之间的相生相克规律来认识世界，解释和探究自然规律。

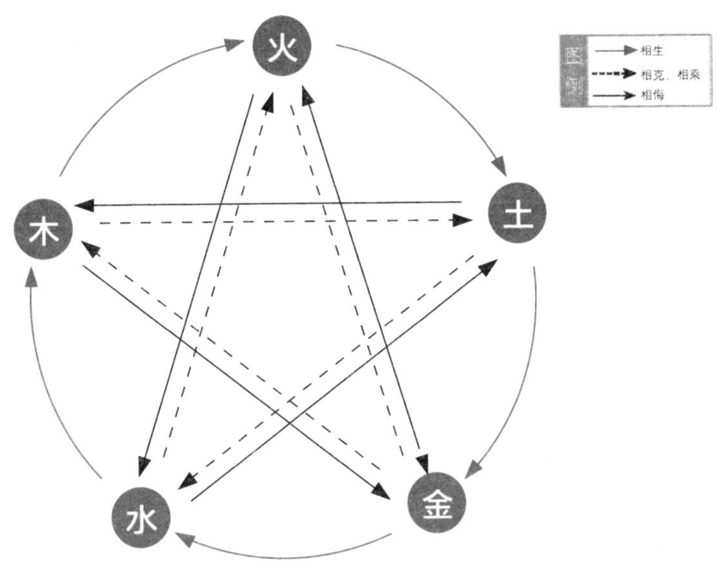

相生	木生火，火生土，土生金，金生水，水生木
相克	木克土，土克水，水克火，火克金，金克木
相乘	（五行中的一行对另一行克制太过） 木乘土，土乘水，水乘火，火乘金，金乘木
相侮	（五行中的一行对克己者进行反克） 木侮金，金侮火，火侮水，水侮土，土侮木

大凡练习咽气，应当注意深咽，不能太浅，太浅则容易引发咳嗽。

一般刚刚练习服气，气还不能固守，导致腹泻，正常来说是不应该出现这种情况的，需要用意念来行气，或者用药物治疗。

凡是练习服气的人，须注意要使脐部、丹田之气保持充盈，即使整天叫唤、读书、与人讲话，气力也不会削减，出入步行也丝毫不感到倦怠。

凡是练习服气的人，要避免过度劳累，

劳累过度就会损伤元气，但是时常走动一下还是可以的，这样可以使气下行。

凡是练习服气的人，如果出现小便黄赤，也没有什么要紧的。练习的时间长了，自然就会正常了。

一般人们饮酒、吃肉，虽然短时间内身体是勇武健壮的，但是长远来看却容易生病，遭到瘴疠蛊毒的侵袭后尤其容易发病，损害身体。如果能够经常练习服气，那么各种邪毒之气都不会轻易伤害人体，各种烈性的传染病也不会轻易侵袭。如果能坚持长期练习，自然就会发现服气的妙处。

服日气法

早上太阳刚刚升起的时候，就对着太阳正坐，随意地叩齿九次，用心呼喊“日魂珠景，照韬绿映，回霞赤童，玄炎飙象”，然后仍然闭目，双手握固，心中想着太阳的五光十色及其周围环绕的光晕云霞，都笼罩在了自己身上，下至两足，上至头顶。接着再想象光霞之中有紫气像瞳仁一样，累计数十层，与五色流霞一起迎面而来，这时便张口吞下，咽四十五次，接着咽液九遍，叩齿九次，然后默默祷告“赤炉丹气，圆天育精，刚以受柔，炎水阴英。日辰元景，号曰大明，九阳齐化，二烟俱生。凝魂和魄，五气之精，中生五帝，乘光御形。探飞以虚，掇根得盈。首巾龙盖，披朱带青，辔乌流玄，霞映上清。赐书玉简，金阁刻名，服食朝华，与真合灵，飞仙太微，上升紫庭”，祷告结束后再对着太阳拜一下，结束。

服月精法

晚上等到月亮刚刚升起的时候，就对着月亮正坐，随意地叩齿十次，用心呼喊“月魄暖萧，芬艳翳寥，婉虚灵兰，郁华结翘，淳金清莹，炅容台标”，然后仍然闭目，双手握固，心中想着月亮中的五颜六色流动的精微之气，都进入了身体，上至头顶，下达两足，又想着光精之中有像瞳仁一样黄色的气，累计数十层，与五色的流精一起迎面笼罩而来，这时就张口吞下，接着咽气五十次，再咽液十遍，叩齿十次，然后默默祷告“黄青玄晖，元阴上气，散蔚寒飙，条灵敛胃。灵波兰颖，挺濯渟器，月精夜景，玄官上贵。五君夫人，各保母位，赤子飞入，婴儿续至。回阴三合，光玄万方，和魂制魄，五胎流通。乘霞飞精，逸虚于东，首结灵云，景华招风。左带龙符，右腰虎章，凤羽朱帔，玉佩金珰，骞树结阿，号曰木王。神蟆控根，有亏有充，明精内映，玄水吐梁。赐书玉札，刻名灵房，服食月华，与真合同，飞仙紫薇，上朝太皇”，祷告结束后再对着月亮拜一下，结束。如果是阴天，可以在寝室里存想，如果是在山林之中，应当早晚坚持练习。

拘三魂法

在晚上睡觉前，去掉枕头，向上伸着足部，两手交叉放在胸前，闭目，深呼吸三次，叩齿三次，存想着心中有赤色的气如鸡蛋大小，从胸中向上，从目中外发出，逐渐变大，变成火，将身体焚烧，使人体内外通明。自己感觉到体内发热时，就叩齿三次，心里默默呼喊“爽灵、胎光、幽精三神急住”，随后再默默祷告“太微玄宫，中黄始青，内炼三魂，胎光安宁。神宝玉室，与我俱生，不得妄动，监者太灵。若欲飞行，唯得诣太极上清；若欲饥渴，唯得饮徊水玉精”。

制七魄法

作法之日，在晚上睡前，向上伸展双足，双手掌掩住双耳（应当使指端接交颈部），闭目深呼吸七次，叩齿七遍（上下牙齿相叩算作一遍），心中存想着，鼻中有小豆大小的白气，逐渐变大，包裹全身九层，忽然各层又变成仙兽。两条青龙在两目之中，两只白虎在两鼻孔之中，头 都朝向外面；朱雀居于心中，头朝向人的口；苍龟在左

日月运行对人体气血变化的影响

古代医学家在长期的实践中，总结出一个道理：人体的气血会随着月亮的圆缺而变化，随着月亮越来越圆，体内气血越来越充盛，反之则越来越弱。并用这一理论指导医疗实践。

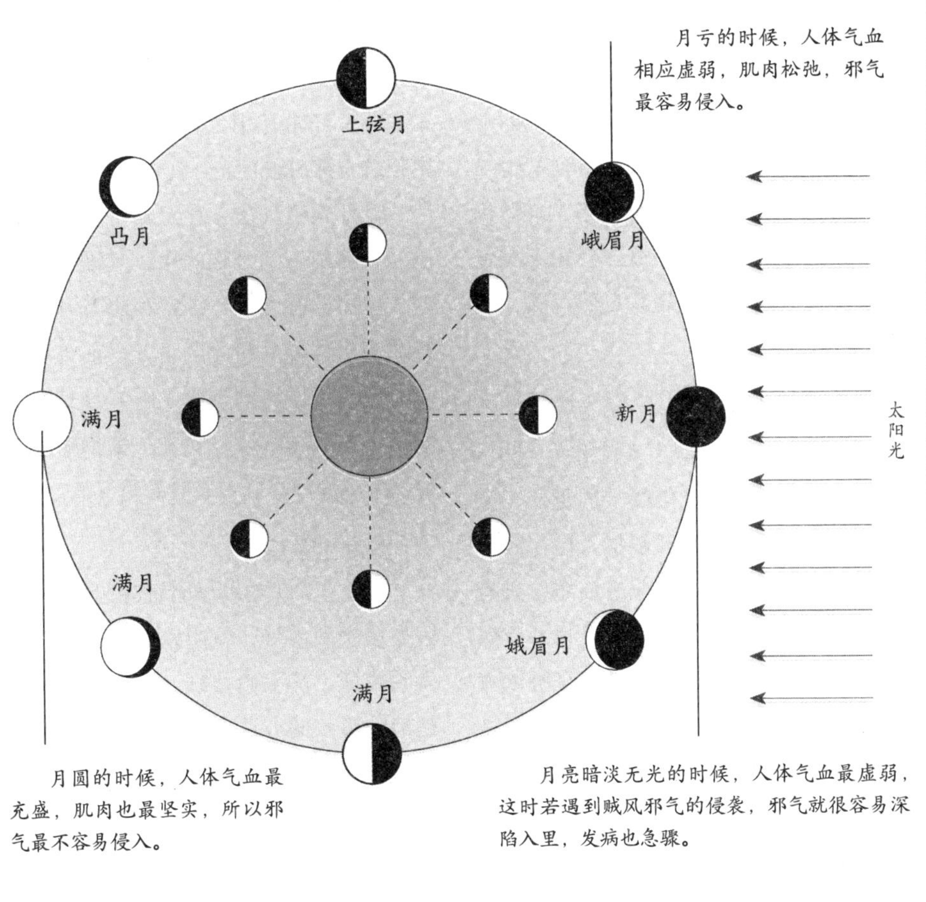

脚之下，灵蛇在右脚之下，头都朝向上面；玉女穿着黑锦的衣服，两手各抱着火光挡在耳门附近。这样坚持一段时间，咽液七次，叩齿七遍，在心中默默呼喊“尸狗、伏矢，雀阴、吞贼，非毒、除秽、臭肺”，然后再默默祷告“尸狗、伏矢，雀阴、吞贼，非毒、除秽、臭肺（即上面呼喊的七个神明的名称）。素气九回，制魄却奸。天兽守门，娇女执关。炼魄和柔，与我相安，不得妄动，看察形源。若汝饥渴，听饮月黄日丹”。

反舌塞喉法

凡是能够抱元守中的人，身体和神志都比较稳定，如果身体不适，应当反舌塞喉，嗽口中津液，等到津液充盈满口即咽下，完毕后再如此重复多次，直到觉得身体舒适为止。若停止后觉得情绪、身体仍未安宁，就再重新进行，过一会儿不安定的心情就会逐渐好转，病状自然消失，可以即时见效。

寝室卧时祝法

凡是人睡觉的床，应当安置得高一些，那样的话，地气就不能侵袭人的身体，鬼邪也不会侵扰人体。鬼邪侵扰人体，经常借助地气侵扰。人的卧室应当洁净，只有洁净之后才能接受灵气，不洁净则易受病气侵扰。病气扰乱卧室，如果没有所依赖的脏物，就不能危害人体。人的身体亦是如此，应当经常洗浴以保持洁净，人就不会生病。

《黄素四十四方经》上记载：夜晚睡觉将要闭上双眼的时候，用手抚心三遍，闭目默默祷告“太灵九宫，太乙守房，百神参位，魂魄和同，长生不死，塞灭邪凶”，祷告结束之后就可以安睡了。这种方法称为九宫隐祝寝魂法。如果经常这样做，就可以令自己魂魄安宁，永获贞吉。

服日月光芒法

常常想象着心里有一个太阳，像铜钱一样的大小，色红有光芒，从心中向上到达喉咙。到牙齿之间但不出来，再返回胃中，如此良久，意念中想着眼睛可以见到心中、胃中清晰的太阳，于是呼气，完毕后咽津液三十九遍后停止。一天做三次，分别是日出的时候、吃饭的时候、中午。这样练习一年，就可以治病。练习五年身体就有了光彩，经常存想太阳在心中、月亮在脑中，白天练习服日光，晚上练习服月光。

服月光精气法：存想着月亮光芒为白色，从脑中下降到喉咙中，其光芒至齿而咽入胃中。有人说，经常存想着月亮的光芒在脑中，每月初一至十五以前可以服月光，十五日以后则不服，因为月亮的光芒在后半月已经锐减，若服了会损伤元气，故十五之后停止练习服月光精气法。

噩梦吉梦祝

太素真人教给初学者辟除噩梦的方法，假如多次做噩梦，就叫以下三个名号。首先叫魄妖，其次叫心试，第三叫尸贼，这是消除噩梦的方法。如果梦醒时，就用左手掐人中十四遍，叩齿十四遍，默默祷告：“大洞真玄，长炼三魂，第一魂速守七魄，第二魂速守泥丸，第三魂受心节度，速启太素三元君。向遇不祥之梦，是七魄游尸

人体舌息图

中医认为，心开窍于舌，即“舌为心之苗”，心和舌之间有着密切的关系。了解舌不同部位和脏腑的对应关系，可以更好地掌握自身的健康状况。

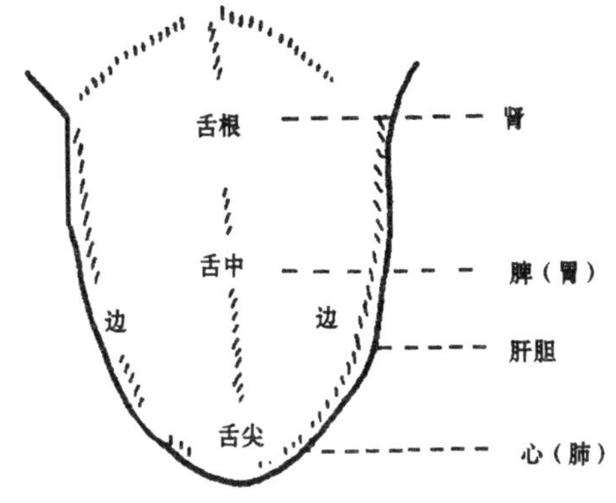

老年人要常做舌操

老年人常做舌操，一方面可以预防舌麻和舌体不灵活。另一方面，通过做舌操可促进心脑的血液循环，使冠心病、脑供血不足等病情得到一定的缓解。具体做法是：

1.先闭目调息，全身放松；

2.舌头伸出又缩回，反复做三十次；

3.舌头向左右口角来回摆动三十次，再向口腔顶部做上翘、伸平动作三十次，再做几次顺时针、逆时针搅拌动作。

来协邪源。急召桃康护命，上告帝君，五老九真各守体门黄阙，神师紫户将军把钺握铃，消灭恶精。返凶成吉，生死无缘。”祷告完毕，如果想要继续睡，一定会获得好的反应，而造成噩梦的邪气，就会被禁闭在三关之下。

明耳目诀

《真诰》中记载，求道的人首先必须使自己耳聪目明，这是学道的根本。而且耳、目是寻求真理的阶梯，各路神灵的门户，人的得失与之密切相关，还是在而立之年事业得以成功的关键。现在摘录聪耳明目的经典来供养生运用：平常用手按着两眉外侧的小穴位，按揉二十七遍，再用手指头按摩眼眶，用手捏耳朵并旋转，共三十遍；完毕之后，再用手逆行按摩额头二十七遍，从两眉中间开始，一直按摩到两侧鬓发中。做的时候，依然要求必须咽下津液，次数不限。经常这样做，可以使耳目清明，两年后夜间可以看书。两眉侧后方的小穴，是上元六合之府，化生眼晖，和莹精光，长映彻瞳，保炼目神，这就是真人静坐养生的最上等的方法。

服食灵药忌

女仙，即程伟的妻子说：服食灵药的时候，不要吃荤腥之物，否则三尸虫不能离开人体。但是干肉可以吃。《凤纲诀》记载：道士有病的时候，就会内视心脏，

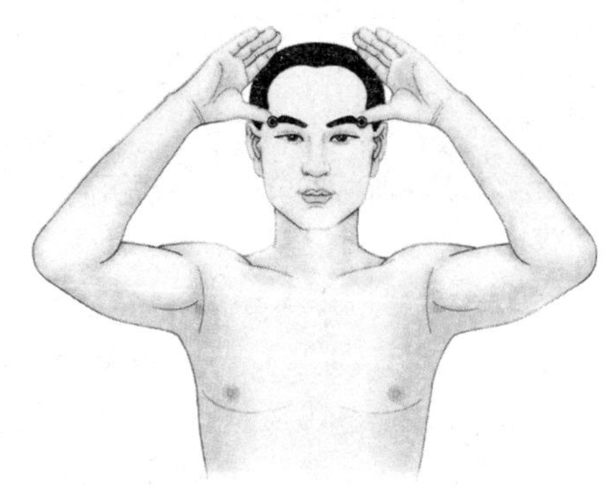

丝竹空穴

丝竹空穴属手少阳三焦经，古时也被称为“上元六合之府”，在人的面部，两边眉毛外端的凹陷处即是。此穴主治头痛、头晕、目眩、视物不明、眼睑跳动等。

使之生火来燃烧身上有病的地方，存想的要诀是要反复练习，观想时心中纯粹，就像身临其境，疾病即可以治愈。

思三台厌恶法

上台名为虚精；中台名为六淳，也叫作六停；下台叫作曲生。以上所称的“三台”，懂得它的人就能去除各种邪恶，各种善报随之而来。

在安静的房间里端坐入静，想着三台都覆盖在头上，接着想着两肾之气经过胸中上行与三台相连，久久意念完毕，叩齿十四次，用鼻子微微吸气，闭口漱津，待口中津液满后便可吞咽，然后念咒说：“节荣节荣，愿乞长生，太玄三台，常覆我形。出入行来，万神携营，步之五年，仙骨自成；步之七年，令药皆精；步之十年，上升天庭。”

步台日

正月三日，二月二日，五月五日，九月九日，十月二十六日。

老君去尸虫方

贯众五分（1.5g），杀伏虫；白雀庐十二分（3.6g），杀蛔虫；蜀漆三分（0.9g），杀白虫；芜荑五分（1.5g），杀肉虫；雷丸五分（1.5g），杀赤虫；僵蚕四分（1.2g），杀膈虫；厚朴五分（1.5g），杀肺虫；狼牙子四分（1.2g），杀胃虫；石蚕五分（1.5g），杀蜣虫。

以上九味药，炒微香，研末，制成梧桐子大小的蜜丸，用一分（0.3g）轻粉放在水中煮开，用它来送服五丸（2g）药，每天服三次，之后再用淡白米汤送服十丸（4g）。三十天之后见效，一百天就可治愈，各种虫都能杀死。在甲子日时服用，效果比较好。

左洞真经按摩导引诀

高濂说：人体气血流通，都是因为气的流通才得以维系。气机调畅则人体健康，气机阻滞、气道不通，则人就会生病。因此《元道经》中说：元气难以聚积而易于耗散，关节容易闭塞而难以开通。人体必须运动，才能有利于饮食消化、血脉通利。养生家用养生导引的方法来行血气、利关节、避外邪，使得邪气不能侵入人体。正如《传》中记载的“户枢不蠹，流水不腐”，人的形体也是这样的。因此延年却病，应当以导引按摩为首要。

夜半子时

少阳之气，生在阴分，养生的人要在

子时修炼。古代养生家说，一天的修持开始于子时，年复一年，从不间断。

转胁舒足

《混元经》中记载，戌、亥、子三个时辰，是阴气生长而人入睡的时刻，睡觉就会使气机留滞于关节。养生家睡着时需要蜷缩身体，睡醒后需要伸展身体。所以阳气开始生发的时候就要舒展肢体，使营卫之气可以周流全身。

导引按蹻

跃身而起，平身正坐，两手交叉放在颈后，仰视，头左右摇摆，接着用手扳住脚，稍稍屏气，取太冲之气，向左侧身，如同射箭的姿势，右边也是同样的姿势，这样可以使人的精血通畅，风邪不能侵犯人体，长期练习可以却病延年。

捏目四眦

《太上三关经》中记载，经常用手指按揉内眼角，屏住气做，呼吸时停止，反复进行。经常这样做，可以达到明目的作用。经中还记载，导引完毕后，用手按揉内外眼角二十四遍，捏的时候把眼睛睁开，这是检验眼神的方法。长期坚持做下去，就能发现其奇妙的功效。

时间、时辰的对应

日干时辰（小时）	甲已日	乙庚日	丙辛日	丁壬日	戊癸日
0：00～1：00am	甲子	丙子	戊子	庚子	壬子
1：00～3：00am	乙丑	丁丑	己丑	辛丑	癸丑
3：00～5：00am	丙寅	戊寅	庚寅	壬寅	甲寅
5：00～7：00am	丁卯	己卯	辛卯	癸卯	乙卯
7：00～9：00am	戊辰	庚辰	庚辰	甲辰	丙辰
9：00～11：00am	己巳	辛巳	癸巳	乙巳	丁巳
11：00am～1：00pm	庚午	壬午	甲午	丙午	戊午
1：00～3：00pm	辛未	癸未	乙未	丁未	己未
3：00～5：00pm	壬申	甲申	丙申	戊申	庚申
5：00～7：00pm	癸酉	乙酉	丁酉	己酉	辛酉
7：00～9：00pm	甲戌	丙戌	戊戌	庚戌	壬戌
9：00～11：00pm	乙亥	丁亥	己亥	辛亥	癸亥
11：00～12：00pm	丙子	戊子	庚子	壬子	甲子

摩手熨目

捏完内外侧眼角，就用双手侧面摩掌至发热，眼睛睁开，用摩热的双手捏熨眼多次。

对修常居

《内景经》中记载，经常用两手手指按揉眉梢后面微微凹陷的穴位十八次，一年后，夜间写字看书也会没有障碍。也可以按揉人中穴，加上眉梢后面的小穴位，这是上元六合之府，作用是化生眼晕，和莹精光，长珠彻瞳，保炼月精，这些都是真人练功养生的关键方法。紫微夫人说："仰和天真，俯按山源。天真就是两眉的眉梢角，山源是鼻下的人中。两眉之角是彻视之津梁；鼻下人中是引灵之上房。"

俯按山源

紫微夫人说，俯按山源，山源指的是在鼻下的人中沟。楚庄公时，市长宋来子洒扫一市，常常唱道："手为天马，鼻为山源。"每每经过危险的地方和有宗教寺庙的地方，心中自觉有些疑惑忌惮时，先卷舌向内，吞咽津液两遍，再用左手食指和中指捏住两鼻孔下人中沟的根部，即鼻中隔的肉际。鼻中隔隔孔之际，又叫作山源和鬼井，也称为神池和魂台。捏毕，叩齿七次，再用手掩住鼻子。用手按压山源，则鬼井闭门；手抚着神池，则邪根分散；手贴近魂台，则玉真守关。鼻下的山源，就是一身的武津，是正气和邪气通行的场所。守真，能够制服各路邪气，为我所指使。

营治城郭

《消魂经》中记载，如果经常反复按揉耳朵，可以增强人的听力。这就是所谓的营治城郭，这种方法在皇家的养生典籍中也有记载。

击探天鼓

天鼓，指的是耳中的声音。用两手掌心掩住耳门，用指头击脑后枕骨，则耳朵听到的指头叩击声会增强，经久不散。一天做三次，有补益下丹田元气的作用。若声音散乱不连续，听起来并不洪亮，说明元气尚不能拘急，须服气调理。

拭摩神庭

《真诰》中讲到，面部是神的殿堂，头发是脑的精华体现。庭、发者，脑之华。假如心中悲伤，则脸面上呈现出焦虑的神色，大脑的功能减退，则头发变白。《太素丹经》说，面部要经常用两手摩拭，使之微微发热，按摩应按到位，这样面部就会有光泽，不生黑斑以及皱纹。坚持练习五年，面部颜色就像少女的颜面，这就是所谓的山泽通气。要经常练习，使手按摩不离脸面才好。

《颍阳书》中记载，头发应当勤梳理，牙齿要常叩，口中津液应经常漱咽，气应当经常练习，手应当经常在面部摩拭。

上朝三元

《真诰》中说到，用手干梳头，可以使头发不变白。用手来回按摩额头，称之为手朝三元，这是固脑坚发的方法。用手按摩头发四周发际，可以使头发增多，这样一来头部血液流行畅通，风湿之邪也就不会在头上停留。

面部按摩的方向

人体许多经络都在面部会聚，并且面部与脏腑有对应关系，所以掌握面部按摩的正确方法并经常按摩，对身体保健有很好的效果。

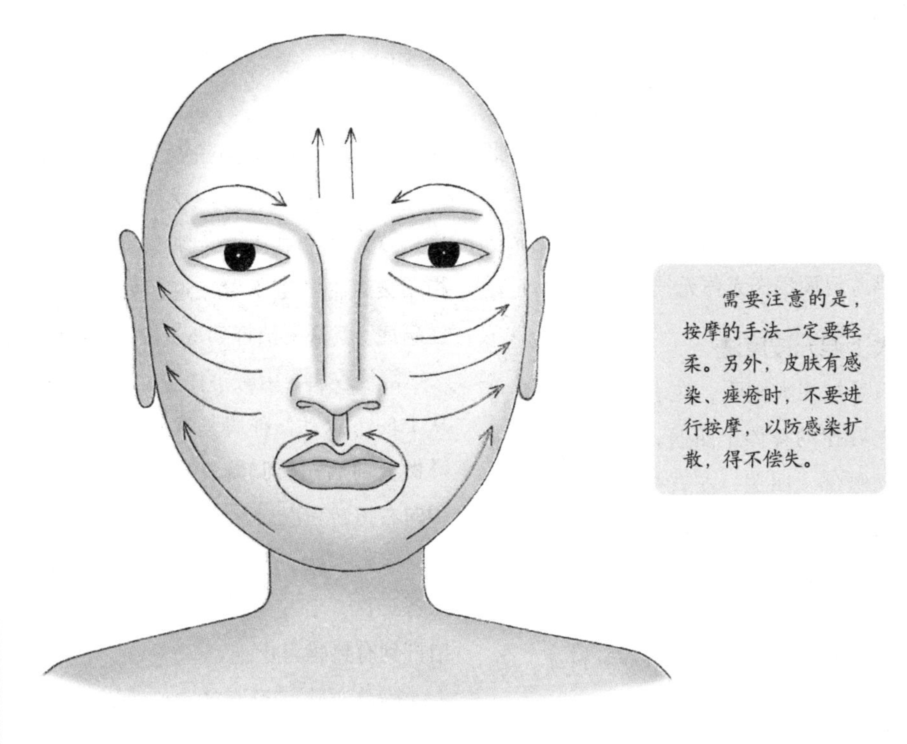

需要注意的是，按摩的手法一定要轻柔。另外，皮肤有感染、痤疮时，不要进行按摩，以防感染扩散，得不偿失。

下摩生门

《黄庭经》说，两部水王对生门。生门，即肚脐。气沉丹田，鼓动小腹，使之有胀满的感觉，用手导引摩腹三十六圈。

栉发祛风

《谷神诀》中说到，梳头的时候不要面朝北方。梳头一定要勤，勤则可以祛除风邪。多则梳一千次，少则不低于几百次，梳头的时候可以数着次数。《太极经》说，梳理头发适合向头发密集的地方反复梳理，但不要使头皮有疼痛的感觉，也可以让别人帮忙梳理，于是头皮局部血液流畅，发根长得坚固。

运动水土

《真诰》中说到，吃饭不要吃得过多，吃多了就会容易生病，吃饱了不要立即睡觉，否则心神不宁，学道的人必须谨慎。《登真秘诀》说，吃饱了不要马上睡觉，如若不然就会酿生多种疾病。但是饭后适宜散散步，用手上下按摩两侧胁肋部，在转手按摩肾脏所在的部位，使之微微发热，这就是养生家运动水土的方法。水土就是肾和脾，二者调和，饮食自然得以消化，可以使百脉流通、五脏调和。《养生论》说，腹中有饥饿感的时候才吃饭，感觉到饱就不要再吃了。经常少量饮酒对身体是有很大好处的，可以提炼人体真气。灵剑子《服气经》中提到，饮酒后气机易于运行，经络通畅，但是不要喝得太多，喝多了就容易醉酒，反而损伤人体元气。

太上混元按摩法

两手按在大腿上，左右转动肩膀十四次，左右扭动身体十四遍。两手抱头，左右扭动腰部十四遍，左右摇头十四遍。一手抱头，一手按住腘窝弯曲三次，然后换手交替做三次。两手放在颈后抬头，手托头三次。一手托头，一手托膝，从下向上做三遍，左右交替做。两手交叉过头，来回做三次。

两手交叉放在胸前，外推内收，做三次。按摩胸部三次。

屈腕、击肋、挽肘，左右各三遍。左右手分别置于身体左右两侧，交叉握住，前后推位各三次。展开手掌托住后脖颈，左右各三遍。

反手放在膝关节上，手挽肘，将手翻过来放在膝上，左右各三遍，以手摸眉，从上至下摸遍，左右相同。两手空拳叩击三遍。外展手抖动三遍，向内收抖动手臂三遍。反手抖动三遍，两手相交叉反复搅动各七遍，摩按旋腕、扭动手指三遍，两手反摇三遍，两手手背相对，相互交叉，上下扭动肘关节无数遍，大声呼喊十余遍。两手向上耸三次，下蹲三次。

两手交叉从头上过，左右伸肋十遍。两手握拳，伸到背后，上下摩擦脊柱，一个来回记作一遍，共做三遍。

两手在背后交叉，上下按摩脊柱三次，翻掌握腕，内外振动三次。

掌心向下向前耸三次，两手交叉，交横三次，掌心朝下，手掌与身体平行，手指不要弯曲，上下耸三遍。如果手患有寒性病症，就从上拍打到下，以有热感为度。

舒展左脚，用右手托着，左手按住脚，从上向下耸动，伸脚三次。右侧也是像这样做。前后扭转脚腕三次，然后各自向左和向右扭转三次。

伸脚三次，扭动大腿三次，内外振动脚各三次，若是遇到脚患有寒性病症者，拍打到有热感为止。

扭动大腿，不论多少；跺脚三次，伸腿三次。

模仿老虎蹲坐的姿势，左右扭动肩关节三遍。一侧胳膊向上伸直，掌心朝上做“托天”状，另一侧胳膊向下伸直，掌心朝下做“推地”状，左右各做三遍。左右侧推，掌心向外，做三遍。两臂伸直，掌心相对，向前做“拔树”状，向后做“背山”状，前后各三遍。

展开手向前，迅速伸展手指三遍。展开两手两膝，各三遍。分别向内、向外扭转脊背，各三次。

邪气、浊气、清气对人体的影响

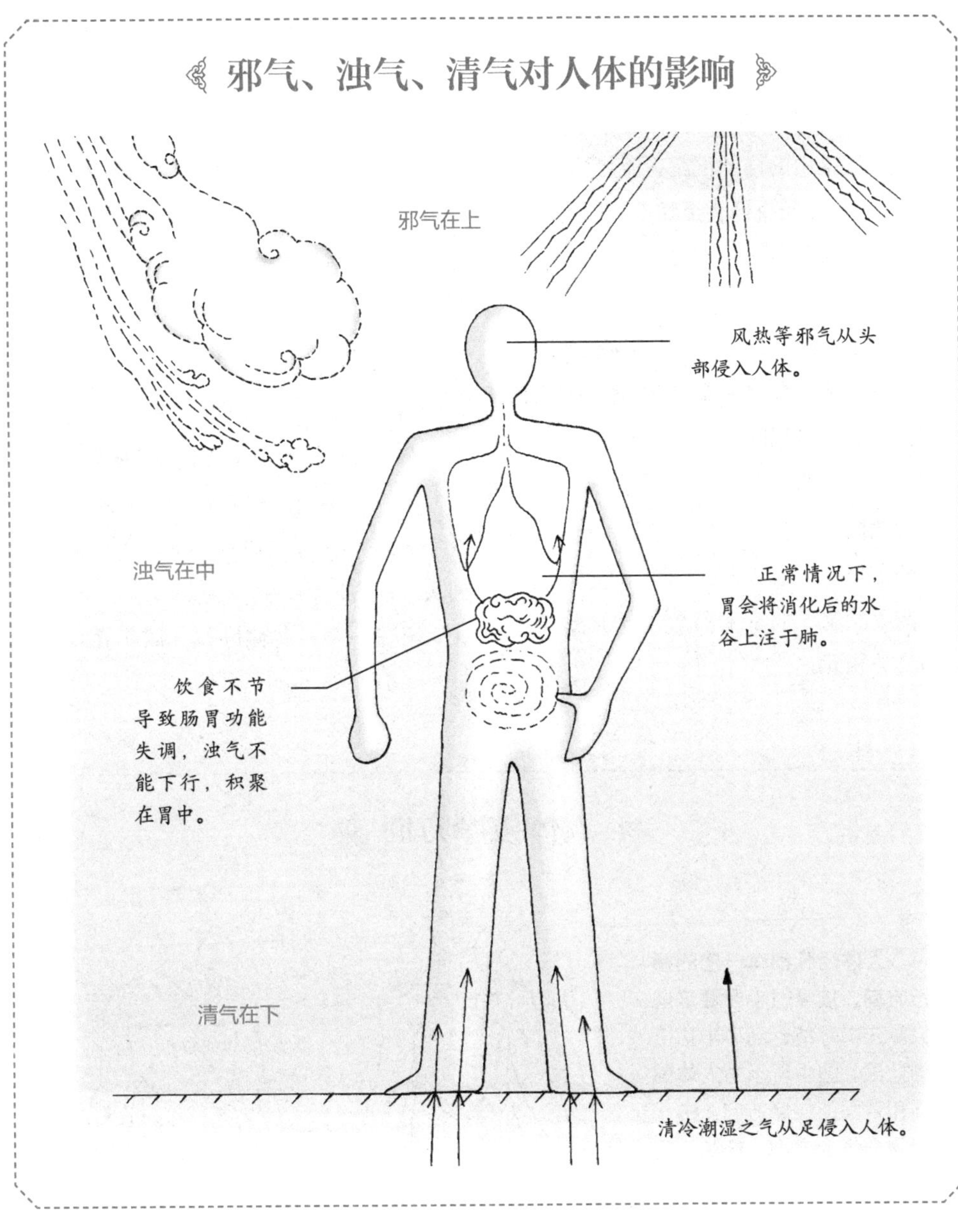

天竺按摩法

两手相握，如同洗手的样子扭动。

两手轻轻交叉，反复向胸前翻转。

两手相握，共同按摩大腿和小腿，左右相同。

两手相互重叠，按摩大小腿，慢慢扭转身体，左右相同。

用手做拉开满弓的架势，左右相同。

握拳向前，如同空击的姿势，左右相同。

向上托举，如同托举石头的样子，左

右姿势相同。

握拳向后展，扩胸，左右姿势相同。

端坐，身体微微向一侧倾斜，两手向前推，如同推山的样子，左右姿势相同。

两手抱头，屈身低头至膝上，这是抽胁。

两手撑地，缩身，弯曲背部，脚向上蹬三次。

用两手反拍打背部，左右姿势相同。

端身正坐，伸展两脚，就用一脚向前虚拉。左右姿势相同。

两手撑着地向回看，这是虎视法，左右姿势相同。

端正站立，扭动身体，向后跳三次。

两手交叉，将左右脚分别踏在手中，左右姿势相同。

端身正坐，伸展两脚，用手勾住所伸的脚，牵引到膝中，然后用手按住，左右姿势相同。

以上所讲的十八势，只要每天按照这些方法做三遍，一个月之后就能补益身体、延年益寿、增进食欲、还可以使眼眸明亮、身体轻快健壮、不容易疲劳。

婆罗门导引十二法

第一，龙引。以两手上托，如同挽弓的架势，左右相同。再双手交叉从头上过。

第二，龟引。端直正坐，两脚展开呈八字，以手托膝，左右摇动。再分别向左回头、向右回头，各三遍。

第三，麟盘。侧卧位，屈手托住头，

人体按摩方向

人体经脉都有一定的循行方向，按摩时也要循这些经脉走向才能起到事半功倍的效果。图中所示为人体前面和背面的按摩方向。由于脾胃为气血之海，任脉、督脉为阴阳脉之海，所以在按摩时要着重按摩脾、胃、肝、肾、任、督这六条经脉。

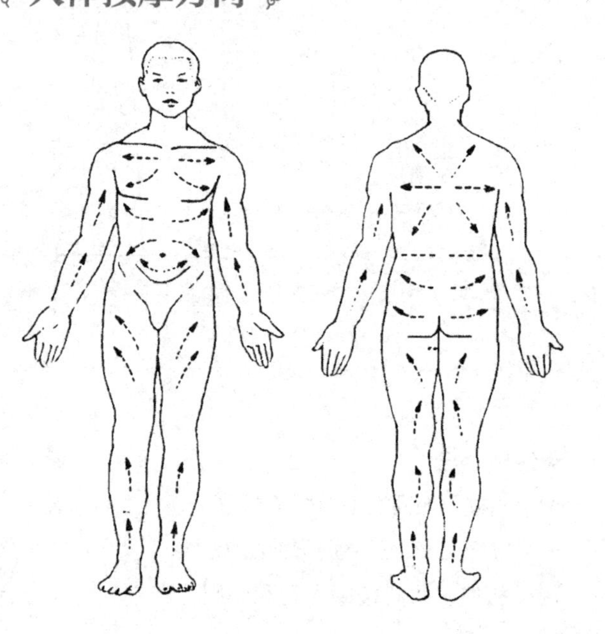

接近床脚，屈身向上。外展髋关节，再向上伸，同时脚向前勾，左右相同。

第四，虎视。两手撑住床，挺直身体，然后扭转向后看，左右相同。

第五，鹤举。起立，缓缓向后弯腰，伸展颈部，左右摇头，各五遍。

第六，鸾趋。起立，用脚缓缓向前踩踏，双手握固，再前后甩动，左右各三遍。

第七，鸳翔。两手在背部相互抓握，然后压低身体，慢慢转动，左右各五遍。

第八，熊迅。两手相互交叉，反复向胸胁弯曲，然后两手抱在膝关节上方，来回各三遍。

第九，寒松控雪。大坐，手撑住膝关节，慢慢低下头，然后左右摇动，慢慢归于中位，左右各三遍。

第十，冬柏凌风。两手撑床，或低或高，左右伸展身体，慢慢归位后转身，左右各三遍。

第十一，仙人排天。大坐，斜身偏倚，两手撑住床面，然后上举做"排天"姿势，左右相同。

第十二，凤凰鼓翅。两手交替捶打肩背上臂以及前臂，然后返捶背部连同腰、下肢，上下各捶打三次，左右亦然。做完之后慢慢拔伸、转动身体，使身体畅快为度，不要行之太过，否则会使身体疲惫不堪。

擦涌泉穴说

涌泉穴位于足底部，湿气从涌泉穴进入身体。傍晚时分，脱掉鞋袜，按摩两足赤白肉际，接着用手握住脚趾，一手反复按摩涌泉穴。当感到足心发热时，即停止，然后稍稍活动脚趾头，扭转一会儿，疲倦了稍微休息片刻。或者可以让人帮忙按摩涌泉穴，但最后还是要自己按摩擦热，效果最好。

擦肾俞穴说

张成之任农丞监史的时候，曾经和我在一起闲坐。当时正值隆冬，天气十分寒冷，仅仅一二刻的时间，我就起身小便了两次。张成之问我："是什么原因导致你小便如此之频呢？"我回答说："天气寒冷，自然小便次数增多。"张说："我不论冬天

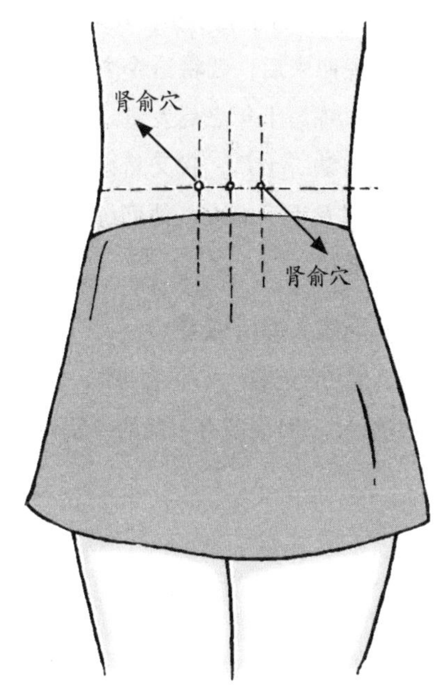

肾俞穴

肾俞穴，属足太阳膀胱经，位于人体腰部，第2腰椎棘突下旁开两横指宽，即1.5寸的位置，能养肾补精，主治腰痛、遗精、阳痿、月经不调、带下、遗尿、小便不利、水肿、耳鸣、耳聋、咳喘少气。

还是夏天，每天只有早晚两次。”我试探着问道：“你有什么养生导引的妙术吗？”张说：“有。”我说：“那什么时候有时间，我专门拜访你，当面请教养生的方法。”因此，我有时间就去向他求教，得到了张成之的口授秘术。他说：“我的前辈以前做人家的女婿时，前辈妻子的兄弟年龄尚小，曾遇到一个人教授给他一个小秘诀，即晚上睡觉前，坐在床上，脱掉衣服，屏气，舌尖抵住上颚，眼睛向头顶方向看，下面提肛门、收腹，用手摩擦两侧肾俞穴的位置，每穴按擦一百二十次，越多越好，做完后就睡觉。这样练习了三十年，效果很好。”

于是我回来后，就将这个方法告诉了老人，老人练习十年之后发觉这确实是奇妙的养生方法。于是，我又将此方法告诉亲戚朋友以及手下的人，他们练习后，也觉得疗效很好。

针灸百病人神所忌考

《百忌历》记载：人神在四季、十天干、十二地支、十二时辰各有不同的停留位置，用针灸治疗疾病时应当谨慎操作，不要被庸医所耽误。

春季人神在左胁，夏季人神在肚脐周围，秋季人神在右侧胁部，冬季人神在腰部。

十天干日人神所忌：

甲日不治头，乙日不治喉，丙日不治肩，丁日不治心，戊日不治胰，己日不治脾，庚日不治腰，辛日不治膝，壬日不治胫，癸日不治足。

十二地支日人神所在：

子日在目，丑日在腰，寅日在胸，卯日在脾胃，辰日在足，巳日在手，午日在心，未日在头手，申日在头背，酉日在肩，戌日在面，亥日在头项。

十二时辰人神所在：

子时在足，丑时在头，寅时在目，卯时在面上，辰时在项，巳时在手，午时在胸，未时在肚腹，申时在心，酉时在背，戌时在腰，亥时在两足。

男子针灸要避免在除夕进行，女子针灸要避免在正月初五进行。

下卷

高濂三知延寿论

色欲当知所戒论

高濂《三知论》说：大丈夫有谁不喜欢美女环绕服侍左右，朝朝轻歌曼舞，夜夜美酒春宵？然而又有谁知道仅仅片刻的欢愉，换来的却是缠身的疾病。所以庄子说，人最可怕的就是贪恋女色。因此，养生的首要任务就是节欲。如果一个人不知道爱惜性命，纵情于声色之中，必然会对身体造成严重的伤害。肾是命门，为坎水，水盛则火寒，脑中的灵性必然随之逐渐丧失。倘若肾精耗竭，则肝木失去了肾水的滋养，就会引发疾病；肾阴虚则必然导致心火亢盛，进而导致心脏发病；火盛则土燥，造成脾脏功能失调；脾土病则肺失濡养，酿生疾病。五脏功能紊乱，正常的生命活

肾的功能

肾藏精纳气，主管人体内的津液，以其阴制约心火，并通过肾阳气化作用将体内多余的水分排出体外，肾阴、肾阳在体内相互制约、相互依存，共同维持着人体的生理平衡。如果这一平衡状态被打破，人体就会发生疾病，如当人的肾精大虚时，就会出现气喘、不能平卧的现象。

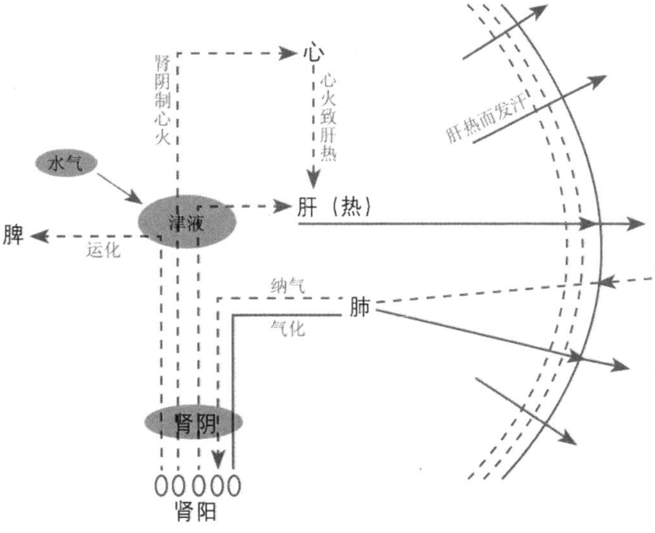

心
肾阴制心火
心火致肝热
肝热而发汗
水气
津液
肝（热）
脾
运化
纳气
肺
气化
肾阴
肾阳

动不能完成，此时要想长生不老，岂不是痴人说梦？唉，人的元气本就是有限的，而人的欲望却又是无穷的。欲念一起，就好像熊熊烈火燃烧了起来，即使咬钉嚼铁也难以克制。沉迷于淫乱的安逸生活，就好比投身于虎豹聚集啸鸣的山林和阴风森森的阎罗殿，结局只能是被无情地吞噬掉。这种事情不要说聪明的人不会去做，就是傻子也知道其危害甚重。所以，当欲念升起的时候，应当设想自己身处于冰川之中，寒气蚀骨；或者大水浸没全身，将溺深渊；或者考虑其他事情，或者从事各种工作，来解除欲火的困扰。如果能够利用坚韧不拔的意志力来锁住心性，也可以消除欲念。以上的话是对通情达理的人讲的。在日常生活中，要时刻探求养生的方法，清静无为，用智慧来摒除欲念。人的一生，好比过眼云烟，生死荣辱都是虚幻。我们应当过一种清净淡泊的生活，远离世俗的享乐主义，真诚待人，正直处事，守定本性，那么长生久视则并非不可企及的事情了。

上面所论述的，大家可能感觉味同嚼蜡，我也知道这有点儿老生常谈之嫌，但是我们为什么知道怎样做对身体有好处却不去践行呢？因此，那些常年抱病在床的人或者是英年早逝的人，都是由于没有从最基本的养生之处做起而妄想一步登天。他们不勤于实践而整日夸夸其谈，好高骛远，到头来只能是自欺欺人罢了，终究一事无成。我并不希望人人都相信我所讲的都有道理，但我有这种信心。下面是我摘录的经书上的箴言，是为了让大家更加清楚地认识到节欲的好处，从而尽享天年。

黄帝说，阴阳平和是万物生存的根本法则，阴阳的偏盛偏衰都会导致疾病的发生。阴阳失于调和，就好像是一年之中只有春天而没有秋天，只有夏天而没有冬天，所以说，调和阴阳是养生的重要法则。古代的圣贤之人从不戒绝房事，却能尽享天年，是因为懂得如何保存精元。

素女说，人到六十岁的时候，应当戒绝房事，但是如果身体还算健壮，而且精力充足，就不应强行戒除，否则日久精郁，必然酿生痈证。

老君说，如果情欲是本身正常的生理需求，且五脏调和，精气充盛，则可以延年益寿；如果情欲出于贪色之心，则必然会耗伤人体精元而短命。

全元起说，纵情于声色会损伤人体的精血，贪欲而不知节制会耗散人体的元气。圣人爱惜精气而不轻易外泄，因此精力充沛、髓骨壮满、体格壮实。

《仙经》说，不要使形体过于疲惫，不要耗伤自己的精元，心如止水，无欲无求，则可以延年益寿。又说：道家把精元当作宝藏，宝藏的护持则在固藏，施给他人则利于他人，留给自己则造福自身。阴阳交媾尚且不宜过多，何况是白白地浪费呢？否则就会在不知不觉中使元气逐渐耗尽，生命也就随之终结。因此人体肝精亏损、散失竭尽，就会出现目光散乱、黯然无神；肺精不足，则皮肤干瘪粗糙；肾精不能固守，就会神衰气少；脾精耗损就会牙齿脱落，头发早白，疾病丛生。这样一来，距离死期也就不远了。

《书》中记载，通过服用药物来满足自己纵欲目的的，必然会使肾精枯竭、心火炽盛，五脏精气耗散，如此下去，过不了多久，重病就会降临。醉酒之后、远行归来疲惫不堪、房间里点着蜡烛、憋着小便、有疮毒疾病还没有痊愈的，都不适合行房事。

孙真人说，大寒大热、大风大雨或大雾大雷，日食月食，星辰之下，神殿佛堂之前，都不要行房事；元旦日，三元日（即正月十五上元日、七月十五中元日、十月十五下元日），五腊（即正月初一天腊、五月初五地腊、七月初七道德腊、十月初一民岁腊、十二月初八王侯腊），每月的初一、十五，庚申日及与本人五行属性相同的时日，春分、秋分，春社、秋社日，人神在阴分的时候（四月、十月，阴气在人体内最为旺盛），以上这些时日，夫妻均不宜行房事，否则损伤自己的身体和元神。

高濂说，对于清心寡欲的人来说，时日的禁忌毫无意义，而对于那些贪欲深重的人来说，即使是用时日来约束也是枉然。如果都像老子在五百戒中所说的那样，犯禁的人就会见沙鸥，则大多数人都会短命。所以说，节律条目繁多，反而使人不愿相信。因此设立戒条的本意只不过是劝诫人们节欲，用时日来警诫人们罢了。我从诸多戒条中撷选了以下几条，希望大家遵守。知道节制色欲，有所禁戒的人的延年益寿有效方法有以下十条：

阴阳好合，接御有度，可以延年。

入房有术，对景能忘，可以延年。

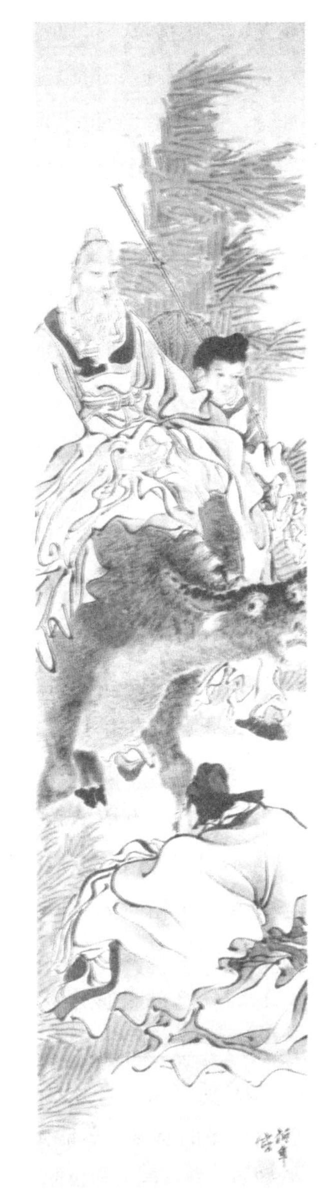

欲望过多不利于养生

老子强调无为，绝圣弃智，追求清心寡欲，他告诫人们要学会知足，不能贪得无厌。没有比任情纵欲更大的罪孽，没有比不知满足更大的祸患，没有比贪得无厌更大的罪过。所以道家始终认为对世间无休止的欲望才是人们追求健康养生的最大阻碍。

毋溺少艾，毋困倩童，可以延年。
妖艳莫贪，市妆莫近，可以延年。
惜精如金，惜身如宝，可以延年。
勤服药物，补益下元，可以延年。
外色莫贪，自心莫乱，可以延年。
勿作妄想，勿败梦交，可以延年。
少不贪欢，老能知戒，可以延年。
避色如仇，对欲知禁，可以延年。

身心当知所损论

高濂说，人的一身之中有三宝，即精、气、神。精盛、气足、神全则形体安康；精衰、气少、神散则形体衰败。所以说养生的重要手段是如何保全精气神以达到延年益寿的目的。一个人每天操劳的事情繁多，譬如家务琐事、各种应酬，不胜枚举，整天疲于奔命，正常的生活规律被打乱，各种疑问得不到解决，于是放纵自己，恣意而为，不知道用保养五脏六腑的精气来滋养形体，也不知道七情六欲应当加以节制，从而避免它们损伤。如果以为自己年轻、身强体壮，而一意孤行，必然会短命或者早衰。这时，再企图通过药物来保全性命，又怎么可能实现呢？因此，我们在日常生活中的言谈举止、喜怒哀乐、起居坐卧都应当有一定的节度。若能做到这点，则身体自然健康，精、气、神也随之充盛。此时若想寿比彭祖、年追嵩乔，谁又能说是没有可能的事情呢？下面我摘录了一些经书上的内容，告诉大家应当如何保护自己的身心，希望对大家有所帮助。

《素问玄珠》说，生活没有规律，用力过度，就会损伤脉络，阳经受伤就会流鼻血，阴经受伤就会出现下部出血。

《庄子》说，有的人害怕自己的影子和脚印，于是尽力逃避。哪知道走得越快脚印就会越多，而影子始终形影不离。于是自认为走得还不够快而拼命加快步伐，最后只会导致精力衰竭而死亡。然而他却不知道要消除影子，只需要站在阴暗的地方，静立不动自然就不会留下脚印。像这种人，岂不是愚蠢至极？

《书》中记载，对于身外之事，处理的时候采取过于强硬的方式就会损伤身体，如果采用中庸之道就会有益于身心。久行伤筋而肝受到损伤，久立伤骨则肾受到损伤，因此，走路应当徐疾得宜，站立要以不感到疲惫为原则。有大雾的时候不适宜长途跋涉，应当先饮一杯酒之后再外出。久坐伤肉，久卧伤气。不要坐在太阳照射不到的地方，不要背对着风口。睡觉的时候应当紧闭双唇，使人的元气不会从口中泄露出去，邪气也不能通过口鼻侵袭人体。

《淮南子》说，过于喜乐则阳气受损伤，因此即便是高兴也应当有分寸，否则喜乐过度就会伤及魄，魄伤则狂乱，使人情志失常，皮肤、毛发焦枯。愤怒则气逆，大怒则伤阴。悲伤过度会伤魂，魂伤则使人狂妄不羁，筋脉拘挛。

庚桑说，懂得养生的人，要善于保全自己的身体，保养自己的性命，不要整天胡思乱想，避免形体过度疲劳，保持精神舒畅，这样就可以使形体充盛、元气富足、神不外散，因此可以益寿延年。

《灵枢经》中记载，忧伤或愤怒过度会导致气机上逆，经络不通，血液凝聚不散，

天地背离与养生

阴阳是自然界的根本规律，人类养生就要以阴阳为基础。下图所示为天地背离导致阴阳格拒时所出现的情景，能顺应自然的人是懂得养生的人。

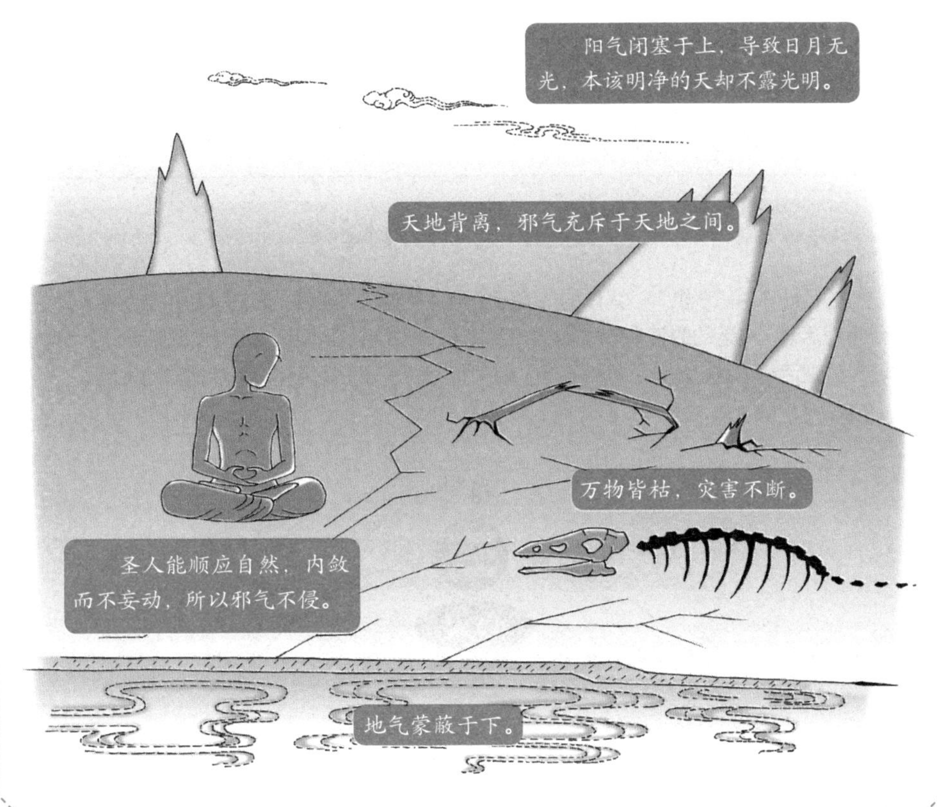

津液泄露，精神恍惚不定，四肢不能活动自如。人长期处于这样的恐惧状态就会耗伤精气，出现骨骼痿弱、肌肉松弛、五脏精气不能固藏的症状。他们受到一丁点儿的惊吓，就会心气散乱、神无所归，因此遇到危险的情况就会恐惧不安，面对凶猛的禽兽就容易恐惧不止。

《道德经》中记载，“知足不辱，知止不殆”，说的就是对不喜欢的食物不应当过分憎恶，对喜欢的食物也要避免过于偏嗜，应保持一种平等的心态，不要使自己有所偏好，错了则应当及时改正，否则就会损伤人体的本性元神。

《道德经》说，五颜六色的世界会使人因眼花缭乱而变得视物不清；箜篌丝竹嘈嘈切切会使人因流连忘返而听闻不灵。

心之神开窍于目，看的时间太长就会损伤心神；肾开窍于耳，听的时间太久就会损伤肾精。

《尚书》中记载，疑问不断，且得不到解决就会使人六神无主。正气虚弱，外邪就会乘虚侵袭人体，从而逐渐影响睡眠，使头脑昏昏沉沉，最终形成虚劳。

《尚书》中还有记载，谈笑的时候应当注意保存精气，笑得过多就会使人腰部的气机运行不畅，酿生疼痛。走路的时候不要讲话，否则伤气。如果要说的话太多，则在中间应当有所停顿。所以才说，塞其兑，闭其门，终身不勤；开其兑，济其事，终身不救。

脏腑气机的升降

气的运动称为“气机”，人体的气流行于全身各脏腑、经络，时刻推动和激发着人体的各种生理活动。气运动的基本形式可以概括为升、降、出、入四个方面（如图所示）。气机调畅是生理活动正常的基础，气机不畅（如气滞、气逆等）是身体出现疾病时的表现。

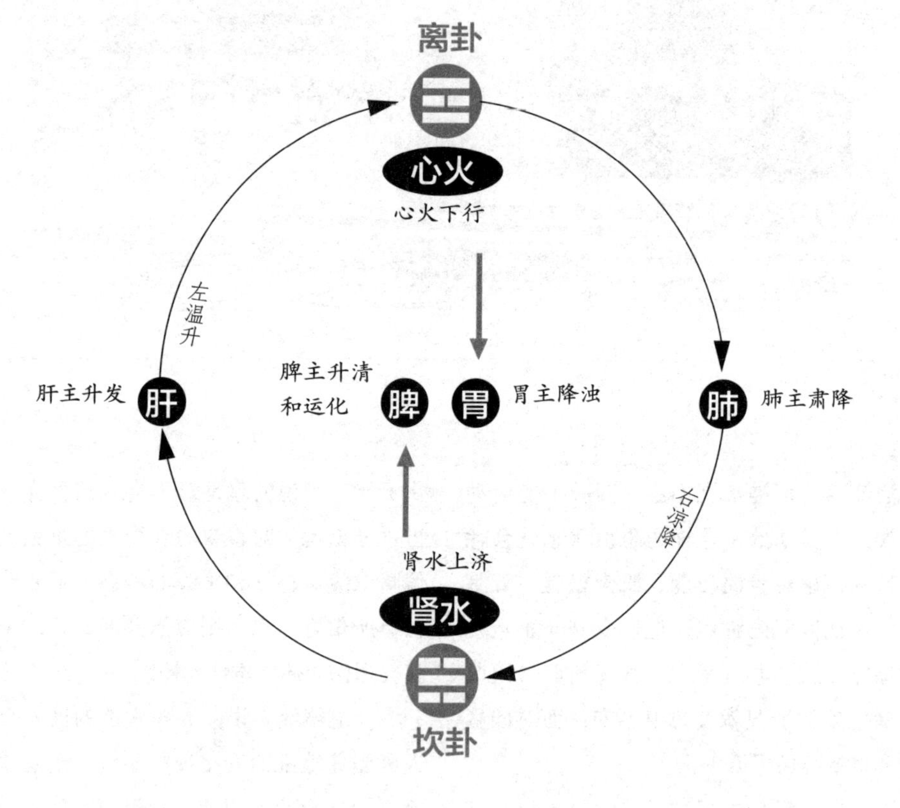

真人说，应当养成不吐唾液的好习惯。口中有了唾液应当马上吞咽下去，时间长了可以使人面部光泽红润，并且可以使精气得以保存。所以说，常吐唾液不如少吐，少吐不如不吐。又说，津液是人身的宝藏，善于聚敛则会成为富足之人，不停地舍弃，就会成为穷困之人。

《闲览》说吃饱饭后洗头发或是交替用冷热水洗头发，用冷水洗脚，都会使人患头部的疾病。隔夜的热水用来洗澡会长癣，用来洗脸就会使面部失去光泽，并生出疮来。

真人说，头发应当经常梳理，面部应当经常按摩，牙齿应当常常上下相互叩击，口中的津液应当全部吞入腹中，并且注意时时练气。以上五种修炼方法是面部常用的保养方法，要时刻牢记。

《尚书》中记载，不应强行憋住大小便。长期憋小便会造成小便淋漓不尽、尿频、尿痛的疾患，长期憋大便会长痔疮。对于腹泻或便秘的治疗，或是涩肠止泻，或是润肠通便，但用药均应中病即止，不可功法太过，否则会对人体造成伤害，酿生疾病。

《尚书》中记载，丝绸是蚕丝织出来的，为了衣服的华美而胡乱剪裁，造成大量的浪费，这种行为无异于暴殄天物，这样下去会损福折寿。春天冰雪尚未融化，衣服应当上少下多，养阳以敛阴；高温天气应当脱掉汗衣，不要被风邪所伤；冬天穿衣服应当及时加减，棉衣应逐渐增加，天气一旦转暖就应当暂时脱掉。北方谚语说：“若要安乐，不脱不着。”南方谚语说：“若要安乐，频脱频着。”

高濂说，要知道如何避免身心受损的人，要记住以下二十条延年益寿的方法：

四时顺摄，晨昏护持，可以延年。

三光知敬，雷雨知畏，可以延年。

孝友无间，礼义自闲，可以延年。

谦光辞让，损己利人，可以延年。

物来顺应，事过心宁，可以延年。

人我两忘，勿竞炎热，可以延年。

口勿妄言，意勿妄想，可以延年。

勿为无益，常慎有损，可以延年。

行住量力，勿为形劳，可以延年。

坐卧顺时，勿令身怠，可以延年。

悲哀喜乐，勿令过情，可以延年。

爱憎得失，揆之以义，可以延年。

寒温适体，勿奢华艳，可以延年。

动止有常，言谈有节，可以延年。

呼吸精和，安神闺房，可以延年。

静习莲宗，敬礼贝训，可以延年。

诗书悦心，山林逸兴，可以延年。

儿孙孝养，僮仆顺承，可以延年。

身心安逸，四大闲散，可以延年。

积有善功，常存阴德，可以延年。

饮食当知所损论

高濂说，人体的生命需要通过饮食来维持，但是若暴饮暴食、毫无节制，则有益于人体的食物也会成为有害的东西，更何况是为了贪图一时的口舌之欲而去吃那些珍奇异味，这往往会给身体带来诸多隐患。我认为一盘菜、一盘鱼、一盘肉，再加上一碗饭，对于一个普通人来说已经很

谷气归走五脏

水谷以食物的形式进入胃，经过胃的消化转化为精微物质，然后水谷精微中的五味依五脏所喜归走于其所喜之脏。

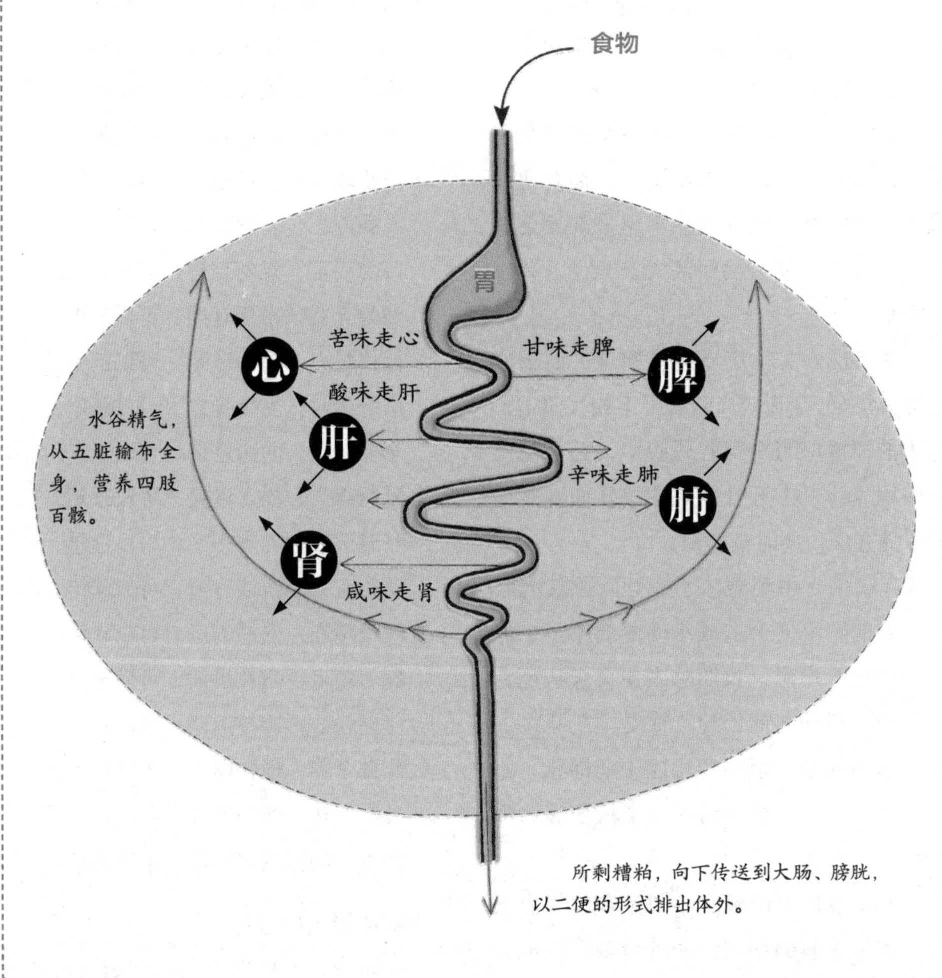

丰盛了，又何须那种堆积如山的山珍海味、纸醉金迷的歌舞酒宴呢？琼浆玉液和高粱米酒都可以满足人们饮酒的乐趣，山珍海味和粗茶淡饭同样可解除人的饥饿，既然同样是为了吃饱喝足，又何必追捧昂贵至此的食物呢？更何况《物理论》中记载“谷气胜元气，其人肥而不寿”，说的就是谷粱之气多而元气衰少的人形体肥胖而寿命却很短。因此养生应当少摄入谷气，多培植元气，这样就可以百病不生。谷气尚且如此，更何况是那些对脏腑有害的食物呢？据我考证，以素食为生的禽兽的肉可以吃，也是人们经常食用的。而那些藏于天涯海角、深山幽谷中的奇珍，它们赖以生存的食物恐怕都是有毒性的。

在世人的眼中，这些东西可能很珍稀，但人的脏腑是否能够承受，这又有谁知道呢？吃到肚子里，又能有多大的好处呢？一个人如果不杀生，那么他就会具备仁慈而温和的本性。吃素不仅有益于人的肠胃，而且还可以使人心地纯正，不嗔怒，无贪欲，这就是宣尼恶衣恶食之戒。下面我摘录了经典上的一些内容，让大家更好地理解饮食应当有所选取，奉行此法则可以延年益寿。

《黄帝内经》中说，五味调和，则筋骨强壮，气血通畅，腠理固密，因此可以健康长寿。酸味的食物吃得太多，就会损伤脾脏的功能，从而导致消瘦、口唇干瘪；咸味的食物吃得太多，就会损伤心脏功能，使血液变得黏稠，皮肤颜色加深；甜味的食物吃得太多，就会损伤肾脏的功能，导致骨骼疼痛、牙齿脱落；苦味的食物吃得太多，就会损伤肺的功能，出现皮肤皴裂、毛发干焦；辛辣的食物吃得太多，就会损伤肝脏的功能，导致筋脉拘急、指甲枯槁。

吃饭的次序应当是：先吃热食，再吃温食，最后吃凉食。吃完热食及温食，如果没有凉食，可以喝一两口冷水，效果也很好。只要能长期坚持不懈，就能达到保健的目的。在饮食之前，先吞气一两口，就可以防止许多疾病的发生。真人说，过热的食物会损伤人的骨骼，太冷的食物会损伤人的脏腑。热食以嘴唇不感到发烫为准，冷食以牙齿不感到冷痛为度。吃完饭后稍稍散散步，可以起到延年益寿的功效。吃完饭不要大声讲话。喝醉酒就会神志散乱。

春天应当多吃辛的食物，夏天应当多吃酸味的食物，秋天应当多吃苦味的食物，冬天应当多吃咸味的食物。一年四季通过饮食的调理，就可以补益气血、调和五脏，防止疾病的发生。但是应当注意，对于每一种性味的食物都不宜偏食太过。春天要避免吃动物的肝脏，夏天要避免吃动物的心脏，秋天要避免吃动物的肺脏，冬天要避免吃动物的肾脏，一年四季都要避免吃动物的脾脏。如果能在相应的季节不吃相应的内脏，就能顺应自然规律。燕子不能吃，否则到水里就会招致毒蛇的攻击；也不要杀死蛇所爱吃的生物。吃饱了饭就睡觉会容易生病，导致背部疼痛。

饮酒不宜一次饮用过多，如果太多就会损伤胃气，导致呕吐，这对身体非常不利。喝醉后也不要在有风的地方睡觉，也不能用扇子扇风，否则会损伤身体。白蜜不要和李子一起食用，否则会损伤脏腑。酒足饭饱之后不能行房事，否则轻则使人面色焦枯黧黑，重则耗竭脏腑精元，损人性命。

所有食物吃温热的最好，不仅适合人的肠胃而且易于消化。吃热的远比吃凉的要好。

所有的食物，吃熟的远比吃生的要好，吃得少远比吃得多要好。吃的过饱过快容

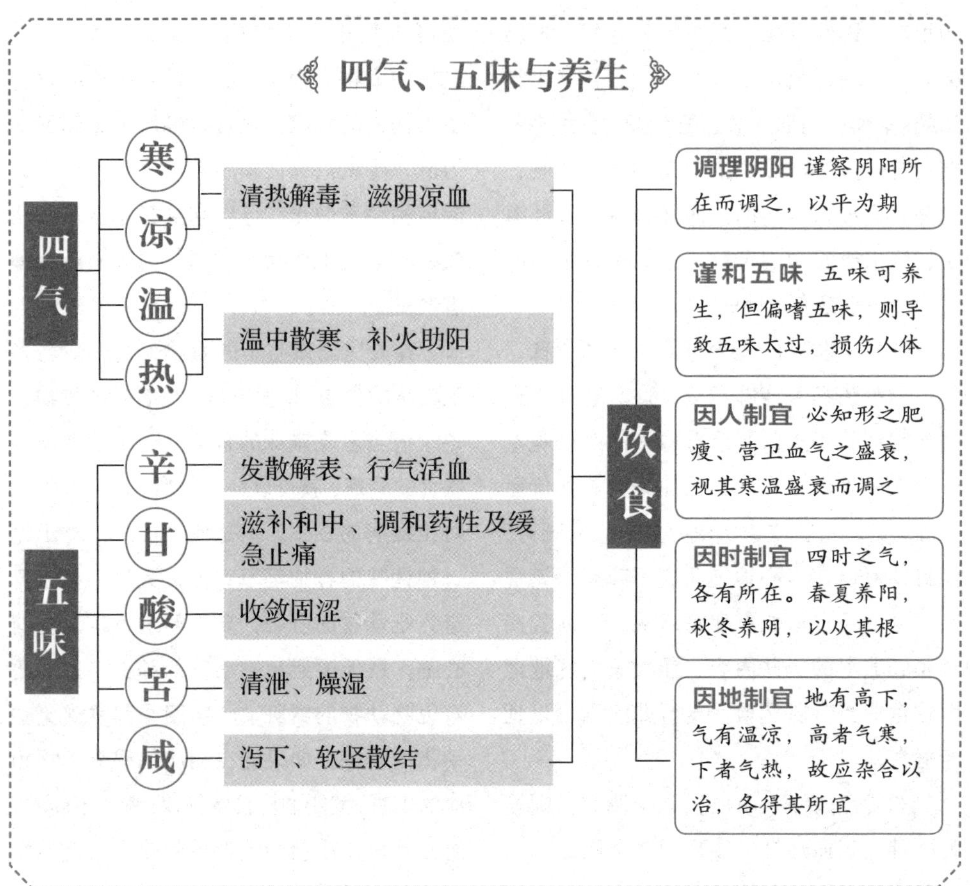

易患胃病，喝水的时候不要吞咽得太急，否则会酿生腹胀、水肿等疾患。进食较热的食品后身上会出汗，不要急着洗脸，否则会使面部失去光泽，且会觉得好像有虫子在身体里面爬一样；也不要刚进食完就用醋漱口，否则会酿生口臭或牙龈出血。马汗、马毛落入食物之中就不能再吃了，否则会伤害身体。鸡肉、兔肉、狗肉不能一起吃。烂茅草屋上的水滴到晒干的肉上面叫作郁脯，吃下后会损伤身体。

孙真人说，饥饿太久，不要一次吃得太饱，否则会损伤脾胃，酿生下癖病。吃饱了睡觉时没有盖好被子，会酿成上吐下泻的霍乱病，严重者危及性命。疾病刚刚痊愈，不要吃生鱼，否则会酿生下痢不止的疾患。吃兔肉的时候不要吃干姜，否则会形成上吐下泻的急症。吃肉的时候不要吃上面最肥的部分，否则使人气滞，或者生疮疡。一般进食都要有所注意。

《参赞书》说，空腹时不要吃生冷瓜果，否则使人患膈上发热的疾患，出现骨蒸，或形成痈疖。用铜器盛装的食物，它盖子上的水珠如果滴入食物之中，就不要再吃了，否则会使人生疮，形成肉疽。感受寒邪而还未痊愈时，如果吃太热的食物，就会形成畏风病症。喝酒之后，身上的热气还没有完全消退，就不要用冷水洗脸，否则脸上会长疮。吃饱了不要洗头，否则会得头风病。干肉不要放在秫米缸里，否则吃后会令人气滞。干肉火烧后没有变化，自己会颤动，而且切开可见肉丝相互交错的，吃了就会使人生病或者死亡。羊蹄甲上若是有成串的肉珠者，叫作羊悬筋，吃下后会患癫痫。食物表面已经腐烂，看不见本来面目者，吃了就会生厌食、消化不良的疾患，出现腹部胀满不适。刚得病不宜饮酒，否则会膈上生热。

《食忌》中记载，凡是疾病初愈，不适宜吃生枣、羊肉、生菜，否则使人面色晦暗，终生难以恢复光泽，或是膈上蒸蒸发热，甚至死亡。吃热的油炸饼，不能拌冷醋，否则会失音。生葱白与蜜一起吃，对人体有害。干肉放在水中，如果能自己动起来的，吃了会丧命。

《延命录》说，饮水能够补益阳气，吃饭可以滋养阴液。饮食应当量少，但不要有饥饿感。不饿而勉强进食会损伤脾胃功能，不渴而勉强饮水会造成胃脘部胀满。

冬天的早上不可以不吃早餐，夏天的晚上则不要进食过量。吃饱了不要仰卧，否则气机会上下不畅，造成脘腹痞闷、胀满等不适；刚吃完饭就睡觉，容易酿生多种疾病。凡是吃的食物，颜色晦暗、气味难闻或者是烹制方式不当的不要食用，不是应当吃饭的时间不要进食，与自己或者父母生肖相冲相克的食物不能吃。暴露在外面的食物不要吃，封藏不严密的食物不要吃。狗、大雁、黑鱼不要吃，没有肠胆或者奇形怪状的鱼类不要吃，有毛或背上无纹的菌菇不要吃，闭口椒、有细白或者黑色细粉末的饮料和点心不要吃。刚烤好还很热的食物不要吃，收藏的食物漏气了不要吃，用铜器做盖子的食物不要吃，刚做好的生醋不要喝。兽禽的脑子、死因不明的牲畜、双仁的果实、能自己颤动的肉块、鸡心、带毛的蹄爪、有六爪或三只脚或四只脚的禽类不要吃，有八字痕的卵也不要吃。各种生物，不论是月令忌讳，或是与五脏五行相克有关的适宜与禁忌，均可参考《食鉴本草》。要时时翻阅参照，不要怕麻烦。吃肉喝酒的人，被叫作痴脂，他们的情志忧狂无常。服用补药和素食的人，被称为中士，尚且免不了受疾病的困扰。然而，练习服气保精存神的人，称为上士，可以寿与天齐。

以下是高濂论饮食适宜与禁忌，从而延年益寿的十八条法则：

蔬食菜羹，欢然一饱，可以延年。

随时随缘，无起谋念，可以延年。

毋好屠宰，冤结生灵，可以延年。

活烹生割，心惨不忍，可以延年。

闻声知苦，见杀思痛，可以延年。

禽羞兽品，毋过远求，可以延年。

勿食耕牛，勿食三义，可以延年

勿尚生醢，勿饱宿脯，可以延年。

勿耽曲糵，致乱天性，可以延年。

惧动刀砧，痛燔鼎镬，可以延年。

椒馨五味，勿毒五官，可以延年。

食物的五味

食物的五味是指酸、苦、甘、辛、咸五种味道。中医认为不同味道的食物有着不同的食疗功效，同时它们分别作用于人体不同的脏腑，即酸入肝、苦入心、甘入脾、辛入肺、咸入肾。

	功效详解	代表食材	禁忌
酸味食物	酸味食物有生津养阴、收敛止汗、开胃助消化的功效，适宜胃酸分泌不足、皮肤干燥的人食用。酸味能增强肝功能，提高身体对钙、磷等矿物质的吸收。	橙子、李子、西红柿、柠檬、草莓、葡萄、山楂、菠萝、芒果、猕猴桃等。	食用过多会使皮肤无光泽，引起胃肠道痉挛，甚至消化功能紊乱。
苦味食物	苦味食物能清热泻火、燥湿通便，适用于有热结便秘、热盛心烦等症的人。苦味食物还有利尿的作用，适合潮湿的夏季食用，能够清热、降火。	生菜、苦瓜、苜蓿、白果、杏仁等。	不能过多食用，否则容易引起消化不良。
甘味食物	甘味食物有滋养、补虚、止痛的功效，可健脾生肌、强健身体，能解除肌肉紧张、解除疲劳。甜食还能中和食物中的毒性物质，具有解毒的功能。	大部分谷物和豆类、花生、白菜、南瓜、胡萝卜、红薯、甜瓜、荔枝、香蕉、大枣等。	糖尿病患者要少食或不食。
辛味食物	辛味食物具有舒筋活血、发散风寒的功效，能促进新陈代谢和血液循环。辛味食物能促进消化液的分泌，有助于增进食欲、促进消化。	茴香、辣椒、胡椒、姜、葱、蒜等。	过多食用会损耗元气、伤及津液，导致上火。
咸味食物	咸味食物有润肠通便、消肿散结、补肾强身的功效。有些咸味食物还含碘等矿物质，可补充身体里的矿物质。	海带、海参、甲鱼、鱼类、蛤蜊、海藻等。	过多食用会导致高血压、血液凝滞等症状。

鸟衔鼠盗，勿食其遗，可以延年。
为杀勿食，家杀勿食，可以延年。
闻杀勿食，见杀勿食，可以延年。
勿以口食，巧设网阱，可以延年。
勿以味失，笞责烹调，可以延年。
一粥一菜，惜所从来，可以延年。
一颗一粒，不忍狼藉，可以延年。
（三义，即狗、马、黑鱼。）

最上一乘妙道

最上乘的修身之术，是以太虚为炼丹之鼎，太极为炼丹之炉，清静为炼丹之基，无为为炼丹之母。性命为铅汞，定慧是水火。欲念不生，愤怒不起为水火既济，性情合一为金木并一，去除杂念为沐浴，存识定意为固济。由戒生定，由定而生慧。守中即是玄关。明心方能见性，本性元神显现则内丹开始凝结。精气神合一，性命相交则结丹成功。元神出窍为脱胎，如此则能突破虚空的界限而了脱生死。这就是最上乘的修真要法，心恒志坚、志向高尚的人可以施为，一旦功德圆满，则可证得无上圆通智慧，永超沉沦。

坐式八段锦口诀

闭目冥心坐，握固静思神。

盘腿而坐，紧闭双目，排除心中杂念，两手握固，呼吸平稳。

叩齿三十六，两手抱昆仑。

上下牙齿相互叩击三十六次，两手十指交叉，抱住后颈部，手掌紧贴耳门，心中默数鼻息九次，微微呼吸，不宜有声。

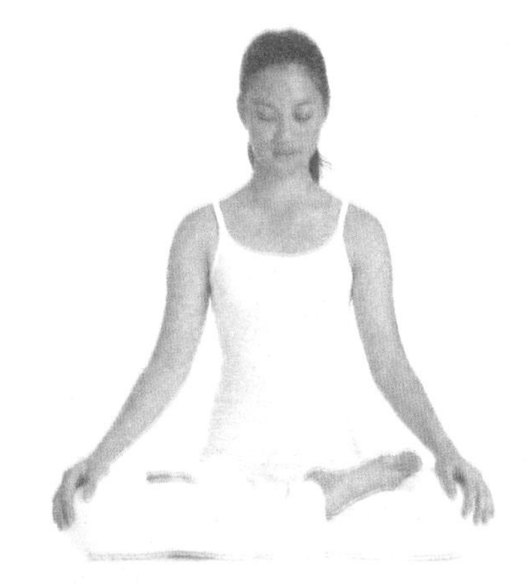

坐式八段锦

修身养性贵在长期坚持，补益元神，增强根本，使精气不散，神志内守而不分离。如果能做到精神内守，虽不能深藏，也能保全真元。要达到最纯真的境界，关键在于保养真精、神守丹田，回归原初状态，这叫作“归宗”。

左右鸣天鼓，二十四度闻。

呼吸九次结束，十指松开移至耳后，以食指叠于中指上，再用力弹击脑后，左右各二十四次。

微摆撼天柱，赤龙搅水津。

低头扭转颈部，随之向左右侧视，肩部也同时左右摇摆，左右各二十四次，随后舌抵上颚腭，并搅口内上下两旁，使津水自生。

漱津三十六，神水满口匀。

鼓动口中的津水三十六次，使其满口。

一口分三咽，龙行虎自奔。

将一口津水分成三次吞下，心中默想，目内视，将其送入丹田。

闭气搓手热，背摩后精门。

以鼻吸气然后屏住一会儿，两手掌互相摩擦到极热，随即趁热将手掌放在后腰部，用掌心按摩肾俞穴及其周围区域，同时鼻中徐徐呼气，完毕，两手握固。

尽此一口气，想火烧脐轮。

闭口鼻之气，心中默想着运心头之火下烧丹田，使丹田温热，随后从鼻呼气。

左右辘轳转，两脚放舒伸。

弯曲两手，先以左手连肩圆转三十六圈，如绞车一般，右手动作相同。随后放开盘着的双腿，向前伸直。

叉手双虚托，低头攀脚频，

双手交叉，翻掌向上，先置于头顶，再上托，如此重复三次或九次，再用两手向前攀足心十二次。

以候逆水上，再漱再吞津。

再用舌头在口腔中搅动，使津液满口，然后鼓动漱津三十六次，分三次吞下，再重复做一次。

如此三度毕，神水九次吞。

如此搅动、漱津、吞咽三次，共吞咽津液九次。

咽下汩汩响，百脉自调匀。

吞下津液的时候，喉间要汩汩作响，这样全身的脉络功能才能调和，气血运行才能调畅。

河车搬运讫，发火遍烧身。

心想着脐下丹田有热气如火，然后闭气，使热气循着督脉上升，复从喉中下降至丹田，使全身发热。

邪魔不敢近，梦寐不能昏。

这样做下来，邪气与鬼魅等异端就不能接近人体，即使在睡眠中也不会受其蛊惑。

寒暑不能入，灾病不能迍。

寒邪和暑气不能侵袭人体，灾难和疾病也不能侵蚀身体。

子后午前作，造化合乾坤。

在子时之后午时之前练习，以达到阴阳调和的功效。

循环次第转，八卦是良因。

根据八卦运转规律来进行操练，自然气血调和、人体健康。

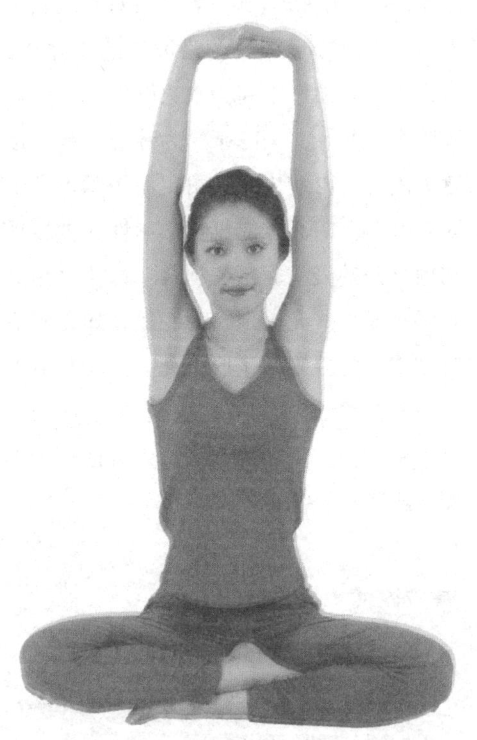

双手托天式

八段锦的坐势练法简单、舒缓，运动量较小，一系列动作能将人体的经络、肌肉得到舒展和锻炼，有助于血液循环和新陈代谢，较适宜睡前或起床后练习，自古以来深受养生家的推崇。

练功要诀：在甲子日的夜半子时起床开始练功，行功的过程不能用口呼吸，只能用鼻子呼吸。每天子时后、午时前各练习一次，或者是一昼夜做三遍。练习日久，就会感觉整个人精神状态明显改善，神清气爽，疾病消除。如果能坚持不懈，自然可以益寿延年。

高濂评论说，以上的功法称作八段锦法，是古代圣贤传下来的，还有八幅练功图。“握固”这两个字，很多人没有搞清楚，难道仅仅是指闭目内视？盘坐的时候，要用左脚脚跟顶住阴茎根下搏动处，不使精气从精窍泄露出去。练功时不要拘泥于时间的限制，只要心态平和、清虚静谧，就可以练习。至于练习的次数，可根据自己情况来定，没有多少限制。如果确定是这两个时间段练习，又有什么慌张急迫的呢？前面所述，初学者不可不知。

坐式八段锦分势

一、叩齿集神势

盘腿而坐，闭目内视，叩齿三十六次以集中身体的神。然后双手交叉，置于脑后，呼吸九次，再将双手分开掩住双耳，左右手的食指压在中指上，弹击脑后，左右各二十四次。

二、摇天柱势

盘坐握固，宁神定气，左右摆头偏视二十四次，屈肘，以肩部带动整个手臂一起摇动，先左上肢，后右上肢，左右各二十四次。

三、舌搅漱津势

盘腿而坐，用舌在口内上下左右搅动三十六次，待津液满口，再鼓漱三十六次，并分三口咽下，吞咽时应汩汩有声，默想，内视，直送入丹田之中。

四、摩肾堂势

先闭气，双手相搓至极热，然后趁热分摩腰部肾区三十六次，或不计次数，越多越好，同时呼气。随后，收手握固，屏气，心中默想心火下烧丹田直至热极。

五、单关辘轳势

接上势。呼气后稍稍闭气，心中默想心火下烧丹田至热极后，低头摇摆双肩，左右各三十六次，左肩先摇，右肩后摇。

六、左右辘轳势

双腿盘坐，双肩连同上肢同时摇转摆动三十六次，然后屏住呼吸，心中默想心火下烧丹田，再引热气循督脉上行至脑，随后吸气，同时伸直双腿。

七、左右按顶势

双手互相交叉，翻转掌心向上，随后呼吸五次，再将手先放在头顶上，然后如同向上托起重物一般，徐徐向上用力。如此反复操作三次或者九次。

八、钩攀势

双手十指交叉，双腿向前伸直，双手向前攀住足心，继而向后钩拉十二次，完毕后收脚盘坐。用舌在口腔中搅动直至津液满口，再鼓漱三十六次，分三口将津液咽下，吞咽的时候应汩汩作响，再摇摆双肩二十四次，心中默想丹田之火烧热全身。

陈希夷左睡功

左侧卧位，左手屈肘，以左掌垫在左

站式八段锦分势

八段锦是一套自中国古代沿袭下来的健身方法，在民间广为流传，因体势动作简练、舒缓连贯，故而得名。站式八段锦共分八组动作，各组动作要配合气息调理，需反复多次，能调理脏腑、疏通血脉，适合不同年龄人群修习。

第一段锦

双手托天理三焦

自然站立，两手由体侧缓缓上举至头顶，呈托举势，脚跟随之起落；掌心向下，由体前回落至还原。

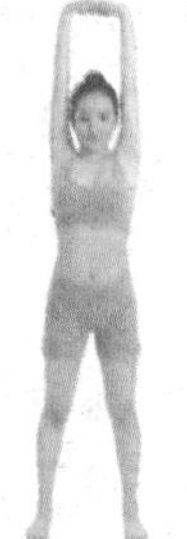

第二段锦

左右开弓似射雕

左脚左平移，身体下蹲呈马步，双手自胸前向上划弧至与乳平高，再分别左右拉开，如开弓待射。

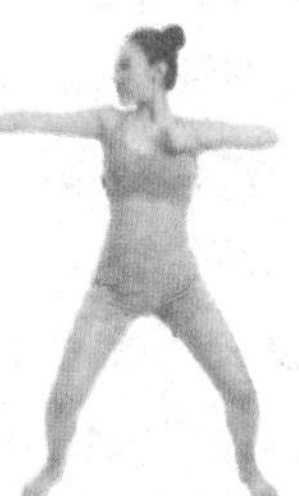

第三段锦

调理脾胃须单举

自然站立，右手由体侧缓缓上举至头顶，翻掌向右外上方托举，同时左手下按，还原后再换对侧。

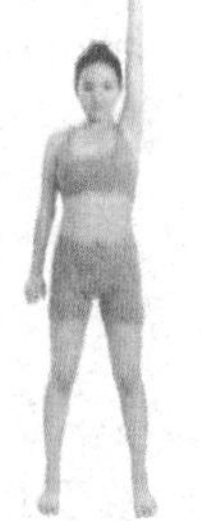

第四段锦

五劳七伤往后瞧

两脚开立，与肩同宽，两臂下举，头部稍稍左转，目视左斜后方，再缓缓还原，转向对侧。

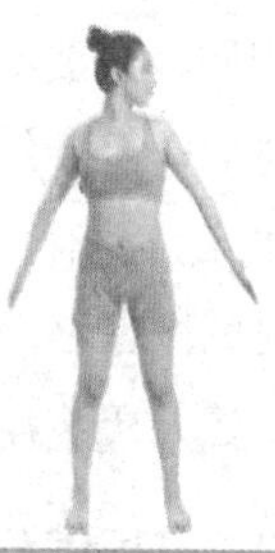

第五段锦

摇头摆尾去心火

两脚开立，身体下蹲呈马步，双手扶膝，重心右移，向右俯身视右脚；重心左移，身体侧转视右脚。

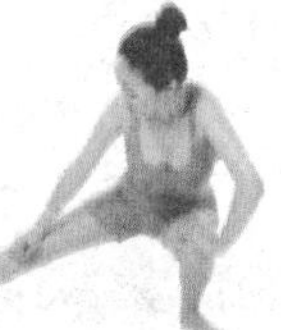

第六段锦

双手攀足固肾腰

两脚开立，两臂伸直由体前抬起至头顶；屈肘，两手下按至胸前；俯身，两手沿腋下、脊柱攀至足部。

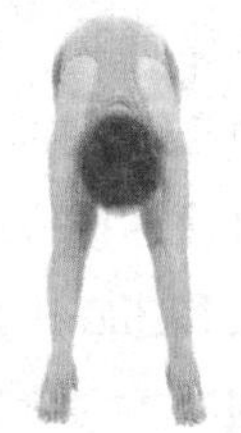

第七段锦

攒拳怒目增气力

两脚开立，身体下蹲呈马步，双手握拳抱于腰侧；瞪目，右拳前冲与肩同高，再内旋变掌、收拳至腰侧。换对侧。

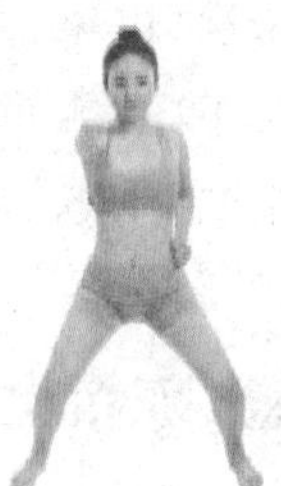

第八段锦

背后七颠百病消

两腿并拢，两臂自然下垂按于体侧，两脚跟同时向上抬起，稍有停顿，再同时下落着地，轻震地面。

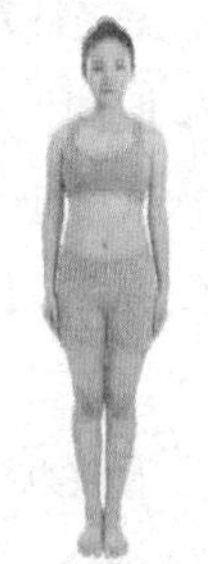

耳之下。同时双腿屈曲，右手自然放松，置于右腿之上，平心静虑，呼吸均匀、气息细微、绵绵不绝，意念所注鼻息所吸，念念不忘，使神息相依，日久自然能使脏腑气血调和、五气朝元、阴阳水火相交媾，结丹成道。

陈希夷右睡功

肺气长居于坎位，肝气却向着离宫。脾气呼来中位合，五气朝元入太空。坎为肾水，肺为金，金生水，肺气居于坎位，乃金生水也。离为心火，肝为木，木生火，肝气向离宫为木生火。脾居中土，土载万物。五气朝元，本性元神显现，自能元神出窍而了生死之大道。

去病延年六字诀

总诀

以下便是六字功夫的秘要总诀，不掌握本诀，六气的运行就不能到达本经。用此诀作为引导，起到类似引经的作用，因此不可不知。

肝若嘘时目睁精，肺知呬气手双擎。

心呵顶上连叉手，肾吹抱取膝头平。

脾病呼时须撮口，三焦客热卧嘻宁。

以上“嘘、呬、呵、吹、呼、嘻”六字行功之时皆以鼻吸气、口呼气。

吹肾气诀

肾为水病主生门，有疾尪羸气色昏。

眉蹙耳鸣兼黑瘦，吹之邪妄立逃奔。

行“吹”字功诀：随着“吹”气（呼气），双腿屈膝下蹲，站起来时以鼻吸气。如此反复六次。

呵心气诀

心源烦躁急须呵，此法通神更莫过。

喉内口疮并热痛，依之日下便安和。

行“呵”字功诀：双手十指交叉，上举于头顶，掌心翻转向上，吸气时向上托起，“呵”气（呼气）时下降放于头顶。反复做六次。

嘘肝气诀

肝主龙涂位号心，病来还觉好酸辛。

眼中赤色兼多泪，嘘之立去病如神。

行“嘘”字功诀：以鼻吸气，“嘘”气（呼气）时两目圆睁，怒目而视。反复做六次。

呬肺气诀

呬呬数多作生涎，胸膈烦满上焦痰。

若有肺病急须呬，用之目下自安然。

行“呬”字功诀：吸气时，双手徐徐上托，掌心朝上，“呬”气（呼气）时双手放下。如此反复六次。

呼脾气诀

脾宫属土号太仓，痰病行之胜药方。

泻痢肠鸣并吐水，急调呼字免成殃。

行“呼”字功诀：以鼻吸气，“呼”气时（呼气）口唇应撮拢。如此反复六次。

嘻三焦诀

三焦有病急须嘻，古圣留言最上医。

若或通行去壅塞，不因此法又何知？

行“嘻”字功诀：站立、行走、坐、卧均可，以鼻吸气，再以口“嘻”气（呼气）。如此反复做六次，结束。

四季却病歌诀

春嘘明目木扶肝，夏至呵心火自闲。
秋呬定收金肺润，肾吹唯要坎中安。
三焦嘻却除烦热，四季长呼脾化餐。
切忌出声闻口耳，其功尤胜保神丹。

以六字行功之时，应当先分清脏腑虚实，以定补泻，泻则先呼后吸，补则先吸后呼。吸气时舌抵上腭，呼气时舌尖放平，由丹田发音，气为音，意为声，不令耳闻。凡是练习两字以上者，须按照五行相生顺序行动，不得颠倒次序。

养心坐功法

端身正坐，两手握拳，用力相互空击六次，再将一只手搭在另一侧的手腕上，被搭的一侧手向上托举，就像托举着沉重的石头。然后双手交叉，双脚交替踩踏双手各五六次。可以祛除胸间的风邪等。收功时，屏住呼吸许久，闭目，鼓漱口中津液，分三次吞下，再叩齿三次结束。

养肝坐功法

端身正坐，两手相互交叠，按在大腿之上，并将躯体左右轻轻扭转十五次，将

走九宫可以锻炼身体

按照图中所示，在地上画出九宫图，按照箭头所指方向行走。走九宫时要晃动肩臂、摇动腰肢、不停地左旋右旋，这样能很好地活动颈、肩、肘、腕、胸、腰、臀、膝、踝等部位的椎体与关节，能较快打通人体的各个经络。依据“通则不痛”之理，九宫步可防治多种疾病。

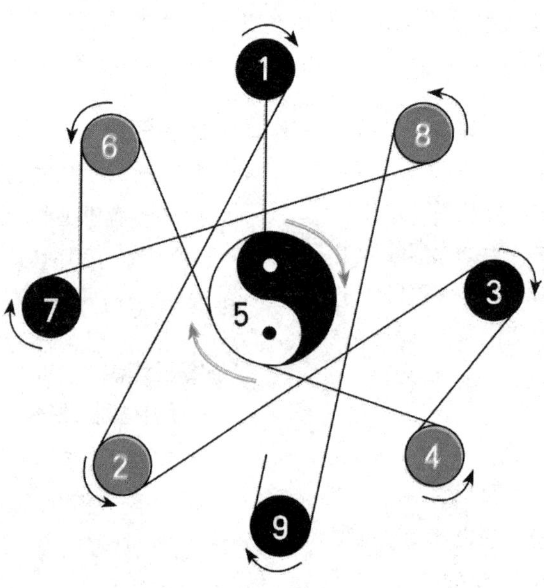

双手十指交叉，掌心向前推，然后转掌心朝向胸前并收回至胸前十五次。这样做可以疏肝理气、祛除风毒。收功势同上法。

养胆坐功法

端身正坐，两脚尖向上翘，双手握住踝部，左右摇动十五次，然后两脚撑地，将腰身上举三五次。此功法可以祛除肾脏的风毒邪气。收功势同上法。

养脾坐功法

取坐位，一只脚伸直，一只脚屈曲，用两手拍击后背部，左右各十五次，然后改为跪坐式，两手按地，回头向后用力虎视，左右两侧各十五次。可以祛除脾脏积聚、风邪，增进食欲。

养肺坐功法

端身正坐，两手按地，蜷缩身体弓起脊背，再向上抬举，共做三次。可以祛除肺中风邪积劳。或者可以用双手握拳，向后击打脊背部，左右各十五次。可以祛除胸中风毒。收功势亦同上法。

养肾坐功法

端身正坐，两手捂住耳朵，左右两侧向上牵引胁肋，各十五次。也可以向上甩手，同时缓缓摇摆躯体十五次。再双脚交替向上抬举，每侧十五次；收功势同上法。

在练习上述六字法以及坐功法的时候，均需要选择在清新明亮的居室之中，寒温得宜，同时点燃檀香。在半夜一阳初生的时候或者清晨刚睡醒的时候，先呼出腹内浊气，或者呵气九次，或者呵气五六次，然后闭上双眼，叩齿十六次，收敛心神。然后用拇指的指背摩擦眼睛内外眦各九次，再在鼻翼两侧按摩七次，接着将两手搓至极热，闭住口鼻呼吸，用热手在面部不停摩擦，不论次数多少。再用舌尖抵住上腭并搅动口内上下，鼓漱津液使之溢满口腔，分三次汩汩吞下，直到送入胃中。重复以上动作两次，共进行三遍，吞咽津液九次，以津液润泽五脏，日久则面部光泽，如法行之效如桴鼓。我认为六字功诀不必全部练习，只需在某脏患病的时候以相应的字诀治疗即可，否则可能会影响无病脏腑的功能。但是“呵”字诀，对于心脏有热者，在秋冬睡醒之后，呵三到五次，可以调理五脏壅塞的气机，当常行不间断。

至道玄微七论要诀

丹鼎第一

丘处机丘真人说，存在这样一物，其大能包容天地，其小则难以容下细针。此为先天之物，性命之根蒂，位于脐肾之间，大肠之左，有一玄谷，即是丹鼎。性命从此发生，呼吸由此出入，乃结丹之处所。

铅汞第二

精气中包含灵性的东西称作铅，因元神动而产生感情的称作汞，这都是应物之神。

真铅真汞第三

气停止升降，呼吸静谧安定，称之为真铅；念不再生长幻灭，精神凝聚于一处称之为真汞。如果还有一丝一毫的呼吸，则形非我有，散归于阴，这就不是真铅了；如果还

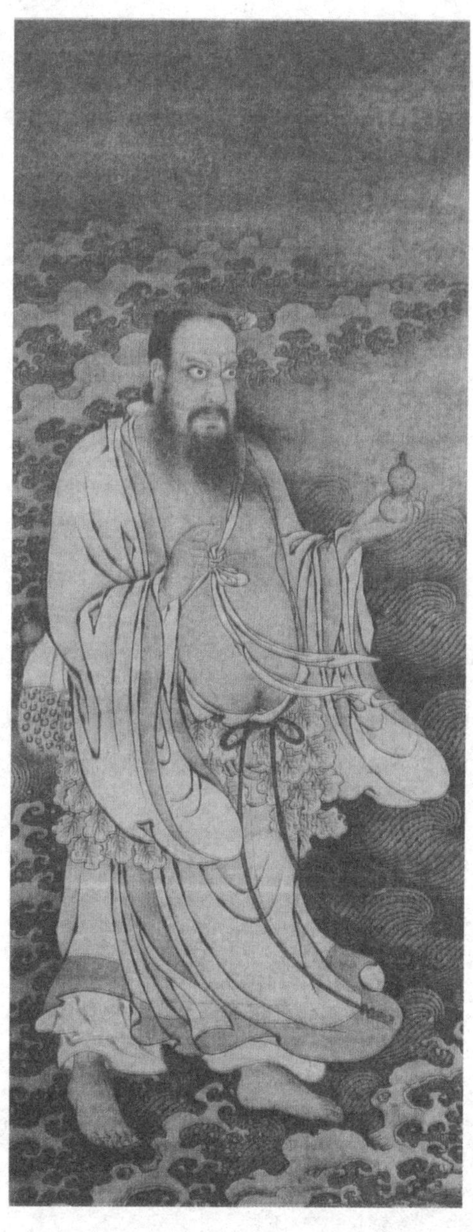

道家养生·丹药

长生不老、得道成仙是道家的极致追求，炼丹就是达到这一目标的重要途径。图中仙人凌波于水上，手中托着的就是装有丹药的葫芦。道教可分为炼丹的丹鼎派和以符箓驱鬼的符箓派，而葛洪、陆静修、陶弘景都是丹鼎派的代表人物。

存在一分一厘的杂念，则神非纯阳，散入鬼趣，这就不是真汞了。没有前生积德修行所得的功德，怎么能达到这种境界呢?

作用成丹第四

铅汞相交，水火既济，合而成丹。铅和汞这两种东西，实际上同源而异出。金生水，铅生银，水生木，银生砂，木生火，砂生汞。反之，火无所生则反归于木，木无所生则反归于水，水无所生则反归于金。运汞投铅的关键之处在于忘情，忘却了情感的纠葛则性情能够回归本始，性情回归本始就能够使人归于虚无的境界。性复则归虚。呼吸的根结都在于此。呼之根、吸之蒂，就是所谓的玄牝之门。人如果能够心无杂念，平定呼吸，顺其自然，将气谨慎地固守于脐下丹田，久而久之，功到自然丹成。这就是所说的像婴儿一样的境界，即是自身一点真性，纯阳无阴，如同婴儿一样无所外想，仅仅一灵，全无杂念，这就是太乙含真气的真谛。如果能做到，就会十分灵验。

火候第五

人的心在不停地运动之中，白天的时候心窍打开，称之为阳，一窍打开称之为乾。人的心安定下来后；到了夜晚则心窍闭合，称之为阴，一窍闭合称之为坤。阳能动起来，阴才能静下去。阳气主事则精神舒畅，阴气主事则安睡如僵，这是人之常情。古人把神气交媾看作进火，一天之中只有一个时辰是最佳时间，这句话的意思就是，在一天之内，不论行走、端坐、站立、躺下，自然而然，凝聚神气进入气穴之中，就是进火。这个最佳的时间也就是夜半子时。人坐中入定之后，阳气才得以生发，即为人身中的子时。人们常说的“冬至不在子，夏至不在午”，就是指下手修炼便是冬至，一阳萌生也就是火候。只要是在子时，静定呼吸，不出不入，神气凝聚于气穴之中，不再化生，也不再幻灭，神气打成一片，非动非静，非阴非阳，如此长时间修炼，就可以集合天地造化之气而成就大道。也就好比冬至期间，万物凋零，虽然外形上看起来已经损伤，可是实际上体内已经生机盎然，又孕育着新的生命。无穷无尽的生命力就在此时萌生。

造化第六

忘却五官的作用，让生命活动处于静止状态。但是忘却之中却存有牢记的东西，自然而然，默守脐肾之间，若有若无，恍恍惚惚，一天中用功不断，坚持十个月方可功德圆满，可夺天地之大数。古代修炼成仙的妙用在于抽添。意念波动，神气四

五脏开窍

五脏虽然深居体内，但它们都在面部开有官窍。通过观察五脏官窍的变化，可以推测身体的健康状况。

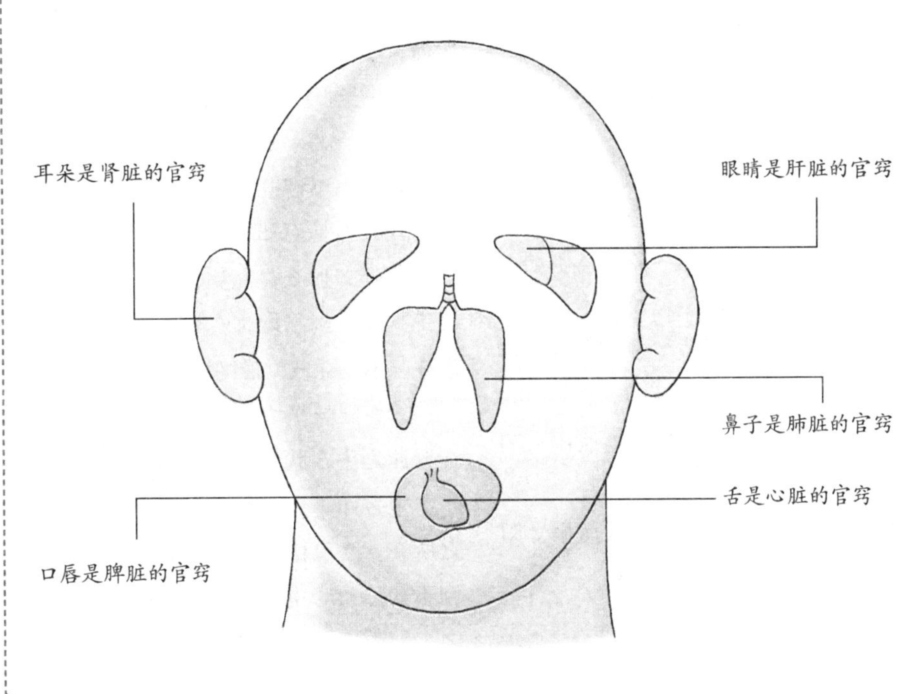

散，从卯门而出时就应当使用抽回之法，使神气凝聚，呼吸平定。或者昏昏欲睡的时候，从酉门而入，就应当使用添起之法，进火以使阳气快速得到振奋。太极真人有诗这样说道：“散时行坤道，土虚晦其光。昏时起巽风，调息任自然。”若要问，怎样才能修得纯阳而结聚成仙丹？回答说，念念更无念，对镜自相忘。不睡安有梦？神灵觉异常。也就是说，看似心中有所念想，但是实则无所羁绊，即使对着镜子也可以抛却自身。精神凝聚，杂念和梦境自然也就消散无存了。

坎离之旨第七

二灵只是一灵，魂出则魄入，魂入则魄出。

人的头部为乾，腹部为坤，白昼行乾道，体内灵性上升至头部以使其成为人身的主宰，一阴入于二阳之间而成为离卦。夜晚行坤道，体外的灵气下降至坤宫，使腹部主事，一阳入于二阴之中而为坎。所以圣人使神气合于虚空，使坎离既济于人中宫，阴阳坎离交媾。有诗为证：“坎离与乾坤，四象分体用。坎离既交媾，乾坤体不动。体全阴阳纯，太极气氤氲。戊己本属土，土位据中尊。至中守正位，虚无道所寄。性情复归虚，丹成仙诏至。”

坤以一为乾宫，生三女，离居中，阴数六。

乾以一为坤宫，生三男，坎居中，阳数九。

坎宫之阳升而流戊。阳土五。

离宫之阴降而就己。阴土十。

以上是坎离交媾之图，为鹤林子所传授。

内丹三要论

玄牝

《悟真篇》中记载：“要得谷神常不死，须凭玄牝立根基。真精既返黄金室，一颗明珠永不离。”玄牝是人身中的一孔窍，禀受元气而生，为元神之府。三元会聚于此穴，是金丹返还的根基、圣胎结聚的处所。古人所说的太极之蒂、先天之柄、虚无之系、造化之源、混沌之根、太虚之谷，指的都是这里。其他的如归根窍、复命关、戊己门、庚辛室、甲乙户、西南乡、真一处、中黄宫、丹元府、守一坛、偃月炉、朱砂鼎、龙虎穴、黄婆舍、铅炉土釜、神水华池、帝乙神室、灵台绛宫等，指的也都是这里。然而，要想找出玄牝在身体之中的具体位置，则并非心肾，也不是口鼻，不在肝肺，也不在脾胃，不是脐周，也不是尾骨，不在膀胱，也不在肛门，不是在两肾之间的命门穴，不是面部脑髓之中，也不在关元气海之处。那么，究竟在什么地方呢？回答说，我得到了妙传真诀，称作规中，意念守一不妄耗散，最终结聚成胎仙。

《参同契》说，真人的意念都是潜藏在深渊之中，肤浅之人，其意念总是拘泥于一定旨归。这就是不同类型的人其玄牝之所在。《道德经》中记载，话多辞穷，倒不如静一守中。玄牝刚好在乾之下，坤之上、震之西、兑之东，是坎离水火交媾的原始之地。人处于天地的正中间，经络

人体九宫

整个人体就是一个九宫图，如图所示：

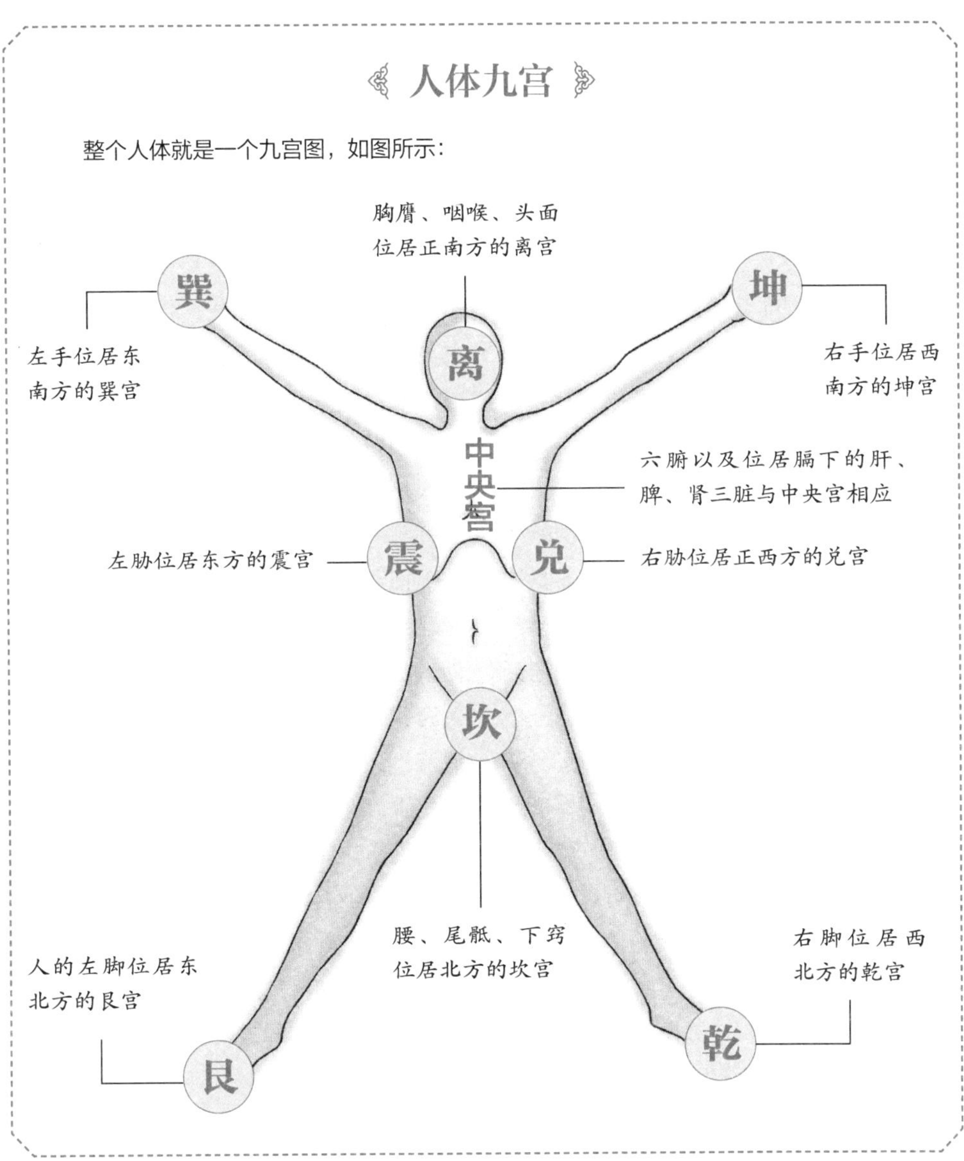

纵横贯通全身，在虚空之间存在一穴，空悬如同黍米，不依赖于形体而存在，只是依靠身体正常的运作规律而存在，似有似无，若亡若存，虽然不存在内和外，但是当中却有乾坤在。《周易》说，黄中通理，正位居体。《尚书》说，惟精惟一，允执厥中。《度人经》说，中理五气，混合百神。崔公《人药镜》说，贯尾闾，通泥丸。纯阳真人说，穷取生身受气初。平叔君说，劝君穷取生身处，元气之所由生，真息之所由起。白玉蟾说，修炼丹药的人，念头微微一动，真气就不能关注于玄牝了，那么就不可能得道成仙。

况且玄牝这一窍是由先天而生，后天相接，先后天之气在此混杂，杳杳冥冥之时，其中有精，这就是真精，恍恍惚惚之中，其中有物，也并非普通的事物。此物若是被天所得，则苍穹清明；若是被地所得，则大地宁谧；若是人能得到此物，就会变得有灵气。

谭真人说，开浩气之门，所以收其根；知元神之囊，所以韬其光。就像蚌的躯体内守于外壳之内，石头将其精华藏在最深处一样，因此这就是丹成之所。这些话都是直接指明玄牝方向的。可是这个穴窍无边无际、无内无外，如果将其想象成一个有形质的具体事物，那就大错特错了。所以说，不可拘泥于无为，不可守形于有形，不可局限在念想之中，不可固执于持守之法。圣人法象，在许多丹经中都可以见到。有的称之为圆高中起，形状就像蓬壶一样，紧紧地密闭着，神机运行于其中；也有说法称其外形如同鸡蛋，黑白相间，直径大约一寸，这就是它的初始状态，经过十个月的修炼，功德圆满，则脱出胞胎；还有说法称它白如练，连接如环，直径大约一寸二分，包容了一身的精粹。这些话虽说很明显地向大家陈述了玄牝的要旨，揭示了造化的玄机，但是修炼者如果不认真探究其中的奥妙，在修炼的时候便意想玄牝如同蓬壶，像鸡蛋，或者连接如环的模样，执着为有，存无入妄，岂不是很可笑吗？简而言之，玄关一窍，玄牝之门，是神仙们暂且用来揭示造化的玄机罢了。

玉溪子说，似是而非，除却自身安顿，要到哪儿寻找着落呢？然而，权衡其体用，本来就是相同的，如同乾坤以天地运行规律为法度，坎离配合日月的起落而运转一样。《参同契》中记载，混沌相交接，权与树根基。经营养鄞鄂，凝神以成躯。这样一来，神气就能有收藏的处所，魂魄不至于四散凌乱，回光得以返照，以使神机归来，常驻在此不再离开。有诗为证：“经营鄞鄂体虚无，便握元神里面居。息往息来无间断，圣胎成就合元初。”玄牝的要旨已经说得非常全面，或者还有什么其他的说法来解释。《杏林》中说到，一孔玄关窍，三关要路头，忽然轻运动，神水自周流。又说道，心下肾上、肝西肺左的中间位置，并不是肠胃的所在，一旦有灵，气血贯通。现在所说的玄关一窍、玄牝之门，在人的身体之中，天地之中正是造化，不是与这十分吻合吗？我经常仔细推敲这些教诲与道理，只是明白个大概而已，仍然没有得到直接的启示。上天不把世事规律隐瞒，悉数流传到人间，太上怀有慈悲之心，必然不会吝啬。我因此敢于泄露天机，指出玄关一窍的明确大意，冒着触犯禁条的风险而传授给大家，有仙风道骨之人，一旦见到就会豁然领悟，心领神会，依法修行，以上所讲的每一句话自然会应验。

这本书是有神物护持的，如果业重福薄，与道无缘，则自然见不到它了。即使能够见到，又轻视而不看重它，这就好比

内经图

《内经图》，又名《内景图》，是北宗功法、小周天功法、百日筑基等功法的秘要，是以罕见传于世。

《内经图》描绘了在人身之内，内练“精气神”的途径；以不同的人物进行各式的动作，喻示人体不同部位的奥秘及其相互之间的作用；以流水代表人体“精气”运化的渠道，以“城门、桥梁、重楼”代表精气之关窍。总之，《内经图》是源于《黄帝内经》的关于养生方法的图示，而《内经图》之命名，可能包含着“内丹修炼”经典之意。

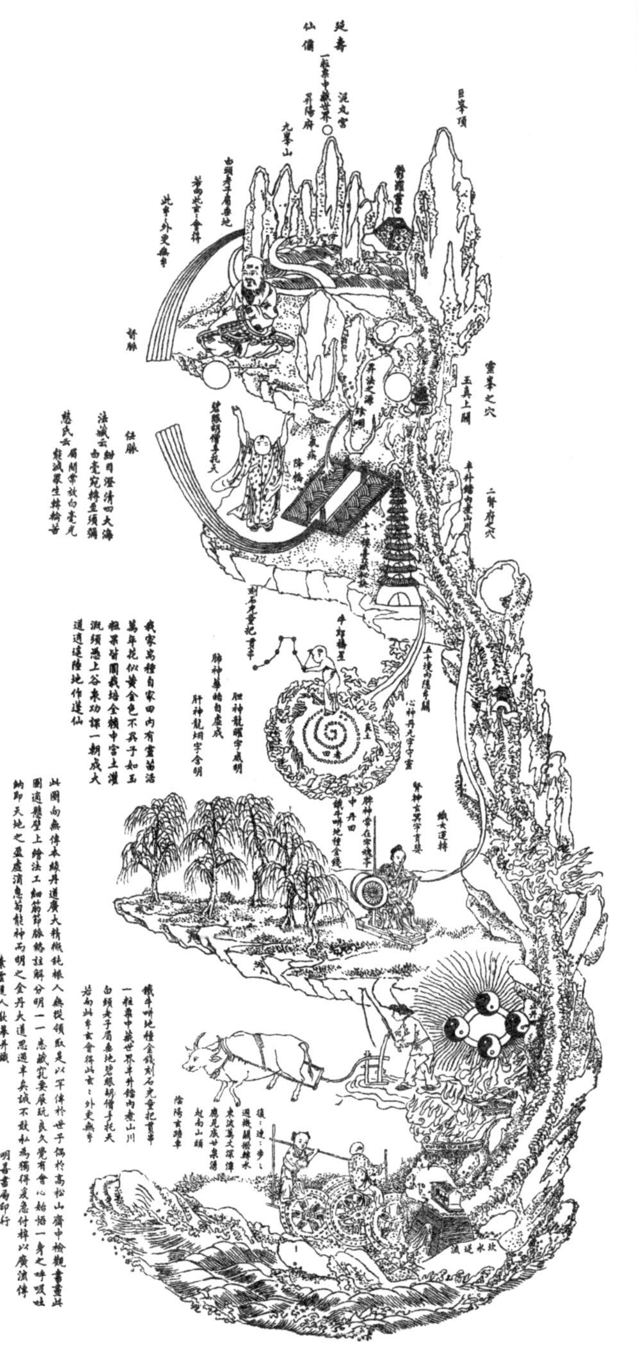

是瞎子看文章、聋子听鼓声一样，茫然无知，哪里能领略其中的奥妙呢？

《密语》中说，径仅寸许的事物，用来混合精气神，在肚脐向里面大约三指的地方，那里面称作玄关，不可以用心去守卫，也不能无心去求取。有心去守，最终可能依然没有；无心而求，则必然永远都是虚无一物。那么，怎样才能恰到好处呢？一心不二，则可以宁神，只需要澄澈心境、摒弃杂念、调匀呼吸，使性情的灵光常常返照内心，不要使神昏气散，等到气息安定，凝神于玄关，定中观照内景，神意一道，自然会感觉到一息从圆心之中起来，混混续续，沸沸扬扬。心存诚意，用心灵来倾听，耳中不闻杂声淫曲，凝聚神机，坚守胎息运气，不闭不散，顺其自然。静极而嘘，就像春天刚来时湖泽中蠢蠢欲动的鱼一样；动极而反，就像躁动的昆虫在冬天蛰伏了一般。氤氲开阖，其妙无穷。保持这种状态一段时间之后，就可以忘却气息和神机相合，一切归于混沌，虚无到达极致，笃定地坚守静心之旨，心中没有丝毫的念想，无去无来，不出不入，湛然常住，这就是所说的得道之人息以踵的境界。踵指的是呼吸极深邃的意思，神气交感就是其表征。前面所说的元气发生之处，真息产生之所也就是指的这里。意念一到，便见造化，真息一生，便见玄关。不高不低，不左不右，不前不后，不偏不倚，人身天地之正中，正是此处。采取、交媾是在这里，凝结丹药是在这里，澄心涤虑是在这里，温养是在这里，元神出窍也是在这里。如果不能为大家阐述明确、道破真谛，修道之人一定会存在凭心臆测的问题，不是修炼太过就是不及。所以紫阳真人说，纵然是聪慧程度超过颜闵，没有遇到真正能给予你指导的老师就不要自作主张地猜测。纵使丹经没有口诀，这样一味臆断怎么能修得正果？然而，此窍阳舒阴惨，本来就没有一定的形状，意念一到就会打开，其开阖也有一定的时间，通过百日筑基，结成气丹，则内视时通体放光，自然就可以看到玄关了。黄帝修炼三个月就能够内视，说的就

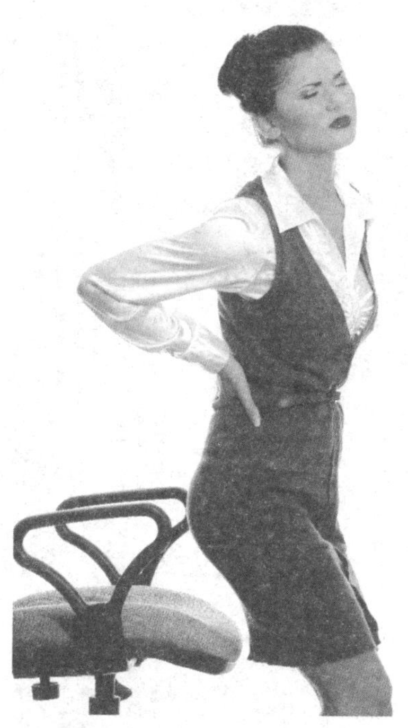

五脏与精、气、神

人体五脏中的疾病，大多都是因为缺少气，这就是亏气。首先，在五脏之气中，最重要的是心气，所以，养生首先要保护好心气。其次，人体是由精、气、神三部分组成的，其中，最根本的是精和气，人体的元气、元精就藏在肾精之中。所以，在养生时，一定要养好肾。

是这个道理。学道之人，请自己考虑一下。

药物

古歌中唱：“借问因何有我身？不离精气与元神。我今说破生身理，一粒玄珠是嫡亲。”精、气、神，是三品上药，炼精成气，炼气化神，炼神合道，这就是七返九还的要道。红铅墨汞，木液金精，朱砂水银，白金黑锡，金公姹女，离女坎男，苍龟赤蛇，火龙水虎，白雪黄芽，交梨火枣，金乌玉兔，干马坤牛，日精月华，天魂地魄，水乡铅，金鼎汞，水中金，火中木，阴中阳，阳中阴，黑中白，雄中雌，名字各不相同，形象相去甚远，然而这些都只是对药物的一种比喻。

那么，药物究竟是什么呢？回答说：炼丹的根本，在于玄牝，想要立玄牝，首先必须要坚固根本。人的根本就是元神精，元精是由元气化生而来的，所以说精、气、神的本源是一样的。让元神和精气相和合，那么三者就凝聚成一个整体了。杏林驿道人说，万物只要出生就会有死亡，元神消失之后会复活。以神居气内，炼丹修炼之道自然就水到渠成。施肩吾先生说，“气是添年药，心为使气神。若知行气主，便是得仙人。”如果精虚，那么气就会衰竭，气一旦衰竭，神也就消逝无存了。《周易》说，精气为物，游魂为变。想要回复根本，不是很困难吗？玉溪子说，用元精未化的元气来点化元神，那么神就光明而变化莫测，称之为神仙，这就是身中的药物，并非借助体外的药物而形成。

然而药物要知道其产地，采药也要把握好时节，药物炮制应当有一定的法度，入药要有造化，炼制丹药还要掌握火候。曾经听师父对我说，在西南方有一个叫作黄庭的地方，恍惚中有一物生成，杳冥间又有精萌生，这就是金津，只需向舌下仔细寻找就可以了，这就是药物的产地。闭目垂帘，排除一切杂念，调匀呼吸，物我两忘，终日沉默寡言，与大自然融为一体，既可炼得金丹，这就是采药的时间。天地生成之前，无根灵草，一意制度，形成金丹至宝，达到的修炼离不开玄牝，且须奉行而不间断，这就是炮制药物的法度。心中无心，念中无念，意念集中于规中，先深吸一口气下达丹田，此后呼吸绵绵不要间断，归于玄牝，行行坐坐运转有条不紊，如此可使神气交媾，这就是入药的造化。用清净的药材，密意为元，在十二个时辰当中一直用气炼火煎，以使金鼎中水保持温暖，玉炉中的火保持燃烧不灭，这就是炼制丹药的火候。玄牝是阴阳的源头，神气交媾的地方。神气为性命之药，胎息之根；胎息是呼吸的本源，是呼吸的根蒂。胎是元神保藏的处所，息是元神变化的根源。神气因息而产生，呼吸又终止于胎。胎无息则胎不能成，息无胎则神无所主。人未形成之前，只有广阔的太虚，等到父母精血交媾，方有胚胎雏形凝结，但是，此时还只是一个混沌的性命之体。三个月以后，玄牝出现，犹如瓜蒂相系一般，吸附于胚胎之上，胎儿在母亲体内，与母亲之气相连通，随着母亲的呼吸而呼吸，体内外的各种变化虽然可以感应，但却不能

《黄帝内经》对生命的解释

《黄帝内经》认为，生命的产生以母亲的血和父亲的精为基础。这和现代科学认为的精卵结合产生生命的观点是一致的。

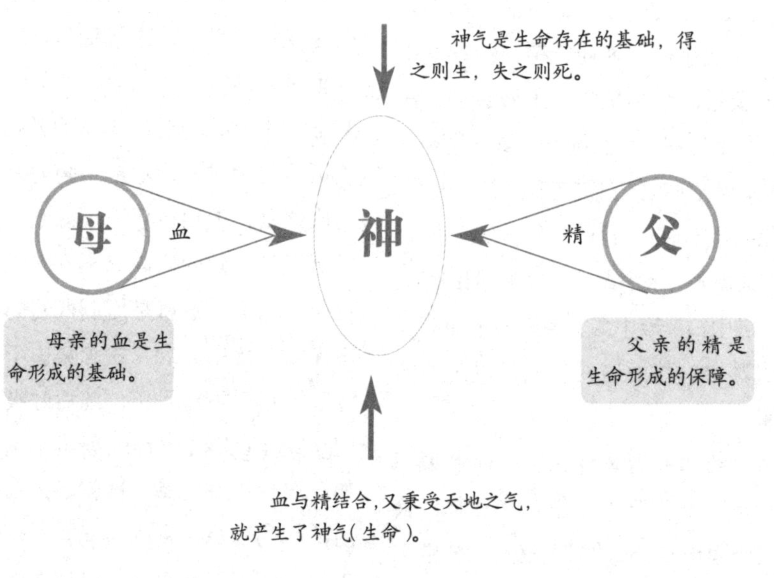

明白和识别，天地与母亲之气相互混杂，但是表露出来的仅仅是呼吸的存在罢了。等到胎元出生，天翻地覆，人惊胞破，犹如走在山顶上突然失足，头朝下而脚朝上地降生，同时大声啼哭，真息也就随之而消失。因此，人在出生之后，性情的发展变化就难以捉摸了，况且心被后天识神所主宰，双眼被各种精巧的玩物所迷惑，内心充满各种爱恋，本性被各种欲望所淹没，其天真本性在物质世界中也就耗散掉了，而胎息自然也就随之消失了。

神仙劝教世人修炼的目的，是为了返回其本性，恢复其本来面目，除去五脏形骸的废物，于无质中生质，结成圣胎。歌诀说："专气致柔，能如婴儿。除垢止念，静心守一。外想不入，内想不出。终日混沌，如在母腹。"神定气和则神气会和，神得气方凝，气炼神则神往，如此恍恍惚惚，闭目冥想，意念集中于玄牝，犹如母鸡抱着鸡蛋，犹如鱼在深河中生存，呼吸归于玄牝所在之处，绵绵不断，仿佛是存在着的，但又逐渐归于胎息。如果守持的时候没有什么可以守住的，后天的呼吸也就停止了，先天的胎息重新出现，浑浑然，仿佛不存在一样。离心于心，无所存注。冥冥之中，只觉得虚空中本性称为了造化的主宰，等到功德圆满，自然就能够获取无上至妙的法度了。药物产生之后，火又从哪里来呢？因此，采药的时候称作坎离合，火生的时候叫作乾坤交。坎离相合，则各种景象就会在丹鼎中显现出来，但是这还须百日筑基，功满后方可见到。乾坤交媾，则会有一物下降于黄庭，也须筑基百日之后方能见到。在这个时候，身心混合交融成一个整体，融合在虚空之间，既不知道神气的区别，也不知道天地的存在。我也不知道这是什么，就好比太虚未分的时候，三才未分，混沌未凿，阴阳未判，忽然一点灵光，朗朗照射于乾坤，这等奇妙的境界，并非臆想而来，也并非人力所能得到，这是自然而然形成的，我也不知道这一切是怎样得来的。《黄帝内经》说，一物含五采，永作仙人禄。这就是金液大还丹，不是寻常的朱砂水银、五金八石所能够比拟的。返还先天本性的道理，已经讲得非常详细了，如果还是不能相信我的话，想在玄牝之外另立根基、神气之外寻求药物，不知道自然的胎息，而妄行火候，舍本逐末，以妄为真，我不知道到头来可以得到什么样的结果。

火候

古歌称："圣人传药不传火，从来火候少人知。"这里所说的不传火候并非秘以自珍而不传，而是因为采时则为药，药中有火，炼时为火，火中有药。能够明白药中有火，则禅定中自可有丹结成，自然不须传授就知道火候了。因此有诗句说："药物阳内阴，火候阴内阳。会得阴阳理，

二十四气斗

我国古代的历法，一年分四季，每季又分"孟、仲、季"三个月，四季合十二个月。二十四节气的划分，具有天文、气候和物候学上的意义。我国古代根据初昏时北斗星斗柄所指的二十八星宿方位，将一回归年365.25日平分为十二个月，月初为节气，月中为中气，共二十四气，形成斗纲建月法。

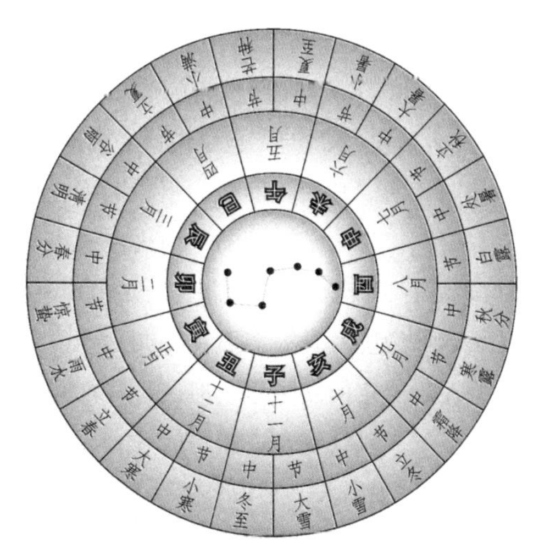

火药一处详。”说的就是这个道理。其后学习的人被丹经迷惑，不能领悟其中的道理，一听说有什么二十四气、七十二候、二十八宿、六十四卦、十二分野、日月合璧、海潮升降、长生三昧、阳文阴武等纷繁的说法，就想穷究什么是火、什么是候，如此疑心一旦萌生，则随之萌生出各种猜想，即使是得到了真正的药物，也惶惶然不敢擅自炮制炼丹。这是因为他们不知道真火本来就没有一定的火候，炼制大药本来就不需要考究剂量。

玉蟾真人说，火本来是南方离卦，离属心，心主神，神即是火，那么气就是药。神不乱则气归神，以火炼药而能炼制成丹的人，都是以神驭气而得以修炼成道的。关于火候，这样已经说得很明白且直截了当，没有往生的仙骨，则会讥笑这是假话，当面错过机缘，岂不是让人扼腕叹息？

说到火候口诀的要旨，应当在真息之中寻求。因为息从心起，心态平静则呼吸调匀，息息归根，称为金丹之母。《玉帝心印经》中所说的“回风混合，百日功灵”就是这个意思。《入药镜》所说的“起巽风，运坤火，入黄房，成至宝”也是说这个意思。海蟾翁所说的“开阖乾坤造化枢，锻炼一炉真日月”，丹阳子所谓的“神火夜煮铅汞髓，老龙吞尽祝融魂”都是指这一个道理。为什么这么说呢？真人潜藏在深渊之中，浮游拘泥于一定的圈子里，但这一些都需要以神驭气、以气定息，锁钥的开合，阴阳的升降，呼吸出入，顺其自然，专气致柔，含光默默，行住坐卧，绵绵若存，就像妇人怀孕，小龙养珠一样，一点点地采药，一点点地炼制，逐渐地凝结成丹药，工夫用到，药材精良，打成一片，动和静之间更加应当斟酌取用，不可生出任何杂念，如若不然，杂念一起则邪火上炎；意念不能散乱，如若不然，一有散乱之势，真火就被浇灭，只要没有太过或不及，恰到好处，使神气相抱，以冲和之意相守，包裹混沌，这就叫作真火。火种相续，丹鼎常温，没有一息间断，没有分毫的差池，这样，修炼一刻就有一刻的功效，修炼一百天就称为立基；这样坚持修炼十个月，就称作胎仙。及以肾中元阳生起，循环于周天，仍需要息息延续不间断，更何况是常说的沐浴温养，进退抽添，都是与天机紧密相合、与造化默默相符的。对于初学者来说，并不是可以凭借个人的力量就能达到的，也无须讲究什么子、午、卯、酉的法度，晦、朔、弦、望的区分，更不用说冬至、夏至以及阴火、阳符的差别了。一天之中十二个时辰，只要神意一到，就可以修炼了。若要说其中的妙景，则虽具有一刻的功夫，仍然要有一年季节气候的感觉，这样修炼意念就可以获取天地三万六千年的气数。总之，一定要做到“慢守药炉看火候，但安神息任天然”。这是平叔告诫我们的箴言。高象仙也曾说过：“昼夜屯蒙法自然，何用孜孜看火候。”圣人传药不传火的旨意已经尽在其中，如果孤立地认为药就是药、火候就是火候，彼此互不相干，那我就不知道应该如何向这样的人讲明了。

神无处可见，气无体可辨，指明玄关

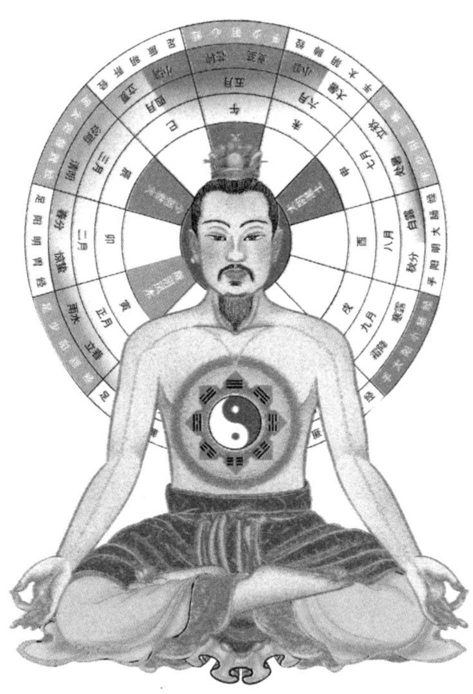

养生观·天人合一

在《周易》中，提到了关于天人合一的养生观，实际上就是指如何根据天地阴阳之气的变化进行养生，也就是根据节气的变化来养生。只要顺应自然法则，就能充分保证人体的健康；一旦违背了自然法则，人体就会多灾多病。

一窍，只不过是为了使神气相依，气归于根，内视返照，去除杂念，达到修炼的目的罢了。

玉溪子说，正心诚意才是求道的正途。药物火候，都是一种比喻罢了。因为大道均是自然而然，而非人为所做。凡是可以用意念达到的，都不会是大道。只要知道人体内自由造化的主宰，而且明白通晓何者为主，则能以静为本，以定为机，片刻之后天机自动，不规中而自规中，不胎息而自胎息，药不求而自生，火不求而自出，这些均是自然地妙用，难道还需要你去存想守持，劳心劳形，心领神会之后再去用意念施行，然后才能得道吗？探究到了这种地步，也就无需多言了。大家认为是这样的吗？这一点我再最后强调一次。

导引却病歌诀

水潮除后患

清晨睡醒之后，即起身端坐，集中思想，排除杂念，舌抵上腭，闭口合齿，调匀呼吸，则津液自生。等到津液充满口腔，鼓漱数次之后分三次吞咽下去，同时用意念将其送达脐下丹田。天天坚持行此法而不间断，则五脏的邪火就不会上炎，四肢的气血流畅，百病不生，永无后患，而且年龄增长也显得比不练习的人要年轻而有精神。

功诀：

津液频生在舌端，寻常漱咽下丹田。

于中畅美无凝滞，百日功灵可驻颜。

起火得长安

子午二时，心中想着真火从涌泉穴处升起，先从左脚上行到后头部，上达脑中，然后下降到丹田，共三次。然后再从右脚上行，同样运行三遍。接着，默想真火从尾骨端开始升起，循着督脉上升到玉枕，经过脑中又下降到丹田，同样运行三遍。这样反复练习，则百脉流通、五脏气血无阻滞、四肢强健而百骸坚固。

功诀：

阳火须知自下生，阴符上降落黄庭。

周流不息精神固，此是真人大炼形。

小周天穴位图

中医认为，人与天地相参，人的气血运行也和天地一样有一定规律。小周天是古代健身功法的一部分，它通过意念引导人体小范围内的气血循环（任、督二脉），从而达到强身健体的目的。

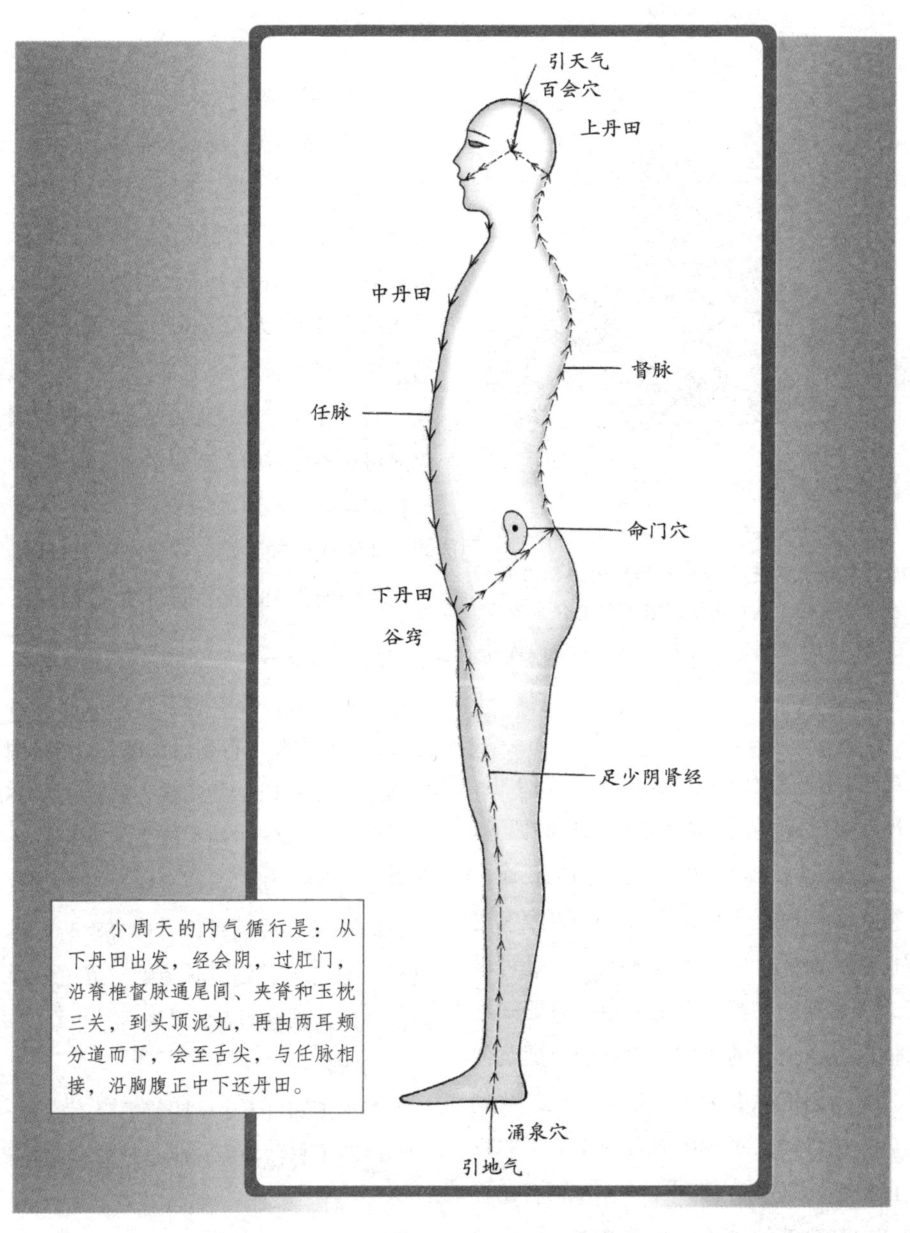

梦失封金匮

情欲萌动就会欲火炽盛，欲火炽盛则精神疲惫，精神疲惫则精液在睡梦中流出。对于这种症状，应当在睡觉前凝神调息，用左手搓揉肚脐十四次，右手也搓十四次，再接着用双手搓磨两侧胁肋，并左右摇摆七次，然后咽气吞至丹田，双手握固，保持一段时间就可以了。在睡觉的时候，应当屈脚侧卧。

功诀：

精滑神疲欲火攻，梦中遗失致伤生。

搓摩有诀君须记，绝欲除贪是上乘。

形衰守玉关

思虑伤神耗气，各种事情都可能损伤形体，这就是人体衰老的原因。善于养生的人，行立坐卧，一意不散，固守丹田，默运神气，冲透三关，自然精气生成，如此则形体可以健壮起来，衰老也就能够延缓了。

功诀：

却老扶衰别有方，不须身外觅阴阳。

玉关谨守常渊默，气足神全寿更康。

鼓呵消积聚

积聚，有的是饮食不节导致的，有的是气滞不畅所导致的。积聚时间一久，就会使脾胃受伤，用药物治疗很难奏效。与其积聚形成之后去吃药，不如起初就节制饮食，戒除嗔怒，消除积聚的根源。得了积聚之后，只要端身正坐，屏住呼吸，鼓动胸腹，待腹满胸圆之后，缓缓呵气，这样做五到七次，感到身中畅快后就可以停下来。

功诀：

气滞脾虚食不消，胸中膨闷最难调。

徐徐呵鼓潜通泰，疾退身安莫久劳。

兜礼治伤寒

元气亏弱，腠理不密，风寒之邪就容易伤及人体。伤寒患者应当盘足端坐，用双手紧紧兜住阴囊，闭口，调匀呼吸，心中默想着真气从尾闾部循着督脉上升，夹持脊柱透达脑中，驱邪外出，同时低头屈颈如同礼拜一样，不计其数，以汗出为度，这样伤寒就可以痊愈了。

功诀：

跏趺端坐向蒲团，手握阴囊意要专。

运气叩头三五遍，顿令寒疾立时安。

叩齿牙无疾

牙齿患病，多是脾胃之火上炎熏蒸而致，在每天清晨睡醒之后，叩齿三十六次，用舌头搅动牙龈上下，不计次数，等到津液满口，方可分三次慢慢咽下。每次小便的时候，要紧闭口唇，咬紧牙关，待小便排完后再放开。

功诀：

热极风生齿不宁，侵晨叩嗽自惺惺。

若教运用常无隔，还许他年老复钉。

升观鬓不斑

思虑太过，则会因神耗气虚，血枯不能上荣于发而出现两鬓斑白。这时，应当在子午二时，握固端坐，凝神一处，排除杂念，两眼上视，内视脑髓，存想着阴阳二气自尾闾上升到脑中，再下降到丹田。每天行功九次，日久则神自健全，气血充足，两鬓自然恢复黑色。

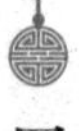

功诀：

神气冲和精自全，存无守有养胎仙。
心中念虑皆消灭，要学神仙也不难。

运睛除眼翳

热伤阴液，精气亏耗，则肝肾亏虚，导致眼睛昏花、目生翳障，日久不能治愈就会失明。在每天睡醒起床之后，双脚盘坐，呼吸调匀，闭目垂帘，将双眼转动十四次，紧闭一会儿后，猛然睁大眼睛。这样久久施行一段时间之后，内障外翳自然消散。在此期间切忌房事，而且要避免写蝇头小字。

功诀：

喜怒伤神目不明，垂帘塞兑养元精。
精生气化神来复，五内阴魔自失惊。

视歧的发生

邪气侵入人体后，会沿经脉行走，当邪气到达头部后，会使人出现头晕的感觉，进而影响到与之相连的目系，从而出现视物偏差，即视歧。

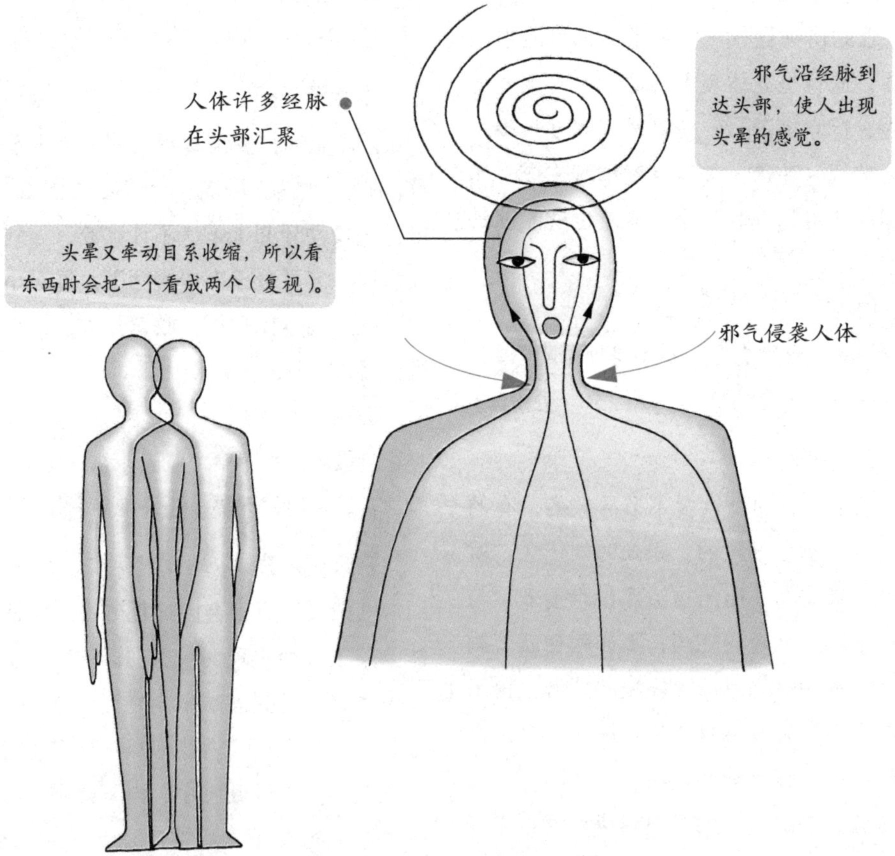

掩耳去头旋

邪风侵袭入脑，虚火上攻，就会出现头晕目眩，且伴随偏正头痛。时间久了，就会导致中风不语，半身不遂。要想治疗，则应当端身静坐，屏住呼吸，用双手掩住双耳，低头五到七次，并在心中默想元神逆上到达脑中，驱除邪气外出，这样风邪自然就会消散了。

功诀：

视听无闻意在心，神从髓海逐邪气。

更兼精气无虚耗，可学蓬莱境上人。

托踏应轻骨

四肢需要经常活动一下，犹如户枢不蠹的道理是一样的。熊经鸟伸，吐纳导引，都是养生的方法。一有闲空，则双手上举，想象着手中托举着一块巨大的石头，双脚向前行走，就像在平地上行走一样自然，凝神定气，按照四季的不同选取相应的字诀加以练习，以十四次为度，自然就能够身轻体健、抗寒御暑了。

功诀：

精气冲和五脏安，四肢完固骨强坚。

虽然未得刀圭饵，且住人间作地仙。

搓涂自美颜

容颜憔悴，面色不华，都是用心过度、劳碌太甚所引起的。每天清晨的时候，端身正坐，肃静四下，闭目凝神，用意温养神气，使神气充满，从内向外透达。然后两手搓热后擦抹脸部七次，再用唾液涂抹在面部，反复搓摩，这样坚持施行半个月之后，皮肤就会光滑润泽，容颜艳丽而更胜往昔。

功诀：

寡欲心虚气血盈，自然五脏得和平。

衰颜仗此增光泽，不羡人间五等荣。

闭摩通滞气

气滞则痛，血滞则肿，因此应当谨慎防止气滞血淤及心之疾患。在治疗气血淤滞的疾患时，应当澄心静虑，闭住口鼻呼吸，用左手摩擦淤滞的地方四十九遍，再用右手摩擦四十九遍，最后将唾液涂抹在患处，这样行功七天之后，气血自然畅通无阻，再也不会出现淤滞不通的疾患。修养家所说的“干沐浴”，说的就是这种方法。

功诀：

荣卫流行不暂休，一才凝滞便堪忧。

谁知闭息能通畅，此外何须别讨求。

凝抱固丹田

元神一出便会有所节制地再回收，神机返回人体气也会随之回归，这样朝朝暮暮，怀着诚心的修炼者自然会取得正果。以上所说的就是凝入丹田之法。端身静坐，冥想元神进入丹田，自然呼吸，十天之后则丹田变得很坚固；修炼百天之后，灵明逐渐通达。因此，希望大家不要轻易放弃修炼。

诀曰：

丹田完固气归根，气聚神凝道合真。

久视定须从此始，莫教虚度好光阴。

淡食能多补

五味对于五脏各有适宜，如果饮食不加以节制，必然会导致相应的脏腑受到损伤，这时，只需有节制地进食清淡的饮食就可以治愈脏腑的损伤。当然，这里所指的清淡并不是要求戒绝饮食五味，而是指饮食的味道应当平和清淡而已。仙翁说："断盐不是道，饮食无滋味。"可见，即便是神仙高人也并非完全不进食，但只是针对滋味浓厚而言，就好比膏粱厚味等是浓厚的滋味，而素食就是相对清淡。

功诀：

厚味伤人无所知，能甘淡薄是吾师。

三千功行从此始，天鉴行藏信有之。

无心得大还

至真大还妙道是圣人所行之道，无心即是常常清心寡欲，一个人如果能够常常保持清心寡欲的状态，那么天地尽归于我心，那么还有什么大还之道是不能达到的呢？《清静经》里面亦阐述得非常翔实了。修道的人，如果能够做到身体力行，要想达到清真灵妙的境界，岂非易如反掌？

功诀：

有作有为云至要，无声无臭语方奇。

中秋午夜通消息，明月当空造化基。

五脏与五味、经脉的对应关系

五味进入胃后，分别先归于其所喜之脏，如酸味先进肝脏、苦味先进心脏、甘味先进脾脏、辛味先进肺脏、咸味先进肾脏。五味的进入达到一定程度，就会增强脏气，这是五味化生的一般规律。但是如果过久地偏好某一味，就会使脏气偏盛，出现相反的结果。

五脏	肝	心	脾	肺	肾
对应季节	春	夏	长夏	秋	冬
对应经脉	足厥阴经、足少阳经	手少阴经、手太阳经	足太阴经、足阳明经	手太阴经、手阳明经	足少阴经、足太阳经
对应五味	酸	苦	甘	辛	咸
适宜食物	山楂	苦瓜	大枣	洋葱	海带

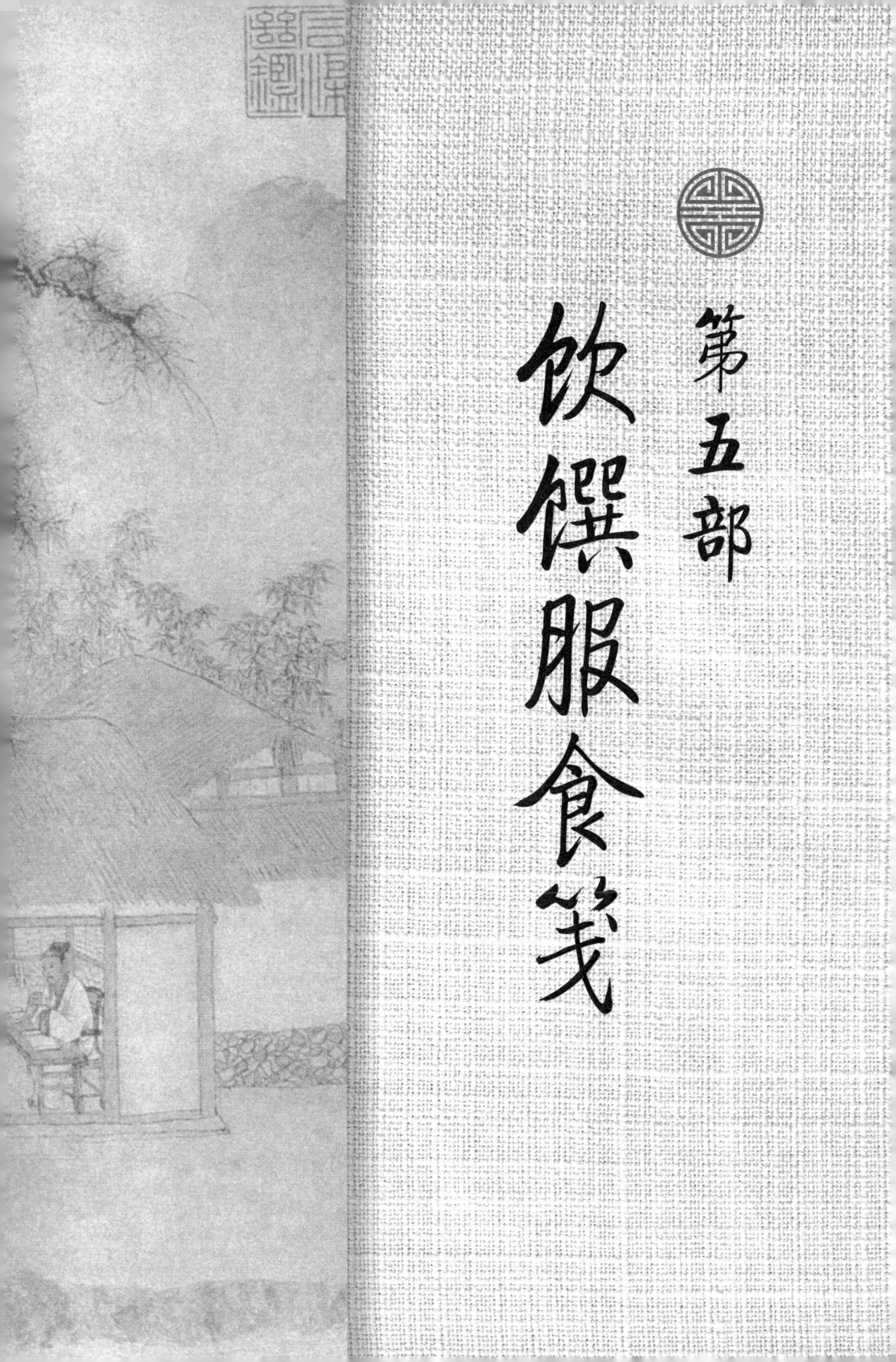

第五部

飲饌服食箋

上卷

高濂说：饮食是维持人体生命活动的根本。因为人的身体中，阴阳的运用、五行的相生，没有不是通过摄取饮食而起作用的。所以，饮食进入体内则谷气充足，谷气充足则气血旺盛，气血旺盛则筋骨强健。脾胃是五脏的根本，肝、心、肺、肾四脏都秉气于脾，四时之气都把胃气作为根本。由摄取饮食获得真气，用气来颐养精血，精血又反过来补益真气，气足则神旺，神旺就能保全身体，这些都是相互作用的。人在日常生活中养生，饮食务必清淡，不要让维持我们生命活动的东西反过来伤害我们，使五味成了损伤五脏的盗贼，这才是掌握了养生之道。此卷所收集的，首先是茶水，再就是粥糜、蔬菜，接着是脯馔醇醴、面粉糕饼。果实之类的只是收取了适用的，不录异常的。像是那些烹烤活物、椒馨佳味，自有掌管朝廷饮食的厨师来供给天子和帝王，不是我们这些山野村夫适用的东西，故全都摒弃不录。另外，仙经服饵对世人有好处，历来就有成效显著的各种方药及其制作方法，养神明智在于个人，选择其中可以服用的记录下来，用来帮助人们延年却病。只是人们应该估量自己阴脏、阳脏的差异，才能进或寒或热的药，务必要使气性平和，嗜欲简默，那么服食的功力常常奏效。假如六欲正炽，五官失调，即使服食仙方，最终还是落入鬼籍，服用这些还有什么好处呢？懂得的人应自己斟酌。将以上内容编成笺，笺名是《饮馔服食》。

序古诸论

真人说，脾能滋养其余四脏，养生家将其称为黄婆。司马子微告诉人们，存黄气到大脑，能达到长生。太仓公说，使饮食得宜便能活过既定的寿限，饮食不能安适得宜就不能达到应活的岁数。从这里可以知道，脾胃健康，百病不生。

按时饮食，饥饱得宜，水谷运化，冲和之气融合，精血因此产生，营卫运行正常，脏腑调和，神志安宁。正气在体内和谐充实，元气和真气通会于外，内外邪阻，不受侵犯，一切疾患就无从发作了。

适宜的饮食方式应当是刚好饥饿时才进食，食物咀嚼得越精细越好，还未焦渴的时候才喝水，小口小口地喝，慢慢下咽最好。但是，不要等到饿得厉害的时候才进食，进食也不要过饱；不要等到渴得难忍才饮水，喝水也不要着急。食物咀嚼得越精细越好，喝水越是温热越有益。

太乙真人《七禁文》中第六条记载，

饮食可口，滋养胃气。彭鹤林说，脾为脏，胃为腑，脾胃二气互为表里。胃是水谷之海，主受纳饮食水谷；脾位居中央，消磨水谷后化为血气，用来滋养全身，灌溉五脏。因此养生的人，不可以吃不可口的食物。可口的食物不是指水陆齐备、异品珍馐，而是指不生冷、不粗糙、不坚硬的食物，也不要勉强进食。先感到饥饿再进食，吃东西避免过饱；感到渴的时候再喝水，喝水的量也不要太多；以及孔子说的腐败变质、鱼馁肉败不吃等。凡是这些禁忌都会损伤胃气，不仅仅使人生病，也将损伤寿命。因此，想要长寿，以上所说的都应当重视，这也是侍奉父母养生和自我保健的人都要知道的。

黄山谷说，烂蒸同州羔，用杏仁酱蘸着吃，吃的时候用刀割着吃而不用筷子。南都的拨心面，用槐树嫩芽煮面条，用襄

脾、肝、肾三脏的关系

人体的五脏是一个相互联系、不可分割的整体，它们各司其职，共同维持着机体的活力。下图所示为脾、肝、肾三脏之间的关系。

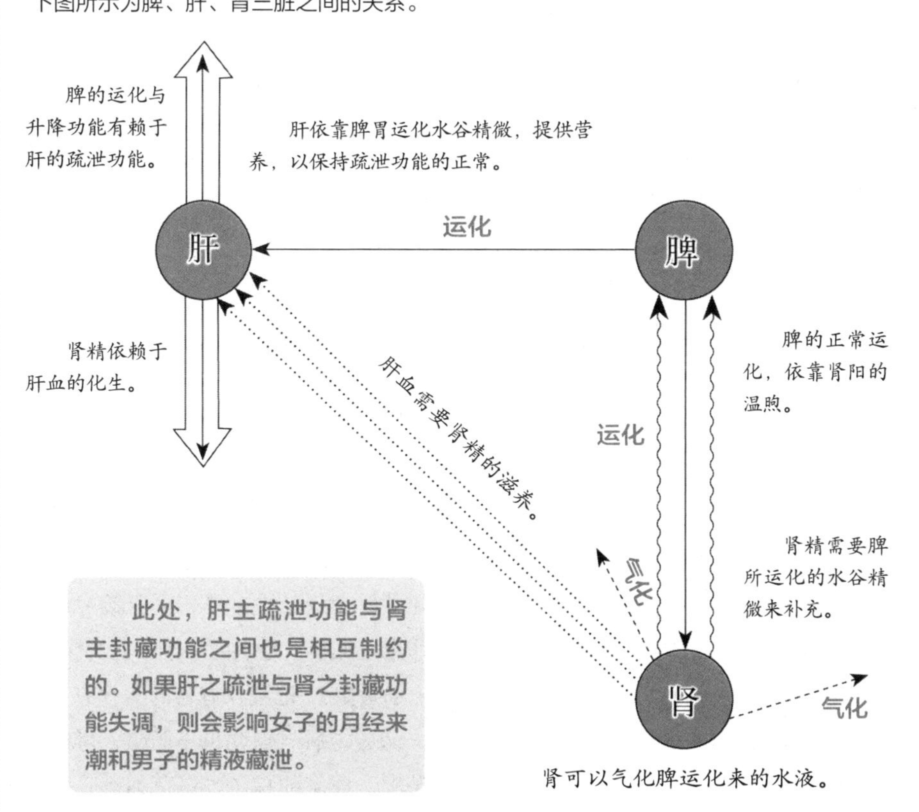

邑猪油拌和均匀后吃。蒸上共城香稻米，配上蒸仔鹅。请来吴兴的厨师，用刀来切碎松江鲈鲙，用庐山康王谷的泉水烹制最上好的曾坑茶。饮后稍事休息，解衣仰卧，让人诵读苏东坡的《前赤壁赋》和《后赤壁赋》，也确实是一件快乐的事。这虽说是山谷里的寓言，但是足以让人想象那些食物的美味，又怎样才能把侍奉老人的美意与此汇聚呢?

苏轼在《老饕赋》中写道，庖丁鼓刀，易牙烹熬，水要求新鲜，锅要求干净，添柴不要太快，将经过多次反复蒸晒的食材放进汤中，小火慢炖，制成汤羹。吃猪颈后部那一小块最好的肉，尝霜降前最肥美的螃蟹双螯。把樱桃煮烂，煎成蜜糖，将杏仁浆蒸成精致的糕点。蛤蜊要半熟时就着酒吃，蟹要沁过酒糟后蒸，稍生些吃。将这世上所有的美味都聚集于此，以豢养我这般喜爱美食的老饕。请来面如桃李、仪容姣好的美女来弹奏湘妃的玉瑟，敲打帝子的玉璈。让名叫萼绿华的仙女跳舞一曲，跳的是古曲郁轮袍。用南海玻璃做的杯子，盛凉州的酒来喝。祝愿先生健康长寿、英姿勃发。仙女两颊红色隐隐，弹奏一曲后，四座皆惊叹。琴声袅袅，歌舞曼妙，歌声轻柔，绵绵不绝。怜惜弹奏的人，因此让其休息片刻。观察其手，白皙如凝脂。倒一缸的美酒，拿出上百个酒杯。美人眼中秋水荡漾，都沉醉在这美好的酒宴之中。歌舞的女子纷纷退场，咸骨碎于春醪。美人告去，既而云散，先生突然从专注中醒来。歌舞尽，筵席残，杯盘狼藉。先生一笑而起，感慨自己是海阔天空中多么渺小的一粟。

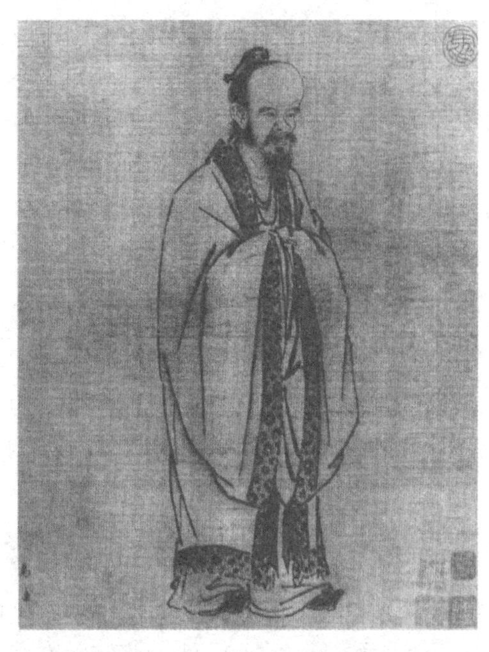

孔子饮食观

孔子所述“食不厌精，脍不厌细”的饮食原则对后世影响颇深。他认为，食材须讲求新鲜，烹制也要精心斟酌，这是因为劣质的食材不仅影响口感和食欲，甚至可能引起肠胃疾患。烹制的食品如果色味俱佳，可以促进食欲，让人身心愉悦。

吴郡鲈鱼丝。在八九月下霜的时候，捕获三尺以下的鲈鱼，切成鱼肉丝，浸洗后用布包起来，沥干水分，分开放在盘子里。拿香柔花叶，相间切细，与鲈鱼丝一起拌匀，经霜的鲈鱼肉洁白如雪，并且没有腥味，叫作金薤玉珍，是东南一带的美味佳肴。

《杂俎》记载，有名的美食有萧家馄饨，滤去汤后一点儿也不肥腻，可以用来煮茶喝。庾家的粽子，白莹如玉。韩约做的樱桃面点，做熟了，樱桃的颜色仍不变。

能造的凉粉、用切细的黑鱼鱼肚和鹿獐皮做成面条状。曲良翰将军用驴颈鬃部的肉和骆驼的驼峰制作烤肉。

何胤对食物的味道很讲究，凡是所吃的东西一定是丰盛的肴馔，后来他说绝不再吃活物，但仍然想吃白鱼、黄鳝、糖蟹。钟亢评论说，黄鳝用作祭祀时，往往会不停地屈伸；蟹用糖水泡，则会躁烦更甚；仁慈的人心中常怀着深深的忧伤。至于说车螯、蚶蛎，眉目内缺，口在外面紧闭，并不像铜铸之人那样缄默慎言，没有光泽也不憔悴，简直不如草木；无声无臭，与瓦砾有什么不同？因此，这些东西常常在厨师的手里，作为人们的口中餐也就是理所当然了。

东汉茅容，字季伟，郭林宗曾经留宿在他的家里。到第二天早晨，茅容杀鸡作为肴馔，林宗以为是给自己做的。到了吃饭的时候，茅容只把鸡肉拿给母亲吃，自己仍与林宗一起用蔬菜香草做饭。林宗于是站起来向他行礼说："你真孝顺。"后来茅容因为贤孝而成就了其德行。

《苕溪渔隐》记载，苏轼品评饮食时常常作诗赋来表达，往往都淋漓尽致地描绘了其中的美妙，譬如《老饕赋》《豆粥诗》等。他在《豆粥诗》中这样写道："江头千顷雪色芦，茅檐出没晨烟孤。地碓舂糠光似玉，沙瓶煮豆软如酥。我老此身无着处，卖书来问东家住。卧听鸡鸣粥熟时，蓬头曳履君家去。"还有在《寒具诗》中说："纤手搓来玉数寻，碧油煎出嫩黄深。夜来春睡无轻重，压扁佳人缠臂金。"寒具就是一种油炸的面食，出自刘禹锡的《嘉话》。苏轼的小儿子别出心裁，用山芋烹制了玉糁羹，色香味都奇绝，虽说印度酪制的天酥陀的味道无从知晓，相比人间也绝没有如此的美味了吧。有诗说："香似龙涎仍酽白，味如牛乳更全清。莫将北海金齑鲙，轻比东坡玉糁羹。"杨万里在《菜羹诗》中亦说道："云子香抄玉色鲜，菜羹新煮翠茸纤。人间脍炙无此味，天上酥陀恐尔甜。"宋太宗命苏易简讲解《文中子》，书中有杨素遗子的《食经》中关于"羹藜含糗"（糗，即干粮）的说法，宋太宗于是问："食品里面什么是最美味的呢？"苏易简回答说："食物没有一定的滋味，与自己口味相适宜的就是最美味的。臣只知道齑汁的滋味是最美的。因为臣想起一个晚上，天气十分寒冷，臣靠着炉子痛饮，半夜时唇干口燥，恰好看到庭中明月下，残雪中覆盖着一棵齑盂，于是采来连着嚼了几根，臣这时觉得即使是天上的仙厨，鸾脯凤胎，大概也不如这个美味吧。臣多次想写《冰壶先生传》来记述这件事，由于巡行忙碌一直未曾如愿。"宋太宗笑着表示赞同。

唐朝的刘晏在五鼓时入朝，恰逢严冬，在途中看到卖馒头的店里热气腾腾，叫人买来后用长衣的袖子包着馒头的下面，边吃边说："味美得难以用语言描述啊！"这也是说食物没有一定的滋味，与自己口味相适宜的就是最美的滋味。

倪正父说，黄庭坚写的《食时五观》寓意渊深，他可以称得上知羞愧的人。我曾经去过一个佛寺，看到持戒的僧人，每次吃饭之前先吃三口白饭。这样一来，第一，

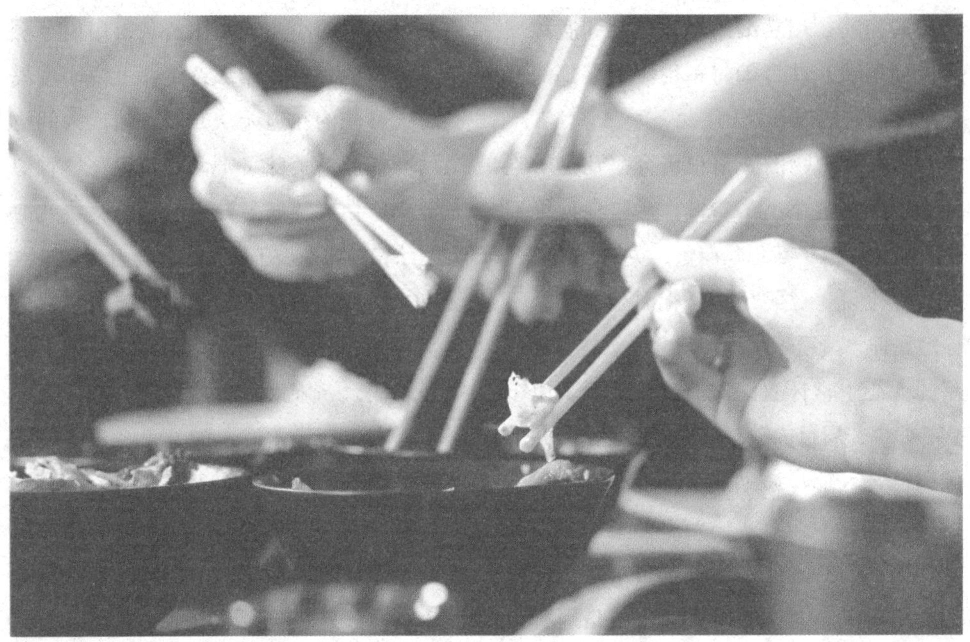

美食标准

对于美食的标准，每个人都有不一样的说法，这就是所谓的“众口难调”，这让衡量美食变得困难、模糊起来。而苏易简“物无定味，适口者珍”的说法虽没有正面回答问题，却精辟地点明了美食的判定条件，即“适口”。

可以知道饭的正味，因为人吃多了其他的食物，五味便与饭味混杂，不能知道饭的正味。如果只吃白饭，饭的味道就纯正甜美，这是由于饭刚刚入口，还没有沾上其他的味道。第二，可以让自己去考虑衣食的由来。第三，可以反思农夫种田收获的艰辛。这些都是《五观》中已经谈过的意思，每次进食，用此作为法规，极其简易。先吃三口白饭，一切都能领悟，再用餐，即使没有汤菜，自己也就满足了，这就是处贫之道。

王逢原在《思归赋》中写道：“我父亲八十岁了，母亲的头发也白了，而我仍在遥远的地方做官。嗷嗷鸣叫的晨鸟也懂得往返觅食来反哺父母，我难道还不如它们吗？这样的忧愁向谁诉说？秋气萧萧使人悲伤，愁思日夜煎熬着我，侧眼看着江畔，想起孩提时代，每当秋高气爽的日子，百果都成熟了，我们可以收获各种珍品。有长腰的紫菱、红圆的芡实、牛心绿蒂的柿子、黄色的板栗、成片的青芋、五瓣花的乌椑、淡淡的银杏、熟透的缀着红色的木瓜、青乳色的梨、像赤壶一样的橘子、盐腌制过的蜂蛹、蜜渍的榠楂等。有鵁鶄、野鸭、泽凫、鸣鹑，还有清江中的膏蟹、寒水中的鲜鱼，用紫姜，加上茭白制作的菜肉羹。

喝着漂着茰菊的酒，吃着掺有清韭的荤食。或坐在溪山的松竹之间，打扫干净门前的桐柳落叶。僮仆们从不喧哗，常在左右伴读。有时整天静默闲坐，有时与朋友纵情畅谈，尽享天伦之乐，安居家乡以天长地久。这些是多么符合我的心意啊！想要辞去官职，并非模仿陶渊明偏狭的想法，仅仅是不愿为高官厚禄而折腰罢了。”

茶泉类

论茶品

在天下有很多地方都产茶，比如剑南有蒙顶石花茶，湖州有顾渚紫笋茶，峡州有碧涧茶、明月茶，邓州有火井茶、思安茶，渠江有薄片茶，巴东有真香茶，福州有柏岩茶，洪州有白露茶，常州有阳羡茶，婺源有举岩茶，丫山有阳坡茶，龙安有骑火茶，

明代的名茶

到了明代，朱元璋开始废除团茶、昌兴散茶，以促进制茶技艺的发展。此后蒸青团茶数量渐少，而蒸青和炒青的散芽茶渐多。根据《茶谱》《茶笺》《茶疏》等古籍记载，明代的名茶共有 50 多种。

茶名	产地	茶名	产地
蒙顶石花、玉叶长春	剑南（四川蒙山）	顾渚紫笋	湖州（浙江长兴）
碧涧、明月	峡州（湖北宜昌）	火井、思安	邓州（四川邓州市）
薄片	渠江（四川达县）	真香	巴东（四川奉节）
柏岩	福州（福建闽侯）	白露	洪州（江西南昌）
阳羡茶	常州（江苏宜兴）	举岩	婺州（浙江金华）
阳坡	了山（安徽宣城）	罗岕	浙江长兴
骑火	龙安（四川龙安）	武夷岩茶	福建武夷山
都儒、高株	黔阳（四川泸州）	云南普洱	云南西双版纳
麦颗、乌嘴	蜀州（四川雅安）	黄山云雾	安徽歙县、黄山
云脚	袁州（江西宜春）	新安松罗	安徽松罗山
绿花、紫英	湖州（浙江吴兴）	余姚瀑布茶	浙江余姚
白芽	洪州（江西南昌）	石埭茶	安徽石台

黔阳有都濡茶、高株茶，泸州有纳溪梅岭茶。按照品第排列，石花茶是最上等的，其次是紫笋茶，接下来就是碧涧茶、明月茶之类的，可惜全都不能获得了。

比如现在的虎丘山茶，也可以称得上珍奇，可惜不能多得。比如天池茶，在谷雨前采收细芽，炒制得法，则色泽青翠、气味芬芳，闻一下都会解渴。比如真岕茶，价格昂贵，是天池茶的两倍，可惜也是稀少难得，一定要亲自让人去采收才好。又比如浙江的六安茶，是茶中的精品，只是若不能很好地焙炒就不能散发出应有的香味，而且颜色不好看，尽管茶的本质确实是上好的。又比如杭州的龙井茶，如果是真品，那天池茶都比不上，山中只有一二家，炒制方法精当，附近山中僧人的焙炒方法也精妙，只不过是由龙井茶焙炒出来的才是最好的。然而产龙井茶的茶山，只有十几亩产的是正品，附近也有这种茶叶，但都不如这一片产的。附近假冒的龙井茶还勉强说得过去，至于北山西溪出产的茶叶，都是冒充的龙井茶。即使是杭州本地人，能品尝出真正龙井茶味的也很少，因此以假乱真的很多。最中意的就是天开的龙井美泉，以山灵特生佳茗来佐衬。不能得到的外地茶中，应当用天池的龙井为最好，除此之外，天竺灵隐是龙井的次品，临安、于潜出产的。还有生长在天目山以及舒州产的，也都属于次品。在浙江以北出产的茶叶都比较好。至于福建、两广以南的地方，不只是水不能轻易饮用，就是喝茶也要多加小心。唐朝的陆羽对岭南没有详尽了解，便说岭南茶味道极好，哪里知道岭南这个地方多瘴疠之气，瘴气浸润着草木。北方人如果喝了这里的茶，造成的疾病很多，因此应当谨慎。在这个地方采茶，一定要等到太阳出来，山中的雾气散尽，采的茶才可以饮用。

茶团茶片都是经过加工的，大大损失了茶的真味。用太阳晒出来的茶味道最好，色泽青翠、气味清香，远远胜过用火炒制的。

采茶

团黄有一旗二枪的称谓，说的是长了一叶二芽。凡是早上采摘的称为茶，晚上采收的称为荈。谷雨前后采收的是上品，无论粗细都可以。只是要注意在采摘的时候，天气要晴朗，同时炒焙适中，盛放和贮存方法要正确。

藏茶

茶叶适宜用嫩香蒲的叶子包藏而最忌讳香药，藏茶环境宜温暖干燥而忌讳寒冷潮湿，所以收藏的时候要用嫩香蒲的叶子封裹茶叶，然后焙干，每隔二三天焙干一次，火的温度如人的体温，温则可以除去湿润之气，如果火太大，茶就会变焦而不能喝了。也有说法是：用中等的坛子盛茶，十斤一瓶，每年烧稻草灰并把灰放进大桶里，茶瓶放在桶里，四面用稻草灰填满，再用灰将瓶口覆盖筑实，每次开瓶拨开灰取茶少许，然后仍将灰覆回，就不会让茶叶受潮而损坏。有说法是：在空楼里悬挂一个架子，将茶瓶口朝下放，就不会受潮了。因为蒸气是自上而下，因此应该倒着放。

以上二种芽茶，除了用清泉烹制外，

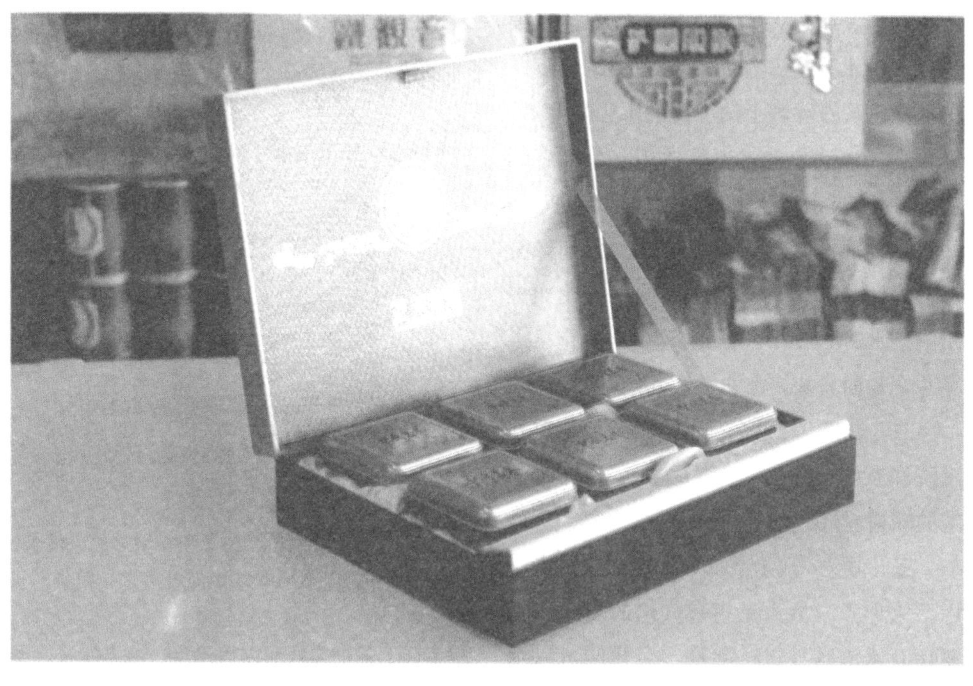

茶叶保存学问

茶叶之所以容易变质，是因为茶叶具有吸收异味的特性、吸湿性和超强的氧化性。因此茶叶在贮存时应避免放在潮湿、高温、不洁、暴晒的地方。需要注意的是，即便在密封的茶叶罐中，茶叶也会进行缓慢的自行氧化。

切忌掺杂花香杂果。有的人喜欢用花拌茶，则可掺配等量的细茶拌和，如此茶味不会减损，花香醉人，终不脱俗，比如橙茶。莲花茶，在太阳还没有出来的时候，将含苞欲放的莲花拨开，放入细茶一撮，纳满花蕊，用麻皮线略微捆扎一下，使其经过一个晚上，第二天早晨将花摘下来，倒出那些茶，用建纸包茶，焙干；再像前面所讲的方法，将茶叶放到其他花蕊中，这样做几次后，取来焙干饮用，香甜美味，难以描述。

桂花、茉莉、玫瑰、蔷薇、兰蕙、橘花、栀子、木香、梅花都可以做茶。这些花开放的时候，采摘含苞欲放、花蕊香气饱和的，估算好茶叶的多少，摘适量的花拌和。花多则太香，反而减损了茶叶的香韵；花少则不香，不能显示其香气，三停茶叶一停花的比例刚好合适。假如是桂花，需要除去它的枝蒂和附着的尘垢、虫蚁，然后取一个瓷罐，往里面放一层花，再放一层茶，间隔放置直到放满，再用纸密封、包裹严实，放在火上焙干待用。其他花茶的制作方法都可以仿照这样。

煎茶四要

一、择水 凡是泉水不甘甜的，都有损茶的味道，所以古人把选择水作为最重要的事。山水为上，江水其次，井水为下，山水中以从石钟乳上滴下来的水为最好的，瀑布和涌流湍急的水不能饮用，久饮患颈疾。江水，要取离人群居住地较远端的水；井水，要取经常有人汲取的水，假如像蟹黄一样浑浊咸苦的，都不要饮用。比如杭州湖心水、吴山第一泉、郭璞井、虎跑泉、龙井、葛仙翁井，都非常好。

二、洗茶 凡是烹制茶，首先要用热开水洗涤茶叶，除去尘垢冷气之后，烹制的茶的味道才好。

三、候汤 凡是茶都必须用文火烘烤，用活火煎煮，活火是指有火焰的炭火。不要让开水沸腾太过，沸腾一会儿便可以用来泡茶。开水刚刚冲泡的时候，有像鱼眼睛似的小水泡冒出来，而且有微微的响声，一会儿四边像泉水一样涌起，累累如连珠，最后波涛沸腾、浪花滚滚，水气全消，称为老汤。最忌讳用木柴树叶烟熏煎茶，《清异录》说这是五贼六魔汤。

凡是茶少汤多的，茶叶就分散；汤少茶多的，茶叶就像粥面一样聚在一起。

四、择品 凡是茶杯都要选择小的，容易泡开，且与点茶注汤相适宜。假如茶杯大，饮啜后杯子里就会有余茶，留存时间长了，味道就过了，茶水也就不美了。煮茶的茶铫、泡茶的杯子，以瓷砂的最好，铜锡次之。用瓷壶倒茶，砂铫煮水最好。《清异录》上说道，富贵汤就是用银铫煮汤，味道相当好；铜铫煮水，锡壶注茶比上述稍差一些。

茶盏是以宣窑坛盏最好，因其质厚白莹，样式古雅。上等的宣窑，印花白瓯，样式适中，而莹然如玉。次一点的是嘉窑产的，里面烧有茶字且以小盏的为好。想要试茶色黄白，怎么能容许有青花来混淆呢？注酒也是同样的道理，只有纯白色器皿为上乘品，其他的都不适合用。

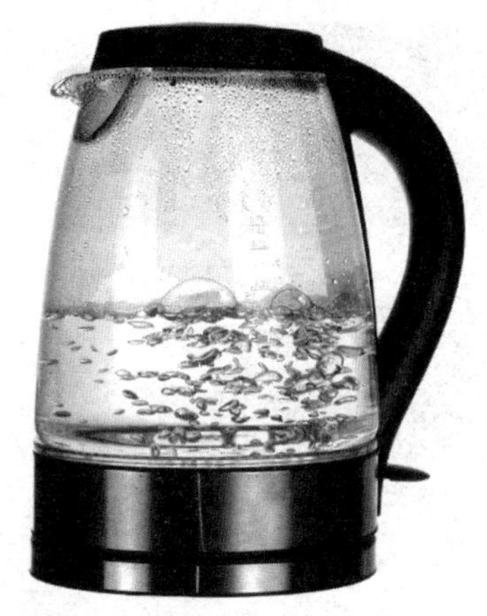

烹茶用水讲究多

烧水泡茶时，须大火急沸，切忌文火慢煮，以水中升起气泡的大小及水沸时的声音判断。一般来说，水以刚刚煮沸起泡时为最佳。水温过低，则不利于茶中有效成分的浸出，茶味寡淡。水沸腾得不够，称为“水嫩”。水沸腾得过久，称为“水老”。

试茶三要

一、涤器 茶瓶、茶盏、茶匙生锈，会损害茶的味道，必须洗干净才可以。

二、熁盏 凡是泡茶、一定要先用火烤茶盅使其温热，那么茶面便有一层凝聚的乳脂，冷后茶色不浮。

三、择果 茶有真香、有佳味、有正色。制作茶点的时候，不适合用珍果香草之类的食物作茶点，否则会混杂其香味。使茶失去香味的有松子、柑橙、莲心、木瓜、梅花、茉莉、蔷薇、桂花等；使茶失去正味的有牛乳、番桃、荔枝、龙眼、枇杷等；使茶失去正色的有柿饼、胶枣、火桃、杨梅、橙、橘等。凡是想要饮用正色、佳味、真香的茶，要除去这些珍果的杂香才觉得清纯，杂用后就无法品咂辨别了。如果实在想要一些适宜的珍果做茶点，那么可以选择上好的核桃、榛子、瓜子、杏仁、青橄榄、栗子、芡实、白果等果品。

茶效

人饮用真茶，能够解渴消食、祛痰醒神、利尿、明目、益智、除烦解腻。人本不可一日无茶，除非有所忌讳而不能喝。每次吃完饭，立刻用浓茶漱口，烦腻很快就会祛除，而脾胃不受损害。牙齿的习性适宜苦，常喝苦茶能使牙齿逐渐坚固密实，蛀虫不能侵入。一般这种情况下，饮用中下品茶即可。

论泉水

田子艺说，山下涌出的泉水是非常纯净的。物纯则天全，水纯则味全。所以陆羽说，山间的水是最美好的。又说石钟乳上慢慢滴下来的水，是最纯净的；瀑布湍急的流水，却不纯净，因此告诫人们不要

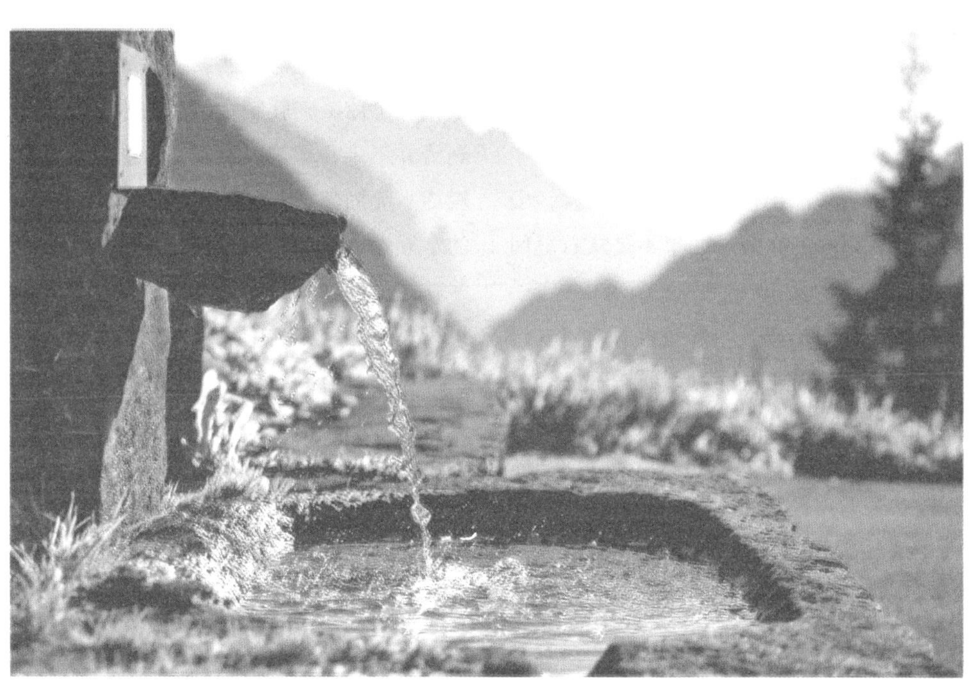

陆羽与《茶经》

“茶圣”陆羽在其所著《茶经》中曾对茶水水源做出如下的评鉴结论，即“山水上、江水中、井水下，砾乳泉、石池、漫流者上”。他将众多烹茶用水的水源分为三等：泉水为上等，江水为中等，井水为下等。

饮用。混混不舍，都有神灵主宰，所以天神引出了万物，而《汉书》中的三神，山岳就是其中之一。泉水的发源地是最重要的，而好的泉水发源地就更加重要了。余杭的徐隐公曾经对我说，将凤凰山的泉水与阿姥墩百花泉相比较，便不如五泉，由此可见仙源的重要性了。山厚的地方泉厚，山奇的地方泉奇，山清的地方泉清，山幽深的地方泉也幽深，这些都是上品。山不厚则薄、不奇则蠢、不清则浊、不幽则喧，这些地方一定没有好的泉源。山里万物不停地生长的地方，泉水一定也汩汩不停。如果山上万物停止生长，就没有了泉源，干旱的时候就容易枯竭。

石流 石是山的骨骼，流指水在行走。山宣发气以产万物，气畅达则脉长，因此说山水是最好的。

《博物志》记载，石是金蕴藏的地方，石头间的精华流出便产生了水。又说，山泉是地气引发的。泉水如果不是从石缝间涌出，一定不好。所以在《楚辞》中写道："饮石泉兮荫松柏。"在皇甫曾的诗《送陆羽》中写道："幽期山寺远，野饭石泉清。"梅尧臣在《碧霄峰茗》写道："烹处石泉佳。"又道："小石冷泉留早味。"这些诗句实在是鉴赏的佳作。泉水中往往有潜伏在沙土之中的，舀之不竭，这样的泉水就可以饮用。如果不是这样的，就是潴留的积水，即使清澈，却也不能饮用。泉水流得越远，滋味越淡，因此一定要让它在深潭中滞留蓄积，以恢复它原本的味道，如此才可以饮用。不流动的泉水，饮用后就会有害。《博物志》中记载了山里居住的人，患甲状腺肿大的很多，就是由于饮用了不流动的泉水。泉涌出叫作喷，就是到处所说的珍珠泉，都是因气盛而脉涌，万万不可饮用。但是拿来酿酒或许还是有一点作用的。悬挂着流出的泉水叫作沃，快速往下流动的叫作瀑，都不能饮用。而庐山的水帘、洪州的天台瀑布，都是可以饮用的，这就和陆羽的《茶经》相悖了。因此张曲江在《庐山瀑布》中写道："吾闻山下蒙，今乃林峦表。物性有诡激，坤元曷纷矫？默然置此去，变化谁能了？"那么懂得的人一定不会饮用它。然而，瀑布其实就是山的珠箔锦幕罢了，用来供人赏心悦目，谁又能说它不好呢？

清寒 清，就是明朗的意思，也代表了清净，就是指澄澈的水。寒，就是凛冽，也代表了冰冻，就是指结冰的水。泉水达到清并不难，却难以实现寒。那些湍流险峻的水流固然清，那些在幽深的山崖阴积的水固然寒，却都不是佳品。石少土多，沙腻泥凝的水，一定不清寒。蒙之象称为果行，井之象称为寒泉。不果则气滞而光不澄，不寒则性燥而味必涩。冰，就是坚水，是由穷谷阴气汇聚而成，水不流动而凝结为伏阴所导致。在地上的精华只有水，而冰是沉睡的精华，它是寒冷的，是清寒之水的结晶。谢康乐诗曰："凿冰煮朝餐。"《拾遗记》中描述："蓬莱山冰水，饮者千岁。"泉水之下有石硫黄的，涌出来的水形成温泉，到处都有；还有同出一壑、半温半冷的泉，也是处处都有，这些都不可以饮用。只有新安黄山的朱砂汤泉，可以饮用。《图经》中记载："黄山旧名黟山，东峰下有

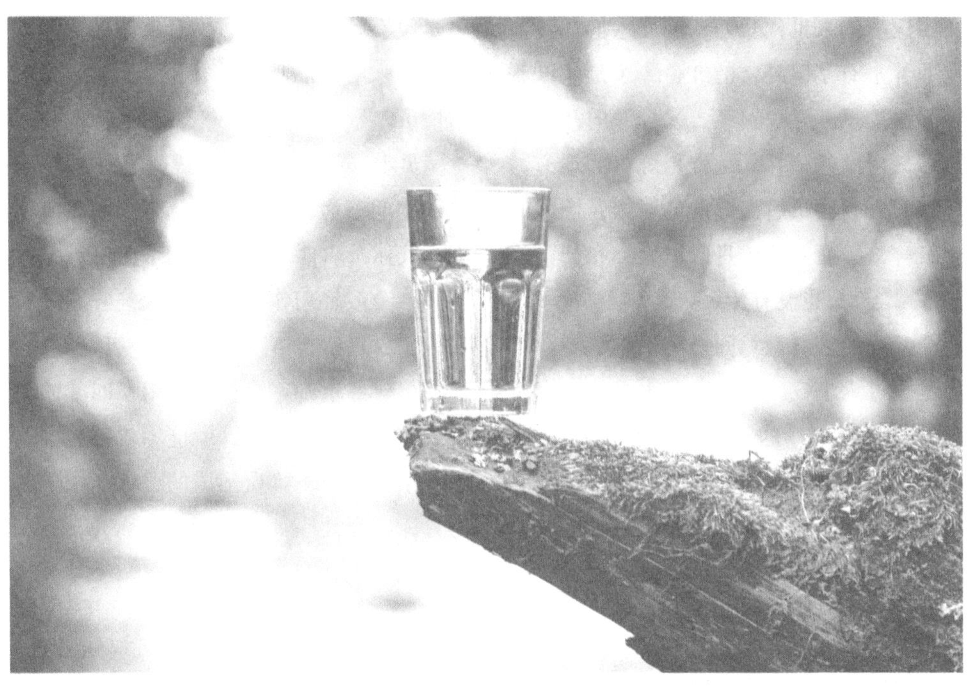

水以清轻甘洁为美

古人认为泡茶的水首要的就是洁净，只有洁净的水才能泡出没有异味的茶，而甘甜的水质会让茶香更加出色。蔡襄在《茶录》中说道："水泉不甘，能损茶味。"赵佶的《大观茶论》中说过："水以清轻甘洁为美。"

朱砂汤泉，可以泡茶。春天微微泛红，这就是自然的丹液。"《拾遗记》中描述："蓬莱山沸水，饮者千岁。"这里又是一处仙饮。有黄金的地方，水一定很清澈；有明珠的地方，水一定很妩媚；有蛤蟆的地方，水一定腥腐难闻；有蛟龙的地方，水一定漆黑。所以，美与恶，不能不分辨清楚。

甘香 甘，就是美的意思；香，就是芬芳的意思。《尚书》中有"稼穑作甘"一说。黍甘为香，黍因为甘而香，因此可以养人。然而甘易实现而香难达到，没有只有香而不甘洌的。味美的泉称为甘泉，气味芬芳的泉叫作香泉，所在的地方间隔出现。泉上如果生长着恶木，那么即使树叶滋润根茎，使树木丰盈，也会损害泉的甘香，严重的还能酿成毒液，尤其注意要禁用。甜水，用甘相称。《拾遗记》中记载："员峤山以北，有甜水绕行，滋味甘甜如蜜。"《十洲记》中说，元洲的玄涧，泉水如蜜浆一样清甜，喝下后可以与天地同寿。又说，生洲的水，滋味如同饴酪。水中有丹砂的，不仅仅是味道异于寻常，还能延年却病，一定是名山大川，各路仙翁修炼的地方才有。葛玄年少的时候担任临沅县令，这个县廖氏家的人世代长寿，因此人们怀疑他家的井水有不同寻常的红色，于是就试着在井边挖掘，寻找到了古人埋藏的几十斛丹砂。西湖的葛井，是稚川炼丹的地方。马家的人在园子后面淘井的时候，挖出一个石瓮，里面有几枚丹砂，大小和芡实差不多，尝起来也没有什么味道，就扔掉了。有个姓施的渔翁无意间捡到后吃了一粒，活了一百六十岁。可见这丹水极其不容易得到，凡是不干净的器皿，切不可用来盛装。煮茶得法，而饮茶的人并非行家，就好比用钟乳石上滴下的水来浇灌蔬菜，这种罪过是没有什么可以超过的。饮茶的人一饮而尽，来不及品味，没有什么比这更俗的事情了。

灵水 灵，就是神的意思。天上降下来的水精明澄澈，所以天上降下的雨露其实就是灵水。古时称为上池之水的不就是这类吗？一般都用作仙饮。用大瓮收藏的黄梅雨水、雪水，下面放上几十块鹅卵石，历经多年，水都不会变质。用三四寸的栗炭烧红后浸入冷水中，就能不生跳虫。灵水是阳气盛而下降所形成的，色泽浓酽的为甘露，凝如脂，美如饴，又称为膏露，

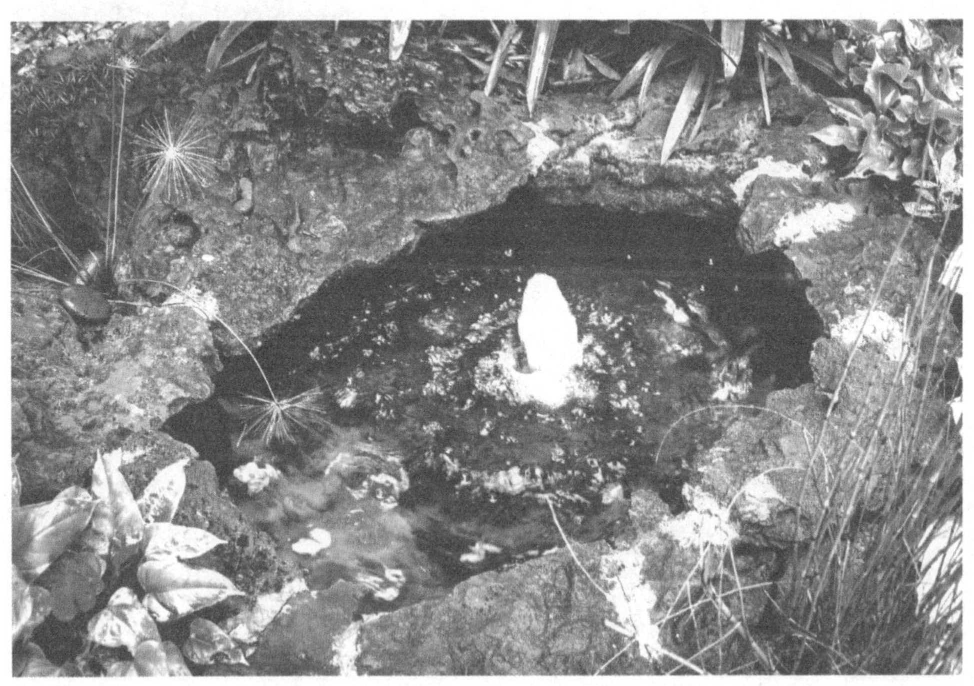

烹茶讲究水质

古人认为水质鲜活清爽，会使茶味发挥更佳。明代张源在《茶录》中指出："山顶泉清而轻，山下泉清而重，石中泉清而甘，砂中泉清而冽，土中泉清而白。流于黄石为佳，泻出青石无用。流动者愈于安静，负阴者胜于向阳。真源无味，真水无香。"

还叫天酒。雪是天地积寒的产物。《泛胜书》中记载，雪是五谷的精华。《拾遗记》中记载，周穆王东巡到了大哂之谷，届时西王母娘娘下凡而来，所进贡的嵰州甜雪，就是灵雪。陶谷用雪水来烹团茶，而丁谓在《煎茶诗》中写道："痛惜藏书箧，坚留待雪天。"李虚己在《建茶呈学士》中写道："试将梁苑雪，煎动建溪春。"这就是说，雪特别适合泡茶喝。处士将雪水列于诸水的末品，不知为什么，难道是认为它的性味太燥烈？如果说它太过寒凉，那就不对了。雨是阴阳和合的产物，是自然界所散布的，水从云下，辅助天地生养万物。风和雨顺，云明雨甘。《拾遗记》中有"香云遍润，则成香雨"的记载，这都是灵雨，因此可以饮用。如若像龙一样游走的雨、猛烈的暴雨或者是绵绵不绝的淫雨、干旱而冷冽的时候降下的雨水、腥臭并且发黑的雨水，以及从屋檐上流下来的雨水，都不能饮用。

附近有潮汐地方一定没有好的泉源，这是因为盐碱浸渍了水质。然而，西湖的山下确实有佳泉的。扬子江的南面水很是清凉，由于水迂回夹石之间而蓄停形成了深潭，特地将其列为上品中的最上品。我曾经品尝过，确实和山以东的水没有什么区别。至于吴淞江，它的水应该是水的最下品，却仍列入品级，十分不可思议。

井水 井，就代表着水井的意思，是清洁的泉水；通，代表着万物息息相通；法，代表着节制，能够约束人，调节饮食，不会使人暴饮暴食，没有限度。井水的清凉出自地阴，与他物相通就会变得浑浊，那么约束限制水与他物相通，就可以获得清洁的井水。井水脉暗而味涩，所以陆羽说，井水为下品。井水经常被汲取，汲取多了，则与气相通流混杂，终究不会是佳品。要想保护井水，可以取白色的石子放到瓮中，既能保持其味道，又能使水澄清而不浑浊。高濂说，美味的井水，天下都知道是钟泠泉，然而焦山有一个泉，我曾经饮过大约四次，一点都不比钟泠泉逊色。惠山的水，滋味清淡而清冽，可以算得上上品。我们杭州的水，山泉以虎跑泉为最好的，老龙井、真珠寺二泉水也很甘甜。北山葛仙翁井水，饮用时觉得味道很醇厚。城中的水，以吴山第一泉为第一，但我品尝后感觉不如施公井、郭婆井两个井的水清冽可口。至于湖南近二桥中的水，倒是很清澈，早上打来泡茶喝，味道美妙难言，使人觉得再无他求。

汤品类三十二种

青脆梅汤 用青翠梅三斤十二两(1.86kg)，生甘草末四两（120g），炒盐一斤（500g），生姜一斤四两（620g），青椒三两（90g），红干椒半两（15g）。将梅子去核后掰成两半。一般来说，制作青梅汤，家家都有自己的方法，其分量也大同小异。刚刚制作的时候，香味也相同，储存一个月，便烂熟如同黄梅汤了。又有一种方法是：第一，青梅须在小满之前采摘，捣碎果核，去掉果仁，不要与手接触，准备干木匙拨去，打烂搅拌也可以。捶碎以后摊在筛子上，令水分蒸发，略略干燥。第二，准备生甘草待用。第三，炒盐，要等到盐冷却后待

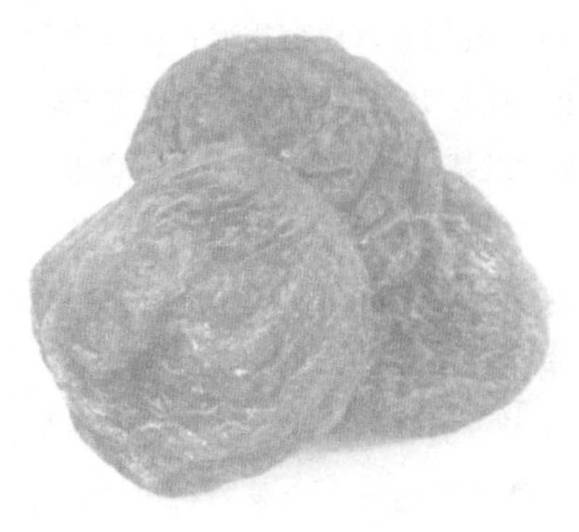

药食同源·梅子

梅子性温，味酸而甘，具有抗菌、杀菌、消食和胃的功效。初夏时节，人们采摘回半成熟的果实鲜用，被称作青梅，可生津解渴，古时多用梅子煎汤或浸酒。

用。第四，取生姜，不要经过水浸，拍碎待用。第五，将青椒采摘下来，采摘后晾干。将以上材料一起搅拌，仍用木匙将它装进瓶子内，只能装十余盏汤料的，就留下些盐掺在面上，用双层油纸封闭瓶口，紧紧扎住瓶口，按照这种方法炮制才能得到一个“脆”字。另外，在制作过程中，梅子和生姜也可以切成丝。

黄梅汤 将肥大的黄梅蒸熟，去核留下果肉一斤（500g），炒盐三钱（9g），干姜末一钱半(4.5g)，紫苏二两（60g），甘草、檀香末用量随意，上述食材拌匀后，放到瓷器中晾晒后，收藏贮存。服用的时候加一点糖冲服或者是煎服。夏天调到水里饮用尤其好。

凤池汤 乌梅去掉果仁，留下果核，一斤（500g）；甘草四两（120g），炒盐一两（30g），水煎成膏。一种方法是：上述三味各等分，捣碎为末，搅拌均匀，实实地装到瓶子里，在腊月或三伏天制作，半年后焙干成细末，用水冲服或者用水煎成膏也可以。

橘汤 橘子一斤（500g），剥去外皮与里面的白色穰膜，把陈皮切细后和橘肉一起捣碎；炒盐一两（30g），甘草一两（30g），生姜一两（30g），捣汁调和均匀。橙子也可以用相同的方法。晒干后密封保存。开水冲服，十分美味。

杏汤 杏仁不拘量，煮去皮尖，在水中浸泡一晚。与磨绿豆粉的方法相同，滤去水，或者加入少许姜汁，用酥蜜冲泡后饮用。又一种方法是：杏仁三两（90g），生姜二两（60g），炒盐一两（30g），甘草末一两（30g），放在一起捣成末，冲服。

茴香汤 茴香、椒皮六钱（18g），炒盐二钱（6g），熟芝麻半升（25g），炒面一斤（500g），一起研成末，用滚烫的开水冲开饮用。

梅苏汤 乌梅一斤半（750g），炒盐四两（120g），甘草二两（60g），紫苏叶十两（300g），檀香半两（15g），炒面十二两（360g），拌匀后冲服。

天香汤 白桂花盛开的时候，趁着清晨时花瓣还带着露水，用木杖把花从树上打下来，用包盛起来。拣去花蒂、花萼，立即放到干净的器皿里，放入新盆里捣烂如泥，榨得非常干后收起来。每一斤桂花（500g）里，加甘草一两（30g）、盐渍青梅十个（约30g），捣成饼，装进瓷坛里密封保存。服用的时候用开水冲泡。

暗香汤 梅花将开的时候，在清晨摘取半开的花朵，花头连带花蒂一起放到瓷瓶中，每一两花（30g）加入一两炒盐（30g），均匀撒在上面，不要用手把花漉坏。用几层厚纸，密封瓶口保存在阴凉的地方。第二年春夏的时候打开，先在杯子中放进少量蜂蜜，开水一泡，花头就会自动绽开，如同鲜活的时候一样可爱，冲茶很香。又有说法是，将蜡梅的花蕊阴干，按照上面的方法炮制后用开水冲开，也非常好。

须问汤 东坡居士歌括中说，生姜二钱（6g）干用；大枣一升（50g），去核干用；白盐二两（60g），炒黄；甘草一两（30g），炙去皮；丁香、木香各半钱（1.5g）；适量去白的陈皮。以上药物放在一起捣碎，制成末；服用的时候，可以加水煎煮，也可以用水冲服粉末，可以使面容红润白皙。

杏酪汤 用板杏仁三两半（105g），待水冷后再换开水。这样反复五次结束后，逐个掐去杏仁的皮尖，放到小砂盆里研细。再取一斤上好的蜂蜜(500g)，放在铫子里烧沸三次，看着滚沸起来时拿起小砂盆，放置等到半冷的时候，立即倒入杏仁泥再研磨。像这样反复添入、研细、和匀，用开水冲服。

凤髓汤 润肺，疗咳嗽。松子仁、胡桃肉，开水浸泡去皮，各用一两（30g）；蜂蜜半两(15g)。将它们研磨碎，再放入蜂蜜调和均匀。每次使用时，用开水冲服。

醍醐汤 生津止渴。乌梅一斤（500g），捶碎，用水两大碗，和乌梅一起煎到一碗，澄清，不接触铁器；缩砂仁二两（60g），研末；白檀香末一钱（3g），麝香一厘（0.03g），蜂蜜三斤（1.5kg）。将梅水、缩砂、蜜，三者一起放到砂石器内煎煮，等到颜色变红为止。完全放冷后，加入白檀、麝香。每次用一二匙，冲到热水里服用。

水芝汤 通心气、填精髓。干莲子一斤（500g），带皮炒到极其干燥，捣碎，罗为细末；粉甘草一两（30g），微炒。上述两味药都研细成粉末，每二钱（6g）加入少许盐，开水冲泡饮用。将莲子捣碎，至黑皮像铁一样时就不要再捣，除去黑皮。

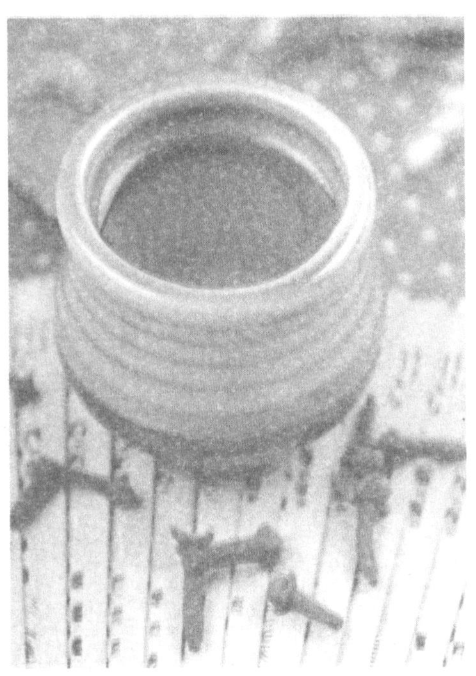

须问汤

须问汤相传由苏东坡所创，可煎汤服或代茶饮，此汤有补脾和胃、养血疏肝的功效。本方中大枣可补中益气、养血安神；丁香可温中、暖肾、降逆；木香可健脾、行气、消食；陈皮可理气健脾、燥湿化痰。常饮此汤能令面色白里透红，具有一定的养颜功效。

世人用莲实，大都不知道要除去黑皮。在夜间久坐饥饿乏力，但不想吃饭的时候喝下一盏此汤，能够极大地补虚助气。昔日仙人务光子就是喝这种汤而得道。

茉莉汤 将蜜调涂在碗中心，抹匀，不让它到处流溢。每天凌晨的时候采摘二三十朵茉莉花，用蜜碗盖在花上，用花的香气来熏蜜。午间的时候把花拿走，用开水冲碗里的蜜饮用，非常香甜。

香橙汤 宽中，下气，解酒。大橙子二斤(1kg)，去核，切片，连皮用；生姜一两（30g），切半片，焙干；檀香末半两（15g）；甘草末一两（30g）；盐三钱（9g）。将大橙子、生姜二者放到干净的砂盆里碾烂如泥，再加入白檀香末、甘草末，一起做成饼子，焙干后研成细末。每次用沸水冲服一钱（3g）。

橄榄汤 生津止渴。百药煎一两（30g），白芷一钱（3g），檀香五钱（15g），炙甘草五钱（15g）。上述几味捣碎成末，开水冲服。

豆蔻汤 治一切冷气、心腹胀满、胸膈痞滞、哕逆呕吐、虚滑泄泻、水谷不消、困倦少力、不思饮食（出自《局方》）。

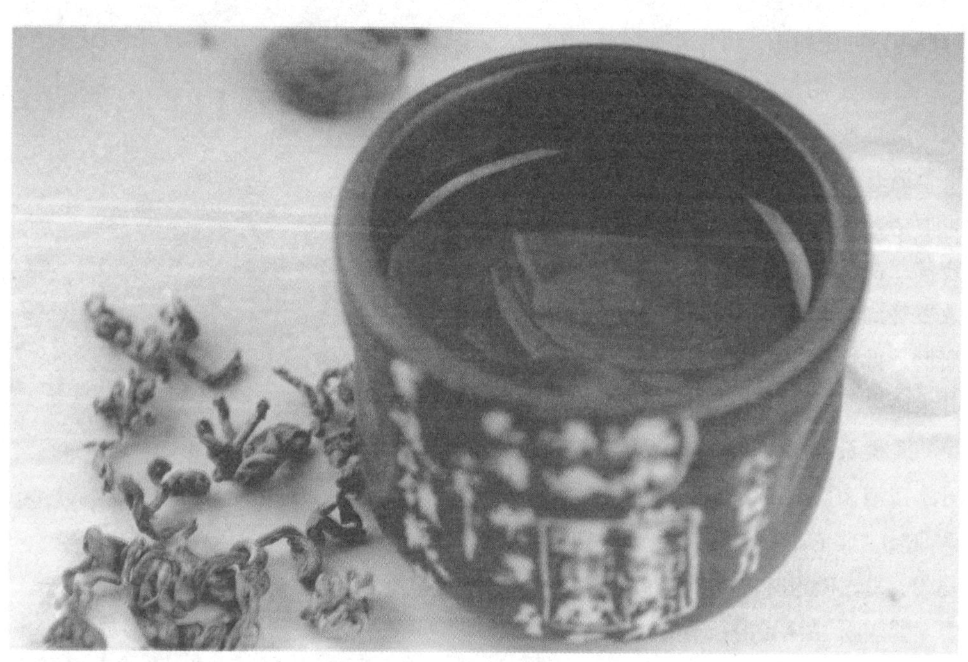

百药煎

百药煎是以五倍子、茶叶等为原料，经发酵制成的一种中药，有润肺化痰、生津止渴的功效。《本草纲目》云:“百药煎功与五倍子有异。但经酿造，其体轻虚，其性浮收，且味带余甘，治上焦心肺咳嗽，痰饮热渴诸病，含噙尤为相宜。”

肉豆蔻仁一斤(500g)，面裹煨；炒甘草四两（120g）；炒白面一斤（500g）；炒盐二两(60g)；丁香枝梗只用枝，五钱(15g)。上述药物研磨成粉末，每次服用二钱(6g)，用开水泡开后饮用。餐前服用，对身体大有裨益。

解酲汤 醉酒后服。白茯苓一钱半（4.5g）；白豆蔻仁五钱（15g）；木香三钱（9g）；橘红一钱半（4.5g）；莲花青皮一分（0.3g）；泽泻一钱（3g）；神曲一钱（3g）；炒黄缩砂仁三钱（9g）；葛花半两（15g）；猪苓去黑皮，一钱半（4.5g）；干姜一钱（3g）；白术二钱（6g）。上述药物研成细末，调和均匀，每次服二钱(6g)，用白米汤送服。等到微微发汗，因喝酒而导致的诸多疾患就会痊愈。但是注意，不要过量服用。

木瓜汤 除湿、止渴、下气。干木瓜去掉外面的角质层，四两（120g）；白檀香五钱（15g）；沉香三钱（9g）；炒茴香五钱（15g）；白豆蔻五钱（15g）；缩砂仁五钱（15g）；粉甘草一两半（45g）；干生姜半两（15g）。上述诸药研磨成极细的粉末，每次服半钱（1.5g），加上少许盐，用开水冲开后服用。

无尘汤 水晶糖霜二两（60g），梅花片脑二分（0.6g），将糖霜乳细细过滤，加入片脑后再碾匀。每次服用一钱（3g），用开水冲服。不要一次喝得太多，否则令人生厌。

绿云汤 食鱼后不可饮此汤。荆芥穗四两（120g），白术二两（60g），粉甘草二两（60g）。上述各药研成细末，加少许盐冲服。

柏叶汤 采嫩柏叶，用线系紧，垂挂在一大瓮中，用纸糊住瓮口，一个月后取用。如果还不太干，再封闭起来，一直到干，去除研成末，颜色像嫩草一样。不用瓮，只是放在密封的房间中也可以，只不过不如瓮中的青翠，如果遇到风就会发黄。这种汤可以代替茶，聊天时饮用，用后尤可提神。喝茶过多伤神，损耗精气，伤及脾胃，而柏叶汤则十分有益。当然用新采来的洗净后的柏叶冲泡，品质更好。

三妙汤 生地黄、枸杞子各榨取一升（500ml）汁水，加入半升（250ml）蜂蜜，放到银器中一同煎熬到像稀粥一样。每次用热水冲调一大匙（9g），用酒调也可以。能够益气养血，长期服用大有裨益。

干荔枝汤 白糖二斤（1kg）；大乌梅肉五两（150g），用热水去涩水；桂末少许（3g）；生姜丝少许（3g）；甘草少许（3g）。将糖与乌梅肉等捣烂，用开水调服。

清韵汤 缩砂仁末三两（90g）；石菖蒲末一两（30g）；甘草末五钱（15g）；少许盐（3g）。白开水冲服。

橙汤 橙子五十个（500g），干山药末一两（30g），甘草末一两（30g），白梅肉四两（120g）。以上捣烂、焙干，捏成饼子，用白开水冲服。

桂花汤 桂花焙干为末，四两（120g）；干姜少许（3g），甘草少许（3g）。将以上所列药物研末，调匀，放入少许盐，贮藏在瓷罐中，不要让气味散发出来。用白开水冲服，坚持长期服用。

洞庭汤 陈皮去掉角质层，四两(120g)；

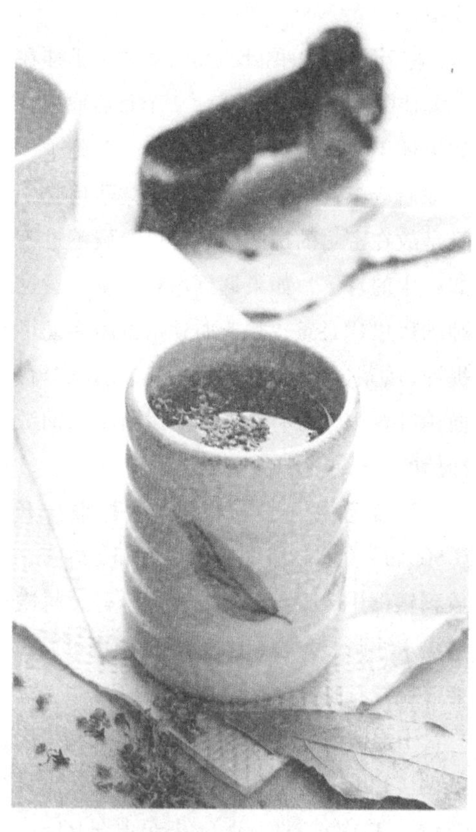

药食同源·桂花

桂花能温中散寒、健脾醒胃、助消化、暖胃止痛。桂花的香气则具有平衡情绪、缓和身心压力、消除烦闷、帮助睡眠等功效。常饮桂花汤，有疏肝解郁、降低血压、健胃消食的作用，可用于心情烦闷、高血压、食后腹胀等症。

生姜四两（120g），将姜与陈皮一起浸泡一夜后晒干，加入甘草末六钱（18g）、三十颗白梅果肉（90g），拌入五钱（15g）炒过的盐，调和均匀，用开水冲服。

木瓜汤（又方）木瓜十两（300g），生姜末二两（60g），炒盐二两（60g），甘草末二两（60g），紫苏末十两（300g）。以上五味调和均匀，用开水冲服饮用，可以有效缓解手足酸痛、拘挛。

又一方：上述药物再加二两（60g）缩砂仁末，三两（90g）山药末，能同时起到消食、化气、强健脾胃的作用。

参麦汤 将人参一钱（3g），麦门冬六分（1.8g），五味子三分（0.9g）放到小罐里，煎煮后服用。

绿豆汤 将绿豆淘洗干净后下锅，加水，大火一滚即可，将汤放置冷后颜色是碧绿的，饮用后解渴消暑，如果多滚几沸则颜色变浊，不好吃了。

熟水类十二种

稻叶熟水 采禾苗晒干，每次用的时候，把开水装入壶中，烧稻叶，带火焰投入水中，用盖子盖严，一会儿倒出来服用，香气四溢。

橘叶熟水 采橘叶晒干，制作方法同上。

桂叶熟水 采桂树叶晒干，制作方法同上。

紫苏熟水 取紫苏叶，在火上隔纸烘焙，避免翻动，等到发出香味的时候收起。每次服用的时候，用开水烫一下，倒掉水，再将泡过的紫苏放到壶里，倒入开水。放置到温凉适宜时饮用，可以起到宽胸导滞的作用。

沉香熟水 用上好的沉香一二小块，在炉火上烧烟，用壶口覆盖火炉，不让烟气从旁边散发出去。等到烟耗尽，马上把滚烫的开水倒进壶里，盖严，然后倒出适量服用。

丁香熟水 用丁香一二粒，捶打碎后放到壶中，倒上开水。香味浓郁，只是稍稍有点热。

砂仁熟水 用砂仁三五颗（6 ~ 10g），甘草一二钱（3 ~ 6g），碾碎放到壶中，加滚烫的开水冲泡，香气弥散时用力嗅入鼻中，可以消除壅滞、去除胸膈间淤滞之气，效果很好。

花香熟水 采茉莉、玫瑰花半开的花蕊头端，准备滚开的一碗水（200ml），放置稍冷后，将花蕊浸在水中，盖上碗密封。第二天早上服用的时候，把花去掉，先装一壶滚开的水，再放浸花的水一二小盏(20 ~ 40ml)，则壶里面的热水香气浓郁，可以饮用。

檀香熟水 如沉香熟水制作方法。

豆蔻熟水 用豆蔻一钱（3g），甘草三钱（9g），石菖蒲五分（1.5g），切成细片，放到干净的瓦壶里，用滚开的水浇在上面，服用的时候如果香味太过浓郁，可以加些热水再服用。

桂浆 官桂（肉桂）一两(30g)，研磨成粗末；白蜜二碗 400ml，先将二斗水（约 2L）煮成一斗多（1L 左右）；放入瓷坛中，冷却后加入桂、蜜二物，搅拌三百多遍。先用一层油纸，外加数层绵纸，密封罐口五到七天，这些水就可以饮用了。或者用木楔把坛口密封，放到井中留置三到五天，获得的浆液冰凉可口。每次饮用一二杯（30 ~ 60ml），可以祛暑解烦。

香橼汤 取大香橼，不拘量，这里以二十个（约 60g）为标准，切开，用竹刀将内瓤刮出，用囊袋盛放并用橡皮筋扎紧袋口。将皮刮去白，细细切碎，用笊篱在滚烫的水中焯一两次，榨干后收起，放到前面已经制作好的瓤里。加四两（120g）炒盐，一两（30g）甘草末，三钱（9g）檀香末，一钱（3g）沉香末（不用也可以）；加二钱（6g）白豆仁末调和均匀，用瓶密封，可长期贮存。每次用的时候，用筷子挑出一二匙（3 ~ 6g），放在白开水中冲服。对于胸膈胀满、脘腹胀气效果很好，可以起到醒酒化食、导痰开郁的功效。但是不要多服，以免损伤元气。

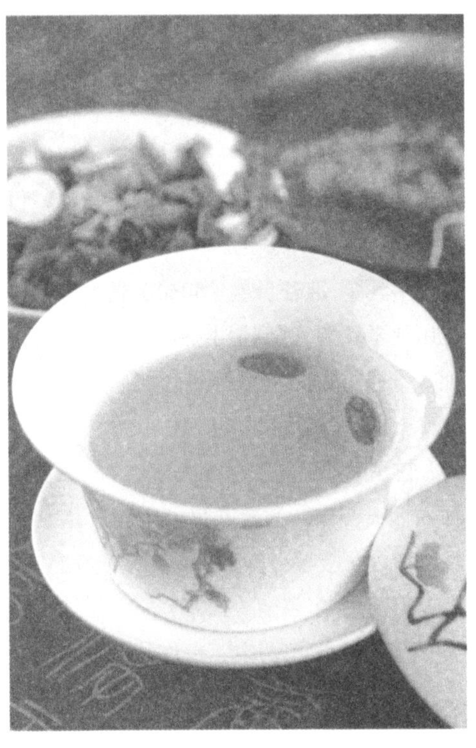

熟水

熟水最初是指加热到沸腾的水，也包括加热后置凉的开水，是相对生水而言的。后来古人在制熟水时，额外添入某些植物或果实，经煎泡而成为饮品或汤水，风味宜人，兼具一定的保健功效，深受人们的喜爱。

粥糜类三十八种

芡实粥 用芡实去壳三合（180g），新鲜的研成膏，陈旧的打成粉，加粳米三合（180g），煮成粥吃。可以起到益精气、强智力、聪耳目的作用。

莲子粥 用莲肉一两（30g），去皮、煮烂、细捣，加入糯米三合（180g），煮成粥吃。作用同上。

竹叶粥 用竹叶五十片（约15g），石膏二两（60g），加三碗（600ml）水煎成两碗（400ml）水，澄清去渣，加入米三合（180g），煮成粥，吃的时候再加入白糖一二匙（3～6g）。可以治疗膈间风热、头痛目赤。

蔓菁粥 用蔓菁子二合（120g），研碎后加入两大碗（600ml）水，绞出清汁，再加三合（180g）米煮粥。可以治疗小便不利。

牛乳粥 准备一盅（50ml）真生牛乳。先用粳米煮粥，等到粥半熟时去掉少许汤，加入准备好的牛乳，等到煮熟后盛碗，再加酥一匙（3g），即可食用。

甘蔗粥 用甘蔗榨浆三碗（600ml），加入四合（240g）米煮粥，空腹食用。可以治疗虚热咳嗽、鼻涕浓稠、口干舌燥。

山药粥 用四两（120g）羊肉烂捣，加入一合（60g）山药末，少许盐，再加三合（180g）粳米，煮粥吃。可以治虚劳骨蒸。

枸杞粥 用甘肃枸杞子一合（60g），加入三合（180g）米中，煮粥食用。

紫苏粥 把紫苏子研成末，加水取汁。粥将要熟时，酌量加紫苏子汁，搅匀食用，可以治疗老人脚气病。

地黄粥 十月时，用十余斤新鲜的生地黄，捣烂取汁，每一斤汁中加入白蜜四两（120g），熬成膏，收贮封好。煮粥时，每三合（60ml）粥放入地黄膏二三钱（6～9g）、少许酥油。服用后可起到滋阴润肺的功效。

胡麻粥 把胡麻去皮，蒸熟后晾干再炒至散发出香气。将淘洗干净的三合（180g）米与研磨后用水滤过后的二合（120g）胡麻汁一同煮，粥熟后加酥少许即可食用。

山栗粥 把栗子煮熟，揉成粉，加入米煮粥食用。

菊苗粥 将甘菊新长的嫩头丛生叶，摘来洗净，切细，加盐，和米一起煮粥吃。可以起到清目宁心的作用。

杞叶粥 采摘枸杞嫩叶，用上面的方法煮粥，效果也很妙。

薏仁粥 把薏仁淘洗干净后，加等量大米煮粥，使用的时候加入一二匙白糖即可。

沙谷米粥 把沙谷米拣洗干净，用水略微淘洗一下，放到翻滚的开水中，水翻滚一次就捞起，以免烧糊。治下痢非常灵验。

芜蒌粥 用砂罐先把赤小豆煮至烂熟，等到煮米粥稍稍沸腾，倒入赤小豆同粥再煮，熟后即可食用。

梅粥 收落下的梅花瓣，洗净，用雪水煮粥；等粥煮熟后再放梅花瓣，一滚后立即起锅食用。

荼蘼粥 采荼蘼花片，用甘草汤焯过，等到粥熟的时候一同煮。又采木香花嫩叶，放到甘草汤里焯过，用油、盐、姜、醋调成菜。这两种食材清爽芬芳，真算得上是供奉神仙的食品。

食粥主料选择

粥是我国所独有的常见食物品种，其主要原料通常为粳米、糯米、小麦、大麦、燕麦、小米、高粱米、玉米等谷物。不同的主辅料让粥的食疗功效千变万化，盐、糖、蜂蜜、葱、姜、蒜、胡椒粉等众多调味品，更让粥的风味各不相同。

谷物主料	食疗功效	主治
粳米	补中益气、健脾和胃、除烦渴、止泄痢	脾胃虚弱、呕逆食少、烦热
糯米	补中益气、敛汗、止泻	脾胃虚寒、食少泄泻、消渴
小麦	养心益脾、除烦止渴、利小便	心神不宁、慢性泄泻
大麦	补脾和胃、除烦止渴、利小便	脾胃虚弱、烦热口渴、小便不利
燕麦	益肝和胃、充饥滑肠	脾胃不和、水肿、便秘
小米	益气、补脾、和胃、安眠	脾胃虚弱、呕吐、泄泻、体虚低热
高粱米	温中理气、健脾止泻、涩肠胃	下痢、小便不利
玉米	调中开胃、清湿热、利肝胆	胃纳不佳、水肿、淋证

河祗粥 将干腊海味煮烂，细细剔除碎骨，等到粥煮熟的时候下锅一起再煮，搅匀即可食用。

山药粥 将山药研成末，按照四份山药加入六份米的比例来煮粥吃，可大大地补下元。

羊腰粥 准备枸杞叶半斤（250g），米三合（180g），两个羊腰切碎，五颗新鲜葱头（干的也可），一起煮粥。吃的时候再加些盐就可以了，能有效治疗腰脚疼痛。

麋角粥 把煮成胶状的麋角霜研作细末，每一盏粥（20ml），加入一钱（3g）麋角霜，再加少许盐食用，可治下元虚弱。

鹿腰粥 用两个鹿腰，去除脂膜，切细，加少量盐，先煮烂，再加入三合（180g）米一起煮粥，能治气虚耳聋。又一方：加一两（30g）肉苁蓉，用酒洗去外皮，和鹿腰一起加到米里煮粥，也很好。

猪腰粥 将人参二分（0.6g），葱白少许，防风一分（0.3g），一起捣碎成末，加入粳米三合（180g），放入锅里煮至半熟。将一对猪腰去膜，预先切成薄片，用淡盐腌渍一会儿，然后放到锅中一起煮粥，放进猪腰后就不要再搅拌了，文火煎煮更好。服用后可以治疗耳聋。

羊肉粥 把四两（120g）碎羊肉切细，加一钱（3g）人参末、一钱（3g）白茯苓末、两个大枣，以及切细的黄芪五分（1.5g），一起加入三合（180g）粳米中，加二三分（0.6 ~ 0.9g）上等的盐，煮粥食用，可以扶助羸弱体质，有壮阳的功效。

扁豆粥 白扁豆半斤（250g）；人参二钱(6g)，切成细片；用水煎汁，下米作粥，食后可益精力，治疗小儿霍乱。

茯苓粥 茯苓研成末，筛净取一两(30g)；粳米二合（120g）。先把米粥煮熟，再加茯苓末一起煮。食用后可以治疗失眠。

苏麻粥 真紫苏子、火麻仁各五钱（15g），用水淘洗干净，微微炒香后，加水研磨成泥，绞榨取汁，用汁水煮粥，可以治疗老年人虚性闭结病症、长期风秘不解、壅聚膈中、腹胀恶心。

竹沥粥 像平常那样煮粥，再加半瓯竹沥，食用后可以治疗痰火所致病症。

门冬粥 将新鲜的麦门冬洗净，绞汁一盏（20ml），生地黄绞汁二合（40ml），大米二合（120g），薏仁一合（60g），生姜汁半盏（10ml）。先将薏仁、大米煮熟，后下以上三种汁，煮成稀粥。可以治反胃、呕逆。

萝卜粥 用不辛辣的大萝卜，加入盐后煮熟，切碎如黄豆，粥将要起锅的时候放进去，滚一次就可以盛出来食用了。

百合粥 生百合一升（500g），切碎；加蜜一两(30g)，窨熟，煮粥。粥将要起锅的时候，加入前面酿制的百合三合（180g），再一同煮，食用后对身体大有裨益。

仙人粥 采大的何首乌（何首乌，赤者为雄，白者为雌，大者为佳），不要用铁器，而要用竹刀刮去皮，切成片后贮藏起来。放砂罐里煮烂，每五钱(15g)加入大米三合（180g）煮粥。

喝粥的学问

人们喜爱喝粥，它做起来简单方便，能补益脾胃、促进消化，添加不同的食材更能获得不同的补益效果。但是喝粥看似简单，实则学问多多，细心总结，才能收到事半功倍的成效。

1.熬粥的器具尽量使用砂锅。新米熬粥的清香味更浓。
2.在用粳米、糯米等谷类熬粥时，可添加豆类、干果等辅料，以增加食疗功效和风味。
3.尽量一次性将水加足，通常来说，50g米加200ml水，少加糖或不加糖。
4.应避免喝粥时吃过于油腻或黏性大的食物，以免消化不良。
5.喝粥不能获得充足的营养，顿顿喝粥尤不可取，应注意营养均衡，糖尿病患者喝粥须适量。

山茱萸粥（做面亦可）采山茱萸，去皮，捣烂研磨成泥粉。每用一盏（20ml），加入蜜二匙（6g），一起焙炒使之凝固，揉碎后放入粥中拌匀后食用。

枸杞子粥 把新鲜的枸杞子研磨成泥状，晒干的枸杞子研磨成细末，每一碗（200ml）粥，加入上述粉末半盏（约10ml），白蜜一二匙（3 ~ 6g），调和均匀，食用后大有裨益。

肉米粥 把大米先煮成软饭。将鸡汁，或肉汁、虾汁等调和澄清，把熟肉切碎如同黄豆大小，再加茭笋、香蕈，或松穰等物，切细，和饭一起放到汤内，一滚立即起锅。用咸菜配着粥一起吃，味道非常好。

绿豆粥 把绿豆淘洗干净，下锅多加水煮烂，再放米，用大火一起熬成粥。等到冷却后吃，非常适合夏天煮食，但是要适可而止，不要过食。

口数粥 十二月二十五日夜，用赤小豆煮粥，和煮绿豆粥同样的方法，依据长幼，把粥分成大小份，全家人一起吃。如果有外出夜归的人，也要给他们留下，称为口数粥。能除瘟疫。此方出自《田家五行》。

果实粉面类

藕粉 挖取粗藕，不限多少，洗净切断，浸泡三天三夜，每天换水，等看到藕明亮洁净的时候，捞出来捣如泥浆，用布绞尽汁水，再将藕渣捣细，再次绞汁，滤除残渣，加少量清水搅拌，澄清后把水倒掉，沉淀下来的就是藕粉。

芡实粉 取新鲜的芡实晒干，去掉外壳，捣碎成粉末。

栗子粉 把山栗切片，晒干，磨成细粉。

菱角粉 菱角除去外壳及皮，像制作藕粉一样做成粉。

姜粉 把生姜研烂后，绞尽汁水后澄清取粉，调和到粥羹里食用。

葛粉 葛根去皮，像上面的方法一样获得葛粉，可以开胃、止烦渴。

茯苓粉 将茯苓切片，用水浸泡后倒出赤汁，再换水浸一天，同上法取粉。拌到米里煮粥，补益效果最好。

松柏粉 取松柏叶，要带着露水时采集，否则经过一宿，就没有粉了。把嫩叶捣汁，澄清沉淀得粉，得到的松柏粉像嫩草一样郁郁葱葱，非常可爱。

百合粉 把新鲜的百合捣烂绞出汁，如上法取粉。干百合可以研磨成粉。

山药粉 取新鲜的山药，如上法取粉，干山药可以研磨成粉。

蕨粉 做饼食用非常好，有制成售卖的。

莲子粉 干莲子可以研磨成粉。

芋粉 取白芋，如前法做粉。不用紫芋做粉。

蒺藜粉 在木臼中把白蒺藜捣烂，拣出刺、皮，如上法取粉，可以轻身祛风。

瓜蒌粉 将瓜蒌去皮，如上法取粉。

茱萸面 取粉如上法。

山药拨鱼 白面一斤（500g）；好豆粉四两（120g），像调制米糊一样加水搅拌；再将煮熟的山药研烂，加入上述面糊中，调制浓稠。用汤匙一勺勺地拨入滚烫的开水锅里，外形如同鱼片，等煮熟后用肉汁拌食。如果没有肉汁，在面里加入白糖也很可口。

百合面 将百合捣成粉，和面制成饼。做其他面食也可以。

生活中的杂粮粉

除了面粉之外，人们也将其他谷物、豆类、植物或果实等食材制成粉，用来制作主食、点心或甜品，不仅可以补充营养，也具有一定的养生保健功效。

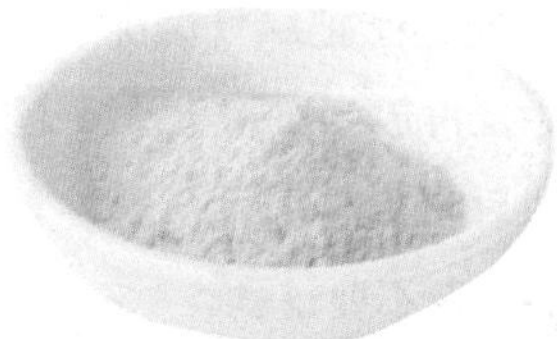

藕粉：口感香滑，熟食健脾养血，生食清热凉血。

薏米粉：清热排脓，润肤美白，健脾祛湿。

红薯粉：通利大便，促进消化，健脾益气。

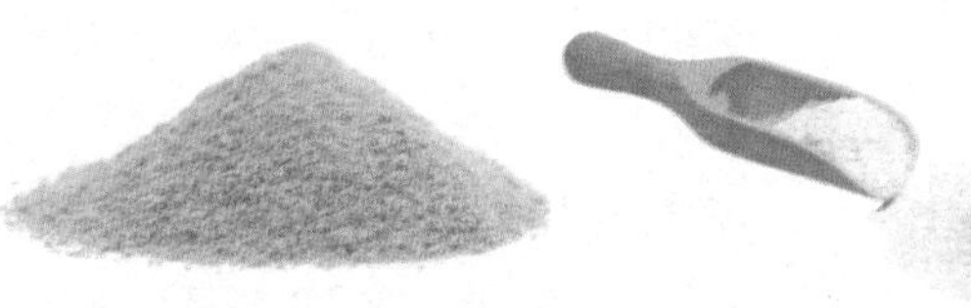

红枣粉：补血益气，防癌抗癌，延缓衰老。

栗子粉：补肾益气，健脾养胃。

葛粉：退热解表，生津解渴，升阳止泻。

以上各种粉，不仅仅可以用来蒸制食品，凡是煮粥都可以配合一起煮。凡是和面，用黑豆汁和，就再也没有面毒之害了。

脯鲊类五十种

千里脯 牛、羊、猪肉皆可，用一斤精肉（500g），浓酒二盏（40ml），淡醋一盏（20ml），白盐四钱（12g），冬天用三钱（9g），茴香、花椒末各一钱（3g），拌匀腌渍一宿，文火和武火交替煮熟，使肉汁完全耗干，用太阳晒干最好，可存放一个月。

肉鲊（名柳叶鲊） 精肉一斤（500g），去筋；盐一两（30g），加入少许炒过的米粉，放入好醋一杯（20ml）；肉皮三斤（1.5kg），用开水氽后切成薄片细丝；和精肉一起切细拌匀，用竹叶包起来，每个肉饼重四两（120g）。冬天用灰火焙三天后就可以食用，储存时容器的盖子上留一小孔透气。夏天放置一周就可以吃。

搥脯 新宰杀的圈养猪尚带着热气，取其精肉一斤（500g），切成四五块；炒盐半两（15g），捏到肉中，直到筋脉不再抽动为止。太阳晒到半干，酌加好酒和水，连同花椒、小茴香、陈皮一起用文火煮干，煮干后捶碎即可。

火肉 用刚刚宰杀的圈养猪，只取四只精腿，趁热用盐腌制。每一斤（500g）肉用一两（约 30g）盐，从皮擦入肉内，使肉质绵软。用石头压在竹栅上，放入缸内储存二十日，期间翻动三五次，用烧稻草的烟熏一日一夜，挂在有烟的地方。到初夏的时候，在水中浸泡一天一夜，洗净，仍用上述方法挂着。

腊肉 将肥嫩的公猪肉十斤（5kg），切成二十段，加入盐八两（240g）、酒二斤（1L），调匀，用力搓入肉中，使肉变得绵软。用大石头压在肉上以去除水分，晾晒到十分干，用剩下的腌肉的酒调糟，涂在肉上，用竹签穿上，挂在通风的地方。又法：肉十斤（5kg），先用盐二十两（600g）煎汤，澄清后取汁，放到肉汁中，过二十天后把肉取出，挂在通风的地方。又一法：夏月盐肉，炒盐擦入肉中，涂匀，腌一宿后挂起来，见有水痕，就用大石压在肉上，把水压出，使肉干燥，然后挂在通风处。

炙鱼 将新出水的鮆鱼洗干净，放在炭火上炙干后收藏。一法：把鮆鱼去头尾，切成段，用油炙熟，每段用竹叶间隔，装到瓦罐里，用泥封藏。

水腌鱼 将腊月的鲤鱼切成大块，擦干，取一斤（500g）鱼，用四两（120g）炒盐涂擦，腌渍一夜，洗净后晾晒至干，再取二两（60g）盐、一斤（500g）酒糟，拌匀后，与鱼一起放入瓮中，用纸箬和泥涂抹封存。

蟹生 将生蟹剁碎，先用麻油炒熟，冷却后，把草果、茴香、砂仁、花椒末、姜、胡椒等都剁成末，再加葱、盐、醋，共十味，倒入蟹内拌匀，即时就可食用。

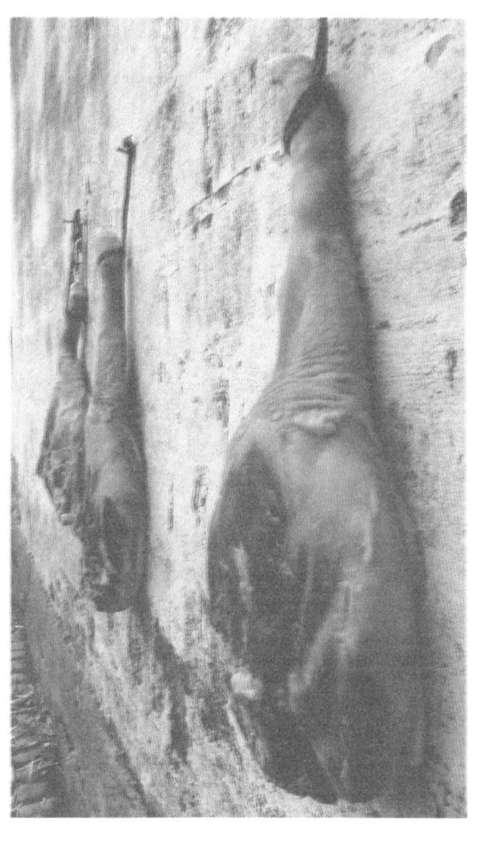

腊肉

腊肉之所以带有“腊”字，一是因为其本身是一种相对较为干爽的肉食；二是其制作时间往往被安排在农历腊月。此时年关将近，气温较低，空气的湿度也不大，腌熏肉食不易腐败。在这个时间集中加工、熏制腊肉，更有利于保证成品耐储藏、不易变质的特点。

鱼鲊 鲤鱼、青鱼、鲈鱼、鲟鱼都可以制作。先除去鳞肠，用旧筅帚慢慢刷去鱼身上的脂腻腥血，使其十分干净，挂在当风处一二天，然后切成小方块。每十斤（5kg）

鱼用生盐一斤（500g），夏天用生盐一斤四两（620g），拌匀，腌在器皿里。冬天腌渍二十天，春秋季时天数略减。用布包裹后压上大石，压出水分，使鱼肉变得十分干，柔软坚固但不滑腻。取川椒皮二两（60g），小茴香、八角茴香、砂仁、红豆各半两（15g），甘草少许，都制作成粗末；将淘洗干净的粳米七八合（2100 ~ 2400g）煮制成饭；再取生麻油一斤半（750g）、纯白葱丝一斤（500g），红曲一合半（90g，用捶打碎）。将以上各种食材拌匀，放到瓷器或水桶里，要填塞得十分结实，用荷叶盖上，竹片固定，再用小石头压在上面，等其自行发酵变熟。春秋季最适合制作，冬天预先腌制成坯料，可以贮存。临用时，就将坯料打散、拌匀。这些都是适宜的制作方法，鲞鱼的制作也是这种方法，但是要干的才好。

肉鲊 生烧猪羊腿，精削成片，用刀背均匀捶打两三次后切成块，在煮沸的水里汆一下捞出，放在布内拧干水分。每一斤肉加入一盏好醋、盐四钱（12g），花椒油、草果、砂仁各少许，供馔也十分珍贵肥美。

大烧肉 肥嫩的圈养猪，只取前腿，去掉其脂，剔去骨头，去掉蹄子，切成四五斤的块，再切作十字，变成四方块，加白水煮至七八分熟，捞起后放置片刻，冷却后挑精肥兼有的肉切成片，每片厚约一指。洗净表面的浮油，放少许水，肉汁放锅内，先放烧制作料，再放肉，然后再一次放入酱水、肉汤原汁，烧至沸腾，再加入做成细末的烧制作料，再放入红曲末，撇去上面的浮沫后将肉汁解薄，倒在肉上，用武

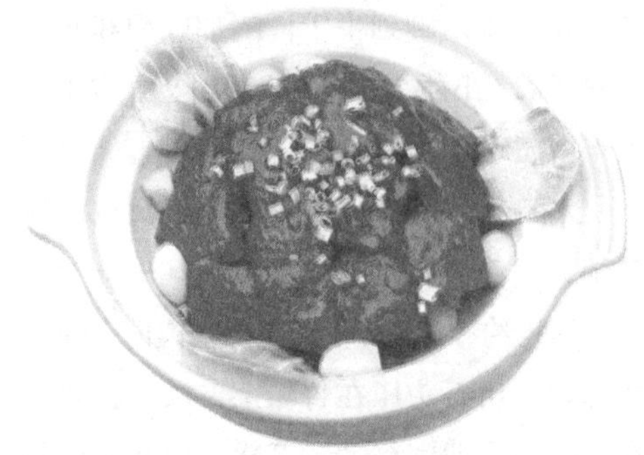

烹饪技法·烧

烧是烹调中国菜的一种常用技法，先将主料进行一次或两次以上的预热处理，放入汤中调味，大火烧开后改小火烧至入味，再用大火收汁成菜。

火烧滚至沸腾，直到肉料上下都是红色的，再加入宿汁，加少量盐，去酱板，再下虾汁，撇去浮油，以肉汁清澈无血沫、混浊物为度。这样调和得宜的肉，趁热就可以吃了。这些肉和肉汁，就不再下锅了。

烧制豉汁鹅也是同样的方法，但不用红曲，而是加些豆豉，捣碎后加在肉汁里。

提清汁法：把原汁的浮油撇去，把生虾和酱捣在汁内，一边烧火，一边使锅中原汁滚起泛沫，撇去泛沫。如果没有虾汁，把猪肝捣碎，加上水倒进去代替。三四次后再加虾汁，直到没有一点浮油为止。

留宿汁法：宿汁每天煮一滚，关火停滞一会儿，沉淀后，汤汁变得清澈才好。如果不用，就把肉汁放在锡器或瓦罐内，封盖后挂在井里保存。

用红曲法：取一酒盏左右的红曲，用隔夜酒浸，使之酥软，然后研磨成泥状，将肉汁上的浮沫撇去后倒入红曲泥。粗作料方：取等量的官桂、白芷、高良姜、桂花、

檀香、藿香、细辛、甘松、花椒、缩砂仁、红豆、杏仁，研为细末用。

凡是制作肉汁，要保证汁水十分清澈，看不到浮油才好，肉却不要干枯。

带冻盐醋鱼 鲜鲤鱼切成小块，用盐腌过，加酱煮熟、收汁后备用。刮除鱼鳞，加荆芥同煮，至沸腾后去渣，等到汤汁变得稠厚，滋味合适，用锡器密封后放在井中或水上，以低温贮存，吃的时候把浓醋和姜末浇在上面。

瓜齑 取酱瓜、生姜、葱白、淡笋干或茭白、虾米、鸡胸肉各等分，切作长条丝，用香油炒过后可食。

水鸡干 取剖洗干净的大青蛙，放在热水中煮到浮起来就捞出，用石头压在上面，以使肉变干，然后收起备用。

算条巴子 猪肉精肥各半，切作三寸长条，像算子一样，将砂糖、花椒末、缩砂仁末倒入其中，拌匀以调味，晒干后，蒸熟就可以食用了。

臊子蛤蜊 用猪肉，精肥相半，切成小骰子大小的块，加一些酒煮到半熟，加入酱，再加花椒、缩砂仁、葱白、盐、醋，调和均匀。然后放绿豆粉或面，清水调制后放到锅里做腻子，煮时水沸腾后翻滚一次就盛出来。把蛤蜊先用水煮以去壳，顺次摆放在汤鼓子里，把臊子肉撒在上面。新韭、胡葱、菜心、猪腰、笋、茭白烹制方法相同。

炉焙鸡 用鸡一只，加水烧到八分熟，捞出来剁成小块。锅内放少许油，烧热，把上面准备好的鸡放在锅里略翻炒一下，用盘子或碗盖在上面，烧到极热，加醋、酒各半，少量盐，一起烹炒，等配料稍干后再加上述配料继续炒。反复几次，等到肉炒熟、肉质十分酥嫩时，就可以吃了。

蒸鲥鱼 鲥鱼去肠，不去鳞，用布拭去血水，放在铜锅里；放入打碎的花椒、缩砂仁和酱，加水、酒、葱拌匀后一起蒸，去掉鳞片就可以吃了。

酥骨鱼 将大鲫鱼清理干净，加入少许酱水、酒，一大撮紫苏叶，少量甘草，一起炖煮半日，等到烧熟后就可以吃了。

川猪头 把猪头先加水煮熟后，切成条，加入砂糖、花椒、缩砂仁、酱拌匀。用原来的汤蒸后，继续煮，直到肉烂熟，剔去骨头，扎缚成一块。用大石压实后作膏糟吃。

酿肚子 取一具猪肚，清洗干净，酿石莲肉，洗擦苦皮，使之十分净白，糯米淘洗干净，和莲肉各一半，塞到猪肚里压实，用线扎紧，煮熟，再用石头压实，等冷却后切片食用。煮熟肚子，把纸铺在地上，把猪肚放在上面，将好醋喷洒在猪肚上，用钵盖住，过一会儿就可以吃了，这样猪

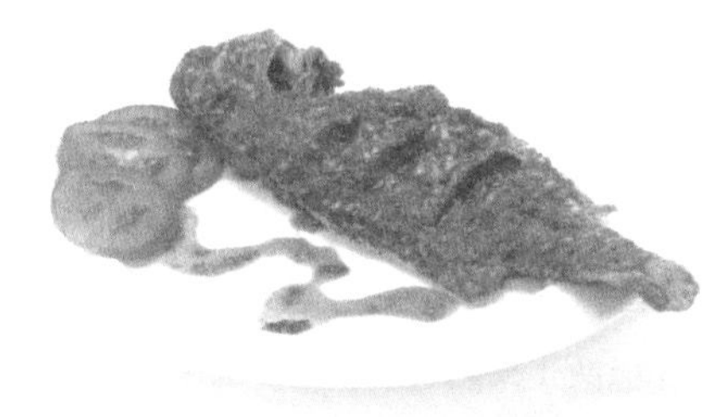

酥制菜

酥制菜品是将原料放入以醋、糖为主要调料的汤汁中慢火长时间煨焖，使主料酥烂、醇香味浓，如稣鱼、酥排骨、酥海带等。将海鱼做成酥鱼后，鱼骨、鱼刺就变得酥软可口，连骨带肉一起吃，味道十分鲜美。

肚肉会变得厚实，可供食用。

夏月腌肉法 用炒过的热盐均匀地擦在肉上，使其变软，放在缸内用大石压一夜后挂起。如有水痕，就用大石压干，挂在通风的地方，就可以避免腐烂。

腌猪舌牛舌法 每一斤（500g）舌用盐八钱（24g），还有一种方法是用盐五钱（15g），好酒一碗，川椒、莳萝、茴香、香油各少许，再加切细的葱白，腌五天，其间翻动三四次，用绳子穿起来挂在通风的地方阴干，用纸装盛起来贮存，需要时煮一煮即可食用。

风鱼法 准备青鱼、鲤鱼，破剖开鱼腹，除去肠胃。每斤鱼用盐四五钱（12 ~ 15g），腌七天后清洗干净，擦干。在鳃下切一刀，把川椒、茴香以及炒盐擦入鳃内和鱼腹内外，用纸包裹，外用麻皮绳扎成一个，挂在通风的地方。如果鱼腹内多放一些作料就更美味了。

肉生法 把精肉细细地切成薄片，加酱油腌渍后洗净多余的汁水，放到用柴火烧红的锅里爆炒，除去血水，使汤汁微白最好。然后盛出来，切成丝，再加酱瓜、糟萝卜、大蒜、缩砂仁、草果、花椒、陈丝、香油拌炒。吃的时候加醋调和均匀，味道非常好。

鱼酱法 取一斤鱼，切碎洗净备用；取炒盐三两（30g），花椒一钱（3g），茴香一钱（3g），干姜一钱（3g），神曲二钱（6g），红曲五钱（15g），用酒拌和均匀；然后把酱料拌到鱼肉里，放入瓷瓶里封好，存放十天就可以食用了。吃的时候可以加少量的葱花。

糟猪头蹄爪法 把猪头、猪蹄爪煮烂后，剔除骨头，放在摊开的布包上面，用大石压扁，使肉块紧实，放置一夜，非常美味。

酒发鱼法 把大鲫鱼破开，刮除鱼鳞，除去鱼眼及肠胃，不要碰生水，用布抹干。取神曲末一两（30g），红曲末一两（30g），炒盐二两（60g），胡椒、茴香、川椒、干姜各一两（30g），拌匀后装入鱼空肚里，每份作料配一斤鱼肉，然后加一层作料，一起装进坛子里，包好后再用泥封存。如果是十二月的时候制作，到正月十五之后开封，把鱼翻动一下，加入好酒浸满，再用泥封存，到四月才酿制好，这时就可以吃了。这鱼可以存放一到两年。

酒腌虾法 大虾用酒洗净后剪去须尾，备用。每斤虾用盐五钱（15g），腌制半天后，沥干装瓶。放一层虾，就放三十粒花椒，花椒多了比较好。或者是用花椒拌到虾里再装瓶，也很好。装瓶完毕，每斤用盐三两（90g），拿好酒化开后浇到瓶里，封好泥头。春秋季腌渍五到七天就已经很美味了，但是冬天要腌渍十天才可以。

湖广鲊法 用大鲤鱼十斤（5000g），细切丁香块子，剔除鱼刺和杂物，备用。先用老黄米焙炒干燥后碾成末，大约一升半（75g），配以炒红曲一升半（75g），都做成粉末备用，即米曲末。称十斤（5000g）鱼块，用好酒二碗（400ml）、盐一斤（500g）、夏月用盐一斤四两（620g），拌到鱼块中在瓷器里腌渍。冬天需要腌渍半个月，春夏季腌渍十天即可。腌渍好后拿出来清洗干净，用布包起来榨至十分干。川椒二两（60g），缩砂仁一两（30g），茴香五钱（15g），红豆五钱（15g），少许甘草，共

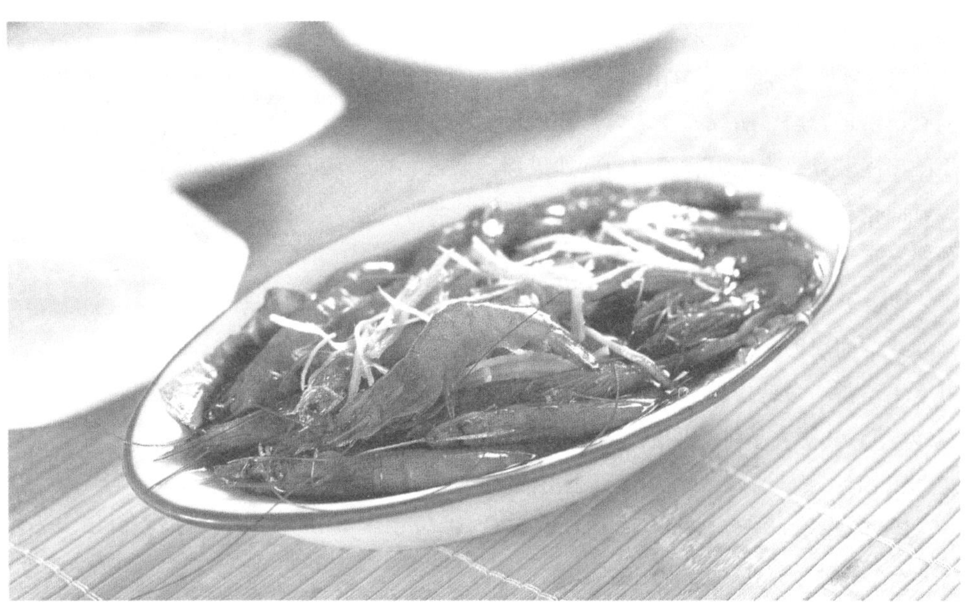

酒腌虾

酒是中国人做菜时常用的调味品，常见的有米酒、黄酒、高粱酒。它甘甜味美，具有增香、提鲜、去腻、解腥的作用。人们也常将酒与盐、香油、鲜汤混合调匀制成酒味汁，用来拌食水产品、禽类，如醉青虾、醉鸡脯等，其中尤以生虾最有风味。

同研成末，香油一斤八两（740g），葱白头一斤（500g），先与一升（50g）米曲末混合，搅拌均匀后，放到腌渍着鱼块的坛子里，用石压实。冬季十五天后可以食用，夏季七八天就可以食用。吃的时候再加花椒等作料，浇些米醋，味道更好。

水炸肉（又名擘烧） 将生猪肉切成二指大的长条，两面用刀划成砖块样。将香油、甜酱、花椒、茴香拌匀，再揉搓到切好的猪肉上，直至肉质柔软。片刻，在锅里放入猪脂肪炼制的猪油一碗（200ml）、香油一碗、水一大碗（300ml）、酒一小碗（200ml），再加入猪肉拌匀，使上述汤料浸过为度。再加蒜榔一两（30g），盖上锅盖焖烧。等到肉质酥嫩时起锅，就可以食用了。

清蒸肉 将上等的猪肉放入锅里煮一滚，取出洗净后切成方块，用水漂洗、刮净，将皮用刀切碎，备用。取大茴香、小茴香、花椒、草果、官桂，用稀布包成一包，放在汤锅里，上压肉块。先将鸡鹅肉清洗过，用上好的汁浇在肉上以调和味道，再在上面盖上大葱、腌菜、蒜榔，放进汤锅里，盖上锅盖蒸。吃的时候，去掉葱、蒜、菜和调味料包后即可食用。

炒羊肚儿 将羊肚洗净，沿着肌纤维的纹理细细地切成条。一边熬着滚烫汤汁的汤锅，一边加热油锅。先将羊肚放到汤锅里，用笊篱一焯即刻捞出，用粗布包裹后扭干汤气，趁着热油，迅速放到油锅里快炒。等到快要炒熟的时候，加葱花、蒜片、花椒、茴香、酱油、酒、醋，调和均匀，翻炒一下就出锅装盘，吃上去香脆可口。如果翻炒时间稍长或动作不够迅速，羊肚就软得像橡皮筋一样难以咀嚼下咽。

炒腰子 将猪腰子切开，剔去白膜以及筋丝，背面用刀割划成花纹。放到滚烫的开水里略微一汆就捞起来，放到油锅里迅速炒一下，再加入小料、葱花、芫荽、蒜片、椒、姜、酱汁、酒、醋，翻炒一下就马上出锅。

蛏鲊 蛏子一斤（500g），加盐一两（30g），腌渍一昼夜，再洗净、控干水分，用布包起来压上石头，加熟油五钱（15g），姜丝、陈皮丝各五钱（15g），盐一钱（3g），葱丝五分（1.5g），酒一大盏，饭糁一合（60g），磨米拌匀，放到瓶里，用泥密封。十天后就可以食用了，做鱼鲊也是同样的方法。

风鱼法 每一斤（500g）鱼，配食盐四钱（12g），加上花椒、缩砂仁、葱花、香油、姜丝、陈皮细丝，用石头压着，挂在有烟熏的地方，需要腌渍十天。

糖炙肉（并烘肉巴） 猪肉去皮、骨，切成二寸大的片，加少量砂糖以去气味，加上酱、大小茴香、花椒来搅拌肉，使之入味。见有太阳时，一晾即收。将油加热后把肉放到锅里，盖上锅盖，不要烧火，以肉质酥软为度。制作肉巴，把鲜嫩的猪肉切成条片，用食盐稍微腌渍一下，然后用上述椒料搅拌肉片，使之入味，有太阳的时候一晾就可以了，然后放在炭火铁床上烤制一下就可以吃了。

晒虾不变红色 虾用盐炒熟，盛在箩内，用井水淋洗，把盐去掉后晒干，虾的颜色就一直是红的而不变色了。

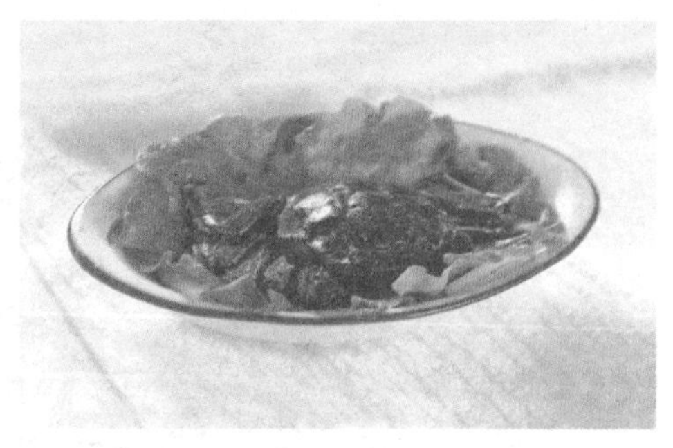

醉蟹的做法

材料：大闸蟹1只（约100克）

调味料：花雕酒50毫升、香叶2片、生抽10毫升、砂糖10克、姜2片、盐10克

做法：①取大闸蟹一只洗净备用。②取生抽、砂糖、盐、香叶、花雕酒、姜片调成醉卤备用。③将大闸蟹放入醉卤中，低温静置一会儿即可。

煮鱼法 大凡煮河鱼的时候，要先放到水中烧，那么鱼骨头就会变酥。江海鱼先调滚汁，再下锅，那么烧出来的鱼骨就坚实。

煮蟹青色、蛤蜊脱丁 取柿蒂三到五个，和蟹一起煮，那么蟹就会呈现青色。枇杷核内仁和蛤蜊一起煮，蛤蜊肉就会容易脱落。

造肉酱法 取精肉四斤（2kg），去筋骨制成肉末；酱一斤八两（740g）；研细盐四两（120g）；葱白细切一碗（50g）；川椒、茴香、陈皮各五六钱（15～18g），用酒调和各种调料，然后加到肉中，搅拌到像稠粥一样，装到坛子里密封严实，放在烈日下晒十几天。打开看，如果干了，就再加酒，如果滋味淡，就再加盐，最后用泥封严，再继续晒。

黄雀鲊 将每只黄雀清洗干净，用酒洗后擦拭干，避免沾水。加麦黄、红曲、盐、椒、葱丝，尝一下，感觉味道得宜就不再加调料。然后将黄雀放到扁坛里，铺一层黄雀，上面加一层调料，一层层装严实，把竹编的盖子盖在上面，用竹片扦住密封，等到卤汁出来，倾斜倒掉，再加酒浸泡，密封好了就可以存放很长时间。

治食有法条例

用面粉清洗猪肚，用砂糖清洗猪肠，直到没有异味。煮笋时加入薄荷、少许食盐（或者用灰，那么就没有薟气了）。糟蟹装在坛子中，加皂角半锭，就可长期留存。洗鱼，滴入一两滴生油，就没有涎气了。煮鱼，加入少量作料末，肉质就会香嫩不腥。煮鹅，加入几片樱桃叶，那么肉就容易煮软。腌渍过很久的腊肉快要煮熟的时候，把几块烧红的炭放到锅里，就会没有油薟气了。煮各种生肉，封住锅口，加一两粒楮实子，则肉容易煮烂，而且尝起来格外香。夏天的肉，单用醋煮，可以留存十天左右。面不宜用生水调和，应当待开水放冷后再调。烧肉避免用桑柴火。制作酱蟹、糟蟹时忌灯照，灯照后就会松散。酒、醋，用赤小豆一升（50g），炒焦，用布袋盛到酒坛中，就会酿制得较好。

将染坊滤过的兰淀灰晒干，用来包生黄瓜、茄子，到了冬季就可以吃了。用松毛把橘子包起来收藏，三四月都不会干燥，用绿豆也可以。五月，用麦面煮成粥糊，加入少量盐，等到粥放冷后倒入瓮中。把新收获的、新鲜的、红色的、未成熟的桃子放到瓮中，封口，到了冬季，它们还像是新鲜的一样。

蜜煎黄梅，时时更换蜂蜜，把细辛放在顶上，就会不长小虫子了。取腊水和薄荷一握，明矾少许，放到瓮中，再加入枇杷、花红、杨梅干，它们的颜色就会不变，滋味清凉，适合食用。

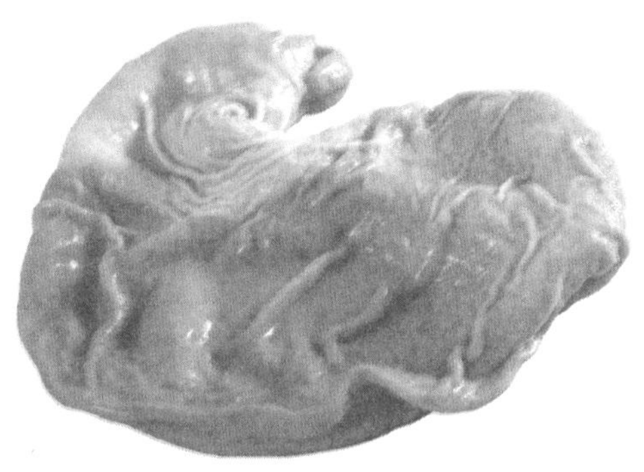

清洗猪肚妙招

清洗猪肚时，将猪肚翻过来，在脏的一面撒上些玉米粉和面粉，等 10 分钟左右，再用手轻轻揉搓，并用清水清洗，就可以将沾在上面的脏物全部除掉。

中卷

家蔬类

下面列举的这些家常小吃不是随便收录的，都是我亲手制作过的，并且品尝过它们的滋味，才整理编写入本笺。或许会有不同的制作方法，这些全凭个人喜好。

配盐瓜菽 准备老黄瓜、嫩茄子，总共五十斤，每斤用精盐二两半（75g）。先用精盐半两（15g）将黄瓜和茄子腌渍一夜，滤出水，再取陈皮五斤，当年新摘的紫苏连根三斤（1500g），生姜丝三斤（1.5kg），去皮杏仁二斤（1000g），桂花四两（120g），甘草二两（60g），黄豆一斗（5kg），煮酒五斤（2.5L），一起拌匀后放入瓮中，装满后按压密实。瓮盖子用竹片固定，五层竹叶裹着，并用泥封严，放在太阳下晒。两个月后取出来，放入大椒、茴香、砂仁，各半斤（250g），搅拌均匀后再放在太阳下面晒。晒至发热后，瓜、茄就会变得酥软美味。其中，黄豆要挑选个头儿大的，入锅煮烂后用麸皮包在外面焖熟，然后去掉麸皮，洗净后再使用。

糖蒸茄 取鲜嫩、个儿大的牛奶茄，不去蒂，直接切成六棱形。每五十斤（25kg）用盐一两(30g)拌匀，放到开水中焯一下，使之变色，然后捞出来沥干。将薄荷、茴香末夹在茄子里，加上砂糖二斤（1kg），醋半盅（25ml 左右），浸泡三个晚上，然后取出晒干，再加卤汁。卤汁完全被茄子吸收进去后，压扁收藏。

蒜梅 取青硬梅子二斤（1kg），剥净的大蒜一斤（500g），备用，将炒盐三两（90g）以及适量水放在锅里煎煮，待盐水放冷后加入梅子和大蒜浸泡。等到五十天后，卤水快要变色的时候倒出来。煎煮这种卤水，放冷后再把梅子和大蒜浸泡到里面，装到瓶子里保存。等到七个月后吃，梅子酒就不会那么酸了，蒜也没有刺激的气味了。

酿瓜 将质地坚硬、个头儿较大的老黄瓜切成两半，挖出内穰，稍微用一点儿盐将水滤出来一点。将生姜、陈皮、薄荷、紫苏都切成丝，加茴香、炒砂仁、砂糖拌匀后放到瓜内。用线捆扎固定成一个，放入酱缸内，五六天后取出，连瓜一起在阳光下晒干后收起来贮藏。切碎后再晒也可以。

蒜瓜 取秋黄瓜一斤（500g）备用，石灰、白矾用热水焯过，控干，用盐半两（15g）腌渍一晚。再准备盐半两（15g），剥大蒜瓣三两（90g），放在一起捣烂成泥，再和腌渍过的黄瓜放到一起搅拌均匀，倒进腌渍的水中。熬好酒、醋，等到放凉后，浸泡上述腌渍的

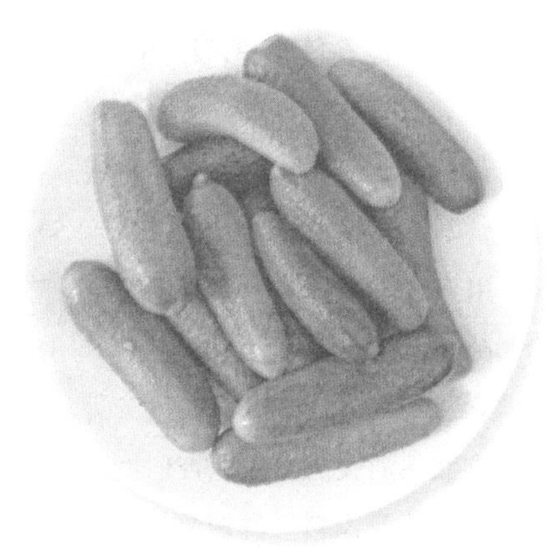

腌法

腌是用调味料将主料浸泡入味的方法。腌渍凉菜不同于腌咸菜，咸菜是以盐为主，腌的方法也比较简单；而腌渍凉菜要用多种调味料，其特征是口感爽脆。

黄瓜，就可以保存，以便随时食用。冬瓜、茄子也用同样的制作方法。

三煮瓜 将坚硬的老黄瓜切成两半，每一斤（500g）黄瓜用盐半两（15g），酱一两（30g），紫苏、甘草少许，腌渍一昼夜。将黄瓜连卤水一起，在夜间煎煮，白天时拿出来晒，如此反复加工三次。煮后晒干，到阴雨天便放在瓦罐上蒸，晒干后就可以贮存。

蒜苗干 将蒜苗一斤（500g）切成一寸长的段，腌出臭水。稍稍晾干，拌入少许酱、糖，蒸熟，晒干收藏。

藏芥 选择肥嫩的芥菜，避免沾水，晒到六七分干后除去叶子。每斤芥菜用盐四两（120g）腌渍一夜后，取出来。每茎扎成小把，放到小瓶里，沥干后把多余的水分倒出来，连同上回腌出的水一起煎煮，得到清汁，放凉后装瓶密封。夏天的时候就可以食用了。

绿豆芽 把绿豆放在冷水中浸泡两夜，等到泡涨后换水，淘洗两次，烘干。先把地扫干净，用水洒湿，铺上一层纸，把绿豆放在纸上，用盆子盖上，一天洒两次水。等到芽长出来之后，淘洗干净去掉外壳，在沸水中略微焯一下，加生姜末和食醋拌和均匀，用肉炒一下再吃会更加美味。

芥辣 将放置了两年的陈芥子，研细后用水调和，压实后放在碗里，用软而坚韧的纸密封严实。用沸水泡三五次，泡出黄水，然后铺在冷的地面上，过一会儿便有气出现，再放入淡醋。继而将纸解开，用布过滤掉渣子即可。还有一种方法：加细辛二三分（0.6 ~ 0.9g），更辣。

酱佛手、香橼、梨子 梨子带皮放入酱缸里，储存很长时间也不会坏掉。香橼除去穰，在外皮上抹上酱。佛手全酱。陈皮、石花、面筋，都可以用酱腌渍后食用，风味更加美妙。

糟茄子法 有说法是："五茄六糟食盐十七，再加河水甜如蜜。"具体制作方法是：取茄子五斤（2.5kg），糟六斤（3kg），盐十七两（510g），加上两小碗干净的河水（400ml），搅拌均匀，其茄味自甜。这是储藏茄子的方法，要等到腌透了才可以，不能仓促食用。另外一种制作方法是：取中等大小的、晚熟的茄子，用水浸泡一夜，每斤茄子加上食盐四两（120g），糟一斤（500g），味道也非常好。

糟姜方 取生姜一斤（500g），糟一斤（500g），盐五两（150g），在祭祀土地神的前一天适宜糟制，避免食材沾水，不要损坏生姜皮。用干布擦去泥，在太阳下晾晒至半

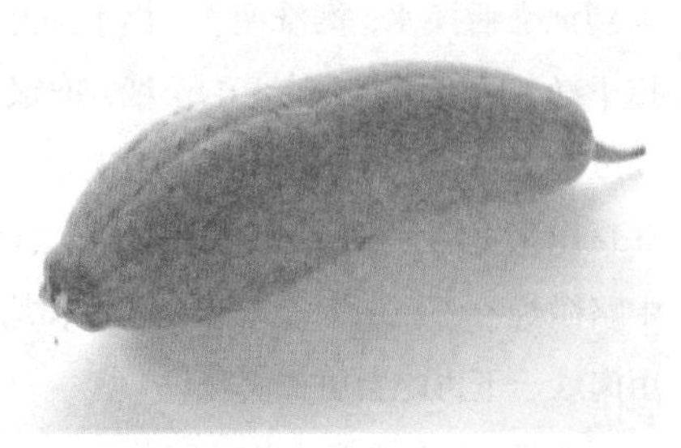

生瓜

生瓜，也被称为菜瓜，味甘，表皮光滑，果肉呈绿白色。中国人常将其加以腌制或炒食，口感脆嫩，有清热利尿、除烦止渴的功效，是夏季不错的消暑食材。

干后，把糟、盐拌入，放在瓮中储存。

糖醋瓜 取六月伏天刚刚采摘的白生瓜，以五十斤（25kg）为标准，切成两半，去掉里面的丝，切成一寸左右大小、厚三分三刀的块。然后将水盛在箩里，把白生瓜洗净，每十斤（5kg）白生瓜用盐五两（150g），放到缸里腌渍，大约 2 个小时翻动一次，再过半个时辰后捞出来，平摊在芦席上，在烈日之下暴晒至半干。先切陈皮丝、姜丝，把花椒皮、炒盐筛干净，将上等的食醋放到锅中加热至沸腾。每十斤（5kg）白生瓜配醋二十二两五钱(675g),优质砂糖十两(300g)，加入盐、醋中，倒入合适的容器里，放置冷后，将白生瓜、干姜、花椒等加到醋里搅拌均匀。过一晚翻动一次，再过一晚再翻动一次，就可以收起来贮藏了。只是一定要将器具泡洗干净，且保证器具上没有任何水渍，然后放在阴凉的地方收藏。

素麸鲊 用好面筋六七个，扯碎成小指大小的条子，称五斤（2.5kg），放到热水里煮三四沸，实按在筲箕里，趁热榨干水分，备用。莳萝、茴香共半合（30g），将它们焙干，碾碎，不要碾得太过细碎。楝花、椒片小半合（20g 左右），赤曲米大半合（50g 左右），用热水泡软。披葱头准备半碗，杏仁一合（60g）左右，去掉皮尖，打碎，用酒调和后震荡摇晃均匀。在锅里加热二两（60ml）油，等到油熟后关火。先把杏仁倒进油中沸过，再把面筋及作料一并放到锅里，用铁铲频频翻炒三四个来回，品尝一下咸淡滋味，然后一点一点地用笊篱把食材盛到大小得宜的容器里。随即将温热的红曲掺杂到里面，压实后把荷叶盖在上面，用竹片拴紧固定，以石头压住，过 6 ～ 8 个小时即可食用。

笋鲊方 春季的时候挖取嫩笋，剥尽外皮，清洗干净，切掉老头，切成四分宽、一寸长的块状，放到笼屉上蒸熟，用布包起来，榨得极干，然后放到容器里，食用的时候用油略微翻炒就可以了。制作方法和制作麸鲊相同。

糟萝卜方 萝卜一斤（500g），糟半斤（250g），盐三两（90g），萝卜不要见水，擦干净，带须和一部分根一起晒干。先将糟与盐拌匀，再放入萝卜搅拌，然后放到瓮里贮存起来。用这种方法制作出来的萝卜，不是仓促之间就可以享用的，一定等糟好，拿出来晒干后才能食用。

做蒜苗方 蒜苗用少量的食盐腌渍后晾干，再用热水焯过之后再晾干。再用甘草汤拌过，放到甑上蒸后晒干，最后放到瓮中保存。

三和菜 淡醋一分，酒一分，水一分，再加上盐、甘草调和至味道得宜，煎煮开后加入菜，以及姜丝、陈皮丝各少许，白芷一二小片，洒在菜上，用浓汤炖煮，不要打开，煮熟后就可以食用了。

暴齑 将菘菜嫩茎用热水焯至半熟，扭干，切成碎段。加入少量的油翻炒几下，然后放到容器里面，加少量的食醋，放置一会儿后就可以食用。

胡萝卜菜 取红而细的胡萝卜切片，就像切芥菜一样，放入食醋略腌一会儿（吃的时候感觉非常脆），再加少量的盐、大小茴香、姜、陈皮丝和醋，一起拌匀，腌渍后即可食用。

胡萝卜鲊 将胡萝卜切片，放到开水里稍微一焯，就捞出来控干，然后加入少许葱花、大小茴香、姜、陈皮丝、花椒末、研烂的红曲和盐，一起搅拌均匀，腌渍 2 小时后就可以食用。又方：把生白萝卜、茭白切片，笋煮熟，三种食材一起按照上述方法，制作鲊，可供食用。

晒淡笋干 鲜笋猫儿头，不拘量，去皮，切成条片状，用开水焯一下后捞出晒干，贮存起来。使用的时候用泔水浸泡软，颜色白如银。用盐水焯一下，就是腌笋了。

蒜菜 将嫩白冬菜切成寸段，每十斤（5kg）用炒盐四两（120g）、醋一碗（200ml）、水二碗（400ml），把它们装进瓮内，再把菜浸泡在里面。

做瓜法 把坚硬的生瓜切开后挖去穰，擦拭干，避免沾水，切成三角小块。以十斤为标准，用盐半斤，把生瓜放在大盆内浸泡一夜，第二天早上用麻布袋装起来，上面压上石头以促使其干燥。莳萝、茴香、花椒、陈皮、紫苏、生姜各五钱，都切成丝，和瓜一起搅拌均匀。上好的砂糖十两（300g），用三碗（600ml）醋把碾压得非常细烂的砂糖混合，用瓷器装起来，放在太阳下面晾晒，其间频频翻动，直至汁液全都挥发为止。晾干后放到瓶里贮存。

淡茄干方 把大个儿的茄子洗干净，放到锅里煮过，不要见生水，切开，压上石头，使之干燥。趁着天气晴朗的时候，先把瓦晒热，然后把茄子摊开放在瓦上，以晾干为度。藏到正月、二月，加上其他食材拌匀后食用，滋味如同新鲜的茄子一样。

十香咸豉方 生瓜和茄子各半，以十斤（5kg）为标准，用盐十二两（360g），先取其中的四两（120g）来腌渍生瓜和茄子一夜，控干水分。准备生姜丝半斤（250g），新鲜的紫苏半斤（250g），带着梗一起切断，甘草末半两（15g）、拣去梗核的碾碎的花

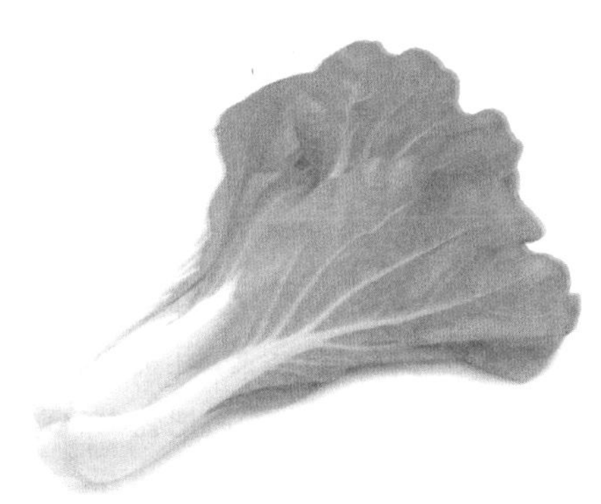

白菜

“菘菜”是我国古时对白菜的称呼，书中记载“菘凌冬晚凋，四季常见，有松树的性质，故名为菘。今俗称之为白菜，因其色青白”。菘菜有两种，一种茎圆厚，色微青；一种茎扁薄，色白。它们的叶都是淡青白色的。常食有清热除烦、解渴利尿、通利肠胃的功效。

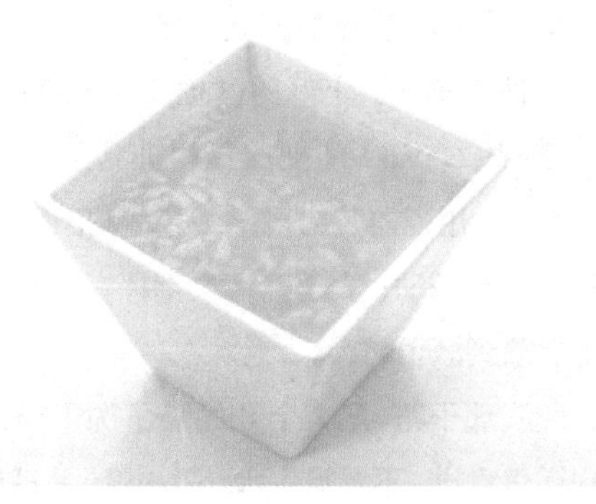

酒酿

酒酿，也称醪糟，是以蒸熟的江米（糯米）拌上酒酵发酵而成的一种甜米酒，其特点是米粒柔软不烂，酒汁香醇。口感甘甜可口、稠而不混、酽而不黏。它可以生食，也可以作发酵介质或特色菜品的调味料。

椒二两（60g）、茴香一两（30g）、莳萝一两（30g）、砂仁二两(60g)、藿香叶半两(15g)、如果没有藿叶，不用也可以。起初的五天，将一升（250g）大黄豆煮烂，炒麸皮一升（100g），拌匀后焖渍成黄豆酱，等到焖熟后过筛，去掉麸皮，最后仅用豆豉。用酒一瓶，醋糟大半碗，和前面准备好的食材一起搅拌均匀，泡在干净的瓮里，按实。先用竹叶覆盖上四五层，后用竹片廿字扦定，再用纸箬包住瓮口后扎紧，用泥封实，放到太阳下晒。等到四十天后把瓮中的食材取出，稍稍晾干，再放入瓮中贮存。晒到二十天，把瓮掉转方向，使阳光可以把瓮的四周都均匀地晒到。

造芥辣法 用芥菜籽一合（60g），放到擂盆里面研磨细，用醋一小盏（20ml），加水调和。再用细腻的绢包住芥菜籽绞榨出汁水，然后放到水缸里置凉。需要使用前，再加酱油、醋调和均匀，其辣无比，味道美妙难言。

芝麻酱方 熟芝麻一斗（3kg），捣烂，用六月六日那天收集的水来煎煮至沸腾，然后晾凉，装进坛子里调和、搅拌均匀，使水没过芝麻一手指的高度，然后把坛子口封住。晒五到七天之后，打开坛子，将芝麻的黑皮去掉后，加入上好的酒酿糟三碗，上好的酱油三碗，上好的白酒两碗（400ml），红曲末一升（50g），炒绿豆一升（50g），炒米一升（50g），小茴香末一两（30g），搅拌均匀，过十四天后就可以食用了。

盘酱瓜茄法 黄豆一斤（500g），黄瓜一斤（500g），盐四两（120g）。将瓜洗净，用原来腌瓜的水将上述食材搅拌均匀。每天翻两次，七七四十九天后就可以装坛。

干闭瓮菜 蔬菜十斤（5kg），炒盐四十两（1200g），用缸腌菜。一层菜加一层盐，腌制三天，把菜取出来，放到盆内揉搓一次，放入另外一只缸子里，将盐卤收起来备用。再过三天，再将菜取出来揉搓一次，将菜再放到另外的一只缸里，盐卤依旧收起来备用。这样重复九次完毕后，装到瓮里，一层菜上撒上一层花椒、小茴香，再铺上一层菜。这样紧紧实实地装好后，将前面收起来的菜卤拿出来，每坛浇三碗，用泥封口，过年的时候就可以食用了。

撒拌和菜 在香油中放入花椒，先在锅里加热至沸腾，一二滚后关火，留用。使用的时候，将油倒出来一碗（200ml），加入少许酱油、醋、糖，调和均匀后存放。凡是需要用油拌着吃的菜都可以使用，风味绝佳。譬如拌白菜、豆芽、水芹，需要先将菜放到开水里焯熟，再放到清水里漂着。临用时，把水榨干，拌上花椒油就可以食用了，这样一来，菜颜色青翠而不会发黑，吃起来香脆可口。

倒虀菜 每一百斤（50kg）蔬菜，用五十两（1.5kg）盐腌制后，装坛封严留用。用盐卤把毛灰调成像干面糊一样，摊在坛口上封好，不必用草塞住。

辣芥菜清烧 把芥菜晾干变软，注意不要沾水，放到开水里一焯就捞出来，用笊篱捞到筛子上晾凉。撒上少许松盐撒，拌均匀，装到瓶子里，再把晾冷的菜卤汁浇在上面，装好后放在冷地上。

蒸干菜 将大棵好菜择洗干净，放到沸水里面焯到五六分熟，捞出晒干。将盐、酱、莳萝、花椒、砂糖、陈皮一起煮到烂熟，再晒干，并放在笼屉上蒸片刻，用瓷器收纳起来贮存。用时，加上一点香油，略微用一点醋，放在饭上蒸过后即可食用。

鹌鹑茄 挑选嫩茄，切成细丝，用开水焯过，控干。准备盐、酱，把花椒、莳萝、茴香、甘草、陈皮、杏仁、红豆等研细末，上述食材放到一起搅拌均匀后晒干，蒸过之后贮存起来。等到用的时候，先用滚烫的开水将茄子泡软，然后蘸上香油，炸过后食用。

茭白鲊 鲜茭白切成片，用水焯过，控干。细葱丝，莳萝、茴香、花椒、红曲研烂，和盐一起搅拌均匀，放在一起腌制2个小时就可以食用了。藕梢鲊的制作方法与此相同。

糖醋茄 把新嫩的茄子切成三角块，用开水漉过，用布包着来绞榨干茄子，用盐腌制一夜，晒干。用姜丝、紫苏拌匀，将煮得滚烫的糖醋泼在茄子上充分浸泡，然后贮存在瓷器里。制作糖醋瓜也用相同的方法。

糟姜 准备一些嫩姜，不拘多少，去掉须根后擦洗干净，用酒和糟盐拌匀，放入瓷坛里，上面再加一块砂糖，用竹叶把坛口扎紧，用泥封存。七天后就可以食用了。

腌盐菜 白菜削去根，剥除发黄的老叶，洗净，控干。每用十斤（5kg）白菜，就用食盐十两（300g），甘草数茎。准备干净的瓮，把盐撒到白菜根上分出叶子的地方，摆到瓮中，加入少量莳萝，用手按压结实。装到半瓮，再放入甘草数茎，待瓮装满后，用砖石压在上面固定。腌制三天之后，把瓮口朝下，滤除卤水，把菜放到其他干净的容器里面。切记不要让菜沾到生水，装好后再把滤出来的卤水浇到菜上。过七天，参照上述方法再倒卤水，用新汲取的水来腌渍浸泡，依然使用砖石压住固定。照这样做出来的菜，味美香脆。如果到了春天还没有吃完，就把菜在沸水里面焯过，晒干后收起来；如果是夏天，就将菜用温水浸泡过，压干，倒入香油拌匀，用瓷碗装着，放在饭上蒸过后食用。

蒜冬瓜 拣个头大的冬瓜，削去皮，挖去

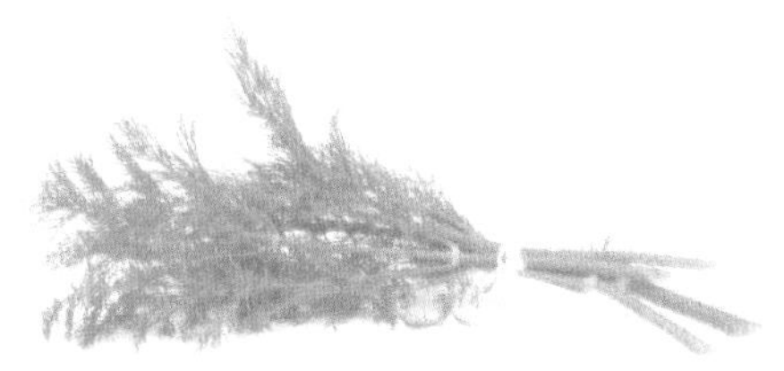

莳萝

莳萝的叶片呈羽毛状，其味辛香甘甜，有着近似香芹的浓烈香气，因其外形与茴香相似，古时也被称为“洋茴香”。它是人们烹制肉类、鱼类等食物所常采用的佐味香料，具有理气开胃的功效。

穰，切成一指宽的条，用白矾、石灰煮的热水焯过后，捞出来控干。每斤冬瓜用盐二两（60g），蒜瓣三两（90g），捣碎，和冬瓜一起装入瓷器中，再加上熬过的好醋浸泡。

腌盐韭法 霜前挑选肥而没有黄叶黄梗的韭菜，择干净，清洗过后控干。在瓷盆内铺一层韭菜，洒一层盐，等到盐、韭混合均匀，铺完为止。腌渍一二夜，其间翻动几次，再将韭菜连同原卤水一起转装到瓷坛里面，若是卤水中再加少量香油就更好了。或者在韭菜里面腌制一些小黄瓜、小茄子之类的蔬菜，也可以另外用盐腌制滤去水，与里面的韭菜拌匀后就可以收起来储藏。

造谷菜法 将春不老菜薹去叶洗净，切碎成铜钱钱眼大小，晒干水气，但不要太干。用姜丝炒黄豆瓣，每用一斤菜就用一两（30g）盐，放入食用香料腌制一会儿，揉出卤汁，装到罐子里，等腌熟后即可食用。

黄芽菜 将白菜割去梗叶，只留菜心，离地二寸许，以粪土壅平，用大缸盖在上面。缸外用土严实地封上，不要透气。半月后取出来吃，味道最好。黄芽韭、姜芽、萝卜芽、川芎芽，也可以用如上方法制作后食用。

红盐豆 先将一个盐霜梅放在锅底里，用淘洗干净的大粒青豆盖在梅子上，再在豆中做一个窝，把盐塞在里面。用苏木煎水，放入少许白矾，沿锅四边浇下，使之与豆相平。用火把水烧干，豆子也就熟了，盐又不被苏木浸染而泛红。

五美姜 嫩姜一斤（500g），切片，用白梅半斤（250g），打碎，去仁，放入炒过的食盐二两（60g），搅拌均匀，晒三天。然后放入甘松一钱（3g），甘草五钱（15g），檀香末二钱（6g），再搅拌均匀，晒三日后就可以收起来备用。

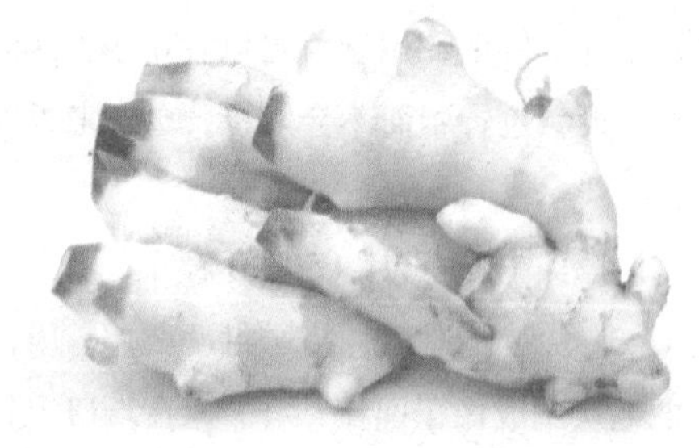

生姜

古人认为姜味辛而不荤，能去邪辟恶。生吃，熟食，或用醋、酱、糟、盐、蜜煎后调和，无所不宜。既可作蔬菜、调料，又可入药，还可作果脯，用途非常广泛。五美姜为鲜生姜加多种香料后经暴晒而成，色泽金黄，味道甜中带酸，口感脆嫩，有着独特的香气。

腌芥菜 以每十斤（5kg）菜，用八两（240g）盐为准。十月的时候，采收鲜嫩的芥菜，切碎，用热水焯一下，带着水捞出来，盛到盆里，和生莴苣、熟麻油、芥菜花、芝麻、盐一起搅拌均匀，盛在瓮内，压实。十五天之后就可以吃了，到了春天依旧不会变质。

食香萝卜 每十斤（5kg）萝卜，用八两（240g）盐来腌制。把萝卜切成骰子大小，用盐腌渍一夜，再放到太阳下晒干，切姜丝、橘丝，连同大小茴香一起拌匀，煮滚烫的食醋浇在萝卜上。用瓷瓶或者瓷盆盛着萝卜，放在太阳下晒干后就可以收起来贮存。

糟萝卜茭白笋菜瓜茄等物 将煎煮石灰、白矾的热水放凉后，放入糟萝卜、茭白、笋、菜、瓜、茄等物浸泡一昼夜，将酒烧热，泡糟，加盐，再放入铜钱一二文，根据糟的多少加入。腌渍十天后就可以取出来，再更换好糟，加盐、酒搅拌，盛到坛子里贮存，用竹叶捆扎住并用泥封藏起来。

五辣醋方 酱一匙，醋一钱（3g），白糖一钱（3g），花椒五七粒，胡椒一二粒，生姜一分（0.3g），也可以加入大蒜一二瓣，味道更好。

野蔬类

我所选录的，和王西楼的很不一样。一般人们都知道可以吃的，才敢收录其中，不是王西楼所选的那些，一定要有这样的做法才这样写。

黄香萱 夏天的时候采花洗干净，用热水焯一下，拌入作料就可以吃了。加入素菜中拌着吃，如豆腐之类的，极其美味。凡是想要吃这种野菜的，首先必须要清洗干净，要看看叶背、菜心是不是藏有小虫子，以免误食。先制作料头，每用一大酒盅的醋就加入甘草末三分（0.9g），白糖霜一钱（3g），香油半盏，混合起来作为拌菜的佐料。也可以捣少量姜末放入其中，这又是一种制作方法。凡是将花、菜采收来后，都要洗干净，用开水焯一下捞起，迅速放到水里面漂一会儿，然后取出榨干，拌上佐料后食用。这样可以保证菜色青翠，和新鲜的时候一样，而

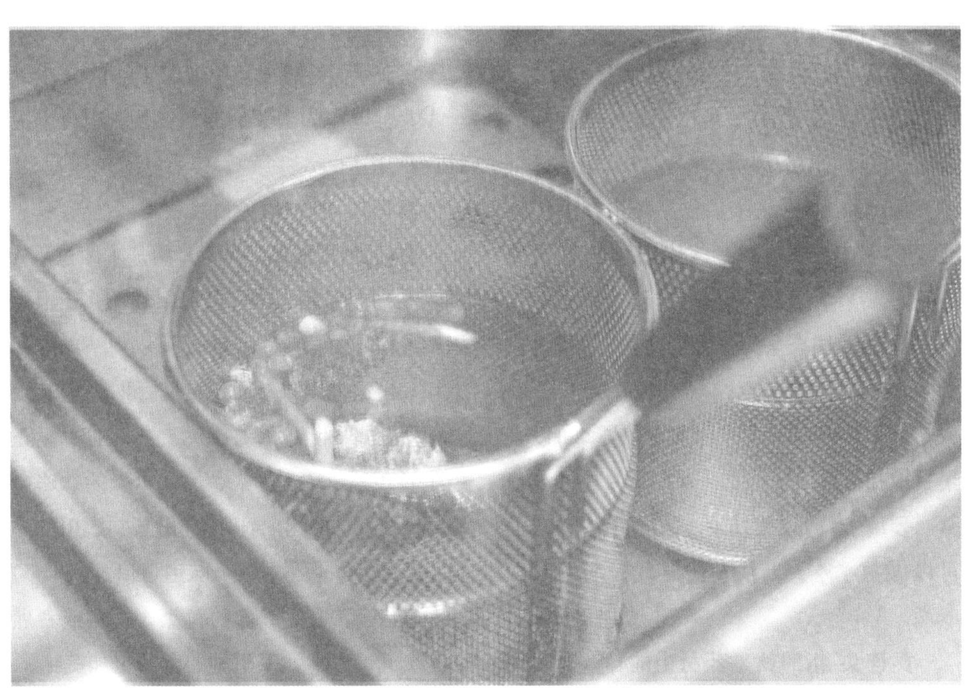

烹饪技法·焯

焯水就是将初步加工的原料放在开水锅中加热至半熟或全熟，取出以备进一步烹调或调味，对菜肴的色、香、味，特别是色起着关键作用。原料下锅后及时翻动，时间要短，要讲究色、脆、嫩，不要过火。这种方法多用于植物性原料，如芹菜、菠菜、莴笋等。

且口感脆嫩不软烂，别有一番风味。家种的蔬菜也可以用这种方法来制作，其他诸如炙爆做齑，就不用这种制作方法了。

甘菊苗 取春夏枝叶茂盛而又鲜嫩的甘菊花，将其嫩头采下来，用热水像前面所述的方法一样焯一下就可以食用，用甘草水来把山药粉和成面糊，裹在甘菊苗外面，然后用油炸，其气味清香滋味鲜美，实属佳品。

枸杞头 枸杞的嫩叶及苗头，采取与前面所述的相同的制作方法食用，若用以煮粥，则效果更好。

菱科 夏季及秋季采集，去掉叶子和根，只留下梗上的圆科，采取与前面所述的相同方法做熟后服用也是很不错的，糟食味道更好，是野菜中的第一品。

莼菜 四月采收，用开水焯一下，然后放在凉水里漂洗，留用。可以用姜、醋拌和后食用，也可以做成肉羹。

野苋菜 夏季采来后做熟吃，拌上佐料或者炒着吃，都可以。这比家种的苋菜更美味。

野白荠 四季采集较嫩的，生、熟都可以食用。

野萝卜 从外观看来像萝卜一样，可以采集其根和苗食用。

蒌蒿 春初采集苗心，入茶最香，叶子可以做熟了吃；夏秋季的时候，茎可以做成齑。

黄连头 指的就是药材中的黄连，采集其植株的头部嫩芽，用盐腌渍后晒干，作茶喝风味最佳，或者用作熟食也很美味。

水芹菜 春季的时候采收，用开水焯过后，加上姜、醋、麻油拌着吃，味道清香，风味绝佳。或者在开水里加上一些盐，然后焯过，晒干，或者放入茶内供人饮用也可以。

茉莉叶 将茉莉花的嫩叶采收下来，洗干净，和豆腐一起煎着吃，是绝妙的美味。

鹅脚花 采单瓣的可以食用，千瓣的误食后会伤害人的身体。用热水焯过后，加上盐等调料拌着吃，也可以煎着吃，还可以加上瓜齑炒着吃。春天的时候食用其嫩苗。

栀子花（又名薝卜） 采花后清洗干净，用水漂洗过以除去腥味，用面加上糖、盐做糊，裹在栀子花外面，放在油锅里炸过之后吃。

金豆儿（即决明子） 采集豆粒一样的果实,用热水焯过之后,可以作为泡茶的原料，味道清香美味，甘甜可口。

金雀花 春初采花，用加了盐的开水焯一下，可以作为泡茶的原料饮用，也可以凉拌后食用。

紫花儿 花、叶皆可食。

香椿芽 采头端的嫩芽，用开水焯过后，加入少量盐，晒干，可以保留一年多，也可以用芝麻来拌着吃。新鲜的可以当茶冲泡后饮用，最适宜用来炒面筋食用，非常美味。

蓬蒿 采收鲜嫩的头，二三月的时候正当生长茂盛，洗干净后，加入少量的盐略微腌渍一下，加面粉一起搅匀做成饼，用油炸过之后食用，香气扑鼻，味道可口。

灰苋菜 采集成棵的苋菜，煮熟或者煎炒后即可食用，比家里种的苋菜更加美味。

桑菌、柳菌 以上两者都可以食用，采来后洗净，和素品一起炒过后食用。

鹅肠草 采收来，可以焯一下，拌上佐料吃。

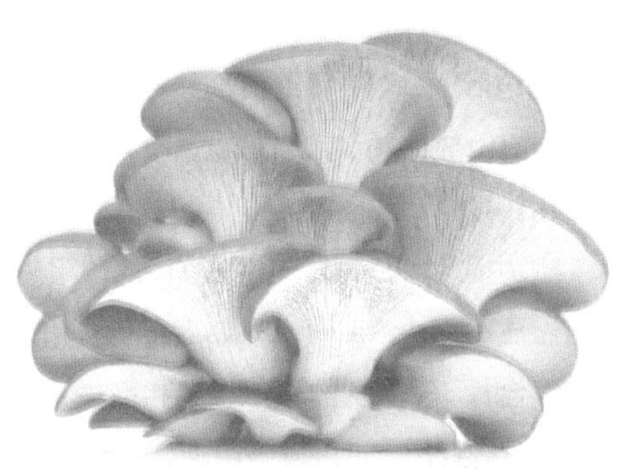

蘑菇

蘑菇是高蛋白、低脂肪的健康食品，生活中常见的蘑菇有很多种，如平菇、香菇、金针菇等。蘑菇口感嫩滑，作烹饪主料、辅料均可，其中平菇能滋阴、补脾、益胃、增加抵抗力，是物美价廉的素食佳品。

鸡肠草 食用方法同上。

绵絮头 色白，生长在田埂上，采来清洗干净，捣烂成棉絮状，和面粉一起做成饼后食用。

荞麦叶 九月采集刚刚发出的嫩叶，烹制熟后即可食用。

西洋太紫 七八月的时候采集其叶子来煎豆腐吃，是绝妙的美味。

蘑菇 采集来晒干，生吃或者做成汤羹，美味不可言喻，是素食之中的佳品。

竹菇 这个更加鲜美，做熟吃非常可口。

金莲花 夏季采收叶和梗，就是浮在水面上的部分。用开水焯一下后，用姜、醋、油拌着吃。

天茄儿 用盐开水焯过，当作茶喝，加上姜、醋拌着吃也可以。

看麦娘 随着小麦一起生长在垄上，春季采摘，烹制熟了之后吃。

狗脚迹 生于霜降的时候,叶子像狗的足，采集后可以烹熟食用。

斜蒿 三四月的时候开始生长，小的一整棵都可以食用，大的采摘其鲜嫩的头部，在开水中焯一下，晒干。吃的时候用热水泡着，加上调料就可以吃了。

眼子菜 六七月的时候采收。眼子菜生长在水泽之中，青色的叶面，紫色的叶背，茎柔软光滑而纤细，大约数尺长，采收后用热水焯一下，做熟就可以食用了。

地踏叶 又称作地耳，春夏季，在下雨的时候生长，雨停后采摘。加上姜、醋之后烹制，熟后食用。如果太阳出来就没有了，只剩下干枯的植株。

窝螺荠 正月、二月的时候采集，烹熟后食用。

马齿苋 初夏时采收，用开水焯过之后晾晒干，冬天可以随时取出来吃。

马兰头 二三月丛生，熟食，又可作齑。

茵陈蒿（即青蒿儿） 春季采收，和上面做成饼后食用。

雁儿肠 二月时开始生长，外形如同豆芽菜，烹熟后可供食用，生着吃也可以。

野茭白菜 初夏的时候生长在水泽旁，也就是茭芽儿，烹熟后食用。

倒灌荠 采集下来，煮熟后吃，也可以做成齑食用。

苦麻苔 三月采收，将其叶子捣碎后和面做成饼吃。

黄花儿 正月或者二月采收,烹熟后食用。

野荸荠 四季均可采收，生着吃或者做熟了吃。

野绿豆 叶茎如同绿豆那样，但是比绿豆稍小，生长在田野有很多藤蔓。生着吃或者烹熟后吃。

油灼灼 生长在水边，叶子很有光泽，生着吃或烹熟食用均可。又可以腌成干菜蒸来吃。

板荠荠 正月或二月采收，烹制后就可以食用了。三四月的板荠荠就不适合再食用了。

碎米荠 三月采收，只能够作齑食用。

天藕儿 根外形像藕，但个头儿略小，烹熟做成藕菜，拌上调料后食用。叶子不能食用。

蚕豆苗 二月采来当作蔬菜吃,用香油炒，或者放入盐、酱后煮熟吃，也可以加入少量姜、葱。

苍耳菜 采嫩叶，洗净后用开水焯过，加姜末、盐、醋拌着食，可以祛风除湿。其子可以和米粉混合在一起，做成干粮。

芙蓉花 采集花，去掉心和花蒂，用滚开的热水泡一两次，和豆腐一起煮汤，可以稍微加一点胡椒，颜色红白相衬，十分可爱。

葵菜（比蜀葵丛短而叶大，性温） 采植株的叶子，像做菜羹一样烹制食用。

丹桂花 采集花，用甘草水洒，和米捣成粉末以做糕。成品清香扑鼻，吃的时候唇齿留香。

莴苣菜 采梗，去叶去皮，切成一寸左右长短，用滚开的热水泡开，加上姜、香油、糖、醋拌着吃。

牛蒡子 十月的时候采集根部，洗干净，不要煮得太过，煮过捞出来后捣碎压扁、晾干，吃的时候，加上盐、酱、萝、姜、椒、熟油等佐料，搅拌均匀后浸渍一二天后收起来，焙干。尝起来有肉脯的味道。

槐角叶 采嫩叶仔细清洗干净，捣碎取汁，和面做成凉粉，用食醋、酱烹熟后做成酱食用。

椿树根 秋前采根，捣后筛掉杂物、粗梗，和面做成小面块，用清水煮熟后可供食用。

百合根 采瓣状的根晒干，和面做成面条，蒸熟后食用，可以滋补阴液。

瓜蒌根 深掘大根，削去外皮直到看到白色的内瓤，切成一寸左右的段，用水浸泡，一天换一次水，五到七天后收起来；捣成末，用绢袋过滤掉较细的浆粉，等到晾干水分后留下其粉末，加上粳米一起做成粥，加上奶酪一起吃，可以起到很好的补益作用。

雕菰米 雕菰，也就是现在所说的今胡穄。太阳下晒干，磨后除去外壳，然后淘洗

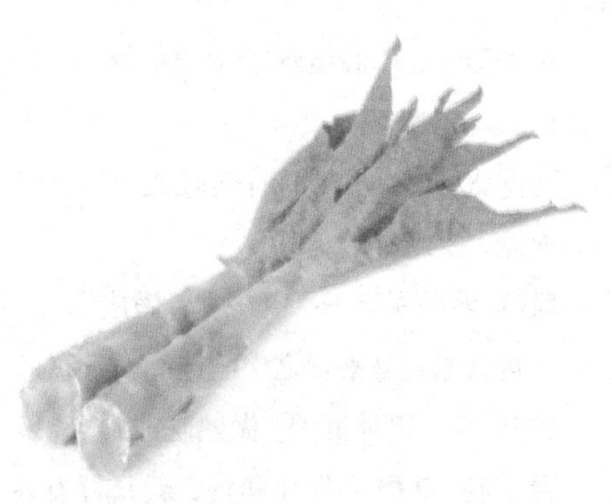

莴苣

莴苣，也称莴笋、青笋，这是一种由西域传入我国的蔬菜，相传古人以高价求得其菜种，故有“千金菜”之称。莴苣色泽青翠，入口清鲜爽脆，生食、煎炒、熬汤均可，具有消积下气、清热利尿、通乳的功效，是古人喜爱的蔬菜品种之一。

干净做成饭，香味扑鼻，难以言喻。

锦带花 采花作羹，汤羹柔软，花瓣香脆，非常可口。

菖蒲 石菖蒲、白术，煮后晾干水分，取其末，每一斤用山药三斤，加上蜂蜜水和到面粉里做成饼，蒸熟后食用。

李子 取大李子，剜去核，加上白梅、甘草，用滚烫的水焯一下，捞出来，把白糖、松子、橄榄仁研末后填到里面，放在锅里蒸熟后即可食用。

山芋头 采收山芋，切成薄片，把榧子煮到苦味去除。杏仁研成末，稍加酱油或者盐水，再加到面里搅匀，为山芋裹上面糊，放到油锅里煎后即可食用。

东风荠（即荠菜） 采一二斤荠菜，择洗干净，加入三合（180g）米和三升（1.5L）水。一块（带着芽头的最好，约100g）生姜，捶碎，也放到大锅里，搅拌均匀，上面浇上一蚬壳那么多的麻油后，就不要再动了，点火加热，煮熟。若是搅动，则有生油的气味。不加盐和醋。如果知道这种美味，那么纵使是海陆八珍，都不想吃了。

玉簪花 采半开的花蕊，撕成两片或四片，裹上面糊煎熟后食用。如果加入少量的盐、白糖在面糊中，裹着花煎熟后味道更加香甜美味。

栀子花（又一种烹制方法，再收录进来）采半开花，用白矾水焯过，加入细葱丝、大小茴香、花椒、红曲、黄米饭等，一起研烂，加上盐拌匀，腌渍、压紧，等待半天后就可以食用了。用白矾水焯过，用蜂蜜熬制过，味道也十分美妙。半日食之。

木菌 用腐朽的桑木、樟木、楠木，截成一尺长的段，腊月扫烂叶，挑选肥沃背阴的地方，和木一起埋在深深的菜畦之中，像种菜一样的方法。春季用米泔水浇灌，菌就会不知何时生长出来，每天浇水三次，就会长成拳头样大小。采收这些木菌，和素菜一起炒着吃，或者晒干做脯都十分美味。木头上面是生的，食用后不会损伤人体。

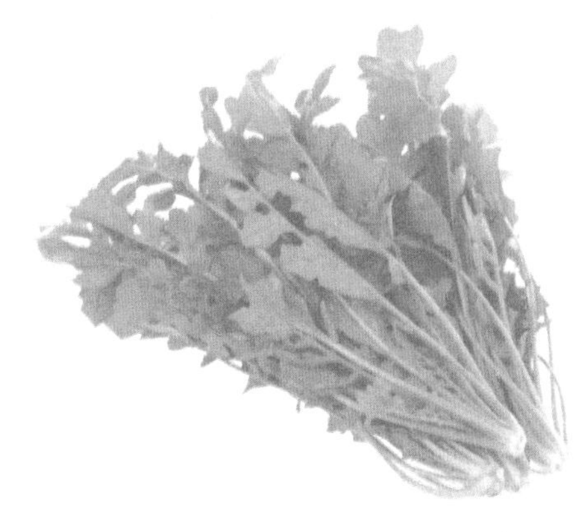

荠菜

荠菜，原为在田间、山野、路边生长的山野菜，现已广泛栽培。荠菜含有丰富的蛋白质、粗纤维，味甘清香，趁鲜食用，可煮粥、做馅、清炒、凉拌等，有利水、祛湿止血、明目的功效。古人以春天食荠为吉，苏轼、陆游都曾对荠菜极尽溢美之词。

藤花 采花洗净，用融化了食盐的开水浇洒在上面，搅拌均匀，放到锅上蒸熟，晒干，可以做馅子，美味非常。加上肉一起烹制，也很好。

江荠 腊月的时候生长，生熟都可以吃。开花的时候不能吃，只能做成齑。

商陆 采苗茎洗净，蒸熟，吃的时候加上食盐等作料。紫色植株的味道更好。

牛膝 像剪韭菜的方法一样剪牛膝的苗，可以食用。

湖藕 采生者，截成一寸长的块，用开水焯过，盐腌渍后除去水，加上少许葱油、姜丝、陈皮丝、大小茴香、黄米饭，研烂拌匀，用荷叶包起来压紧，隔一夜后就可以食用了。

防风 采苗，可作菜食，用开水焯一下，加上调料拌匀食用。可以去除风邪。

芭蕉 芭蕉有两种，根黏的是糯蕉，可以食用。采根，切成手掌大小的片，用灰汁煮熟后，滤去灰汁，再用清水煮，其间换两次水，使之没有灰味。捞出来晾干，加入盐、酱、大小茴香、花胡椒、干姜、熟油，一起研碎拌匀后加入蕉根，放到钵中腌一二天，取出稍稍焙干，用石头压扁，做成片食用。

水菜 外形像白菜，七八月间生长在田间的水岸，丛生，颜色青翠。用开水焯过，加上酱煮熟吃。

莲房 取嫩的，去掉皮、莲子和蒂，放到灰水中煮过，再用清水煮去灰味，和蕉脯的制作方法一样，先焙干，再用石头压扁，切片食用。

苦益菜（即胡麻） 取嫩叶作羹，甘甜清脆，入口无比滑嫩。

松花蕊 采收后去掉外面的赤皮，留下嫩白的，用蜂蜜腌渍，稍稍加热使蜂蜜变熟，但是不要太熟，这样闻起来极其芬芳，尝起来香脆可口。

白芷 采嫩根，蜜渍、糟藏，都是适合食用的制作方法。

防风芽 采像胭脂一样颜色的嫩芽，像做其他家常菜一样拌着吃。

天门冬芽 天门冬芽、川芎芽、水藻芽、牛膝芽、菊花芽、荇菜芽都用上面的方法，焯过之后加上调料拌着吃。

水苔 春初采嫩的，淘择干净，务必要除去沙石、虫子，用大石头压干水分，加入盐、油、花椒，并将韭菜芽一并拌入其中，装瓶后再加醋、姜，尝起来味道非常美。还可以用油炒，或者加上盐、酱一起炒，也是很好的搭配。

蒲芦芽 采嫩芽，切断，用热水焯一下，再用布裹在外面将其压干，加入像前面做腌鱼一样的佐料，滋味非常美妙。

凤仙花梗 采肥大的花梗，削去外皮，使之干净，无残留，削令干净，早上放到糟中，中午就可以食用。

红花子 采红花子，淘洗后除去漂浮在水面上的，放在碓内捣碎，加入热水泡出汁水，再捣，再煎汁； 直到看到锅里沸腾，加入醋点住，然后用绢包裹，拧压过滤，如同肥肉的味道，放到素食里面，味道非常好。

金雀花 春初盛开，外形如同金丝雀，朵朵可摘。用热水焯后可以当作茶一样泡着喝，或是用糖霜、油、醋拌着吃，可以作为菜品，十分清爽可口。

寒豆芽 把寒豆淘洗干净，用蒲包趁着湿将其包裹，春季和冬季可以放在火炕旁靠近火的地方，夏季和秋季就不用这样了，每天喷上些水，等到发芽时，除去外壳洗净。把它放进热水中焯一下就可以热开水泡着以代茶饮。芽长大了就可以作为菜来食用。

黄豆芽 大黄豆像上面所述的方法促使其生芽，等到长出几个嫩芽，就取出来淘洗干净，去掉外壳，洗净煮熟，加上杏、橙丝、木耳、佛手、柑陈皮丝拌匀，可以适当多加

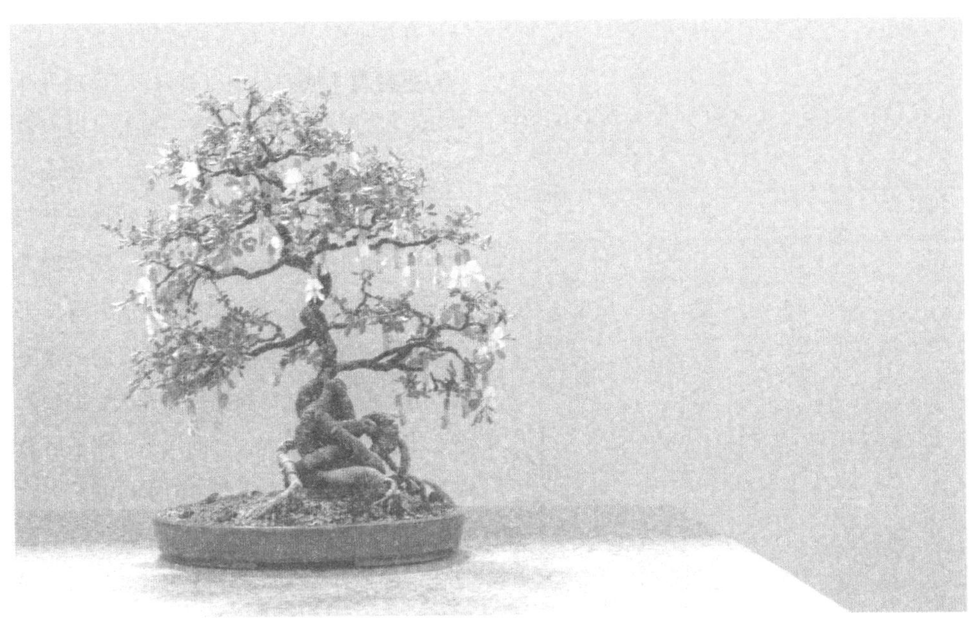

观赏植物·金雀花

金雀花是一种园林观赏植物，因其花朵如振翅欲飞的金丝雀而得此美名。这种花常生长在山坡、林地或路边，春季开花，金黄色的花朵随风摇曳十分好看。人们将花朵摘回以泡水喝或食用，具有滋阴、活血、祛风、化痰、止咳的功效。

一点香油、糖霜，加上醋拌着吃，非常美味。

酿造类

下面所列举的这些都是山野人家用来养生的酒酿，不是甜味的酒就是药酒，和寻常的酒不一样，习惯于豪饮的人就不要效仿制作了。

桃源酒 白曲二十两（600g），切成枣核大小，用水一斗（2L）浸泡，以待酒发。糯米一斗（6kg），淘洗干净，煮到烂熟，放置冷后依照四季气候的变化，放入曲汁，搅拌成黏稠的粥糊。等到酒发，就再投入米饭二斗（12kg），尝一尝，如果不像酒一样，也不要感到奇怪。等到酒发，再加入米饭二斗（12kg），酒就制作成了。如果天气稍暖，熟后三五天，瓮头有澄清的，可以先拿来喝，很快就会使人酣畅饮用，也不会伤人。这本来是武陵桃花源中得到的方法，后来被《齐民要术》采缀编录，却都失去了其原本的美妙。这才是唯一的真实面貌。现在商讨可以用空水来浸泡大米，效果更好。每次酿酒，都用水一斗（5L）煮取一升（1L），放置等到汁液澄清之后浸泡白曲，等待发酵。经过一天，将蒸熟的米饭放冷后，即从瓮中取出，用曲麦与之拌和后再放回到瓮中。每次都这样，到第三、第五次的时候，酒就会发酵出来，过一天再放米饭和白曲进去，五次投放完毕，就发酵得差不多了，过一两天就可以

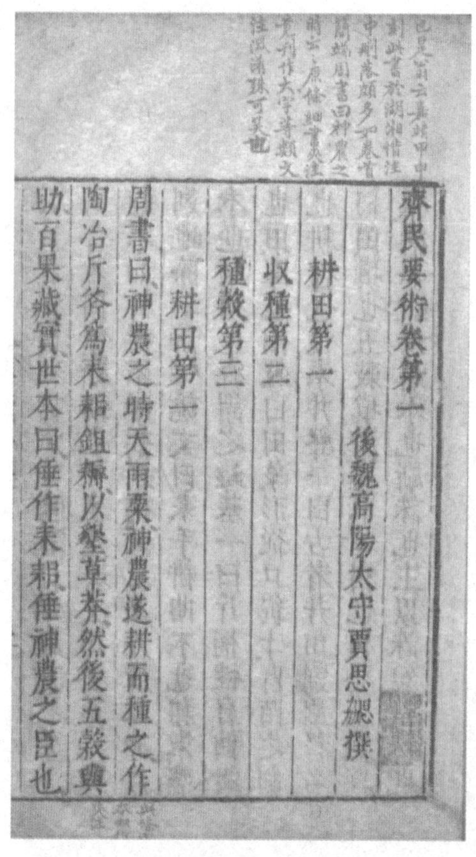
齊民要術卷第一　後魏高陽太守賈思勰撰

耕田第一

收種第二

種穀第三

耕田第一

周書曰神農之時天雨粟神農遂耕而種之作陶冶斤斧爲耒耜鉏耨以墾草莽然後五穀興助百果藏實世本曰倕作耒耜倕神農之臣也

农书巨著《齐民要术》

《齐民要术》为北魏官员贾思勰所著，书中收录了1500年前中国农艺、园艺、造林、蚕桑、畜牧、兽医、配种、酿造、烹饪、储备以及治荒的方法，是中国保存得最完整的古农书巨著，也是世界农学史上最早的专著之一。

压榨出酒液了，这时大部分都已经变成酒。如果感觉味道不柔和，即每水一斗（5L）蒸三升糯米（3L），取大麦蘖曲一大匙，白曲末一大分，细细地搅和均匀，盛放在葛布口袋中，放到酒坛子里，等到酒味甘美，就可以拿出袋子。然而酿酒，北方地寒，要等到米饭的温度和人体温度相同后，才可投放曲汁；南方地暖，只需将饭放冷就可以了。

香雪酒 用糯米一石（60kg），先取九斗（54kg），淘洗得极其干净，淘米水以没有浑浊为度。用桶来度量米的多少，米和水对充，水比米多一斗（6kg）最好，以此来装到满桶，能够把米完全浸没在缸里。然后取大米一斗（6kg），如前面所讲的方法淘洗干净后，做成米饭，放在前面准备好的大米上面，用草覆盖在缸口静置二十几天。等到米浮上来，先沥去饭壳，再沥出米，控干后蒸成米饭，趁热把原来浸泡米的水过滤后去除水脚。把白曲切成小块，共二十斤，与米饭放在一起搅拌均匀，米壳蒸熟，放缸底。如果天气热，就略放凉一点，搅拌均匀后盖上缸口一周，用的时候翻扒打开，扒松之后就不用再盖上了。半周时间里，翻扒两次。如果天气炎热，须再让它出一些热气。三次翻扒之后，仍然需要盖上缸口，等着酿熟后，按照通常的方法饮用即可。大抵米要精白，淘洗一定要干净，翻扒要使热气透出，这样就不会制作失败了。

碧香酒 取糯米一斗（6kg），将其中的九升（约5.4kg）放到瓮中浸泡，剩下的一升（约0.6kg）用来蒸成米饭，同时拌入白曲末四两（120g），把竹滤埋在所浸的米里，等米粒从水中浮起，就可以捞出来了，再把这九升米蒸成米饭，同时拌入白曲末十六两（480g）。先将没有拌入白曲末的米饭放置在瓮底，再把浸泡过又蒸成米饭的米放进去，倒入十斤到二十斤原来淘米的浆水，用四五层纸重重包裹密封住瓮口。春天只需酿制几天即可饮用，如果天气严寒，则需要等待一个月才能酿制成功。

腊酒 糯米二石（120kg），水与酵二百斤（100kg）足秤，白曲四十斤（20kg）足秤，酸饭二斗（12kg），或者用米二斗（12kg）作为发酵的引子，使其味道浓郁且滋味辛辣。如果恰逢正月或腊月时酿造，用两个大网眼的竹篮，轮流盛装酒瓶并一齐放置在热水里，与水一起煮沸，然后取出来。

建昌红酒 把上好的糯米一石（60kg）淘洗干净，倒入缸里，中间留下一个窝，倒进一石二斗水（44L）。另外准备糯米二斗（12kg），蒸成米饭，摊开晾冷，再团成一团放到上面糯米的窝中，盖好。等二十多天后，饭粒浮起来，米浆变得酸馊，捞出附在上面的米饭，沥干后继续浸泡。另外需要准备淘洗干净的糯米五斗（30kg），平铺在甑底，然后将刚才捞出来的湿米依次铺上去，等待米蒸熟后，略微摊开，使之没有热气后，翻到缸里，用盖子盖上。取浸米的浆水八斗（16L）、花椒一两（30g），同煮至沸腾，出锅放置到冷却。取白曲三斤（1.5L），捶细；好酵母三碗（600ml），饭量的多少和平时酿酒一样，不要放得太多、铺得太

造酒

中国有着数千年的造酒史，人们利用发霉的谷物制成酒曲，再借助酒曲中的酶将谷物原料糖化发酵而成为酒。关于酒曲的最早文字记载可见于周朝《书经》中的“若作酒醴，尔惟曲蘖”。较常见的酒有白酒、黄酒、啤酒、果酒，它们的酿制工艺、风味各不相同。

品种	区别
白酒	蒸馏酒，以淀粉或谷物制成酒醅或发酵醪经蒸馏而成。外观无色（或微黄）透明，入口绵甜，馥郁芳香，酒精的含量较高
黄酒	以谷物为原料，借助麦曲或小曲糖化发酵而成。以古代酿酒居多，因过滤技术较落后，故而外观浑浊
啤酒	以大麦芽、酒花、水为原料，经发酵而成，富含二氧化碳，酒精度数不高
果酒	以葡萄、石榴、苹果等水果为原料，经榨汁发酵，使糖分转化为酒精的酒，色泽各异，带有水果的风味特征，酒精度数不高

厚。如果天气寒冷，就放在相对温暖的地方，用茅草包裹在容器外面放置一夜，第二天早上，把饭分成五份，每一份放在一个小缸中，用红曲一升、白曲半升。把酵也分成五份，每份和前面分好的饭、曲混合在一起搅拌均匀，舀到缸里，将剩余的熟米全部放在面上，盖严，过两天敲打一次。如果表面铺的熟米太厚，可以三到五天敲打一次，面浮涨足时，再打一遍，仍旧用盖子盖好。如果在十一月，二十天就能酿熟；如果在十二月，需要一个月才能酿熟；如果在正月，也是需要二十天酿熟。其他的月份都不适合酿造。酿熟后榨取酒液，澄清，并加入少许白檀，用泥包裹封存。头糟可以用开水以任意比例勾兑后饮用，多等两天，就可以在此榨取了。

五香烧酒 每料用糯米五斗（30kg），细曲十五斤（7.5kg），白烧酒三大坛，檀香、木香、乳香、川芎、没药各一两五钱（45g），丁香五钱（15g），人参四两(120g)，上述各种药物都研磨成末。白糖霜十五斤（7.5kg），二百个核桃果肉，红枣三升（180g），去核。先将米蒸熟，晾冷，按照通常酿酒的方法，要装在瓮口缸里，封好口。等发酵到微微发热，把糖和烧酒、香料、桃枣等物一并装到缸里，将缸口厚厚地密封，以免从罐口处有气出来。每七天打开一次，然后封严，等到四十九天后，用上面常规酿酒的方法榨取酒汁。每次饮用一两杯，并用腌制的食物来下酒，春风和煦的快意油然而生。

山芋酒 取山药一斤（500g），酥油三两（90g），莲肉三两(90g)，冰片半分(0.15g)，上述材料放在一起研磨并捏合成弹丸大小的球状物。每一壶酒中放入一到两丸，趁热饮用，大有裨益。

葡萄酒 按照通常的方法榨取葡萄汁一斗（2L），用曲四两（120g），搅拌均匀后放到瓮中，封住瓮口，自然而然就发酵成酒，这样酿制的别有一番奇异的香气。有一种制法：将蜜三斤（1.5kg）、水一斗（2L）和葡萄一起煮后放在瓶子里，等到液体温和后放入曲末二两（60g）、白酵二两（60g），用湿纸封住瓶口，放在干净的地方。春季和秋季时，五天后即可酿成，夏季，三天即可，冬天则需要七天，酿成的酒美味自然。行功导引前后喝一两杯,百脉流畅,气机畅达不淤滞，助道适宜而不感到疲惫。

黄精酒 取黄精四斤（2kg），天门冬去心三斤（1.5kg），松针六斤（3kg），白术四斤（2kg），枸杞子五斤（2.5kg），都是生的药材，一并放进锅里面，将水三石（20L）煮一天后滤去渣滓，用过滤所得的清汁浸泡酒曲，就像平素家中酿酒的方法一样。等待酿制熟后，可以舀取上面清澈的随意饮用。可以祛除各种疾病，延年益寿，坚固牙齿，功用绝佳，难以尽述。

白术酒 取白术二十五斤(12.5kg)，切片，东流水二石五斗（50L），浸缸中二十日，除去渣滓，把上清汁倒入大盆中，晚上敞着口放在天井中，这样过五个晚上，汁水变成血色，拿来浸泡酒曲制作酒。酿制成功后，取上清液饮用，可以延年却病，乌发固齿，使面色红润有光泽，长期坚持服用可获长寿。

地黄酒 切一大斗（7kg）肥大的地黄，捣碎备用；将糯米五升蒸成米饭，曲一大升。上述三物放在盆中揉搓至熟烂，混匀后倒进

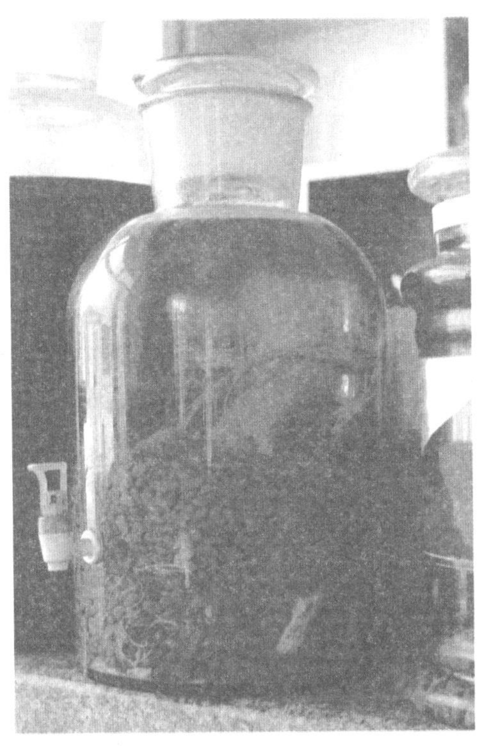

药酒

酒性温、味辛，能疏通经络、行气和血、温阳祛寒，古代医家“治病以药为主，以酒为使”，借酒行药势而达于全身各处。此外，也将一些植物、动物、矿物按一定比例浸泡在酒中，待其药物成分充分溶入酒中，即可成为具有强身健体等功用的酒剂。

瓮中，用泥封口。春季、夏季需要二十一天，秋季、冬季需要二十五天酿成。到时候打开看，上面会出现一盏绿液，这就是酒酿的精华，先舀出来饮用；剩余的放到生布里绞出像饴糖一样稠厚的汁，味道十分甘甜美妙。密封收藏起来。功效同上。

菖蒲酒 九节菖蒲生捣并用生布绞榨取汁水五斗（10L）。用糯米五斗（30kg）蒸成米饭，加细曲五斤（2.5kg）搅拌均匀，放到瓷坛中加盖密封二十一天后打开。温热饮用，每天饮用三次，可以起到疏通血脉、滋养荣卫的作用，可治疗风痹、萎黄等顽疾。服一剂，百天后，面容光泽，神采奕奕，精力十足，耳聪目明，白发变黑，齿落复生，夜间能看清事物，而且能够延年益寿等，其功效不可胜数。

羊羹酒 糯米一石（60kg），用通常的方法浸泡出浆水。准备肥羊肉七斤（3.5kg），酒曲十四两（520g）。杏仁一斤（500g）煮去苦水，和羊肉放在一起煮烂，留下七斗汁水（14L），拌入前面浸泡好的糯米饭中，再加木香一两（30g）一起酿制，不能沾水。十天后就可以享用了，味道甘甜，入口爽滑。

天门冬酒 取醇酒一斗（2L），六月六日制成的曲末一升（1L），上好的糯米五升（5L），蒸成米饭。煎天门冬五升（5L），糯米需要事先淘洗干净，晾干后用天门冬汁浸泡，再蒸制。先用醇酒浸泡酒曲，用通常的做法即可，等待浸泡熟后，把蒸好晾至寒温得宜的米饭连同天门冬汁一并加到其中，搅拌均匀。春季和夏季需要七天，其间要常常查看，避免酒酿过热，秋季和冬季则需要十天。苏东坡在诗中吟诵道：“天门冬熟新年喜，曲米春香并舍闻。”说的就是这种酒。

松花酒 三月采集像松鼠尾巴一样的松花，细细切至一升（1L），用绢袋盛着备用。制作白酒将要酿熟的时候，把盛放着松花的绢袋放在酒坛的中心，浸泡三天后取出，酒过滤后就可以饮用了，味道清香，滋味甘醇。

菊花酒 十月时采集甘菊花，择去花蒂和花梗，只留下花二斤（1kg），择洗干净后

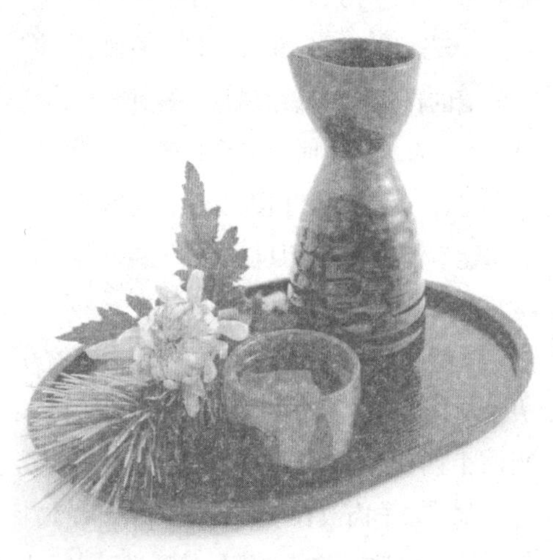

菊花酒

古人常将有香味的花酿制为酒，制法颇多，如以菊花、糯米、酒曲酿成的菊花酒，香气清雅，入口甘冽，具有养肝明目、延缓衰老的功效，也称“长寿酒”。人们在每年的农历九月初九重阳佳节登高、赏菊、饮菊花酒，寓意祛灾祈福。

放到醅里搅拌均匀，第二天早上榨汁，则发现气味清香、滋味甘洌。凡是一切有香味的花，譬如桂花、兰花、蔷薇，都可以仿照这种方法来酿造。

五加皮三骰酒 五加根茎、牛膝、丹参、枸杞根、金银花、松节、枳壳枝叶，各准备一大斗（6kg），准备水三大石（60L），一并放进大锅中煮取六大斗（12L），滤去渣滓澄清汁水，用来浸泡酒曲多次，再用这些水蒸制米饭，米需要用五大斗（30kg）。取生地黄一斗（6kg），捣烂成泥状，拌到米饭里。第二次取米五斗（30kg），蒸成米饭，取牛蒡子根二斗（12kg）切细后捣成泥状，拌到米饭里。第三次取米二斗（12kg），蒸成米饭，将大蓖麻子一斗（6kg）焙干后捣细，拌到米饭里。等到米饭冷却下来，就按照通常酿酒的方法做。若酿制的酒味道很好，就把米糟去掉，饮用上清液；如果酒冷不能发酵，就加一些酒曲末；如果酒尝起来有苦味，不醇厚，再蒸制米饭二斗（12kg）放进去；如果米饭太干不能发酵，就用各种药物煎煮汁水，趁热倒进去。等到酿熟后除去酒糟，即可饮用。无论男女，皆宜饮用，没有什么禁忌。饮用后可以祛除风劳冷气以及身体中的积滞、宿疾，使人强身健体，步行如同奔马一样迅捷，奇妙的功效多多。

曲类

酿酒的好坏，全在于曲精水洁。因此，酒曲是最重要的，如果曲不好，酒又怎么会酿制得好呢？所以，在最后收录曲的制作方法。

白曲 白面一石（60kg），糯米粉一斗（6kg），用水搅拌均匀，使干湿得宜，用筛子筛过，压制成饼子，用纸包住挂在通风的地方，五十天后取下来，拆开纸，使其接受阳光曝晒和夜间露水。每用一斗米（6kg），可以制得曲十两（300g）。

内府秘传曲方 白面一百斤（50kg），黄米四斗（24kg），绿豆三斗（18kg）。先将绿豆的壳磨去，将壳簸出，用水浸泡黄米，放置在一处备用。将黄米磨末后加入白面，再和绿豆末掺到一起，搅和均匀。将收起的豆壳浸水，倒入米面豆末之中，调和。如果干了，再加浸泡豆壳的水，以可以捻成块状为度。

压制成方块形状的曲，以压制得很结实为宜，然后放在桌子上晾晒六十天。在三伏天制作的才适宜酿酒，每石（60kg）米放入酒曲七斤（3.5kg），不要放得太多，这样才能酿制出清澈甘冽的酒。

莲花曲 莲花三斤（1.5kg），白面一百五十两（4.5kg），绿豆三斗（18kg），糯米三斗（18kg），都研磨成末，加川椒八两（240g），参照通常的制法酿造压制即可。

金茎露曲 面十五斤（7.5kg），绿豆三斗（18kg），糯米三斗（18kg），都研成末后，如常法酿造压制。

襄陵曲 面一百五十斤（75kg），糯米三斗（18kg）研磨成末，蜂蜜五斤（2.5kg），川椒八两（240g）。如常法酿造压制。

红白酒药 取草果五个，青皮、官桂、砂仁、良姜、茱萸、乌头各二斤（1kg），陈皮、黄柏、香附子、苍术、干姜、甘菊花、杏仁各一斤（500g），姜黄、薄荷各半斤（250g），每份混匀的药材称一斤（500g），配糯米粉一斗（6kg），辣蓼二斤（1kg）或五斤（2.5kg），水姜二斤（1kg），捣汁，和滑石末一斤四两（620g），用通常所用的方法覆盖。上述原料再加入荜拔、丁香、细辛、山柰、益智仁、丁香皮、砂仁各四两（120g），按照通常方法酿造压制。

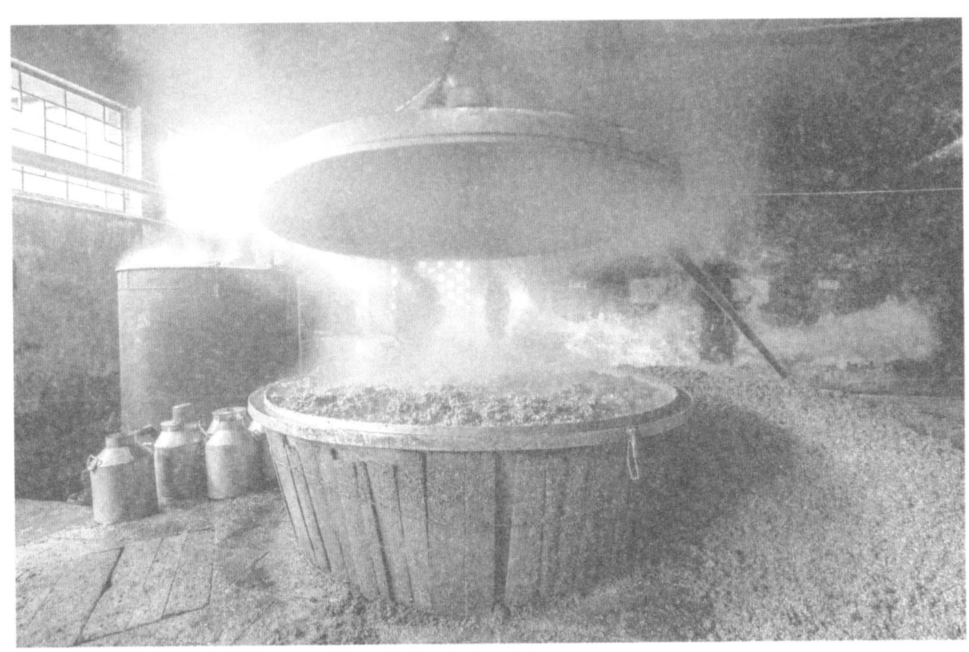

酒曲

古人以优质高粱、大米、糯米、小麦、玉米等为原料，利用自然环境中的微生物，在适宜的温度与湿度条件下把原料扩大培养成为酒曲。酒曲具有使淀粉糖化和发酵酒精的双重作用，数量众多的微生物群在酿酒发酵的同时代谢出各种微量香气成分，形成了酒的独特风味。

东阳酒曲 白面一百斤（50kg），桃仁三斤（1.5kg），杏仁三斤（1.5kg），草乌一斤（500g），乌头三斤（1.5kg）去皮（去掉外皮后重量可以减少一半），绿豆五升（250g）煮熟，木香四两（120g），官桂八两（240g），辣蓼十斤（5kg），上述原料用水浸泡七天。沥母藤十斤（5kg），苍耳草十斤（5kg），上述两味用桑叶包裹，加上蓼草共三味，放到锅中煎煮绿豆。每一石（60kg）米内，放入酒曲十斤（5kg），放得太多就不好了。

蓼曲 无论多少糯米，用辣蓼捣烂所得的汁水浸泡一宿，捞出糯米，加上白面拌匀；等过一会儿，筛出浮到水上的面，用厚纸袋盛起来，挂在通风处。夏天制作，两个月就可制成。用来酿酒，滋味极其醇美。

下卷

甜食类五十八种

起糖卤法（凡做甜食，先起糖卤，这是内府的秘方） 白糖块十斤（多少不拘量，今以十斤为标准），用移动的灶安放大锅，先往锅中加两勺半凉水。如果木勺小而糖多，权衡比重后往锅里加适量的水，用木耙搅拌捣碎白糖块，小火刚刚烧开，用牛乳另调两勺水点它。假如没有牛乳，鸡蛋清调水也可以。只是要在水烧开的时候立即点，再抽柴熄火，盖上锅盖焖一顿饭的时间；然后揭开锅，在灶的一边烧火，等待烧开，看着水一沸腾就点入，边烧边点，如此重复，直到糖内泥泡沫滚聚在一边，然后用漏勺捞出泥泡。锅里正在滚着的沫子，怕变得焦糊了，就用刷子蘸着刚才调配好的水频繁刷在上面。第二次再滚的泥泡聚集在一边，再用漏勺捞出。第三次用快火将清水点滚开的地方，沫子、牛乳滚在一边聚集起来。等待一顿饭的时间，沫子都捞干净，黑沫去尽，白花刚刚显现才好。用干净的棉布把煮好的糖液过滤到瓶子里。凡是制作糖卤所使用的器皿都必须保持清洁，切忌油腻，不干净。大凡制作甜食，如果用的是黑砂糖，先不管多少量，放到锅中熬到完全开了，用细夏布滤过，才方便使用；如果用白糖霜，需要提前晒干才能使用。

炒面方 白面要反复晒罗三次，放到大锅里，用木耙将其完全炒熟，倒在桌子上，用轱辘捶碾成极细的粉末，再用筛子筛一次，才能用来制作甜食。凡是用酥油，必须要使用新鲜的，假如是陈年的，则气味衰败，不能再使用。

松子饼方 制作一料松子饼需要用酥油六两，白糖卤六两，白面一斤。先把酥油化开，趁温放进瓦盒里，再倒进糖卤擦匀；然后把白面和好，揉擦得均匀洁净，放到桌上擀平，用铜圈印成饼子，上面点缀上松仁，放入拖

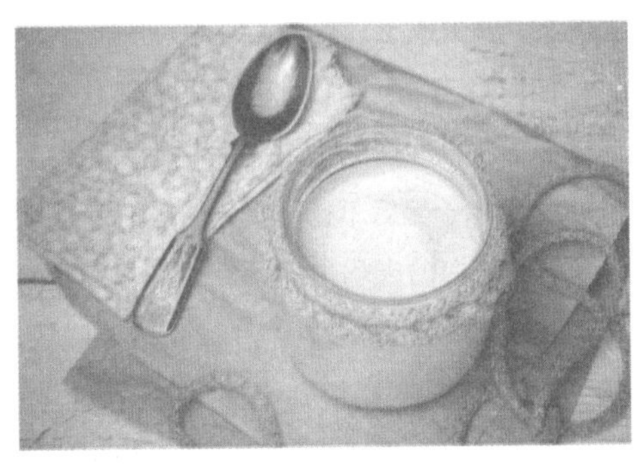

酥油

酥油是从牛乳、羊乳中提炼出的一种油脂，近似于黄油，色泽鲜黄或淡黄，入口香甜，被广泛应用于面点制作。酥油能使面团产生更好的延展性，同时吸入少量空气，从而让焙烤出的食物变得酥松、柔软，也具有一定滋润肠胃的作用。

盘上，烘烤干后即可食用。

面和油法 不拘斤两，用小锅，加入两勺糖卤，酥油多少不限，放到小锅里熬煮过后用细布滤净；生面随手往里加，使得不稀不稠，再用小耙儿把面炒熟就好了。先将糖卤熬得有丝，可以用木棍蘸后拉丝观察，以评估糖卤熬制得合适与否，然后斟酌比例倒进和好的油面，在锅里打匀，掇起锅，乘热泼在案上，擀开，切成象眼块。

松子海啰干方（核桃仁，瓜仁同用） 糖卤入小锅，熬一顿饭的时间，搅拌使其冷却后，随手加入适量炒面，然后放入捣碎的松子仁搅匀。在案板上涂抹酥油，然后把前面熬煮搅拌好的糖卤面泼在案上擀开，切成象眼块。大凡要切块，一定要趁着糖卤还温和的时候切，如果搁置太久则变得冷而硬，恐怕就难以切碎了。

白闰方 糖卤中加入少量酥油一起熬，炒面随手放入，搅拌均匀，放到案板上擀开，切成象眼块。如果用铜圈在擀开的面皮上印上图案，就做成了甘露饼。

雪花酥方 酥油放到小锅里加热化开，滤过，然后将炒面随手放入后搅匀，使得与酥油配合在一起后不稀不稠；然后把锅从火上拿开，把白糖末均匀地洒在炒面里，搅匀和到一起，然后倒在案上擀开，切成象眼块。

艾什麻方 糖卤放到小锅里熬到可以拉丝。先将芝麻去皮晒干，或者微微炒干，研成末，随手放在糖卤里，搅拌均匀和到一起，使得既不稀也不稠。案上先撒芝麻末，使得其不沾案板，趁热把上面配置好的糖卤浆泼在案面上，仍然在上面抹上一层芝麻末，使之不沾，然后用轱辘捶将其擀开，切成象眼块。

黄闰方 家常做法也相同。黑砂糖滤过，和糖卤放在一处熬煮，加上少许蜂蜜，熬开后放置一旁晾凉，随手放入炒过的面。案上依旧涂抹上一层酥油以防粘连，用擀面杖擀开后切成象眼块。

薄荷切方 薄荷晒干，碾成细末。将糖卤放在小锅里熬到可以拉出丝后，先放入少许炒面，然后放入薄荷末，拌和到一起。案板上先洒一层薄荷末，趁热把刚才熬好的混合物放在案板上，表面仍洒上薄荷末，擀开后切成象眼块。

一窝丝方 先在一片细石板上抹一层熟香油，再把炒好的面箩净备用。糖卤放到锅里熬成老丝后，倒在石板上。用两把切刀反复翻转掠起，等到糖卤晾冷将要变稠，用手揉拔糖卤并且扯长，然后对折到一起，如此反复，糖卤越拔越白。如果糖卤变冷僵硬，就放到火上烤软继续揉拔拉扯。如此操作几十次后，旋转糖卤成两个圈，放到案板上，再把炒面放上，两个人对扯、顺转，炒面随手洒上，扯拔几十次变成细丝状后，用刀将其切断分开，挽成小窝头的形状。拔糖上案时，转摺成圈，然后扯开，再转折成圈，反复操作几十次后，形成细丝即可。

酥儿印方 用生面搀上黄豆粉并和到一起，用手擀成条状，像筷子一样粗细，每段切成二分长，逐个用小梳掠印齿花，收起。放到盛有酥油的锅里炸熟，用漏勺捞起来，趁热洒上白砂糖细末，搅匀即可。

荞麦花方 先将荞麦炒成花，根据荞麦的多少权衡放入适量的糖卤以及蜂蜜。糖卤和蜂蜜一同下锅，不要翻动，熬到有丝、翻

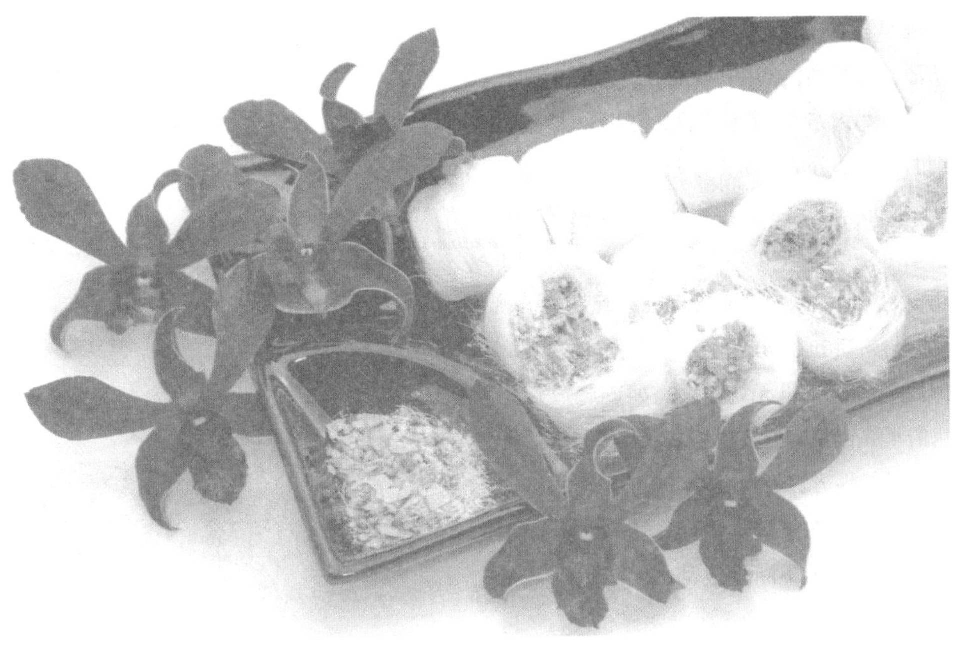

窝丝糖

窝丝糖是我国四川民间的传统甜食，至今已有数百年的历史。人们借助糖的延展性，经加热、牵拉而成为细若发丝的效果，酥松细腻，香甜可口，是老少皆宜的美食。

滚的泡略大一些时，将炒好的荞麦花随手放到锅内，搅匀，不要过稀。案上预先铺上一层荞麦花，使熬好的混合物不粘案板，再将锅内的糖花泼在案上擀开，切成象眼块。

羊髓方 取羊乳或牛乳半瓶，掺水半盅（25ml），加入白面三撮，滤过下锅，用文火慢慢熬煮，熬开后随手加入少许白砂糖或糖霜；然后改用武火，用木耙打一会儿，看着锅里，约莫煮熟了，再过滤到壶里，喝的时候倒到碗中即可食用。

黑闰方 黑砂糖熬过滤净，和糖卤等按比例掺和到一起，下锅熬煮一顿饭的时间，再将半瓯酥油放入其中一起熬一回，加适量炒面，并随手加少许花椒末和成一块，放到案上擀开，切成象眼块。

洒孛你方 用熬蘑菇料熬成，不用核桃，舀上案，摊开，用江米末围定，打上铜圈印的，即是洒孛你；切成象眼的，就称作白糖块。

椒盐饼方 白面二斤（1kg），香油半斤（250g），盐半两（15g），上好的花椒皮一两（30g），茴香半两（15g），等分为三份，其中一份只用油、花椒、盐、茴香和面作为穰，要是加入芝麻粗末，味道更好，其他两份做成饼。每一个饼夹一块穰，捏薄后放入炉里烤熟。还有一种制作方法：用热水和油各半和面，里面用糖与芝麻屑拌上香油作穰。

酥饼方 酥油四两（120g），白蜜一两（30g），白面一斤（500g），搜成剂子，打上铜印做成饼后上炉烤熟。也可以用等量的猪油替代酥油，蜜用二两（60g），味道更好。

风消饼方 用糯米二升（6kg），捣成极细的粉末，分成四份，一分作饽，一分用水和后做成饼，蒸熟，再和到剩下的两份糯米粉里。将一小盏（20ml）蜂蜜，半盏(10ml)正发酒醅，两块白饧软糖放在一起炖煮，融化后与粉饼和在一起，擀成春饼样的薄皮。即便是擀破了也无妨，只需要一起放在烙饼的平底锅里煎炸，注意不要焦煳，然后挂在通风的地方。等到需要用的时候，根据用量的多少放在猪油里面炸，炸的时候一定注意要用筷子不断地拨动，以防焦煳或粘连。另外用白糖炒面，注意要拌和得当，再用生麻布擦成细细的粉末，趁热洒在炸好的饼子上。

另外一种制作方法：只用少许细熟粉同煮，擀平扯开，摊在筛上，晒到十分干。一般每用一斗（6kg）粉，就配上十二两（360g）山芋末。这种方法既简便又美味。

肉油饼方 白面一斤（500g），熟油一两（30g），羊脂、猪脂各一两（30g），切成红豆大小。酒二盏（40ml），与面拌和均匀后分成十份，擀开，里面包入肉脂作馅，放到炉里烤熟。

素油饼方 白面一斤（500g），香油一两（30g），擀和成一团，加入砂糖馅，用模子印上花样，放到炉里烤熟。

雪花饼方 把用十分箩筛过一次的雪白面蒸熟，颜色十分白。一般来讲，每用面一斤（500g），需要配用猪油六两（180g），香油半斤（250ml）。将猪油切成骰子大小的块，和少量水，放到锅里隔水加热，不要等到油都烧尽，只要看见猪油变成焦黄色，就一点一点地用笊篱把黄色的捞出来。如果还有雪白的猪油，需要再熬，再用笊篱捞出变黄色，直到油全都变白，再用来和面做成饼子。锅底上放上少许柴草灰，上面铺上一层纸，把

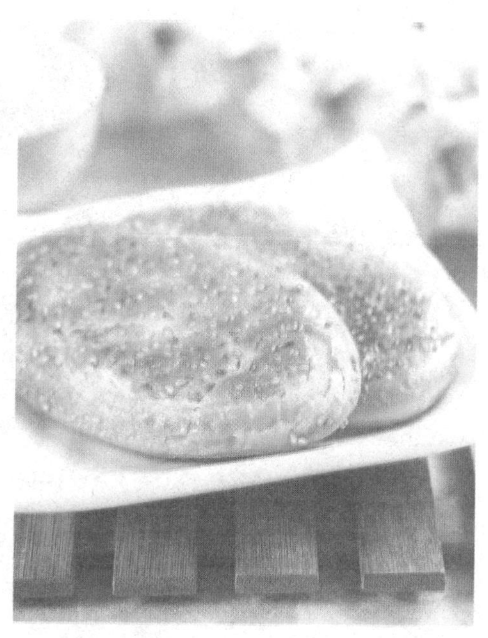

香酥饼的做法

材料：精面粉200克，红豆沙100克，食用油适量。

调料：白糖20克，猪油20毫升，清油10毫升，白芝麻10克。

做法：

1.将清油和白糖同适量水混合，倒入150克面粉后和成面团；在10毫升猪油中加入50克面粉，加水和匀。

2.将两团面分别搓成长条，下成面剂，猪油面团擀片，包入清油面团中，再包入红豆沙。

3.沾上芝麻，擀成椭圆形，放入烧热的油锅中煎至两面金黄即可。

饼放在上面烙熟即可。

芋饼方 生芋奶捣碎，和糯米粉做成饼，用油煎熟。里面包裹糖、红豆沙都可以，或者包裹上花椒末、盐、糖，拌核桃、橙丝都可以，包裹在饼子里。

韭饼方 带膘猪肉作臊子，用油炒至半熟。韭菜生用，切细，羊脂剁碎，加到花椒、砂仁、酱里拌匀。擀两个薄饼，夹入馅子烙熟。如果荠菜代替韭菜，方法相同。

白酥烧饼方 面粉一斤（500g），油二两(60g)，好酒醅作酵，等到发到十分起，然后揉到像芝麻糖一样黏稠而有劲道，像前面制作的方法一样。每用一斤（500g）白面，需要配用二两（60g）白砂糖，可以做十六个饼子，烙熟即可。

黄精饼方 先把黄精蒸熟，去掉外皮和须根，和炒熟去壳的黄豆放在一起捣成末，加白糖卤汁以揉成团，做成饼食用，非常清新爽口。

卷煎饼方 煎饼与薄饼的制作方法一样，馅用猪肉二斤（1kg），猪油一斤（500g），也可以用鸡肉做馅，大概像馒头的馅一样，但需要多用葱白或笋干之类的食材，装在饼内，卷成一条，两头用面糊粘住；放在油锅里煎炸至浮到油面上且变成红焦色，或仅仅烙熟，以五辣和醋蘸食。素馅的制作方法也相同。

糖榧方 白面中放入酵母，等到发酵后，烧开水搜成剂，切成榧子样。放到加热至十分的滚烫的油里炸过，取出，用糖面内缠住它。用缠糖，与面各等分掺和，擀成剂子。

肉饼方 每使用面一斤（500g），需要相应地用油六两（180g）。馅子与卷煎饼相同，放到盘子中烙熟，将饴糖以油煎成汤液，刷在饼的表面。

油夹儿方 把面抻成剂子，里面包上馅做成夹儿饼，用油煎熟。馅的制作和肉饼馅的做法一样。

麻腻饼子方 肥鹅一只，煮熟后剔除骨头，精肉、肥肉分别切成条状。先取焯熟的韭菜、生姜丝、茭白丝，焯过的木耳丝、笋干丝，分别码到碗里蒸熟。麻腻和鹅汁加热到沸腾，趁热浇注到饼子上，饼比春饼稍厚而小，每次卷入前面准备好的食材就可以享用了。

五香糕法 上等的白糯米和粳米二六分，芡实干一分，人参、白术、茯苓、砂仁总一分，上述食材磨到极细，用箩筛过，将水烧开并加入白砂糖拌匀，上甑。还可以用米粉一斗（6kg），加芡实四两（120g），白术二两（60g），茯苓二两（60g），人参一两（30g），砂仁一钱（3g），一起研磨成细末，和到面里，再加一升白糖（50g）拌入其中。

松糕方 陈粳米一斗（6kg），砂糖三斤（1.5kg）。先把米淘洗干净后烘干，拌入砂糖，洒水，放到臼中舂碎后倒出来，臼中留下二分米拌。舂那些粗的使它们形成粉末，或者和上蜂蜜，或者只用纯粳米粉，择去其中黑色的米。凡蒸糕须要等到热水煮沸后，慢慢加入制备好的米粉，要确保米粉汤开水的蒸气直直向上，不要向其他方向泄漏，也不要使正气中途中断。笼布要稀疏一点，或者用稻草摊在甑里。

裹蒸方 糯米蒸熟，米质绵软，和糖拌匀，用箬竹叶裹成小角儿状再蒸。

凡用香头法 准备白砂糖一斤（500g），

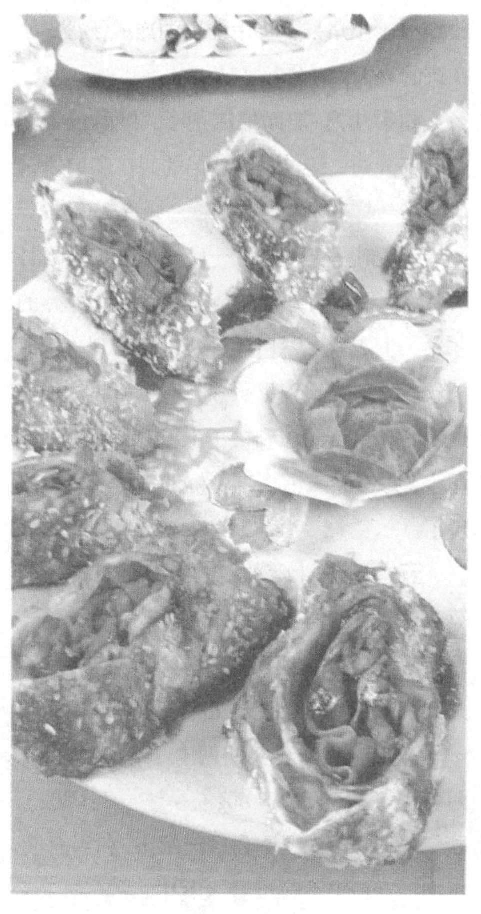

江南富贵卷的做法

材料：春卷皮100克，肉馅50克，面包糠10克，食用油适量。

调料：盐、味精、香菜、蒜末、酱油各适量。

做法：

1.肉馅入油锅，加各调料炒香后盛起。

2.将春卷皮摊平，放上适量肉馅后包好，粘裹上面包糠。

3.入油锅炸至表面金黄后捞起，沥油后切成小段即可。

适合人群：一般人都可食用，尤其适合儿童食用。

重点提示：肉馅用滚烫的油过一遍，不需停留太久，捞起后要沥干油。

大蒜三瓣（将其中蒜瓣较大的，切成三分），带有须根的葱白七茎，生姜七片，黄豆粒大小的麝香一粒。先将蒜瓣、葱白、生姜和麝香依次铺在瓶子底部，然后把白砂糖覆在上面。首先用花箬竹叶包在瓶口并扎紧，再用油单纸密封，在热水里熬煮一天，这样隔年也不会坏掉。等到用的时候，仅仅取用少许就可以香气满溢。

煮砂团方 在红小豆里放入适量白砂糖，或者在绿豆里放入白砂糖，煮成一团做馅料，外面包上生糯米粉做成大饭团子，搁在笼屉上蒸熟，或者放到滚开的热水里面煮熟也可以。

粽子法 把糯米淘洗干净，里面掺上红枣、栗子仁、柿子干、白果、赤小豆，用茭叶或竹箬叶裹紧。一种方法是：用浸过水的艾叶裹住，称之为艾香粽子。凡煮粽子，一定要用稻柴灰淋汁煮，也有用少许石灰煮的，为的都是使茭叶保持色泽青翠而气味清香。

玉灌肺方 真粉、油饼、芝麻、松子、胡桃、茴香，六种食材拌和成卷，放到甑（古代蒸饭用的瓦器）中蒸熟，切成块状，用来食用，美味异常。不用油，把上述食材打成的粉或者面拌匀，放到蒸锅里蒸熟食用，也非常美味。

臊子肉面方 嫩猪肉去筋皮骨，精肥各半，切成骰子大小的块状，根据猪肉的量，估摸加入适量水和酒；煮至半熟时，再把胰脂研成的膏，连同酱一起倒入其中。然后放入香花椒、砂仁以调和滋味，滋味得宜即可。需要注意的是，煮猪肉的水和酒用量不可过多；煮肉的时候需要先放肥肉，加调料的时候需要放入葱白而不要放带着青色的葱叶。临起锅的时候和绿豆粉为糊以勾芡即可。

馄饨方 白面一斤（500g），盐三钱（9g），和如落索面，再频频加水搅拌成饼剂，过一会儿就可以反复揉面，至百遍后把面剂摘成小块，擀开，用绿豆粉作饽，馄饨皮的四边要薄，入馅的地方则要求坚韧以避免破损。馄饨馅中不能将肥肉和精肉混合在一起。将葱白先用油炒熟，可以去除荤气。花椒、姜末、杏仁、砂仁、酱，调和得当，更宜用笋菜、炸过的白萝卜之类的蔬菜。如果能加上虾肉、蟹肉、藤花、各类鱼肉，味道更妙。下锅煮时，先在热水中搅动，里面放上竹条，水沸的时候频频向内散入冷水，使馄饨在开水中像鱼津一样翻滚，这样馄饨皮不但不破，而且坚韧、入口爽滑。

水滑面方 用十分白面，揉抻成剂，一斤可以做成十几块剂子，放在水里，等到面性发到十分足，逐块抽拽，下到热水里煮熟。抽拽得越大越薄则越好。芝麻酱、杏仁酱、咸笋干、酱瓜、糟茄、姜、腌韭、黄瓜丝等作为调味的小咸菜，或者就着煎肉一起吃，格外美味。

到口酥方 准备酥油十两（300g），白糖七两（210g），白面一斤（500g）。先把酥油化开，倒入盆里，加入白糖搅拌均匀，然后用手揉擦1个小时，再放入面和成一处，使其混合均匀后擀成长条，分成小烧饼，拖到

粽子

粽子是端午节的传统食品，由粽叶包裹糯米及其他食材蒸制而成，清香扑鼻，黏韧可口。但由于糯米不易消化，所以不宜多食，以免增加肠胃负担。

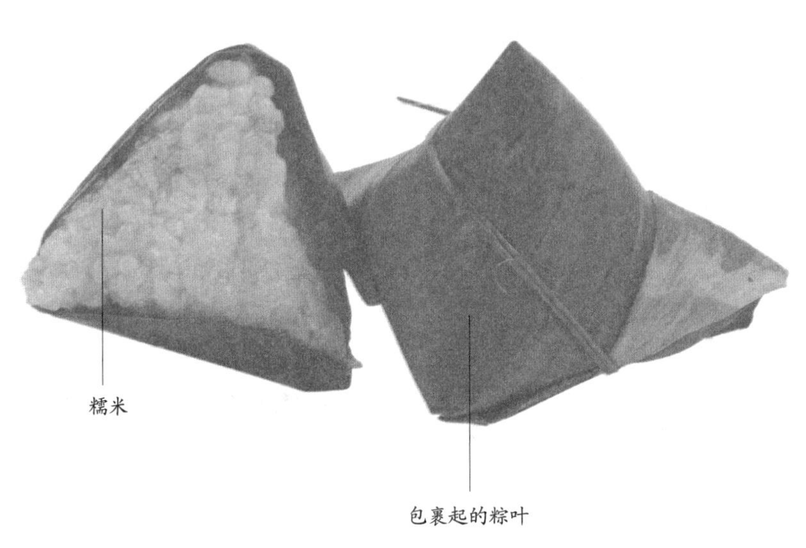

炉中用文火烙熟就可以吃了。

柿霜清膈饼方 用柿霜二斤四两（1.12kg），陈皮半斤（500g），桔梗四两（120g），薄荷六两（180g），干葛二两（60g），防风四两（120g），片脑（龙脑香，即现在通常所说的冰片）一钱（3g），共同混合研磨成末，加入甘草膏调和成一体，用模子做成饼供食用。另外一种方法：可以加入川百药煎一两（30g）。

鸡酥饼方 白梅肉十两（300g），麦门冬六两（180g），白糖一斤（500g），紫苏六两（180g），百药煎四两（120g），人参二两（60g），乌梅二两（60g），薄荷叶四两（120g），一起研磨成末，用甘草膏调和成一体，拌和均匀，可以做成饼或丸状，外面裹上白糖衣。

梅苏丸方 乌梅肉二两（60g），干葛六钱（18g），檀香一钱（3g），紫苏叶三钱（9g），炒盐一钱（3g），白糖一斤（500g）。乌梅肉研成泥状，其余材料悉数研磨成末，搅和均匀后做成小丸子食用。

水明角儿法 白面一斤（500g），向滚开的水中依次撒下，其间不停地用手持漏勺搅拌成黏稠的糨糊，然后分成一二十块，用冷水浸泡到雪白，捞出后放在桌上挤压出水。搭配等量黄豆粉，抻成薄皮，里面加入糖果馅料。最后放到笼屉上蒸熟就可以食用了，美味非常。

麸鲊 准备一斤（500g）麸切成细条，用红曲末染过，杂料物一升（50g），笋干、红萝卜、葱白都切成丝备用，熟芝麻、花椒二钱（6g），砂仁、莳萝、茴香各半钱（1.5g），盐少许，熟香油三两（90g），拌匀供食。把各种食材拌匀后下油锅中炒成小菜蘸食也可以。

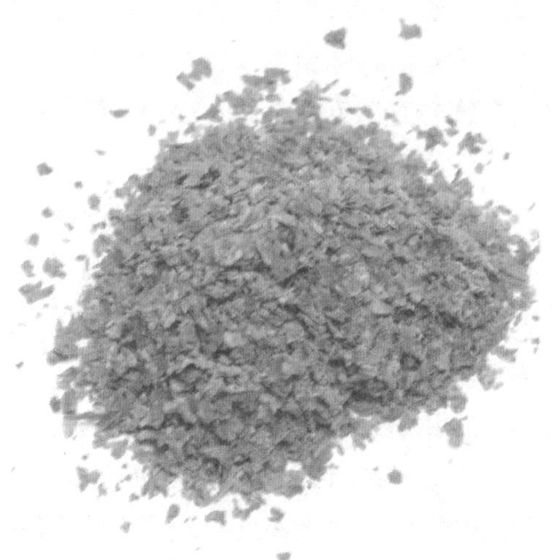

麦麸

麦麸是小麦磨成面粉，过筛后留下的表皮和碎屑，富含膳食纤维，可食用、入药。古人认为麦麸的止汗效果仅次于浮麦。此外，将麦麸和面做饼，能止泻痢、调中去热。

煎麸 上笼麸坯，不用石压，蒸熟后切成大片，加上料物、酒、酱，煮透后晾干，放到油锅中炸过后食用。

神仙富贵饼 将白术一斤（500g），石菖蒲一斤（500g），用米泔水浸泡后刮去黑皮，切成片状，加一小块石灰同煮后倒出苦水，晒干。再加四斤山药（2kg），一起研磨成末，和等量面粉混合起来，做成饼蒸熟后食用。或者再加白糖，一起搅和后，擀成薄饼，蒸熟或烙熟后食用都可以，自然会品尝到超越于饼子本身的清香之气。

造酥油法 把牛乳倒进锅里炖煮一二沸后倾倒在盆里，等牛乳冷却下来后，可以看到表面浮着凝结而成的酪皮处。将酪皮捞出来放到锅里，把油煎出来，去掉其中质地较粗糙的渣滓后倒入碗里，这就是酥油了。

光烧饼方 烧饼，每用面一斤（500g）需要加入食用油一两半（45g）、炒盐一钱（3g），用冷水和面抻，用轱辘捶研开，放在平底锅上煎炸，炸至面皮变硬，用小火烧熟食用就可以了，嚼起来香脆无比，吃完唇齿留香。

复炉烧饼法 去皮的核桃肉一斤（500g），剁碎，里面加入蜂蜜一斤（500g），把一斤酥油饼（500g）放在炉子上烧后研磨为末，加入核桃、蜂蜜拌匀，捏成小团为馅儿，仍用酥油饼的剂子将其包起来，做成饼，再放到炉里烙熟即可。

糖薄脆法 白糖一斤四两（620g），清油一斤四两（620g），水二碗（400ml），白面五斤（2.5kg），加酥油、花椒、盐水各少许，抻和成剂，用轱辘捶擀成薄似酒盅口那样的面皮，上面均匀地撒上芝麻，放到炉子里烙熟，吃起来非常香脆。

酥黄独方 成熟的山芋切片，把杏仁末、榧子末，和面拌酱裹在山芋片外面，放到油锅里炸过后食用，清香美味，十分诱人。

高丽栗糕方 栗子不拘量，阴干后剥去外壳，捣成粉末。其中的三分之一加糯米粉拌匀，用蜜水拌匀，蒸熟后食用。如果能再调和入适量白糖，则更加美味。

荆芥糖方 用荆芥细枝扎成花朵的样子，外面蘸上一层糖卤，再蘸上一层芝麻，焙干后即可食用。

花红饼方 把大花红削去皮，晒两天，用手压扁后再晒，晒干后蒸熟收藏，其中坚硬而大的才好。须要用刀划出瓜棱。

豆膏饼方 大黄豆炒去皮，磨成末，加入白糖、芝麻、香头和匀，做印饼食用。

法制药品类二十四种

法制半夏 健脾开胃，止呕吐，去胸中痰满，兼下肺气。

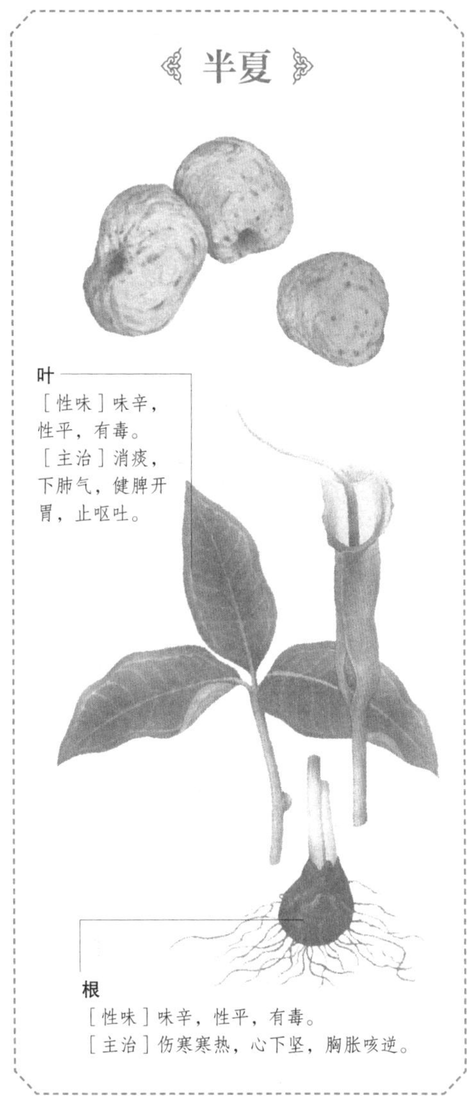

半夏八两（240g），选择圆柱形、颜色洁白的，切成两片；晋州绛矾四两（120g）；丁皮三两（90g）；草豆蔻二两（60g）；生姜五两（150g），切成片。

把半夏洗净到不再黏滑，焙干。绛矾、丁皮、草豆蔻三药锉成粗末，用广口瓶盛装。生姜片，和前面各药一起，用好酒三升（600ml）浸泡。春季、夏季需要二十一天，秋季、冬天需要一个月。时间一到，就可以取出半夏，用水洗干净后焙干，其他的药就舍弃不用了。不管什么时候，细细嚼服法制半夏一二枚，服到半个月，咽喉中自然清香甘甜。

法制陈皮 《日华子》中记载，陈皮性温，能消痰止嗽，破症瘕痃癖。

陈皮半斤（250g），去穰；白檀香一两（30g）；青盐一两（30g）；茴香一两（30g）。

上述四味药放在一起，用长流水二大碗（600ml）煎，煎到水干为止。把陈皮拣出来，放在瓷器里，用物盖在上面，不要使之透气。每天空腹时取三五片细细嚼碎后，用白米汤冲服送下。

法制杏仁 治疗肺气咳嗽、止气喘促、心腹烦闷。

杏仁一斤（500g），用滚开的石灰水焯过，捞出晒干，用麸炒熟，加入炼蜜和杏仁，放在一起拌匀，再用下面的药末拌。

炒茴香、人参、缩砂仁各二钱（6g），粉甘草三钱（9g），陈皮三钱（9g），白豆蔻、木香各二钱（6g）。将这些药物研磨成细末，拌入杏仁中，使其混合均匀，每次服用杏仁七枚，需要在饭后服用。

酥杏仁法 杏仁不拘量，用香油炸到表面呈现出焦煳色为度，用铁丝编结成网兜，搭起后把杏仁放入其中，等待完全冷却后食用，口感酥脆，味道香美。

法制缩砂仁 消化水谷、温暖脾胃。

缩砂仁十两（300g），去皮，用朴硝水浸泡一夜后捞出、晾干，用麻油焙至干燥香熟为度。桂花、粉甘草各一钱半（4.5g），上述药物放在一起研磨成末。将以上各种药物和匀后做成丸状，在饮酒后，细细嚼服，可以起到温脾胃、助消化的作用。

醉乡宝屑 解酒，宽中，化痰。

陈皮四两（120g）；缩砂仁四钱（12g）；红豆一两六钱（48g）；粉甘草二两（60g）；生姜四钱（12g）；丁香一钱（3g），锉成粗末；葛根三两（90g），以上所有药材放到一起研磨成粗末。白豆蔻一两（30g），锉成末；盐一两（30g）；巴豆十四粒，不去皮壳，用铁丝穿起来。以上各味药，用水两碗（400ml）煮到水干为止，然后除去巴豆后晒干。服用的时候需要细细咀嚼，然后用白米汤送下。

木香煎 木香二两（60g），捣碎后用箩筛过留下细末，放到三升水（600ml）里煮至二升（400ml）。放入乳汁半升（100ml）、蜜二两（60g），再放到银石器中煎煮成稀面糊状，立即投入罗过的粳米粉中拌和，然后再次煎熬，等到米煮熟且汤汁变得黏稠、坚硬，擀成薄饼，然后切成棋子，晾晒至完全干透为度。

法制木瓜 取刚刚采收的木瓜，放在热水里焯过，使之颜色变白后取出来，放置至冷却下来。在木瓜头上开个盖子，用尖刀挖去内穰后放入一小匙盐，等到腌渍出水来，立刻放入如下香料：官桂、白芷、藁本、细辛、藿香、川芎、胡椒、益智子、砂仁，这些香料都捣碎成细粉末，一个木瓜中放进一小匙，用木瓜里面的盐水调匀后再次曝晒，等到水全都晒干，再在其中加满熟蜜，然后曝晒，以完全将蜜晒干为度。

法制虾米 虾米一斤（500g），去皮壳，用青盐加上酒炒制，酒炒干后再加上酒继

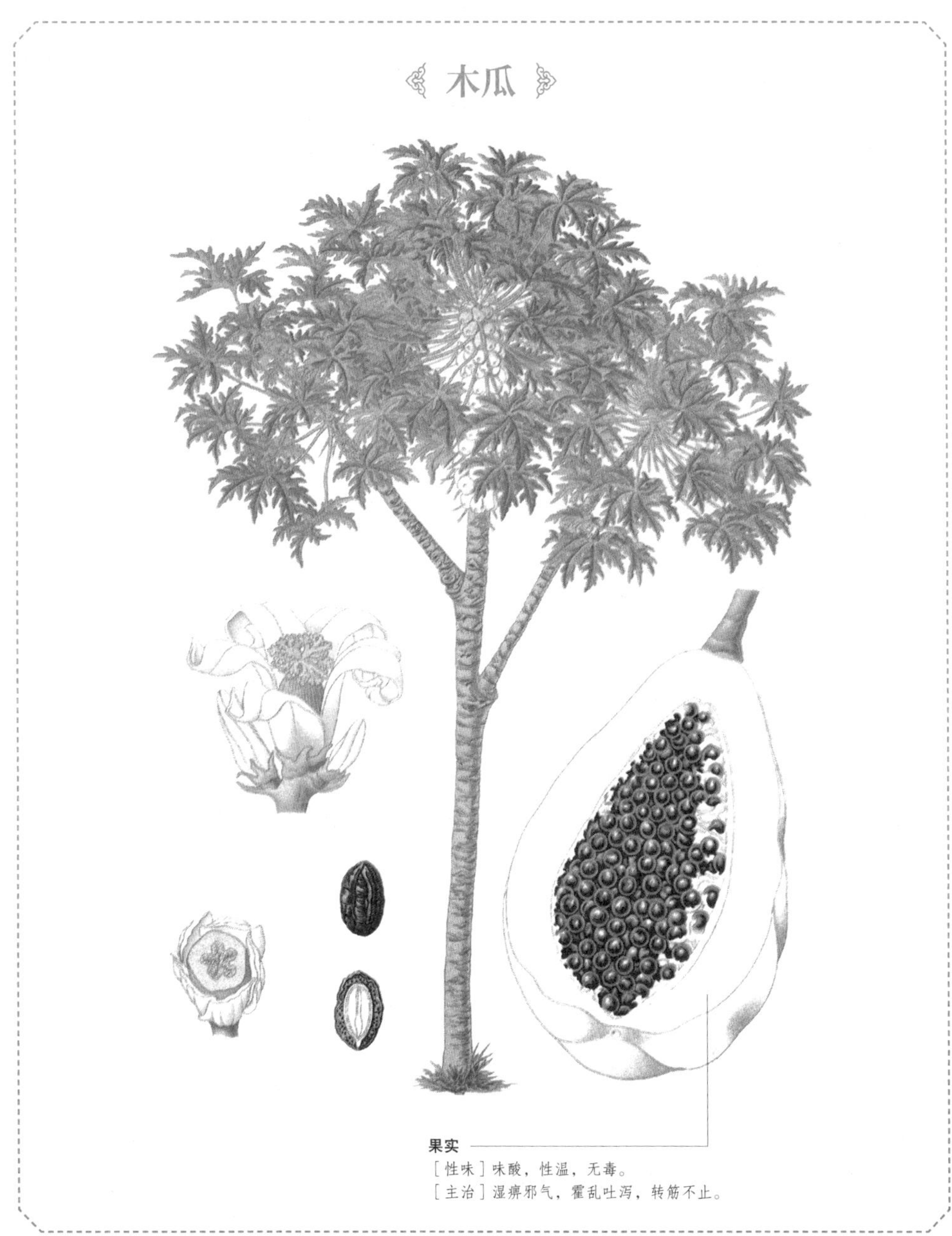

续炒，直到炒熟、香气四溢为止。真蛤蚧，用青盐、酒烤，以酥脆为度。茴香四两（120g），用青盐、酒炒。净花椒皮四两（120g），用青盐、酒炒，切忌炒之太过。浊煮酒约二升（400ml），用青盐调和为制。上面各种食材，先使用蛤蚧、花椒皮、茴香三味来炮制虾米，以酒尽为度。等到香熟，再将青皮和前三味一起拌匀，再用南木香粗末二两（60g）一同调和，趁热放到容器中，将瓶口四周包紧、封严实，等到冷却下来就可以食用了。每一两法制虾米，空腹时嚼服，用盐酒送下，能够益肾精、壮元阳，功效不可胜数。

香茶饼子 孩儿茶、芽茶共四钱（12g），檀香一钱二分（3.6g），白豆蔻一钱半（4.5g），麝香一分（0.3g），砂仁五钱（15g），沉香二分半（0.75g），片脑（即冰片）四分（1.2g），甘草膏调和上述诸药，然后兑入糯米糊中，将其抻成饼。

法制芽茶 芽茶二两一钱（63g）作母，豆蔻一钱（3g），麝香一分（0.3g），片脑一分半（0.45g），檀香一钱（3g），上述诸药打磨成细末，放到甘草里缠紧固定起来。

透顶香丸 孩儿茶、芽茶各四钱（12g），白豆蔻一钱半（4.5g），麝香五分（1.5g），檀香一钱四分（4.2g），上述各药用甘草膏子调和成丸。

硼砂丸 片脑五分（1.5g），麝香四分（1.2g），硼砂二钱（6g），寒水石六两（180g），上述各药研磨成粉后，用甘草膏赋形成丸，用朱砂四钱（12g）为衣包裹在外。

山楂膏 山东大山楂，刮去皮，挖去核；每斤山楂肉加入白糖霜四两（120g），一起捣黏为膏，色泽明亮如同琥珀一般，再加檀香屑粉一钱（3g），气香味美，可供食用，也可以长期存放。

甘露丸 百药煎一两（30g），甘松、诃子各一钱二分半（3.75g），麝香半分（0.15g），薄荷二两（60g），檀香一钱六分（4.8g），甘草末一两二钱五分（37.5g），用水制成小水丸，晒干后，用加入了少许麝香的甘草膏子为衣裹在外面。

咸杏仁法 用杏仁连皮，用秋石和在热水里作卤，微微拌匀后放在火上炒到表面干燥并散发出香气，食用，既美味又健康。

香橙饼子 用黄香橙皮四两（120g），加木香、檀香各三钱（12g），白豆蔻仁一两（30g），沉香一钱（3g），荜澄茄一钱（3g），冰片五分（1.5g），一起捣成碎末，用甘草膏赋形，调和成饼子，以供食用。

莲子缠 用莲子肉一斤（500g），煮熟后剥去外皮，除去莲子心，拌上薄荷霜二两（60g）、白糖二两（60g），裹在外面形成糖衣，烘烤、焙干后以供食用。杏仁、橄榄仁、核桃仁，都可以仿照这种做法来制。

法制榧子 将榧子用磁瓦刮去黑皮，洁净后的果肉用薄荷霜、白糖熬汁拌炒，炒到干燥、香气大出就可供食。

法制瓜子 河北产的大瓜子，用秋石化开当作卤水，拌匀后炒干，香气四溢即可食用。

橄榄丸 百药煎五钱（15g），乌梅八钱（24g），木瓜、干葛各一钱（3g），檀香五分（1.5g），甘草末五钱（15g），用甘草膏赋形为丸，晒干后食用。

法制豆蔻 白豆蔻一两六钱（78g），龙

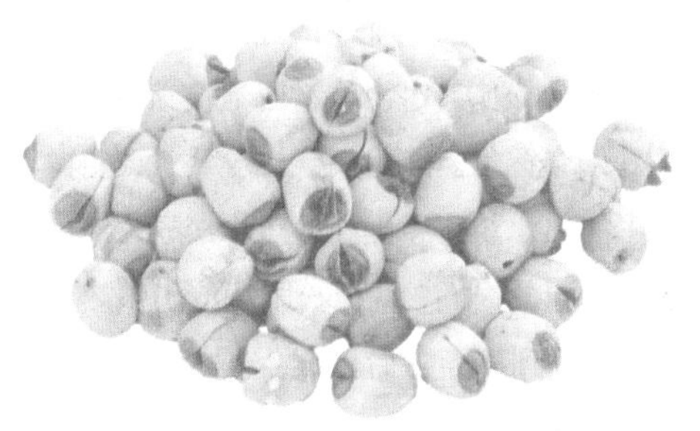

药食同源・莲子

莲子，味甘、涩，性平，入药须蒸熟去心，或晒或焙干用。莲子可补心养神、益气力、除百病，具有益心肾、固精气、补虚损的功效，多用来煲汤、蒸烂做馅或捣碎加米煮粥食用。

脑冰片一分（0.3g），麝香半分（0.15g），檀香七分五厘（2.25g），甘草膏及白豆蔻作为赋形剂，龙脑冰片和麝香末作为衣裹在外面。

又制陈皮 钱塘以南出产的陈皮二十两（600g），用盐煮过。茯苓四钱（12g），公丁香皮四钱（120g），甘草末七钱（21g），砂仁三钱（9g），上述诸药一起研磨成末后，将陈皮拌入其中，焙干，可供食用。

煎甘草膏子法 粉甘草一斤（500g），锉碎，用开水浸泡一夜后，全部倒入锅里盛满，加水煎到剩下一半，过滤掉其中的渣滓，拧干后留取汁水，再放到锅里用文火煎熬到只剩下两碗的量（约400ml）；然后换大砂锅，用炭火慢慢熬煮到只剩下一碗的量，以形成稠浊的膏子为度。过滤后剩余的渣滓用少许水煎熬两三次，留取头汁，也一并煎熬成膏。

升炼玉露霜方 用真豆粉半斤（250g），放到锅火里焙干到嗅不到豆腥气。先用干净的龙脑薄荷（即冰片）一斤(500g)，放入甑中，用细绢隔住，上面均匀地铺上焙干的豆粉，将甑盖封上，放到锅上蒸至顶部摸起来非常热，这时，霜就已经形成了。收起粉霜，每八两霜（240g）配上白糖四两（120g），炼蜜四两（120g），拌和均匀，捣成黏稠的腻子，用模子印成饼或团成丸子。含在口中能起到消痰降火的作用，更适宜当茶浸泡后饮用，也可以治疗火热为患的疾病。

服食方类四十九种

高濂说，我所收录的神仙方药，并不是泛泛而传的本子，这都是我几十年以来所仰慕的养生之道，经过精勤博访而收录的，都有据可考，还有自己的经验在里面，也有从老道那里得到的真传，这样才敢收录其中。唯恐贻误他人，有识之士应当凭借自己的认识来加以应用才好。

服松脂三法 采上白松脂（也就是现在所说的松香）一斤（500g），桑灰汁一石（20L），先用桑灰汁一斗（2L）将松脂煮到半干，将浮在表面的白色上等松脂捞出来，放到冷水中，等到冷却凝固后，再拿出来放到一斗桑灰汁里面继续煮，再取出来按照上面的方法做。两人将松脂团成圆球状后，扯长十几遍，再用桑灰汁一斗熬煮，分成十次煮完，这样就形成了白脂。研磨成细末后，每次服用一小汤匙，用白酒送服吞下，早上空腹时、午餐前和晚上各服用一次，每天三次坚持服用，直到服用满十两后，便不会感到饥饿，夜晚看东西也会变得清晰，而且能延年益寿、延缓衰老。

又一法：准备松脂一斤八两（740g），

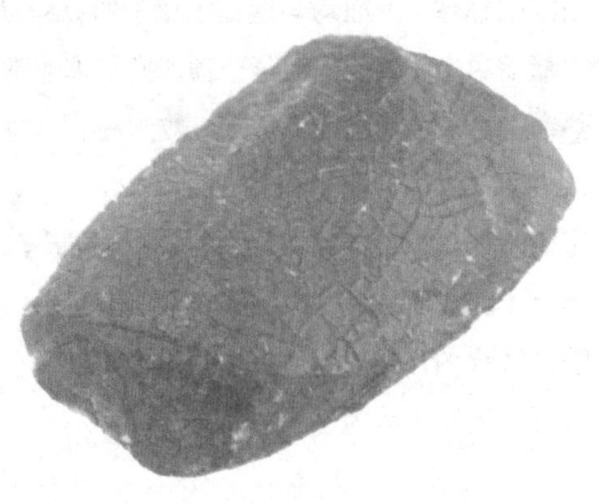

松脂

松脂，也称松香，产于山中深谷处的松树之上，味苦，性温，是一种古老的中药。主治痈、疽、恶疮、头部生疮溃疡、白秃病、疥疮瘙痒有风邪。长期服用能够令身体轻巧，延缓衰老、延年益寿。孙思邈认为松脂以衡山的为佳。

用水五斗（10L）熬煮，等到水量减少了，就过滤掉浊物渣滓，撇出质地轻清，浮在水面上的部分，投入冷水之中。这样反复投煮四十遍，才换用热水五斗（10L）再次熬煮，这样操作共计三次，一百二十遍，不可轻率地随意停止，以煮出来的松脂味道不苦为度。制得的松脂绵软如同粉糕，和白茯苓一起制作成粉，和炼脂混合在一起，趁着刚煮过质地还软时做成黄豆大小的丸子，即得。每次服用三十丸，连续服用九十天。长期坚持服用就会达到辟谷的效果，自然就不再贪恋饮食了。

又一蒸法：上好的白松脂二十斤为一剂，在大锅中放入适量的水，锅里面放上蒸制食品用的瓦器，瓦器中先用白茅密密地铺上一层，上面再加上一寸厚的黄土，压结实，在上面放上松脂，用物体紧密地覆盖在上面，使其不会漏气。灶用桑柴点燃烧火，使得大锅中的热水烧干，再添上热水，蒸大约一顿饭多一点的时间，就把松脂都取出来放到冷水中；等到凝固之后再蒸，这样反复操作三遍，直到松脂的颜色变成玉石一样青翠剔透为止。每用白脂十斤（5kg），就配用松仁三斤（1.5kg），柏子仁三斤（1.5kg），甘菊五升（约250g），一起打碎成细末，用炼蜜赋形为梧桐子大小的丸子。每次服用十丸，用温热的米粥送下。每天服用三次或者一次，连续服用百天以上就不会感到饥饿了，而且可以延年益寿，使面色红润光泽。

服椒法（陈晔将其概括成为歌诀） 歌诀如下：青城山老人，服椒得妙诀，年过九十余，貌不类期耋。再拜而请之，忻然为我说。蜀椒二斤（1kg）净，解盐六两（180g）洁。掺盐慢火煮，煮透滚菊末。初服十五丸，早晚不可辍。每月渐渐增，累之至二百。盐酒或盐汤，任君意所啜。服及半年间，胸膈微觉塞。每日退十丸，还至十五粒。俟其无碍时，数复如前日，常令气熏蒸，否则前功失。饮食蔬果等，并无所忌节。一年效即见，容颜顿悦泽。目明而耳聪，乌须而黑发。补肾轻腰身，固气益精血。椒温盐亦温，菊性去烦热。四旬方可服，服之幸毋忽。逮至数十年，功与造化埒。耐老更延年，不知几岁月。嗜欲若能忘，其效尤卓绝。我欲世人安，作歌故怛切。

具体意思是说，青城山的老人，服用炮制过的花椒得到了其中的妙诀，因此即使年过九旬，容貌看起来丝毫不像百岁老人。因此恭敬地向他请教这其中的诀窍。老人高兴地对我说，蜀地产的花椒二斤，洗干净（需要拣去梗、核以及闭口的），干净的解盐六两（180g），选择颜色青白，像龟背那样的最好，悉心研细。

花椒中掺上盐后文火慢慢熬煮，煮透后趁着沸腾加入菊花末（把解盐掺在花椒上，用滚开的水浸泡花椒，需要没过五寸左右，浸泡一夜后用银石器皿盛着，文火炖煮，最

秦椒

秦椒亦称“蜀椒”，即蜀地所产的花椒，以红色的为佳，具有温中止痛、除湿止泻、杀虫止痒的功效。

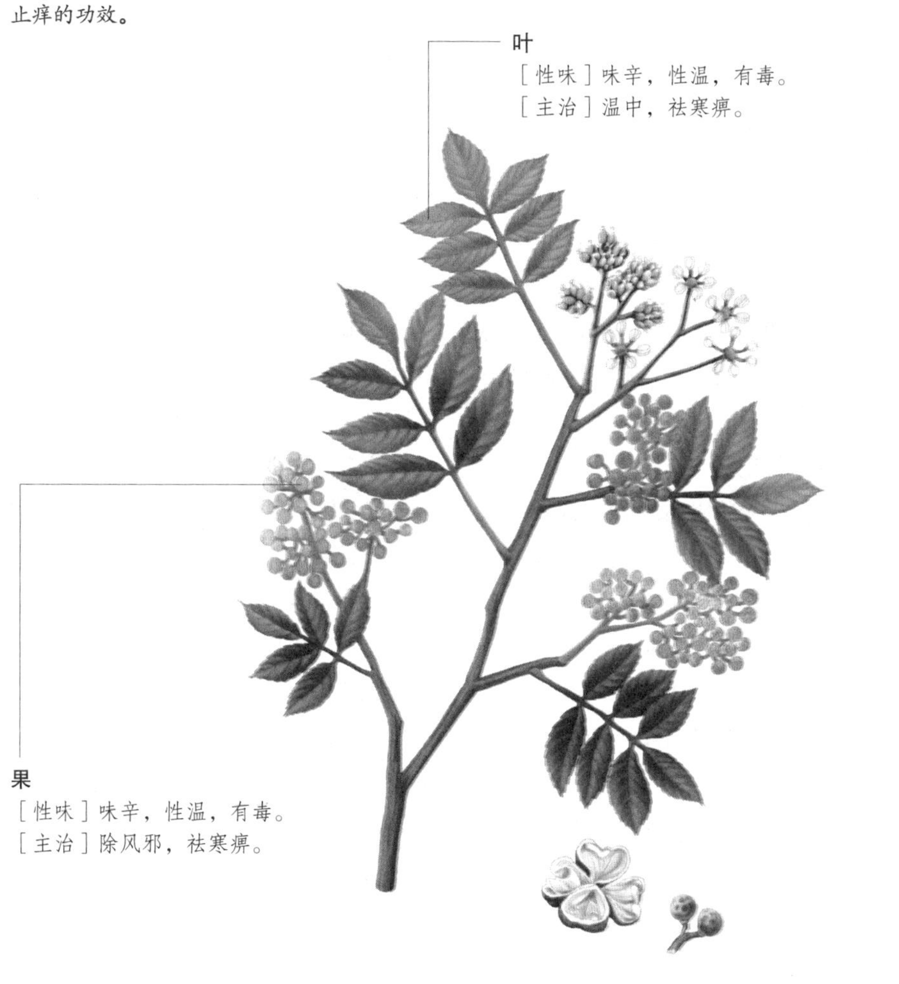

后煮到只剩下半盏花椒汁。把地清扫干净，在地上铺上干净的纸，把花椒都倾倒在纸上，上面盖上一个新盆，再用黄土密封起来，过一夜后取出来放到盆子里。将干菊花末六两拌到滚开的水中，使之混合均匀，再洒上剩下的花椒汁，然后在筛子里摊开并晾干。菊花需要挑选花朵小而颜色黄的，叶子要厚实，茎部要紫色的，气味清香，味道甘甜，名叫甘菊的菊花。花蕊可以做羹的才是珍品。在阴凉的地方晾干，研磨成末）。一开始先每次服用十五丸，天天服用，早晚不可间断，每月渐渐增加服食的量，逐渐加到二百丸（最初服用的那个月，早上十五粒，晚上十五粒，第二个月早上二十粒，晚上二十粒，第三个月早晚各三十粒。每月在每次服用的数量上增加十粒，直到服用到每次二百粒为止。用融化了盐的热水或者热酒送服药丸，饮用的量随意，服用到半年时间，胸膈间微微有阻塞的感觉。每天减十丸，最后还原到每次十五粒。等到不感到阻隔时，再像前几天一样多服几粒，服用到半年以后，感觉胸膈间横塞着，如同有异物阻隔，即每月在每次服用的基础上少服用十粒，一直减少到每次服用十五粒为止，再等到没有什么隔阻的感觉后，所服用的量还是像从前一样。常用药物气味熏蒸自己，否则前功尽弃。须始终坚持服用，早晚用花椒熏蒸自己，如果有一日间断服用，就会前功尽弃）。饮食蔬菜水果等并没有什么禁忌，一年立即显现出效果，容颜顿时感觉姣好润泽、耳聪目明、须发尽黑。花椒性温，盐也要温，甘菊之性善除烦热，四十岁开始就可以服用，服后不能忽略，等到数十年之后，功劳和造化等同。延缓衰老，延年益寿，看上去不知年岁何如（四十岁方可开始服用，若四十岁服用到老，就会发现容颜就像四十岁的人一样，这就是服食所显现的效果），嗜欲若可以忘却，效果更加出众。我想要世人获得平安，因此创作了歌赋来告诫大家。

服豨莶法 豨莶草俗名是火杴草，春天时生出嫩苗和叶，秋初的时候开花，在秋末就可结出果实。近代有很多人都单独服用豨莶草，称可以起到大补元气的作用。蜀地的人服用方法：在五月五日、六月六日、九月九日这三天，采集豨莶草的叶子，除去根、茎、花、果实，洗干净后晒干，放到瓦器之中，一层一层地洒上蜂蜜，然后蒸。这样连续蒸制九次之后，就可以嗅到极其香浓甜美的气味，取出来捣碎筛过，做成蜜丸后服用，书中记载可以治疗肝肾风气所导致的四肢麻痹、骨节间痛、腰膝无力等疾病，也可以通行大肠的气机。

张垂崖向皇上进献的呈表中这样写道：“谁知至贱之中，乃有殊常之效，臣吃至百服，眼目轻明，至千服，髭鬓乌黑，筋力较健，效验多端。”意思是说，谁知道这种最为低贱的东西，竟然会有这样异于寻常的功效，我服用了几百服后，感觉眼目清明，服用至上千服后，头发和胡须都变得乌黑，筋骨强健，效力丰富。陈书林《经验方》中叙述得非常详尽，言其可以治疗各种疾患，各有汤药可以运用。现在的人采集服用，一旦到了秋天花落结果的时候连同枝干一起采集起来用，洒上酒后蒸制、晒干，放到杵臼中捣碎为细末，炼蜜赋形为丸服用。

服桑葚法 桑葚具有通利五脏以及四肢

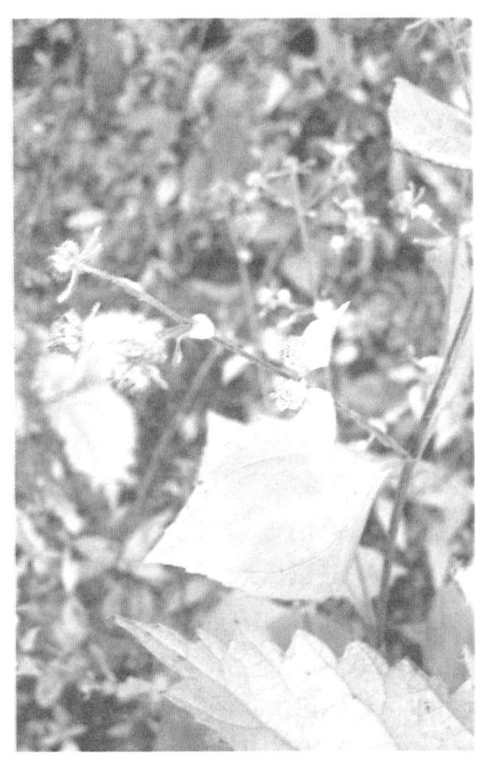

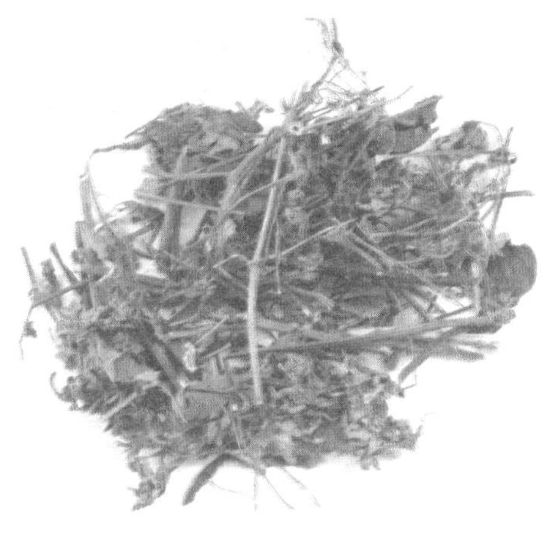

豨莶

豨莶草多生长在山野、林地、灌木丛中，是一种草本药用植物。豨莶草味辛、苦，性寒，生用能祛风除湿，加以蒸制则转为温，有强健筋骨的作用。主治风湿痹痛、筋骨不利、腰膝无力、半身不遂、疟疾、黄疸、痈肿疮毒、风疹湿疮、虫兽咬伤。

关节的作用，长期服用可以耐受饥饿。多收晒干，捣成末，用蜂蜜调和为丸。每天服用六十丸，须发变白，容颜不老。取黑葚一升（50g），调和蝌蚪一升（50g），用瓶子盛起来封闭后悬挂在屋子的东头，等到瓶中之物尽化为泥，可用来染白头发，像涂抹漆一样，可使头发乌黑而自然。又取十四枚桑葚，和胡桃二枚，一同研磨成泥状，拔去白发，把它填塞在发孔中，就可使黑发再生。本方出自《本草拾遗》。

鸡子丹法 养雌、雄羽毛均为纯白的鸡，不让它们和其他鸡在一起生活。生下鸡蛋后抠出一个小孔，从孔里倒出蛋白，再用上好的旧坑辰砂为末（朱砂有毒，选豆瓣旧砂，豆腐同煮一日，研制为末）和块，一起塞到鸡卵中，用蜡封住口，还是让雌性的白鸡抱着，等到其他鸡卵孵出小鸡后药就制成了。加入蜂蜜以调和，制成黄豆大小的丸药，每次服用两丸，每天服用三次，长期坚持服用可以延年益寿。

苍龙养珠万寿紫灵丹 丹法：进入深山之中，选择合抱的大松树，选用天月德金木并交的日子，在上腰凿一方孔，方圆三四寸，进入松树的中心就停止继续向里凿，以方便在孔内下面凿出一个深窝。然后选择上等的旧坑辰砂一斤（500g），透明的雄黄八两（240g），一起研磨成末，调和在一起，用绵纸包好，外面再用红绢囊裹住并用线缝住以使其密闭，再放到被凿出的松树空洞中，用茯苓末子填塞在里面，直到填满为止，外

辰砂

辰砂，即朱砂、丹砂，鲜红色或暗红色，有光泽，为大小不一的片状、块状或细小颗粒状，体重，无臭，无味。虽性寒而无毒，但入火则热，从而产生剧毒，服后会死人，药性随火煅而改变。有安神定惊、明目解毒的功效，不宜久服、多服。

面截取带皮的像这个孔一样大的楔子敲上，用黑狗皮一片，钉在上面以遮住松树上的孔。担心会有神灵来取走这些砂，就让山中人看守。取松脂升降灵气，将辰砂和雄黄养成灵丹。在树里放置一年之后，夜晚松树上就会出现萤火光，二年后萤火光逐渐增大，三年后萤火光照遍整座山。这时取出二末，再研如尘土般微细，加上枣肉调和成丸，像梧桐子大小。

先用一盘来献给天地之神，感谢他们所赐予的福祉，然后清晨时用井花水送服一二十丸，连续服用一个月后，眼睛明亮，可以在夜间读字迹纤细的书籍；坚持服用半年，步行如同奔马一样迅捷；一年之后，体内的三尸虫都会被消灭，九虫也会失去形体，玉女会来卫护，六甲为其酿食，再行阴功积德，地仙可位。松是苍龙之精，砂是赤龙之体，得到天地自然升降水火之气而形成丹药，这不是人力所能达到的，因此其灵气难以尽述。

九转长生神鼎玉液膏 白术气性柔顺而具有补益的特性，每次使用两斤（1kg），秋季和冬季的时候采收，除去粗皮；赤术，即苍术，药性刚雄而发散，每次使用十六两（480g），采集时间和处理方法同上。

上述两味药用木石臼捣碎，放入缸中，用千里水浸泡一昼夜，或者使用山泉水浸泡也很好，然后放入砂锅中煎汁一次，收起，再煎一次。用绢滤干净渣滓，去掉渣滓后，将汁用桑柴火缓缓熬煮炼制，直到熬成膏状，放在瓷罐中贮藏封好，埋到土里静置两天以去除火气。在天德日的时候服用，每次服用三钱（9g），用白米汤调和后送下，放在口中含服也可以。长期服用能够轻身延年，悦泽颜色，服用其间忌食桃、李、雀、蛤以及海鲜等食物。除此之外，还有其他的加味方法，称作“九转”。

二转加人参三两（90g），煎浓汁，再次熬膏，兑入前面熬制好的膏里，称为长生神芝膏。

三转加黄精一斤（500g），煎汁熬膏，加入前面熬制好的膏里，称为三台益算膏。

四转加茯苓、远志去心，各八两（240g），熬膏，加入前面熬制好的膏里，称作四仙求志膏。

五转加当归八两（240g），酒洗熬膏，调和入前面熬制好的膏里，称为五老朝元膏。

六转加鹿茸、麋茸各三两（90g），研为末后熬成膏状，调和到前面制得的膏里，称为六龙御天膏。

七转加琥珀一两（30g），选择红色如血的最好，放在饭上蒸一顿饭的时间后研磨成细末，调和到前面所制得的膏里，称为七元归真膏。

八转加酸枣仁去核，净肉八两（240g），熬膏后调和到前面所制的膏里，称为八神卫护膏。

九转加柏子仁净果仁四两（120g），研磨成泥状，加入前面制得的膏里，称为九龙扶寿膏。

丹用九法加入，根据不同人的体质以及不同的疾病加减应用即可。因为一起炼制膏药时火候是一定的，有的膏药的味道立即就散发出来，有的却久久难以出来，所以古代

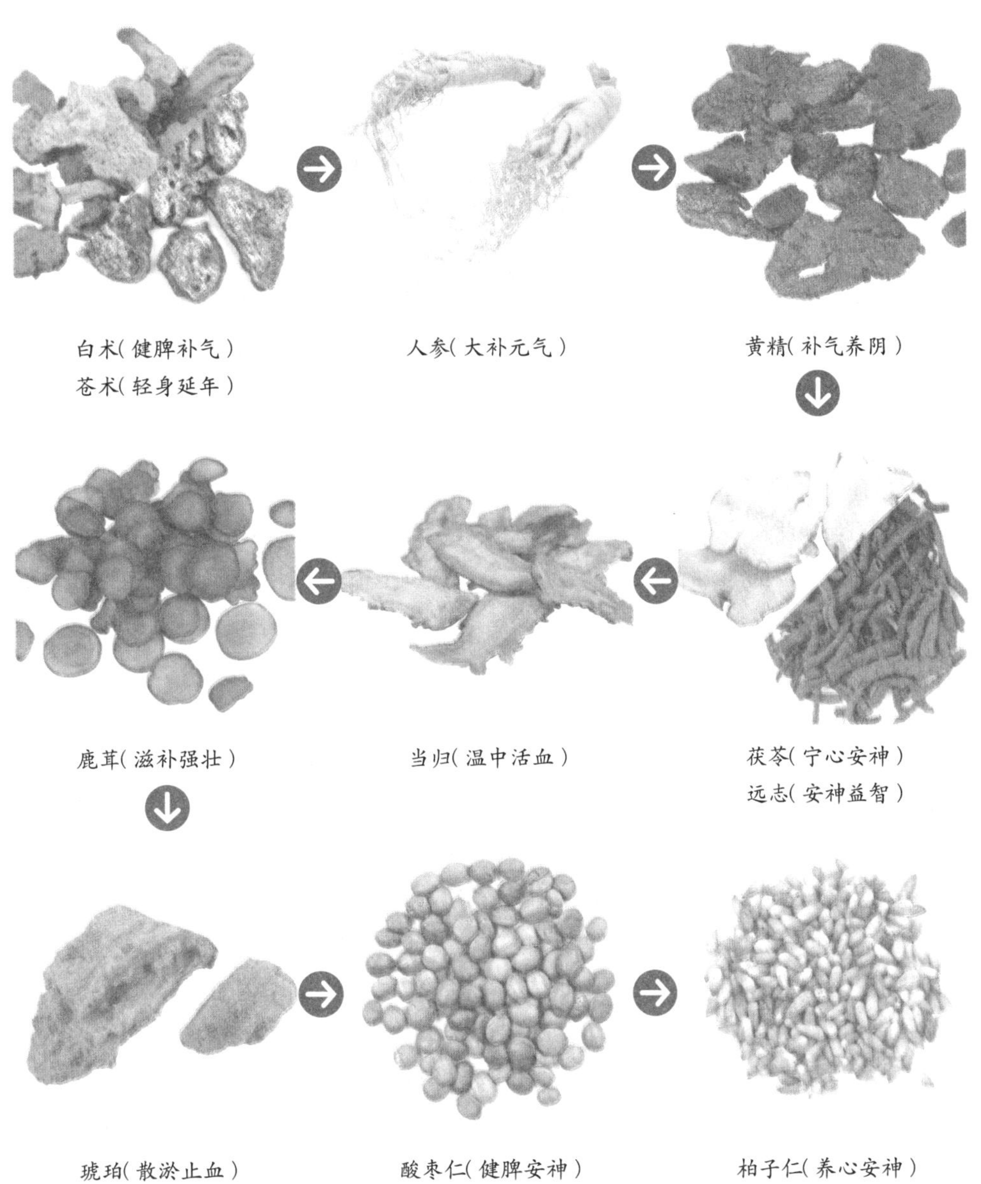

的圣贤立下方剂，是有一定道理的。

玄元护命紫芝杯 此杯可以治疗五劳七伤，诸虚百损，左瘫右痪，各种风疾，诸邪百病。曾经有个修道的人名叫王进，坚持服用，临死的时候看到两个鬼在门前徘徊，看着他站了好久才离去。之后梦到一个人告诉他说："你寿限本来到了，应该死掉，昨天有黑白无常两个鬼来抓你，可是由于你服用的丹砂灵验了，四面红光，鬼不能接近，因而离你而去，这以后你的寿命就不可估量了。"这个道人后来活了三百多岁才去世。

用明净朱砂一斤半（750g），先取四两（120g）放入水火阳城罐中，打大火炮制一日一夜，取出研细。再加四两（120g），这样反复添加朱砂、打火，共进行六次，一起研磨成细末。将打火铁灯盏改为打一铁的大酒杯样，打磨光滑后作为雕塑，悬挂在阳城罐内。铁杯浑身都用金箔贴五层厚，罐内装上朱砂，口上加此杯盏，打大火三日夜，铁盏上面时时加水擦拭，内面在雕塑上凝结成杯的形状后就可以取下。每次用上好的明净雄黄三厘（0.09g），研磨后放在朱杯里，冲热酒服用。每次饮用两杯，收起杯子待下次使用，其妙用繁多，不能详尽说明。

神仙灵草菖蒲服食法 具体做法是，在三月三日、四月四日、五月五日、六月六日、七月七日、八月八日、九月九日、十月十日这八天采集到的石菖蒲，须在清净的石头山涧的水中生长，南流水边的为佳品，北流水边的则质量稍次。采来之后清洗干净，清洗干净根部的须毛，再用袋子盛起来，浸泡在干净的水中，滤去浑浊的汁水。硬头切成薄片，在烈日下晒干，杵罗成细末。选择天德黄道吉日调和。调和的方法：用陈糯米水浸泡一宿，淘去米泔，放在砂石盆中研成细末，放到火上煮成粥用来饮用。将之前采集的石菖蒲与之拌和在一起，须用手多抻几次以做成丸，以免原料干燥后难以形成丸状。丸子做成梧桐子大小，晒干，用盒子收起来贮存。起初服用的时候每次服用十丸，嚼饭一口，和着丸药一起咽下，然后用酒送服，再吃一点点心就更好了，其他没有什么需要忌口或者注意事项。只是身体感觉温暖时，再用秦艽一二钱（3 ~ 6g）煎汤，等到冷却下来之后饮用，以此来调和身体。服用到一个月，健脾消食功效显现；服用到两个月，寒邪为患的疾病都会祛除；坚持服用百日以后，各种疾病都会消失。神仙灵草菖蒲的主要功效就是镇心益气、强志安神、补髓填精、黑发生齿，坚持服用到十年，会发现皮肤细腻光滑，面色红润如同桃花，精邪不能侵犯身体。

枸杞茶 在深秋时节采摘红色熟透了的枸杞子，和干面以将其拌和成剂，擀作饼样，晒干，研为细末。

每用江茶一两（30g），配合枸杞子末二两（60g），一起搅和均匀，放入炼化的酥油三两（90g），或者也可以用香油，立刻添上热水搅拌成膏状，用少许盐加到锅里煎熟后饮用，对身体大有益处，能够益精明目。

益气牛乳方 黄牛乳最合适老人服用了，以其性质平和，能起到补血脉、益心气、长肌肉的作用，可以使人体魄强健，容颜润泽，面色红润，双眸明亮，意志不衰，所以人们需要常常服用才好，可以作为平常的食品，

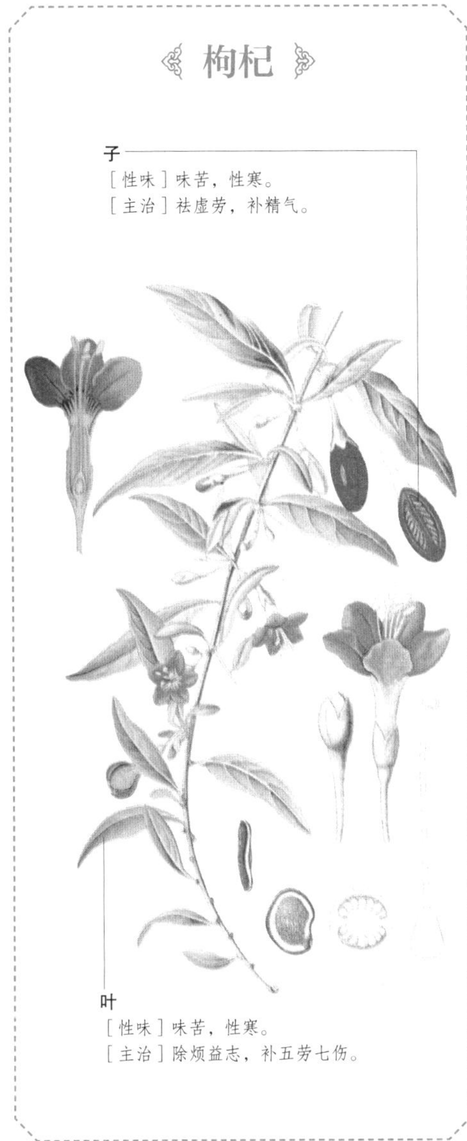

或做成乳饼，或作为饮品。长期坚持饮用，以喝足为止，这种东西给人体带来的益处远远胜过肉类。

铁瓮先生琼玉膏 此膏功能是填精补髓，肠道中的精微转化为筋骨的力量，各个脏腑的神气都很充足，五脏精气盈满四溢，白色的头发逐渐变黑，返老还童，步行迅速如同奔马。每天服用数次，终日不吃饭也不会饥饿，开通心窍、增强意志，能够一天之内诵读上万言，神志高远豪迈，夜间睡觉不会做梦。一料可以分成五处，可以救五个人的痈疡疾患；分成十处，可救助十人的痨疾。修炼此药的时候，一定要诚心诚意，不要轻易地传授给其他人。

新罗参二十四两（720g），去芦；生地黄十六斤（9kg），取汁；白茯苓四十九两（1.47kg），去皮白沙蜜十斤（5kg），炼制干净。

上述各种药物中，人参、茯苓研磨成细末备用。蜜用生绢滤过，生地黄取自然的汁液，捣取汁液的时候要避免使用铜铁器，取尽汁液后滤去渣滓。所有的药物都放在一起拌和均匀后放到银石器或好瓷器里，用干净的纸密封二三十层，放到开水中，用桑柴火煮三个昼夜后取出来，用蜡纸重新包裹瓶口几层，放到井水中以除去火毒之气。过一昼夜后取出，再放到原来煮过的热水中重新熬煮一天，以去除水气，然后取出来开封，取三匙作三盏（60ml），来祭祀天地百神。焚香设拜时，要端正心思，至真至诚。每天空腹时用酒调一汤匙头来服用。原方如此，只是痨嗽气盛、血虚肺热的人，要避免在膏滋之中加入人参。

地仙煎 治疗腰膝疼痛，去除肚腹之中一切寒邪为患的疾病，使人面色红润光泽、精神状态愉悦向上、骨髓坚固、步行迅捷堪比奔马。

山药一斤（500g）；杏仁一升（50g），用热水浸泡后除去皮尖；生牛乳二斤（1kg）。

上述各种原料中，先将杏仁研细，加入牛乳和山药一起拌绞取汁，用新瓷瓶密封严

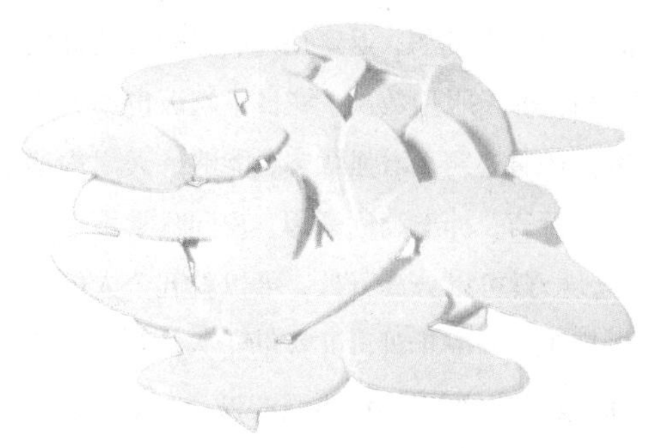

药食同源·山药

山药是难得的药食兼备食材，即可入药，亦可作为日常补养的保健食物，具有健脾补肺、固肾益精、补不足、清虚热的功效，非常适合体虚羸弱之人食用。李时珍认为，如为药用，野生的山药更好，如作食物，则家种的山药即可。

实，用热水煮一天。每天空腹的时候用酒调一汤匙头服用即可。

金髓煎 可延年益寿、填精补髓，久服白发变黑。

枸杞子不拘量，采集色红熟透的。用无灰酒浸泡，冬季浸泡六天，夏季浸泡三天，然后放到砂盆里研磨到极细，用布袋绞榨取汁，和前面浸泡过的酒一起用文火慢慢地熬制成膏，放到干净的瓷器里密封贮存，服用的时候再用热水煮沸即可。每次服用一匙，加入少许酥油，用温酒调和后送下。

天门冬膏 能够去除积聚、风痰、癫疾、三虫伏尸，除瘟疫，轻身益气，令人不饥，延年不老。

天门冬不拘量，去皮去心，拣去根须后清洗干净。捣碎，用布包在外面绞榨出汁，澄清滤过后装到瓷器、砂锅，或银器中，以文火慢慢煎熬成膏。每次服用一匙，空腹以温酒调和后送下。

不畏寒方 取天门冬、茯苓为末，或是用酒或是用水调服后送下，每天频频服用，等到天气极其寒冷的时候穿着单衣出门也会忘记寒冷。

服五加皮说 舜曾经登上苍梧山，说这是金玉香草。“金玉香草”指的就是五加皮。服用后可以延年益寿，所以说：“宁得一把五加，不用金玉满车；宁得一斤地榆，不用明月宝珠。”以前鲁定公的母亲仅仅服用五加皮酒，就获得了长寿。其他如张子声、杨始建、王叔才、于世彦等都是古人，他们服用五加皮酒后，子嗣满堂，都长寿多子。世世代代都有服用五加皮酒而获得长寿的人，数量众多。这种说法出自《东华真人煮石经》。

服松子法 松子不拘量，都研磨成膏状，空腹用温酒调服送下一汤匙（3～5g），每天服用三次，就会不感到饥饿和口渴，长期坚持服用，即使每天走五百里路，依旧身体轻快、体魄强健。

服槐实法 将槐实置于牛胆汁中浸渍上百天，捞出阴干。每天吞服一枚槐实，坚持服用百天后就会感觉身体轻盈，坚持服用上千天后白发会转黑。长期服用，心灵澄澈清明。

服莲花法 七月七日采莲花七分，八月八日采莲根八分，九月九日采莲子九分，阴干后食用，可以延缓衰老。

服食松根法 挖取东方的松根，剥下外面白色的皮后切碎，晒干，捣碎后箩筛过即可食用，直到吃饱，长久坚持可以耐受饥饿，减少饭量，渴了可以喝水。

服食茯苓法 茯苓削去黑皮，捣成细末，放到瓦器中，倒入醇酒充分浸泡，使之没过茯苓末，再用瓦器覆盖在上面，用泥涂在外面密封，十五天即可发酵，像制作点心一样做成饼，每天食用三次，也可以服用不经加工成饼子的粉屑，每次服用一方寸匕（3～5g）。食用后可以耐受饥饿与口渴、祛除疾病、延年益寿。

服食术法 于潜术（即产于浙江于潜的白术，为地道药材）一石（60kg），洗干净后捣碎，用水二石（120kg）浸泡一夜，煮到水剩下一半时加入清酒五升（1L）再煮。

取其中的一石绞去渣滓，再用文火慢慢煎熬，放入大豆末二升（100g），天门冬末一升（1L），搅匀拌和成弹子大小的丸。早上服用三丸，每天一次，或者在山里居住、远行的时候可以代替食物，服用后可以耐受风寒，延年益寿，预防疾病。这是崔野子所创制的药物服法。注意在制作的时候，天门冬需要除掉心和外皮。

服食黄精法 黄精细切一石（60kg），用水二石五升（135kg），也有说法是六石（360kg），用文火煮，从早上煮到晚上，煮熟后晾凉，用手捶碎，用布袋包起来榨取汁水煎熬。将渣滓晒干，捣成末，一起投入锅里煎熬，可以制作成鸡蛋大小的丸药。每次服用一丸，每天服用三次。服用后可以避免饥饿、祛除疾病，使人身体轻盈、体魄健壮、延缓衰老。年轻的时候形成服用习惯，不要过多服用。服用其间如果口渴，可以喝水。这个方子非常好，出《五符》中。

又法：取黄精捣烂，取汁三升（600ml），如果捣碎不能绞榨出这么多的汁水，可以浇上少量的水，绞榨取汁。生地黄汁三升（600ml），天门冬汁三升（600ml），合在一处用文火慢慢煎熬至总量减少一半，然后加入白蜜五斤（2.5kg）再煎，使之可以制作成弹子大小的丸药。每天服用三次，可以抑制食欲、美容。也可以只榨取三升（600ml）汁水，放到开水上煎煮到可以制作成丸药，每天服用鸡蛋大小的一枚，分成两次服用，三十天后可以使人耐受饥饿，走路健步如飞。注意，天门冬需要事先剥除外皮，并掏出内心。

服食葳蕤法 常用二月九日采收的叶子切碎晒干，每次服用一方寸匕（3～5g），每天服用三次。也可以按照服用黄精糕饼的方法服用，有导气通脉、强筋健骨的作用，

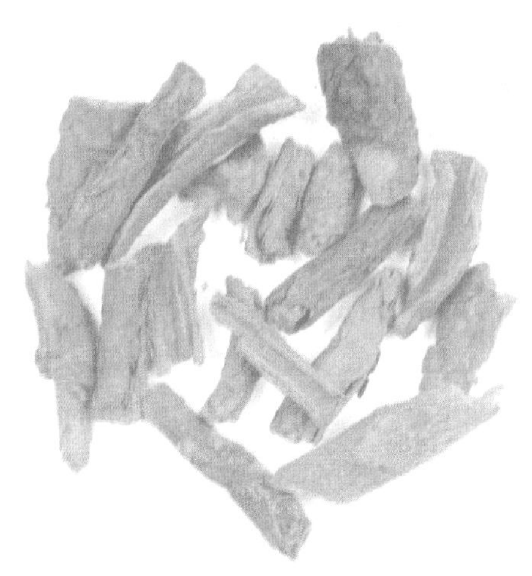

五加皮

五加皮性温，辛、苦、微甘，能祛风湿、补肝肾、强筋骨、活血脉。古人酿制五加皮酒，可祛风湿痿痹、壮筋骨、填精髓，由五加皮洗刮后去骨煎汁，加曲、米酿成。或者将五加皮切碎，装入袋中，浸泡在酒中，然后煮来饮用。或者加入当归、牛膝、地榆等药。

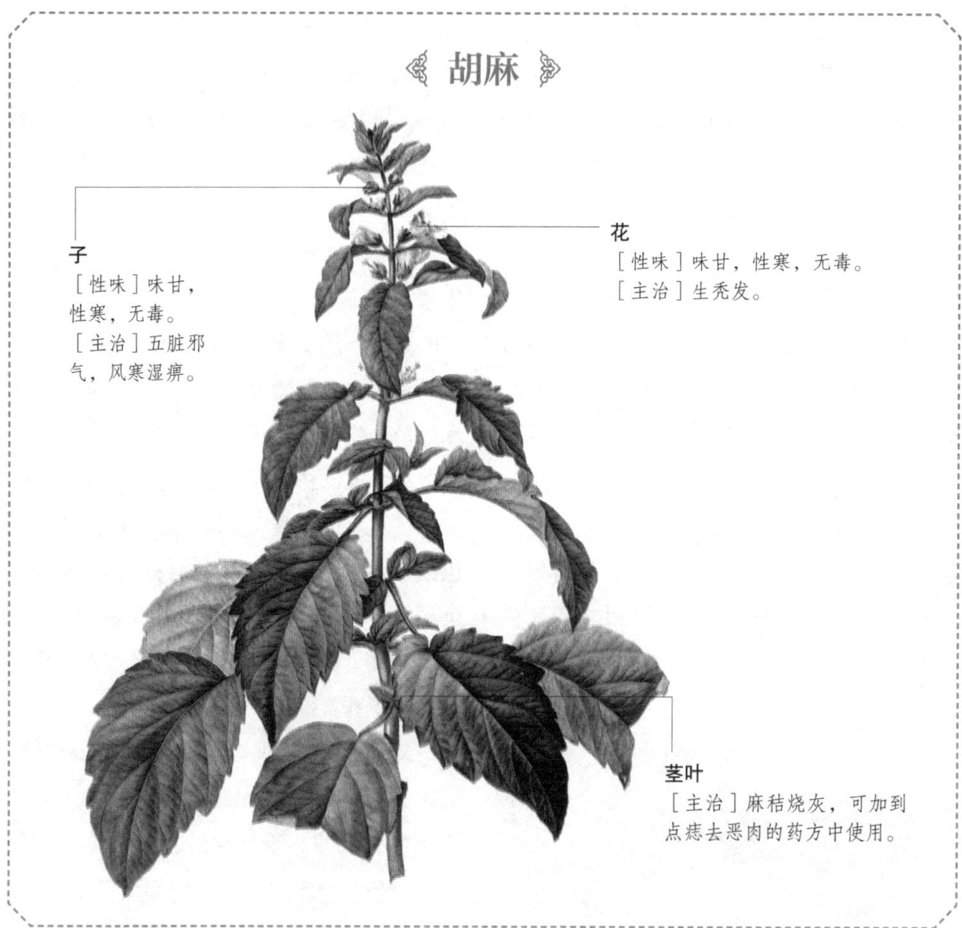

可以治疗中风、跌打损伤、筋肉结节，祛除面部皱纹，使面色改善，长期服用可以延年益寿。

服食巨胜法 选择肥硕的黑芝麻，不论多少，将簸筛洗干净后放在笼屉上蒸，使热气周遍，大约一顿饭的时间，然后取出来晒干，第二天早上再蒸再晒，如此重复九次为止。在烈日下暴晒也可以。一日蒸三次晒三次，三日总共九次。干燥后用开水微沾，放在臼中捣碎使之变成白色，再晒干，簸去皮，炒香，赶紧用手捣，然后箩筛。制作完成后可以任意服用，每天服用二三升（2-3L），也可以用蜂蜜赋形后制作成鸡蛋大小的丸子，每天服用五个。也可以用饴糖调和后服用，也可以用酒调和后服用。逐渐减少每天服用的分量，坚持服用百天之后就可以避免疾病，服用一年后就可以发现身体和面部的皮肤光滑润泽。冲洗的时候水在皮肤上轻盈地滑过，服用五年，水火等外邪不能随意侵袭人体，行步如同奔马一样迅捷。

神仙饵蒺藜方 白蒺藜一石（60kg），常常在七八月的时候成熟，然后采收。采来后放在烈日下晒干，首先放到臼中捣舂去刺，然后捣成细末。每次服用二匙，用新汲的水调和后送下，每天服用三次，不要间断，这样坚持服用可以获得长寿。服用一年之后，冬天就不会怕冷，夏天也不会怕热了。服用两年之后，老年人可以恢复年轻健康的体魄，白头发也能够再次变黑，脱落的牙齿会再度长出来。服用到三年之后，身体轻快，寿命延长。

神仙服槐子延年不老方 常以十月上巳日，取槐树子放在新瓷器里盛起来，用盆合在上面，用泥密封住，以防漏气，二十一天后打开取出，去掉外皮。从月初开始，第一天服用一粒，用水送下，第二天增加一粒，依次每天增加一粒，直到月半，改为每天服用时减少一粒。终而复始，长此以往，可以使人眼目明亮，即使在黑夜也可以看到细小的文字。长期坚持服用，气力倍增。

辟谷住食方 秫米一斗（6kg），麻油六两（180g）炒，放置冷却，盐末、川姜、小花椒各等分，总共十两（300g），蔓菁子三升（150g），干大枣五升（250g）。上述六味药一起捣碎研磨成细末，每次服用一大匙，用新汲来的水调后送下，每天服食三次。如果经常感到饥饿、口渴，服用后渐渐会变得有力气，服用期间可以任意食用各种水果、蔬菜以及茶汤等。但是不可食用肉类，这是大忌。食品大忌有八：走死的马，饮杀的驴，胀死的牛，红眼的羊，自死的猪，有弹的鳖，怀胎的兔，无鳞的鱼。

古书中说，这些东西都不可以食用，如果不慎食用或是嘴馋贪食，就会酿生各种疾病。

辟谷方 永宁二年二月十七日，黄门侍郎刘景先进献给皇上的表中称，我曾经在太白山上遇到一个隐士，有幸获得此方，我听说京城大米粮食十分昂贵，适合用这种方法来接济这种情况，使用后可以使人耐受饥饿，而且还可以耳聪目明，面色红润光泽，如果我所说的有一句是假话或者夸大其词，我甘愿全家接受杀戮的刑罚。具体做法是，四季都可以用黑豆五升（5L），洗干净后放在锅里蒸制三遍，晒干去皮。再准备大火麻子三升（3L），用热水浸泡一夜，捞出后晒干，用米面糊胶水拌匀后晒干，去皮，淘洗干净，放在蒸锅中蒸三遍，放在碓中捣碎；然后放入黄豆，一起捣碎成细末，用糯米粥粘合成如拳头大小的圆子，放到蒸制食品用的瓦器里面蒸。从夜幕降临一直蒸到子时，然后熄灭炉火，到寅时取出，放在瓷器里，盖上盖子以免风干。每次服用三块，以感到饱为度，

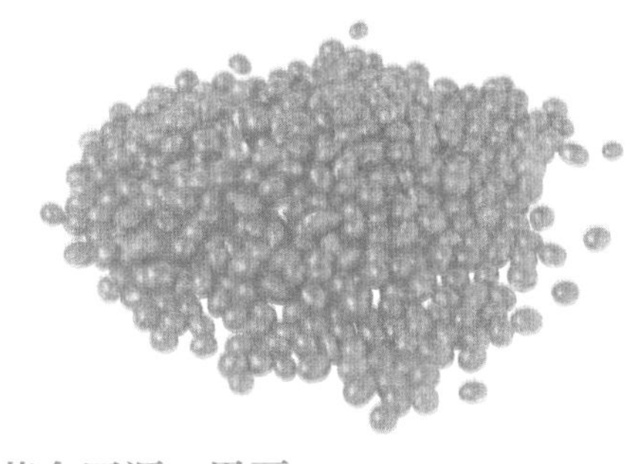

药食同源·黑豆

黑豆味甘，性平，无毒，具有活血利水、祛风解毒的功效。古书中有说，“久服，令人身重”“多食令人腹胀”，黑豆煮熟或配药食用皆能治病，但不易被消化。

其余的食物一概不许吃。吃过第一顿后，七天不会感到饥饿；吃过第二顿，四十九天不会感到饥饿；吃过第三顿，三百日不会感到饥饿，而且面色红润而光泽，一点儿也没有憔悴的样子。

如果口渴就将火麻子研磨成浆饮用，更可以起到滋润脏腑的作用。如果要重新吃另外的食品，就用葵子三合（5g），杵碎，煎汤饮用，以起到开导胃脘的作用，使胃气冲和调达，再进食其他食品就对身体没有损害了。这个方子刻在汉阳军大别山太平兴国寺中。

升玄明粉法 上等的净皮硝五斤（2.5kg），皂角半斤（250g），白萝卜十几斤（5 ~ 7kg，切片），上述三样，用大半坛水煮沸十几滚，漉出萝卜不用，再切萝卜，再煮，如此反复操作三四次，以萝卜没有咸味为度，再用稀绢滤去渣，用锅盛之，露天放置一宿。第二天锅中就都是牙硝了，取出后用绵纸袋盛起来裹住，悬挂在通风的地方，牙硝自然化成粉末状，即玄明粉。夏季每用一两玄明粉，就配合使用甘草末一钱（3g）与之调和成剂，每次服用一钱（3g），用热水调服送下，清解暑热之功效卓著，可以使顽结老痰从大便中泻出，可谓是治疗痰火为患的圣药。

河上公服芡实散方 干鸡头芡实，去壳，忍冬茎叶（忍冬，也就是金银花），挑选没有虫子污染而新鲜肥嫩的干藕各一斤（500g），上述三味药切成片段，放到蒸制食物的瓦器中蒸熟，晒干，捣碎、箩筛成细末。每天用餐后，冬天用开水、夏天用凉水送服一钱匕（1.5 ~ 1.8g）。长期坚持服用可以益寿延年，延缓衰老，使身体轻快、容颜光泽、肌肤强壮，健脾胃，消食滞。功效奇妙难以完全叙述，长期服用功效自然就会显现出来。

服天门冬法 取天门冬二斤（1kg），熟地黄一斤（500g），捣碎、箩筛成末，用炼蜜赋形成如弹子大小的丸子，每次服用三丸，用温酒调服送下，每天服用三次。长期服用可以强健骨髓、永驻容颜，去三尸虫，辟谷，使身体轻快、延年益寿、延缓衰老、百病不生。若用等量的茯苓为末和在一起一同服下，天寒地冻时即使穿着单衣出门也会出汗。服用其间忌食鲤鱼以及腥膻的食物。

服藕实茎法 藕味甘，性平，无毒，主补中养神、益气力、除百病。长期服用可使身体轻快、延缓衰老，即使不吃饭也不会感到饥饿，延年益寿，又名为水芝。《丹药性论》记载：“藕汁也可以单味使用，味甘，可以消散长久不散的淤血。藕节捣烂取汁，主治口鼻出血、吐血不止，以及诸多血症。”又记载说：“莲子性寒，主治五脏不足、伤中气绝之患，可通利十二经脉的血气。生吃微微鼓动体内之气，蒸熟吃则大有裨益。而且，蒸熟去心，捣成粉末，用蜜蜡调和成丸子，每天服用十丸，可以使人耐受饥饿，这个方子是仙家使用的。”陈藏器说：“荷鼻味苦平，无毒，主安胎，去恶血，留好血。血痢，煮熟后服用就会止住。荷叶、蒂及莲房，主血胀腹痛，产后胎衣不下，用酒煮后服用。而且，误食野蘑菇中毒时用水煮过后可以服用（能够解毒）。”

藕粉，选择较粗的藕洗干净后捣碎，用布包起来绞取汁水，再用纹理细密的布再次

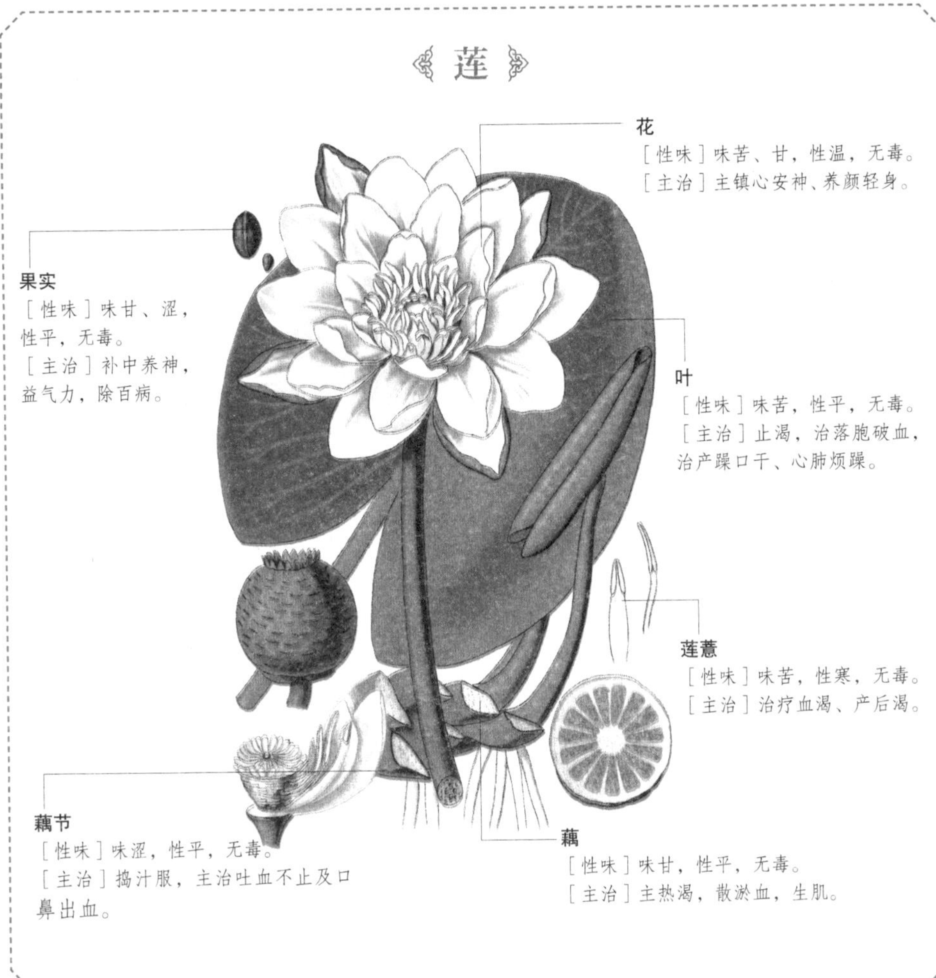

滤过，澄清汁水，如果汁水黏稠难以澄清，就加上水搅拌，制成藕粉。长期坚持服用可以使身体轻盈，延年益寿。

神仙巨胜丸方 身体轻盈，强壮元阳，延缓衰老，去三尸虫，祛下九虫，避免各种疾病。巨胜子（即现在所说的黑芝麻），用酒浸泡一夜，经过多次蒸制、暴晒；牛膝，用酒浸泡后切片，焙干；巴戟天，去心；天门冬，去心，焙干；熟干地黄，焙干；柳桂，去粗皮；酸枣仁；覆盆子；菟丝子，用酒浸泡后，再捣烂、焙干；山萸肉、远志，去心；菊花、人参、白茯苓，去黑皮。

上述十四味药各一两（30g），拣择干净，捣碎、箩筛为末，炼蜜赋形为梧桐子大小的丸，每次服用的时候需要空腹，用温酒送服二十丸。连续服用一个月，可以使得身体轻快，体魄强健，各种疾病难以侵袭身体。

服柏实法 古法选择在八月的时候，合取柏子仁全实，在阳光下暴晒至裂开，其种仁就会自行脱落。用清水淘洗后取沉在水底的，控干，用锥子轻轻剥掉外皮取其内仁，捣碎、箩筛为细末，每次服用二钱匕（3～3.6g），用酒调服送下，冬季用温酒送下。早晨、中午、傍晚各服用一次，逐渐增加到每次服用四五钱（12～15g），再加上等量的菊花末，用蜜赋形制作成梧桐子大小的丸子，每次服用十丸，逐渐增加到二十丸，每天服用三次，用酒送下。

服食大茯苓丸方 白茯苓（去黑皮）、茯神（连着木头的除去中间的松木）、大枣、桂枝（除去粗皮）各一两（30g），人参、白术、远志（去心炒黄）、细辛（去苗叶）、石菖蒲（选择一寸长，有九节的，用米泔水浸泡三天，每天都需换水，切碎后晒干）各十二两（360g）；甘草（洒上水后掰开，炙）八两（240g），干姜（炮裂）五两（150g）。

上述十一味药，捣碎箩筛为末，炼制蜂蜜至发黄，撇去上面的浮沫，放置凉后和上述药末拌和成弹子大小的丸，每次服用一丸，长期坚持服用可以耐受饥饿和口渴。如果以前曾有过吃下生菜、水果、喝凉水导致消化不良的，服下后也会快速痊愈。食冷水不消者，服之立愈。若要治疗五脏聚积、气逆导致的心腹切痛、气结腹胀、吐逆，饮食不下，用生姜汤送下。若要治疗羸瘦，饮食无味，用酒送下。想要求得成仙但是尚未获得各种好的丹药的，都可以服用。如果不断绝房事，不能辟谷的，只要是服用本丸药就可以祛除疾病，延年益寿，延缓衰老。在辰日辰时，空旷的房间中配制，配制时要衣着整洁，避免让家禽、家畜、妇人和孩子看到。

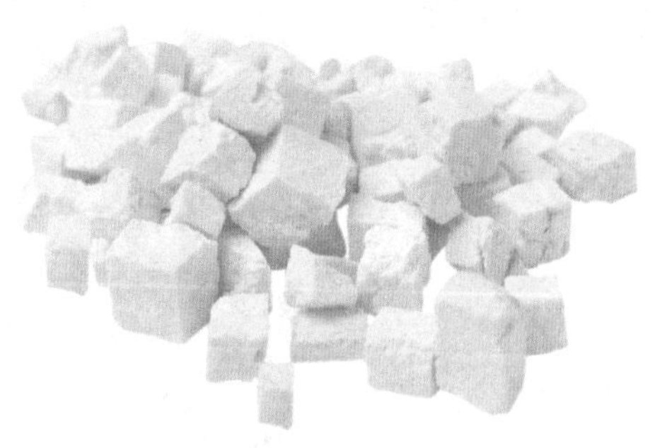

茯苓

茯苓性平，味甘、淡，生于松树根上，具有利水渗湿、健脾和胃、宁心安神的功效，可开胃止呕逆，止消渴嗜睡，治腹水、胸水及水肿病症，还有开胸腑、调脏气、保神气的功能。古人认为经常服用茯苓可安魂养神，使人不饥延年。图为白茯苓。

李八伯杏金丹方 取肥大硕实的杏仁五斗（30kg），用布袋盛起来后用井花水浸泡三天，放到蒸制食品的瓦器中，上面覆盖上帛，再铺上黄泥五寸，蒸一天后除去黄泥，将杏仁取出，放在小米里蒸制一天，再放到小麦中蒸制一天，然后取出来压榨出油五升（1L），澄清，用银瓶一只，打制成水瓶样，如果没有银作为底料，用上好的砂罐也可以。把油加到瓶子里，不要太满，用合适瓶口大小的银圆叶盖好，用熔化的银汁浇灌固定瓶口的缝隙，然后放入大锅里煮28个小时，其间常常拨动，等到杏仁油结成凝块，打开后把药倒进瓶子里，用火消融成汁水，倒出后放置至冷，颜色呈现金色。放入臼中捣匀，以制作成丸为度，即丸如黄米大小。早晚空腹时用酒送下，或者用口中的津液送下，每次二十丸。长期坚持服用可以益气延年，使白发变黑，祛除各种疾病。

在制作药物的时候，用红笔写此符三道，放在衣领中带着。

轻身延年仙术丸方 苍术用米泔水浸泡，夏季、秋季需要三天，春季要七天，然后去皮、洗干净，蒸半天，切成片后焙干，放入石臼中捣成末，炼蜜赋形为梧桐子大小的丸。每天早晨和中午，用酒送下五十丸。

枸杞煎方 采枸杞子，不拘量，去蒂，用清水清洗干净，漉出控干。用一枚夹布袋，把枸杞子放在里面，放在干净的砧板上用碓压碎，取自然汁，沉淀一宿，除去上清液，放到石器里用文火慢慢煎熬成膏状，取出来放到瓷器内收藏贮存。每次服用半匙头（1.5 ~ 2.5g），用温酒调服送下。功效：明目驻颜、壮元气、润肌肤，长期服用大有裨益。如果制作的时候天气稍暖，压榨出来的汁水沉淀就不必过夜。煎熬的汁水经过两三年都不会变质，如果能够长期坚持服用，那么多煎下一些储备也无妨。

保镇丹田二精丸方 黄精（去皮）、枸杞子各二斤（1kg），上述二味药，都在八九月间采集入药。先用清水将黄精一味清洗干净，控干，细细地锉碎，和枸杞子混合均匀，杵碎，搅拌均匀后放在阴凉的地方晾干，再捣碎、箩筛，取其细末，用炼蜜赋形为丸，每丸如梧桐子大小。每次服用三十到五十丸，空腹、饭前用温酒调服送下。经常服用可以助气固精、补镇丹田、活血驻颜。

万病黄精丸方 用黄精十斤（5kg），洗净后蒸到烂熟；白蜜三斤（1.5kg）；天门冬三斤（1.5kg），去心后蒸到烂熟。

上述三味，拌和均匀，放到石臼里捣一万杵，再分成四剂，每一剂再捣一万杵，捣到极烂后取出，团成梧桐子大小的丸药，每次服用三十丸（9g），用温酒服下，每天服用三次，不限制具体的服药时间。可以起到延年益寿、益气强身的作用。

却老七精散方 用茯苓（此药乃天之精）三两（90g）；地黄花（乃地之精）、桑寄生（乃木之精）各二两（60g）；菊花（乃月之精）一两三分（30.9g）；竹实（乃日之精）、地肤子（乃星之精）、车前子（乃雷之精）各一两三分（30.9g），这七种药，对应着不同的日月星辰，想要制合成药，需要依据四时旺相日，先斋戒九天，单独在安静的房间中焚香制作，捣箩为细散。每次服用三方寸匕（古代盛药的容器，相当于药匙，一方寸匕合 3 ~ 5g，此处指每次可服用 9 ~ 15g），用井花水调下，面向太阳服下。若恰逢阳日，则一天服用一次，入到阴日，则需要一天服用两次，等到服用满四十九天后，就能够达到固精延年、祛除百病、聪明耳目的功效，十分灵验。地黄花须在四月采摘，竹实要选择外形像小麦且生长在蓝田竹林之中的。

高濂论房中药物之害

高濂说，自从比觉的泥水说开始流行。房中之术就像飞来横祸一样汹涌袭来，于是这方面的药物给人们造成了许多伤害，其中的危害怎么能全部说清呢？人从父母那里禀受了精血，得到精血多的人身体强壮，即便是多次行房事，还可以耐受得住，而得到精血少的人身体虚弱，即便是少量

黄精

黄精为服食要药，古时医家认为它属于芝草一类，因吸取了坤土的精粹，故叫它黄精。

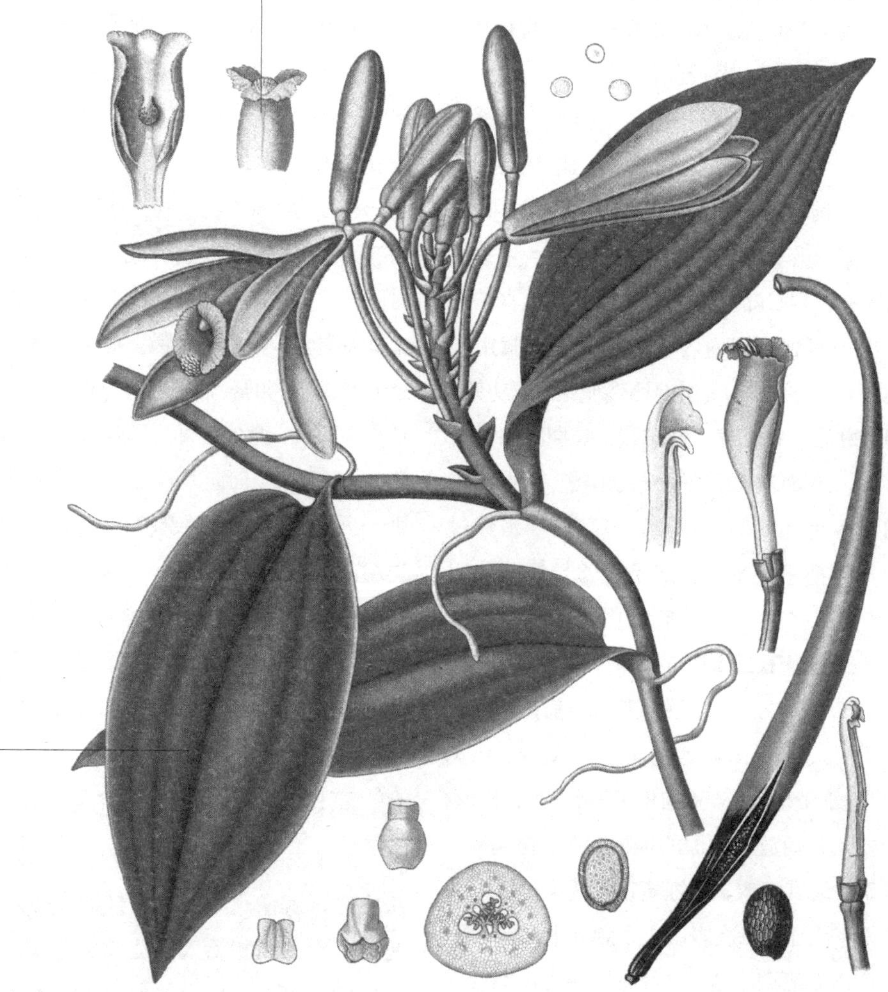

同房也会耐受不了。因此，强壮的人纵欲过度而死的人存在，但是身体虚弱的人纵欲却没有一个会得到长寿。饮食男女，是人最大的欲望，不能没有，但也不能放纵。放纵而不知厌倦，疲倦困乏不堪，于是便四处寻求药食来求得身体强壮，从而可以追求这些欲望带来的欢快，接着方人术士就会投其所好，因此大肆宣扬邪术，炼制热毒之药，称这是海上奇方：塞进耳朵里的，有耳珠丹；纳入鼻子中的，有助情香；放入口里的，有沉香合；握在手中的，有紫金铃；封藏在肚脐中的，有保真膏、一丸金、蒸脐饼、火龙符；固定在腰间的，有蜘蛛膏、摩腰膏；塞入生殖器中的，有先天一粒丹；抹在外生殖器上的，有三厘散、七日一新方；绑缚在生殖器根部的，有吕公绦、硫黄箍、蜈蚣带、宝带、良宵短、香罗帕；兜在小腹的，有顺风旗、玉蟾裩、龙虎衣；用来揉搓到外生殖器上的，有长茎方、掌中金；塞到阴道里面的，有揭被香，暖炉散、窄阴膏、夜夜春；塞到肛门里面的，有金刚楔。这些都是一些外用于皮肤的药，用强烈的药物气味来使得生殖器一时坚举，来助情逸乐。但是这些药物用之不当，其毒性或是流窜到腰间形成腰疽，或是聚集肠道形成便痈；或腐蚀其阴茎，或是糜烂其肛门。危害虽然很严重，但是还存在解脱的办法。其中有一二种病如果调治及时而得当，也不一定都是如虎狼之害。

这方面所需要服用的药物，名目纷繁，比如：桃源秘宝丹、雄狗丸、闭精符之类的很多。药毒害人，十服九死，不可救药，而且往往是酿成重大祸患而造成奇祸惨疾，肠道溃烂，皮肤皲裂。这些都是前车之鉴，难道人们都不知道吗？欲望胜过了理智，心甘情愿将自己置于刀刃上行走。看着那些人吃着肥甘醇厚的佳肴，三餐调护很妥帖，尚且不能使得他们瘦瘠的身体随着时间的演进而恢复，使他们充满精神，况且是用少许丸末之药，怎么可能顷刻之间就使痿弱的生殖器坚挺，使疲惫的精力重新振作起来呢？如果是这样，这些丸药该是有多么神奇啊！不过是仗着那些药物的热毒之性，譬如蛤蚧、海马、狗肾、地龙、

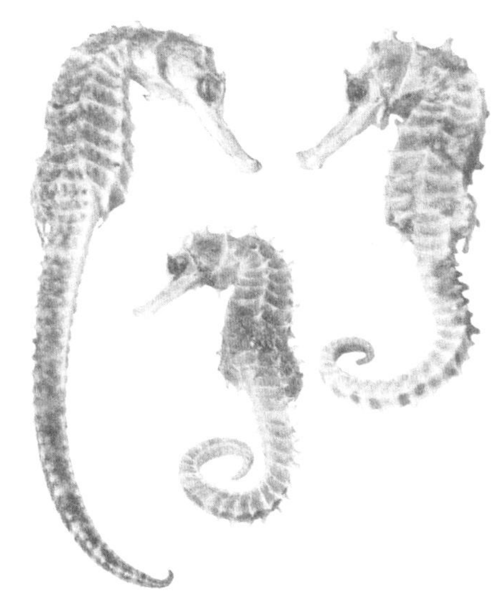

药食同源·海马

海马，味甘，性温、平，可温肾壮阳、散结消肿，治疗疮肿毒。李时珍说：海马雌雄成对，其性温暖，有交感之义，故难产、阳虚、房中术多用它，如蛤蚧、郎君子的功效。此外，虾也壮阳，性质应与海马相同。

麝脐、石燕、倭硫、阳起、蜂房、蚁子之类，来暂时资助一下罢了，就像是将冷水浇注在烈火之上，使烈火猛然向上冲，所以肾脏一时感热而发，难道果真是仙丹神药，效果显著而迅速吗？爱护生命的人不可不警惕，要从此痛绝助长的想法。

有人曾说，某某人每次都用某种助阳的药物，现在还是长寿，他是怎样修炼房术的呢？我回答，这种情况确实存在，只不过外用这些药物的人，十个里面只有二三个活着；内服这些药物的人，十个乃至上百个里面也没有一个还活着的。除了服用这些内服的药物、外用的药物，难道果真没有其他方法来助兴房事了吗？怎么才能掌握这其中的真传呢？况且比觉作为大道旁门，可以掌握阴阳的妙用，统统使其归于正脉，他的理论可不仅仅都是所谓的淫姤快欲。人全身的气血运行都在于任督二脉。督脉是阳父，任脉为阴母。尾闾、夹脊是督脉的枢机所在，中脘、膻中是任脉的门户所处。任脉将阴气聚集在气海，督脉将阳气汇聚在脑髓，因此阴阳升降，吸就是升，从脐起始；呼就是降，在脑部转输，行气交会，运行阴阳之气于肛门，转于脑。其行气交会，行之至肛门，紧提肛门则二气交会；行之至口，紧闭口唇则二气交会。真气一降，则天气入交于口中，得土则止；真气一升，则谷气出接于鼻，逢土则息。这就是阴阳之大窍，其中的道理最明显也最神秘，性与命相守，神与气相依说的就是这个。因此《经》书上记载"神驭气，气留形，不须别药可长生。如此朝朝并暮暮，自然精满谷神存"，即神驾驭气，气留滞于身形，不用其他外界的药物就可以获得长生。像这样朝朝暮暮地呼吸修炼，自然精满而谷神长存。生与死的重要关头，应当通晓这其中的妙境，作为我们保命的大药，而用如同虎狼的金石之品来求全造化神灵，这样荒谬的事情难道还不够多吗？我十分关注由于房中药物造成的死亡，不知深受其害的人们做何感想。

任脉

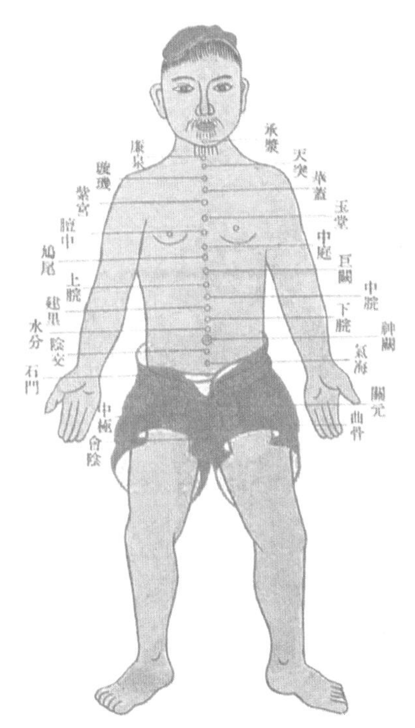

任脉是人体奇经八脉之一。总任一身之阴经，凡精血、津液均为任脉所司，故称为阴脉之海。任脉起于小腹内，下出会阴部，向上行于阴毛部，沿着腹内，向上经过关元等穴，到达咽喉部，再上行环绕口唇，经过面部，进入目眶下。任脉能妊养胎儿，与女子经、带、胎、产的关系密切。

督脉

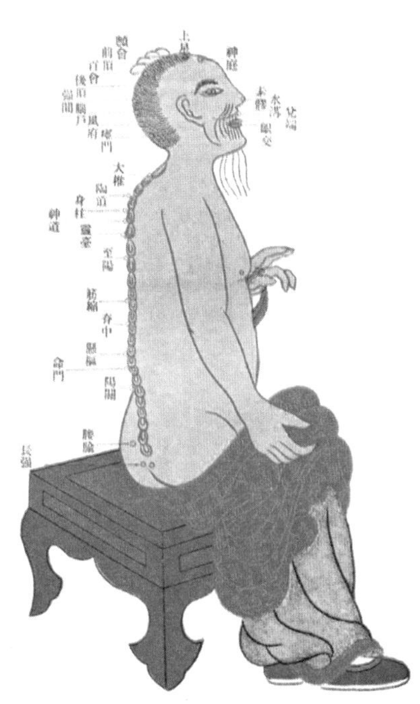

督脉属于人体奇经八脉之一，总督一身之阳经，有调节阳经气血的作用，故称为“阳脉之海”。主生殖功能，特别是男性生殖功能。

经气在人体的运行

人体的经脉之气在体内不断循环往复，从头到脚，从脚到头，一昼夜循行 50 个周次。且白天循行于阳经的时间 3 倍于阴经，夜晚循行于阴经的时间 3 倍于阳经。阴阳的共同作用，保证了机体的正常。

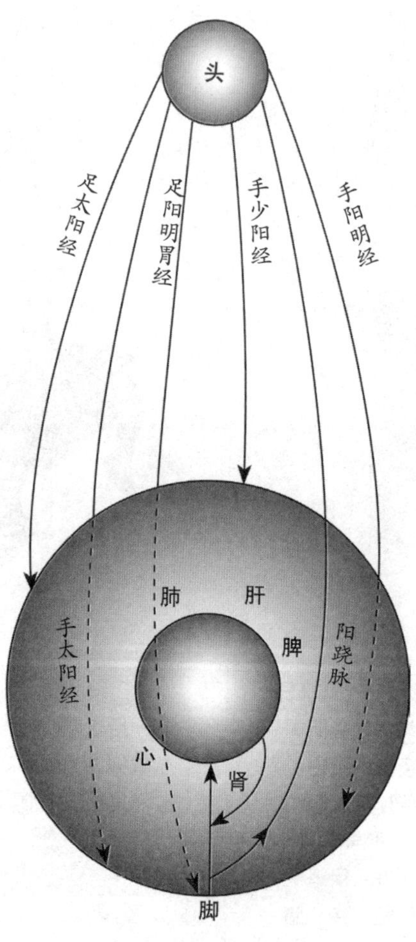

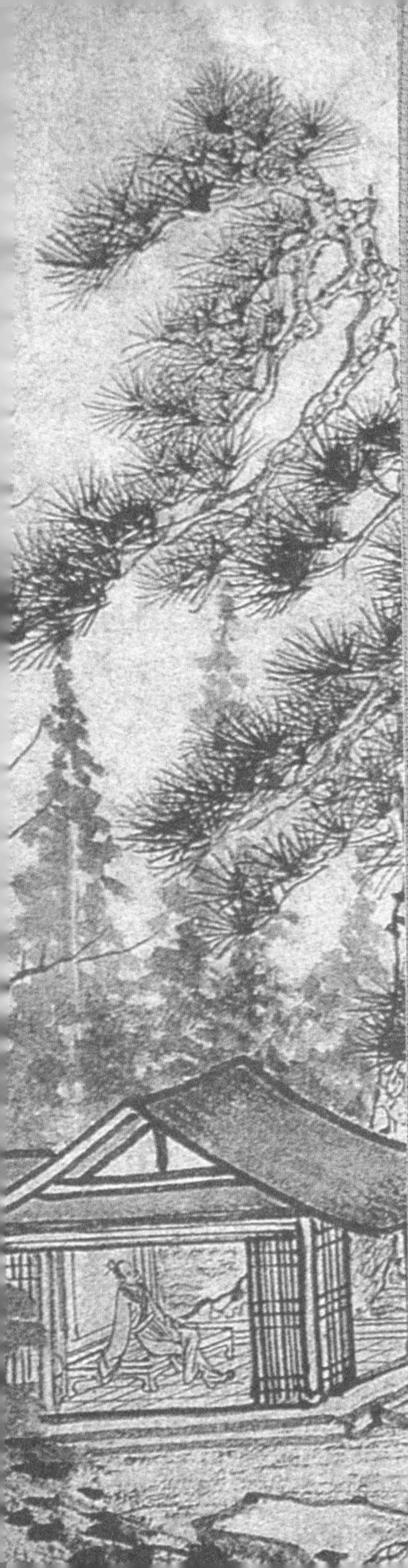

第六部

燕闲清赏笺

上卷

高濂说，内心没有焦虑之苦，身体没有疲劳之事，脱离俗世的纷扰，免去虚名的累赘，顺应时事而坦然处之，这就是世人所说的“闲”。但是，闲不仅仅是行尸走肉、饱食终日而无所事事。如果有空闲的时间就去玩一些诸如掷骰子赌博之类的游戏，难道这会是有道德修养的人所看重的吗？谁会了解到，闲适可以修身养性，可以赏心悦目，可以使人身心安泰，了解到这些才算得上真正掌握了“闲”字的真谛。我酷爱闲，一向爱好古代的事物。考察古时候的学问，推崇尧舜的教诲。爱好古代事物，努力探求真理，这恰恰符合了孔子的教诲。爱好它，考察它，努力而勤奋地探求它的精妙之处，如曲阜孔庙的柱下之石，秦代歧阳的石鼓，发掘出土的宝剑宝鼎，由古时候的能工巧匠制作而成的戈和弓，古代的法曲制度、古代圣贤的思想精华都能从中得到体现，难道这仅仅是为了搜集奇珍异宝，满足感官的需要而存在吗？我在闲适的时候，广泛考察了古代的青铜器、书画作品、各种瓷器或玉器等古玩，以及文房四宝等，并全都细心鉴赏。我还修订过不少古今的鉴赏类文章，论证他们的是非，全都是取舍有度，学以致用，如果我听到或者看到什么古玩著作，真正懂得并且从中确实有所发现，就常常对这些古玩著作加以订正补充，这就像用佛家的慧眼观察世界的本源。其他如焚香弹琴、栽花种竹的技巧，也没有不向行家里手请教的，事后我都逐条加以说明，以此来增加自己清闲的欢乐。我有时还在座位旁陈列钟鼎，在案头摆放琴书，在松窗下拓印帖文，在兰室中展列图画，这时窗帘外香雾萦绕，栏杆间鲜花争艳，即使是畅饮清泉，吞云咽霞，也足以忘掉全天的饥渴。书房中冰清玉洁，一扫人间的秽浊之气。清心寡欲，知足常乐，还有什么事情能够超越这种乐趣呢？此笺编纂成之后，题名为《燕闲清赏》。

叙古鉴赏

《洞天清录》中记载，人生在世犹如白驹过隙一样稍纵即逝，但是因人生风雨而忧愁的人，就占了三分之二，其中，能从忧愁中解脱出来而自得清闲之乐的，仅有十分之一而已；至于深知此理而能安然享受清闲之福的，仅仅只是百分之一二罢了。在这百分之一中，又有大多是以靡靡之音以及女色为乐的事情，他们根本就不会知道我辈自有快乐之处。饱眼福耳福，并不在美色丝竹之上。窗明几净，焚香其中，高朋佳客互相辉映，取来古人精妙的书画作品，悉心鉴赏形似鸟迹蜗行的书法，欣赏奇峰耸立、远水长流的画卷，抚摩青铜器皿，目睹商周的文物，不禁即兴挥毫，砚台墨水如同山涧岩石之中的泉水奔流于笔端上，接着弹琴鼓瑟，琴声如同金玉齐鸣，使人不知身处尘世的纷扰之中。人们所说的享受清闲之福，哪一种能够超越这种清闲之乐呢?

《长庆集》说，厅堂中摆放着四张木床，安置了两道素色屏风，放上一张琴，再放上几卷儒家、道家、佛家的经书，即使唐代人白居易来这里做主人，仰面观山，俯首听泉，两旁还可以看到竹书云石，从早到晚，应接不暇。不一会儿美景相诱，秀气相随，就会达到天人合一的境界。在这样的环境中住上一夜，就会感到身体宁静无比；住上两夜，就会感到心神怡然；住上三夜，就会感到飘飘欲仙，不知身在何处了。

《澄怀集》记载，江南人李建勋，曾经保存了一个一尺多长的玉磬，按住它的手柄，用沉香木节敲击它，声音极为清脆激越。客人中有人谈到粗俗的话语，就起身敲击玉磬几声，说：“姑且让这玉磬的声音来清洁我们的耳朵吧。”在一间竹屋里，他宣称有四位朋友：把琴称为“峄阳友”，把磬称为“泗滨友”，把《南华经》称为“心友”，把湘竹称为“梦友”。

周公瑾曾经邀请赵子固泛舟湖上，各自携带所珍藏的书画作品，相互品评欣赏。

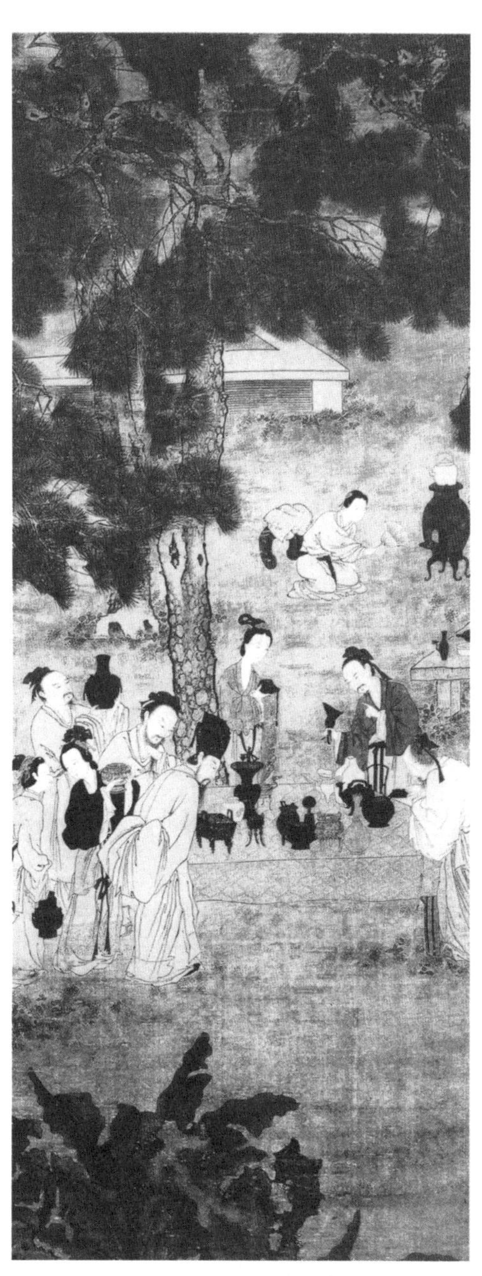

《博古图》 宋 刘松年

文人雅客常以品鉴艺术佳品为乐，书画、玉石、器皿等都在其列，既能获得知识，也能陶冶性情，净化心灵，获得美的熏陶。人们通过彼此之间的交流学习，开阔了眼界，提升自己的艺术鉴赏力，是一种文雅且饶有情趣的活动。

饮酒饮到酣畅淋漓之处，赵子固脱下帽子，用酒洒在散开的头发上，叉开腿坐着高唱《离骚》诗句，旁若无人。等到将近黄昏的时候，船驶入西泠桥，越过孤山，他们把船停靠在了茂密的树林中，赵子固指着树林最幽静的地方，睁大眼睛惊叹道："这就是洪谷子、董北苑两位大画家最为得意的作品呀！"邻船的人听到后不免纷纷惊叹，认为他真是从天上贬谪到人间的仙人。他们鉴赏古人的书画作品，竟是如此浪漫狂放、不拘一格。

唐太宗酷爱书法，收集了王羲之的真迹约三千六百张，一律是以一丈二尺长为一轴，其中他最为珍惜的是《兰亭》一帖，始终放在座位右边，每天早晚都要观赏。有一天，他对儿子耳语说："我死后，要将《兰亭》一帖和我同葬。"后来太宗去世后，高宗真的用玉匣子盛放《兰亭》帖，一起埋葬在了太宗的陵墓之中。

陶贞白隐居在贝都山的时候，曾经珍藏着两把宝刀，一把叫作"善胜"，另外一把叫作"宝胜"，这两把刀可以自行飞出去，人们远远看去，犹如两条青蛇在空中飞舞。

唐代李德裕曾经遇到这样的一件事情。有一位老人带着五六个人，抬着一棵大桑树前来请求拜见。李德裕出来接见老人，老人说："这棵树是我家三代都视为珍宝的宝树，我年事已高，被您的品德所感动，听说您喜欢奇珍异宝，特此抬来献给您。这棵树中有很奇妙的宝物，但必须由洛阳的匠人来砍它。"后来这棵树被分解，做成了两把琵琶，槽内生出了两只白鸽，羽毛、翅膀、嘴、足等，无论大小，一应俱全。木匠在分解木头时树被分得厚薄不均，致使一只白鸽失去了一只翅膀。保存完整的一只已经进献给了朝廷，另一只则存留在民间。

李卫公珍藏了一根竹杖，来自大宛国。这根竹杖质地坚韧结实，外形方正，节眼

《兰亭序》

《兰亭序》是书法家王羲之的得意之作，共28行，324字，书法飘逸流畅，如行云流水而又笔力雄健，被誉为"天下第一行书"。后人评道："右军字体，古法一变。其雄秀之气，出于天然，故古今以为师法。"但原本已陪葬昭陵，图为唐代冯承素的摹本——神龙本。

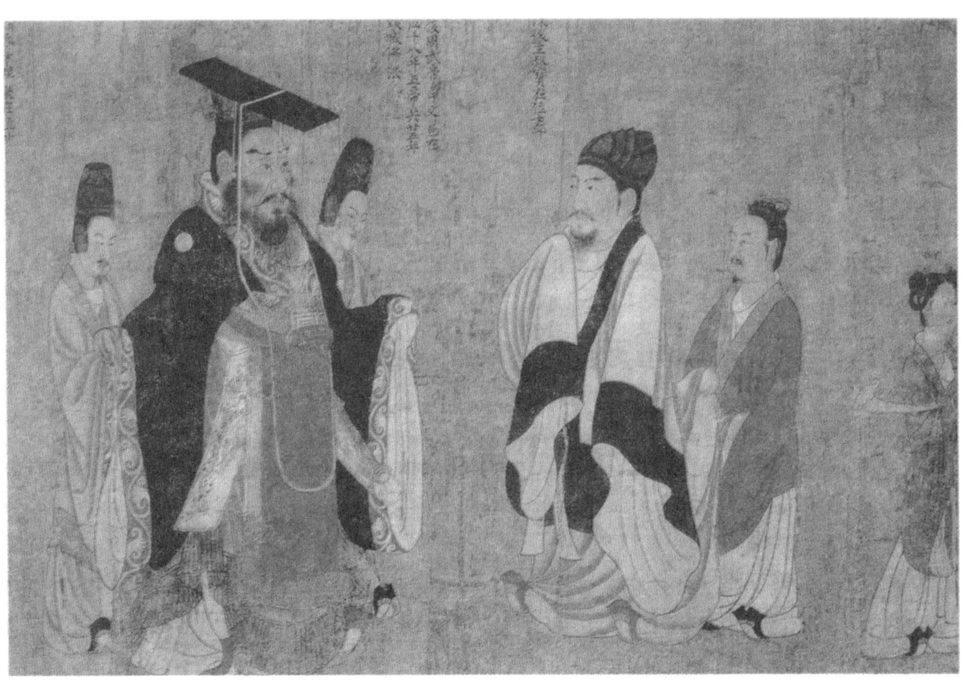

《历代帝王图卷》

阎立本是唐朝著名书画家，擅长人物神貌、车马、亭台楼阁的绘画，笔法圆劲，气韵生动，有“丹青神化”“冠绝古今”之誉。传世作品有《历代帝王图卷》《步辇图》等，人们可以依据画中的人物神态去揣摩其性格特征及内心世界。

犹如龙的胡须和爪牙，四面对称。李卫公就把这根竹杖赠给甘露寺的圣僧，因为看重他的道德品行。有一天，李卫公又经过浙江西部，路过甘露寺时问那和尚：“那根竹杖还没有损坏吧？”和尚回答说：“已经修正成圆形并且涂上漆了。”李卫公闻及此事，整整叹息了一天。

伪蜀国词人文谷前去拜访刘光祚，恰逢刘光祚正邀请了两位导师前来品评他的桃核杯。两位道士来到时，刘光祚去取桃核杯，这只杯子宽一尺多，杯子外面的花纹光彩灿烂，真是蟠桃的核所制成的。刘光祚说：“这是我年轻的时候游历华山，遇到一个道士赠送与我的，已经珍藏了许多年了。”座上两位道士，一位拿出一粒白色的石圆珠，上面的花纹宛如两位孩童牵引着仙人，所有人物的眉毛、头发一一悉具，道士说这是从麻姑洞中得到的。另一位道士拿出一块石头，长二寸五分，宽一寸，石上隐藏着一条盘龙，鳞甲、头角、足爪乃至颈部的毛都具备，道士说这是在巫峡中得到的。文谷高兴地说：“多么幸运啊，我竟有幸在一天中详尽地看到了三件宝物！”

隋朝的仆射苏威有一面精妙的镜子，天上的太阳、月亮缺了几分，镜子就会产生相应的变化。起初，镜子的左右被弄脏了，苏威丝毫不介意。有一天月亮缺了一半，他的镜子也相应地暗淡了一半，苏威这才发现其奇妙之处，把它当作宝物珍藏起来。后来，藏柜中出现了雷鸣一般的声音，四下里寻找，才发现这声音原来是镜子所发出的。

隋末，广州有一个喜欢收藏奇珍异宝的和尚，他拥有三件宝物：其一，是王羲之的《兰亭》帖；其二是一个铜质的神龟，腹部容积为一升，装上水之后，它的四只脚就能爬行，随意而自由地来往穿行；最后还有一个是铁制的如意，上面有花纹，光明透亮，就像水晶一样晶莹剔透。

唐代书法家欧阳询外出时见到一座古碑，碑文是晋代书法家索靖所书，就停下马来观赏了很久才离开，刚走了几步，又下马回来站着观赏良久，站累了就坐在布毯上观看，后来，干脆就睡在了碑旁，观看了三天才恋恋不舍地离去。

阎立本到达荆州，看到张僧繇绘画的旧作，说：“这个人定是浪得虚名罢了。”第二天他又去看，说道：“像是近代的高手所为。”第三天他又去观赏，赞叹道：“盛名之下一定没有无能之辈！”于是留宿下来，时而坐着，时而躺着，来来回回反复品赏，连续十几天都在画下驻足，久久不愿离开。

曹公作了一张斜床，可以躺着持书品读。六朝人作了一种靠枕，非常柔软，可以倚靠。制备出这两种东西，都是为了方便阅览品赏。

《沧浪集》中记载：我耳目清新旷达，不设圈套来对待别人，内心安闲而身体安泰，日出而作，日落而息。在安静的庭院中，明亮的窗台下，陈列出图书史籍，弹琴饮酒，自娱自乐。家中有一处园林，其中有奇花异石，曲池高台，鱼鸟都流连忘返，待在这里，不知不觉就接近黄昏了。

赵子固是宋朝王族的后代，家里收藏了众多的图书、钟鼎、宝器古玩，自己也很擅长绘画。他后来在霅州得到一本五字不缺损的《兰亭》字帖，非常高兴，连夜赶回嘉兴。船行至升山，大风吹翻了坐船，赵子固站在浅水处，手持《兰亭》字帖向别人展示说：“字帖在这里，其他的东西都不值得牵挂。”因此，他在字帖末尾写道：“性命可轻，至宝是宝。”

米元章年轻时就享有盛名，因此皇上恩典他补任校书郎之职，后来又改任太学博士。苏东坡说：“清雅脱俗的文字，超凡入神的学识，什么时候可以见到，以洗涤文坛中的浊气。我的儿子有幸得到米元章的《宝月赋》，琅琅诵读着，我躺着还没有听完，就一跃而起，遗憾相从二十年，还没有完全了解米元章。这篇赋超过了古人，更不用说当代人了。”米元章因为喜爱京口溪山的景色，就在那里定居下来，在城东修建了一座草堂，自号为海岳，喜爱收藏书画古玩，尤其被黄太史所看重。黄太史平生喜好收藏、赏玩玉石，发现有秀美而光滑的玉石，他就穿上朝服，抱上笏板，郑重其事地前去拜访收藏者，因此被人称为“石头丈人”。

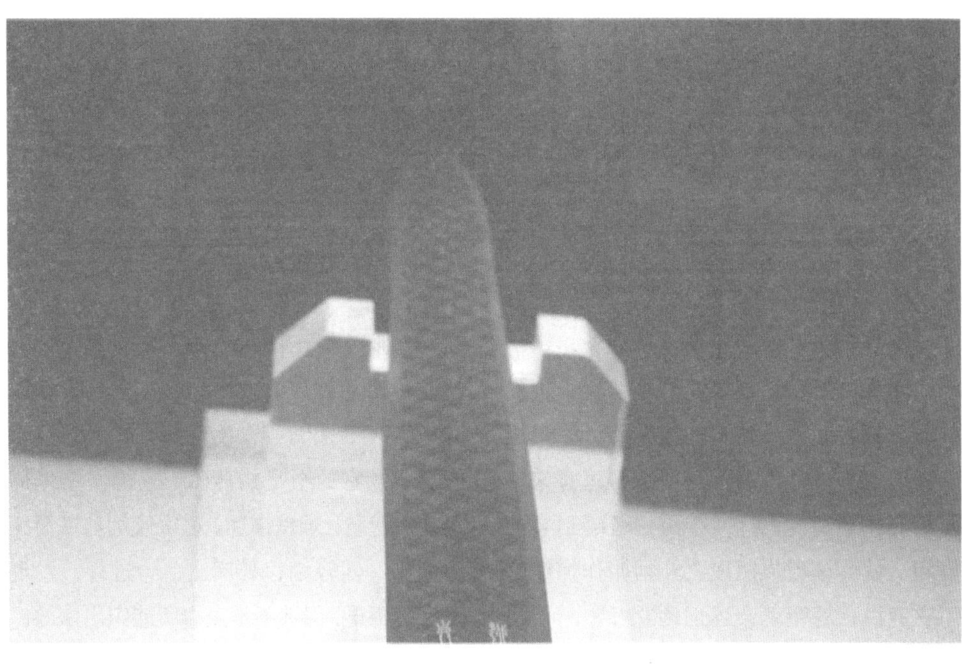

"百兵之君"剑

剑是古时的防身利器，有"百兵之君"之称，同时也是佩戴者身份地位的象征。在我国春秋时期，宝剑的锻造工艺以吴国、越国所出的最为上乘。此图为史书中传奇人物越王勾践的佩剑，剑身布满菱形花纹，锋利无比，是我国的国宝级文物。

叙古宝玩诸品

《十洲记》记载，周穆王的时代，西域人向周天子进献了一把昆吾割玉刀和一枚夜光常满杯。宝刀切玉如泥，夜光杯则是由白玉的精华制成的，所以可以在夜间发出光芒，照亮夜空。黄昏的时候，把杯子放在庭院中间，杯口朝天，等到天亮，露水就会盛满整个杯子，品尝时会察觉杯中汁水甘甜而香美。

周灵王建造昆阳台的时候，渠胥国前来进献贡品，分别是高达五尺的玉骆驼，高达六尺的琥珀凤凰，以及高三尺的火齐镜。火齐镜有一种特殊的功能，即在黑暗中映照物体，被照亮的物体就像在白天一样清晰，人对着镜子会显现出影子，而且能发出声响。

西域折股国的人制造出一种飞车，可以随风远行，有鼓可以计数所行进的里程，车上有木人拿着鼓槌，车每行进一里路，就敲一鼓槌。

战国时，有人盗王子乔的陵墓，墓里只存有一把宝剑，盗墓人想取走，宝剑发出龙吟般的声音，一会儿就飞上了天。

吴王得到了越国的三把宝剑：一把叫作鱼肠，一把叫作盘郢，一把叫作湛卢。方丈山有龙居住，经常会有龙在那里争斗，脂膏、血液像流水一样汩汩流出，呈现出漆黑的颜色，一落地就坚固地凝结起来，像漆一样，幽幽地发出紫色的光芒，人们用它制作宝器。

越王得到了昆吾山的铁，用它铸造成了八柄宝剑：一柄叫作掩日，如果用它指着太阳，天就会昏沉下去。铁器的性质属阴，阴盛阳弱，所以才会出现这种现象。一柄叫作断水，用它划过水面，水就会开裂而难以合拢起来。一柄叫作指转魄，如果用它指着月亮，月中的玉兔就会转过身来。一柄叫作悬翦，飞鸟、游虫倘若碰到它的锋刃，就会被截成两段。一柄叫作惊鲵，用它渡海，鲸鲵就会远远地躲开。一柄叫作灭魂，如果携带着它走夜路，恶鬼就会躲藏起来。一柄叫作却邪，用它可以降服妖魔鬼怪。一柄叫作真刚，用它来切割玉石，就像削损土木一样轻松，用它们来呼应来自四面八方的气。

汉朝的时候，西域人进献了一件吉光裘皮大衣，放到水里数日也不会浸湿，放到火中也不会烧焦。

汉武帝时期，西毒国进献了一个连环马笼头，是用白玉制作而成的，马嚼子用玛瑙石制作成，鞍则用白琉璃制作而成，把它们放到暗室里，发出的光芒就像白昼一样。

汉武帝的桂宫珍藏着四件宝物，分别是：七宝床、杂宝案、杂宝屏、杂宝帐。因此人们把桂宫也叫作四宝宫。

西渠王曾经向汉武帝进献过一只玉箱和一柄瑶杖，武帝驾崩之后全都作为殉葬品。

元稹在秋日的傍晚登上黄鹤楼，向远处眺望看到江边星光点点，于是让渔人去那里钓鱼，剖开钓起的鲤鱼，得到两面小镜子，大小如同铜钱一样，两面镜子合在一起，背面有双龙若隐若现，身上的鳞甲一一悉具。元稹去世后，镜子也随之不见了踪迹。

令狐绹有一个铁筒，直径不超过一寸，长度达四寸。从中取出一小本书卷，在阳光下打开书来阅读，发现原来是《九经》的足本，它的纸是蜡蒲团，它的文字里蕴含精妙智慧，难以描述。再次倾倒那铁筒，又倒出一匹轻绡，长四丈，一过秤，发现仅仅半两重，仿佛不是人力所能织出来的。

贞阳观有一座天降炉，是从天上降下来的，高三尺，炉下还有一个盘子，盘子里开出了一朵莲花，有十二片叶子，每片叶子下面隐隐约约地显现出十二属相；炉盖上有一位仙人，头戴着远游冠，身披着紫霞衣，仪容端庄秀美，他的左手支撑在腮下，右手垂放在膝盖上，坐在一块小石头上面。石头上有花竹、流水、松桧等景物的图案，雕刻奇绝古远，这种雕刻技艺不是凡人所能达到的，而且有很多神奇而诡异的事情发生。南平王取去观赏后，又归还了贞阳观，并为它取名为“瑞炉”。

处士皇甫玄有一枚避尘针，其特异性在于，把针插在头巾上时，可使得全身都不会沾染尘埃。针是金色的，试针的人把针插在头巾上，骑着马在尘土中飞奔，人和马居然都一尘不染。

刺史沈攸之，有一次他的马厩中群马惊恐地嘶鸣，急忙派人去查看，居然看到一匹白马，有绿色的绳子系在腹部，一直从外面跑进马棚然后又跑开，直接跑入了内室。查看妻妾，只有爱妾冯月华的手臂上戴着一匹用绿色的丝绳穿着的玉马，就放在枕头边，这匹马夜晚离开，天亮时又悄悄溜回来。试探着看它的脚上，居然还有泥污的痕迹。

邴浪在九田山看到一只赤鸡，这只鸡鸣叫的声音就像笙竽吹奏一样，非常悦耳。用箭来射它，赤鸡居然钻到了石头缝里，凿开石头查看，看到的居然是一只红玉鸟。

唐玄宗有一条玉制的小龙、开元年间天下大旱，玄宗悄悄地把小龙投入龙池之中，顷刻之间云雾滚滚而来，转瞬间风雨大作。

天宝初年，安思顺向皇上进献了一条五色的玉带。

李国辅有一种叫“迎凉草”的植物，其茎干如同苦竹一般，夏天的时候把它放置在厅堂之中，凉风就会悠然而至。他还有一块凤首木，高约一尺，上面雕刻着凤鸾，将它放置在厅堂之中，即使在严冬时节，整个高堂大厦中都春意盎然，和煦宜人。《十洲记》中记载，这两种珍奇宝物都是来自于火林国。

唐德宗驾临行宫，在宫墙的夹壁中偶然发现了一条软玉鞭，把它弯曲起来，则发现首尾可以相接续；把它舒展开来，可以像绳子一样拉直。

陆大钧晚上和妻儿一起睡觉，听到有叽叽喳喳的争斗声，醒来时发现枕头下藏着两只玉猪，有几寸大小，雕刻得很精致，做工巧妙。陆家人于是将这两只玉猪放在

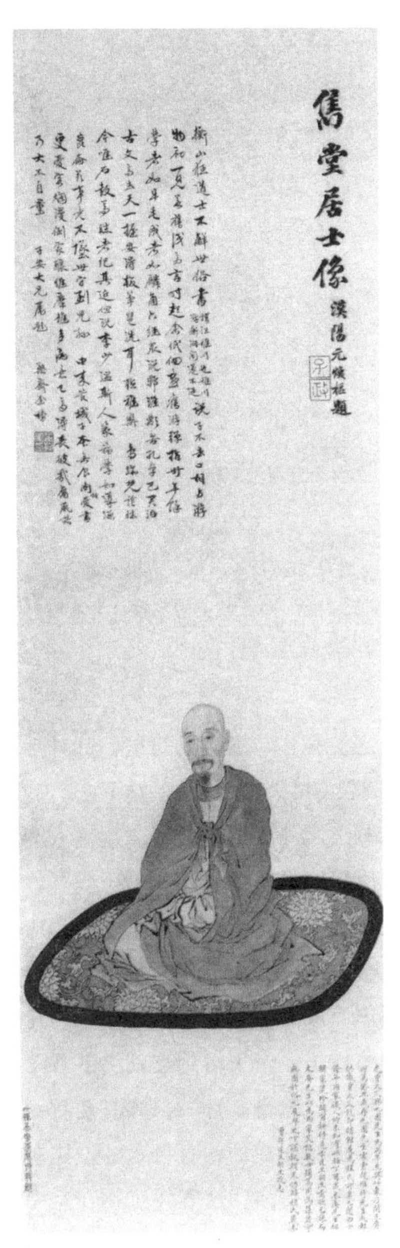

隽堂居上像

居士是一种近似于隐士的称谓，指古时那些隐居于山林郊野，修身独处，虽身负德才，却不愿闻达于世的读书人。他们或研究学问，或潜心修道，多与世不争，因厌恶官场的习气而不愿入朝为官。

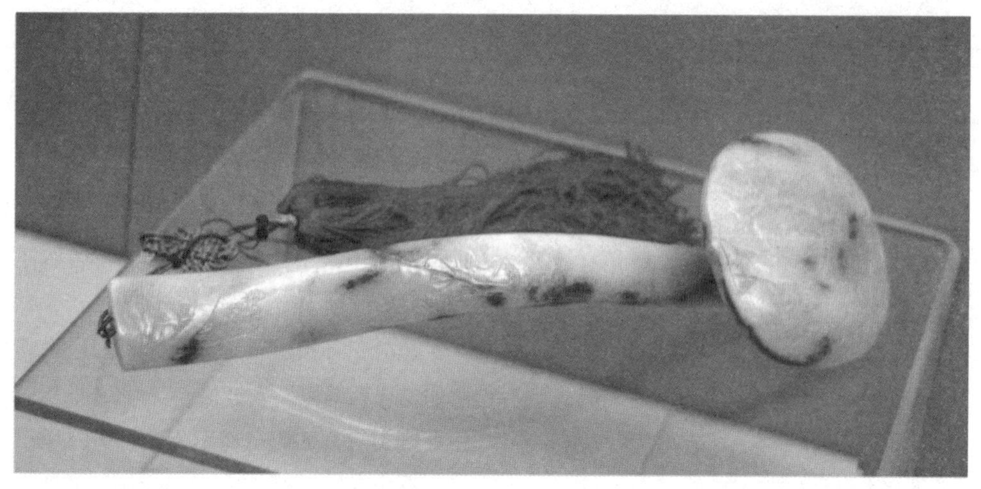

雅物·如意

如意是古人用以挠痒的器物，有骨质、竹木、玉石、金属等多种材质，当人脊背痒，手却触不到时，可如人意，故而得名。后因其名吉祥，也常作为陈设赏玩之物，刻有精美的花纹，寓意吉祥如意、一切顺利，因此成为赏赐、馈赠的佳品。图为清代雕刻松鹤人物的玉如意。

枕头里，钱财便开始一天天增加。

唐贞观初年，林邑人向皇上进献了一颗火珠，外形看起来就像水晶一样。后来，唐睿宗将这颗火珠赏赐给了大安国寺。火珠晶莹剔透如同水珠，坚硬如同石头，一片红色，在夜晚可以发出微弱的光芒。寺庙里的和尚挖掘了一个深约一尺的坑，将其埋到地下，地下居然涌出了泉水，足够上千人饮用。

汉宫把草堆积在水池之中，居然生长出一株珊瑚树，高达一丈二尺，一条根上长出了三条茎，茎上长出了四百六十三根枝条。

三国时东吴的孙权挖掘土地时得到了一柄白玉如意，手柄上雕刻着精致的龙虎纹，长约二尺七寸。

贺真如珍藏着“五宝”和“八宝”。五宝之一称作“玄黄天符”，其外形类似笏板，长八寸，宽三寸，上圆下方，有小孔，是用黄玉制作而成的，可以规避人间的兵戈、疫疠之灾。其二称作“玉鸡”，其羽毛一一悉备，帝王如果以孝道治理天下，它就会出现。其三称作“谷璧”，是用白玉制作而成的，直径有五寸，它的花纹是谷粒的样子，帝王得到它就会五谷丰登。其四称作“王母玉环”，共有两枚，也是用白玉制作而成的，直径六寸，比一般的玉环直径大得多。这五件宝物在空中都能发光，直射太阳，放射的光芒不知有多远。

“八宝”之一叫作“如意宝珠”，大小如同鸡蛋一样，光亮如同满月。其二叫作“红靺鞨”，像大颗的米粒一样大小，灿烂如同红樱桃，人们只要看它一眼，它就会碎掉了，用手触摸它，却很坚硬。其三叫作“琅玕”，它的外形如同一个环状，但是只有环的四分之三，缺了四分之一。其四叫作“玉印”，有半个手大小，它的花纹像是一只鹿陷在印章之中，用它挤压其他东西，它的形状就在那件东西上显现出来。其五叫作“采桑钩”，共有两枚，长五六寸，细如筷子，好像是金银铜制成的。其六叫作“雷公石”，共有两枚，形状如同斧头，长四寸，外表上看起来就像是用青玉制作而成的。如果将这八件宝物放在阳光下，它们的白气能照亮天空；放在暗室里，发出的光芒明亮得足以媲美月亮。

魏河间王有赤玉杯、水晶钵和玛瑙碗三件宝器。

新罗国向朝廷进献了一座“万佛山”，佛像是用沉香木、檀香木或者是珠玉雕刻而成的，大的有几寸，小的仅有几分。佛首像米粒、豆粒大小，眉毛、眼睛、嘴巴、耳朵和头上成螺旋样的发髻，一丝一毫都具备。佛山上的幡盖流苏都是用金、玉和水晶编织而成的，寺庙里还有薝卜罗等花木，亭台楼阁是用各种珠宝做成的。建筑物的形状虽然相对微小，但是给人的感觉却是凌空飞动。山前还有几千个和尚在路上行走，山下有一个三寸大小的紫金钟，一种名叫“蒲牢”的动物用口衔着它，可以发出声音。虽然取名叫作万佛山，其实那上面的佛像数也数不清。

海外的一个部族向朝廷进贡了一个“重明枕”，长一尺二寸，高六寸，晶莹剔透、纯白光泽，如同水晶一样。上面有楼台形的图案，还有十位道士，手持着香和书卷，不停地循环往返。

刘耀晚上在家里的时候，忽然有两个小孩子走进屋来向他跪拜，说：“管涔差遣我们两个前来拜见赵皇帝。”说话的工夫，进献给了刘耀两把宝剑，再次跪拜后离开了。刘耀用蜡烛照着这两把宝剑细细观察，剑长二尺，光泽明显不同于一般的宝剑，剑背上还刻着字：神剑，佩戴者可以抵御各种毒邪。刘耀于是佩戴上它们，随即身上变幻出五光十色。

范椎奴在涧口放牛，捉到了两条鲤鱼，令人惊异的是，鱼一出水居然变成了铁。他于是将这块铁打造成了两把刀，并手持双刀对着大石说：“鲤鱼化铁，炼成双刀，举刀破石，神灵相佑。”话音刚落，就一刀砍去，面前的大石头果然被劈开了。

秦嘉有一面盘龙镜和一块韩寿香，称

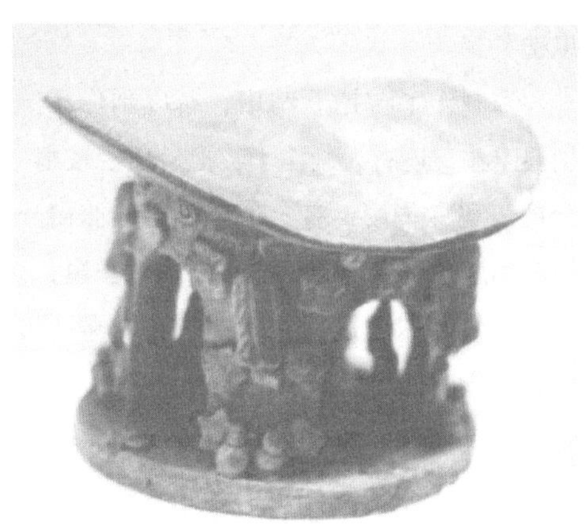

雅物・玉器

古人所使用的枕头有布料、玉石、竹木、陶瓷等材质，除了让头枕着睡觉功能，枕头也突显了主人的身份地位。富庶人家的枕头常请能工巧匠雕琢，有时也放进中草药来安神。图为唐朝的弈棋白瓷枕，亭台造型，四面镂空，亭台内两人席地弈棋，另两人旁观。

之为“避恶生香”。

刘表珍藏有三件酒器：一件叫作伯雅，可以装下七升酒；一件叫作仲雅，可以装下六升酒；还有一件叫作季雅，可以容纳五升酒（雅，就是酒器的意思）。

李适之收藏着九件格调不同的酒器，分别是：蓬莱盏、海川螺、舞仙杯、匏子卮、幔卷荷、金蕉叶、玉蟾儿、醉刘伶和东溟漾。其中，称作“蓬莱盏”的酒器上雕刻着三座山，斟酒的时候以湮没这些山为度。名叫“舞仙杯”的酒器里设有机关，酒杯斟满了，就可以看到杯中有仙人在翩翩起舞，香气扑鼻的小球也会随之浮出杯子之外。

道教中的得道高人有三件宝物，分别是：碧瑶杯、红蕤枕和紫玉函。

刘守章赠送给洪崖先生两件宝物：扬雄铁砚和四皓鹿角枕。卞敬家珍藏着“无患枕”。

舜制作了一把五明扇；石虎制作了一把莫难扇；还有人制作了一把象牙桃枝扇、一把子建九华扇；有个道士赠送给张融一把白羽麈尾扇；夏昶制作了一把雪香扇。

汉代有翠羽扇、云母扇、孔雀扇、九华扇、五明扇和回风扇。

陶贞白有一座雀尾炉。唐代皇家的仓库中藏有一个七宝砚炉，一到了严冬，砚中的墨水就冻结了，放到这个炉上，墨水自然就化开了，根本不需要特地点火来烤。

咸通年间，开昌公主下嫁，嫁妆中珍藏的宝物有：金菱银粟、连珠帐、却寒帘、犀丝簟牙席、鷿忿犀如意、白玉九鸾钗以及辟邪香等。韦侍御送给杜甫的夫人一枚夜飞蝉。

武帝赏赐给予阗国青钱砚、辽西麟角笔和南越侧理纸。张文蔚幼砺文行，求知取友，天复四年初任宰相，唐昭宗赐给他龙鳞月砚、宝相枝（即笔）。

开元初年，罽宾国向朝廷进贡了一枚上清珠，其光芒可以照亮整间屋子，珠内有仙人玉女在其中走动，假使发生了水灾、旱灾以及战争之乱，人们只要虔诚地向它祷告，没有不应验的。

廉郊在荷花池上弹琴，忽然荷池中跳出了一片方铁皮，有一位内行的人上前敲击它，能够发出美妙的乐声，于是为其取名为“蕤宾铁”。

安禄山曾经向唐明皇进献过玉鱼、凫雁两件宝物。

杨贵妃曾制作过一件绿玉磬。佛楼国有一种青玉钵盂，可以容纳三斗左右的东西，其壁厚约二分。咸阳宫中有青玉材质的灯架，高达七尺。孙文台有一件青玉制的马鞍。魏王得到一块石头，胡人鉴定后认为这是宝器之母。真腊国进献了一只万年蛤蟆，夜晚可以发出光芒，如同月光一样明亮，连积雪都不忍融化。偶然之间还得到过一只金牛。祥符年间，朝廷铸造了几只金龟，专门赏赐给皇上身边的大臣们。穆王驾临昆仑山时，得到了一只银烛。稽昌收藏了一个采星盆，夏天的时候在盆里加上水，将水果放入其中浸泡，吃的时候感觉比一般情况下水浸的水果要凉许多倍。蒲泽国进献给朝廷一个蔽日帘，可以用它有效地驱逐暑气。宝物中还有琉璃瓶、珊瑚瑰、女珊瑚、青螺卮、五色文玉环、金博山炉、琥珀枕、玛瑙彄、云母屏、九龙

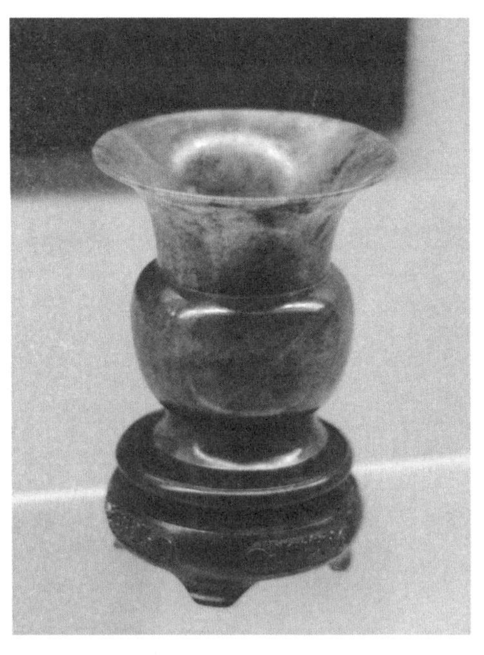

雅物·玉器

玉石器物是我国古代较为盛行的鉴赏品，有软玉、硬玉之分，那些温润细腻的玉石物料本就难得一见，若经名家精工细琢，就更为不凡。自古以来玉器便是达官贵人、文人墨客的心爱之物、收藏之品。图为碧玉光素畬斗，这打磨精薄的玉壁实在令人叹为观止。

台灯、百枝灯、蓝田磬、照夜玑、琐子帐和紫玉笛，都是汉代至唐代的奇珍异宝。

司空图隐居在中条山，用松枝作为笔来绘画书写，美其名曰“幽人笔”。

房次律的弟子金图十二岁时，手中拿着几枚水玉珠，光亮剔透，可以映照出人影。

唐彦猷制作了一方红丝砚，自诩为天下第一。

郭从义从地下挖掘到一个四方的绿玉小杵臼，四个角上各有一个胡人坐在上面，旁边有一行篆字：仙台秘府小中臼。元自诚有一个抵鹊盆，颜色就像珉石一样，夏天的时候用它来盛水浸泡水和果子，果子和水都会变得清凉寒冽，倘若是在冬天浸泡水和果子，水和果子都不会冻结成冰。郭江洲有一个占景盘，是用铜制作而成的，上面伸出一根细细的管子，可以用来插花，所插的花可以保持十几天都不会凋零衰败。孙总监一掷千金，买来了一块绿玉，外形嵯峨如同山峦，让工匠制作成了一个“博山炉”，炉顶上隐隐约约有青烟升起，称之为“不二山”。白乐天有诗称道：“银花不落从君劝。”不落，指的是酒器，世间存在有名为“水晶不落”的酒杯。汉隐帝有几颗小摩尼珠。冯夫人珍藏有葡萄镜。杜光庭有骄龙杖，颜色红艳如同血液，质重如同玉石，看起来像竹木所制而实际上却又不是，相传是仙人所留下来的宝物。

葛溪的铁匠制作了一把剪刀，在剪刀上刻了“二仪刀”三个字，剪刀刀片相交处是一个环状物，极其锋利，剪东西非常容易。又有人从地下挖到一个金鹿和一个银鹿，据考证，都是当年曹奴人在洋水河进献给天子的宝物。还有银豨、金狗之类的东西，都是古时候赂夷人遗留下的物件。其他的像是小铜猪、狗、牛、羊等十二生肖的形象，也是陵墓中的陪葬品。

《西湖志》记载：高宗巡行到张俊家，进献来的御用物品有狮蛮乐仙带、池面玉带、玉鹘兔带、玉璧环、玉素盅子、玉花高脚盅子、玉枝梗瓜、玉瓜杯、玉东西杯、玉香鼎、玉盆和玉古剑璏，总共二十七件，还有玉犀牛合、白玻璃元盘、玻璃花瓶、玻璃枕和玛瑙物等二十件，还有龙文鼎、商彝、高足彝、商父彝、周盘、周敦、周举罍、兽耳周罍、汝窑酒瓶，各两对。其他的还有御宝画，譬如曹霸的《五花骢》，冯瑾的《霁烟长景》，易元吉写生画作《花》，黄居宝的《竹雀》，吴道子的《天王》，张萱的《丛竹》，边鸾的《萱草山鹧》，黄荃的《鹧鸪萱草》，宗妇曹氏的《蓼岸》，杜庭睦的《明皇斫脍图》。另外还有赵昌的《踯躅鹌鹑》，梅竹思的《踯躅母鸡》，杜霄的《扑蝶》，巨然的《岚锁翠峰》，徐熙的《牡丹》，易元吉的写生画作《枇杷》，董源的《夏山早行》，李煜的《林泉渡水人物》，荆浩的《山水》，吴元俞的《紫气星》，这些都是珍品。

欧阳通擅长修饰书斋，他给收藏砚台的房子取名为“紫方馆”，贝光（用来研磨纸面使之光滑的一种文具）取名为“发光地菩萨”，研滴取名为“金小相”，镇纸取名为“小连城”“千钧史”，界尺取名为“由准氏”，笔取名为“畦宗郎君”，槽取名为“半身龙”，裁刀取名为“治书奴”。

宝晋斋中珍藏着天成砚山、玉蟾蜍，这些都是稀世的珍宝。

古代有一些神奇的宝物，譬如说禹鼎，能够预测出朝代的兴盛与衰败。《瑞应图》上的宝鼎，不用放在灶上烧就可以使水沸腾，鼎中的食物不用煮就会自己变得温热，鼎中的水不用汲取就会自动盛满，用完之后不用人去抬，就可以自己满起来。吴明国进贡了一只常燃鼎。虢州产的铁锅大好几围。丁谖制作了一座九层的博山炉，炉壁上雕刻着的禽类和兽类都可以自己活动，栩栩如生。勃海旺进献了一只长约三尺的玛瑙柜。南昌国进贡了一个大玳瑁盆，容量达十斛，还进贡了一只紫瓷盆，可以装下五斗的东西，但举起它的时候却发现重量轻得就像羽毛一样。中朝有一个铜澡盆，夜晚有人敲击，发出的声音可以和长乐宫中的钟声交相呼应。汉武帝赐给属下用赤瑛盘盛着的樱桃，盘子的颜色和樱桃的颜

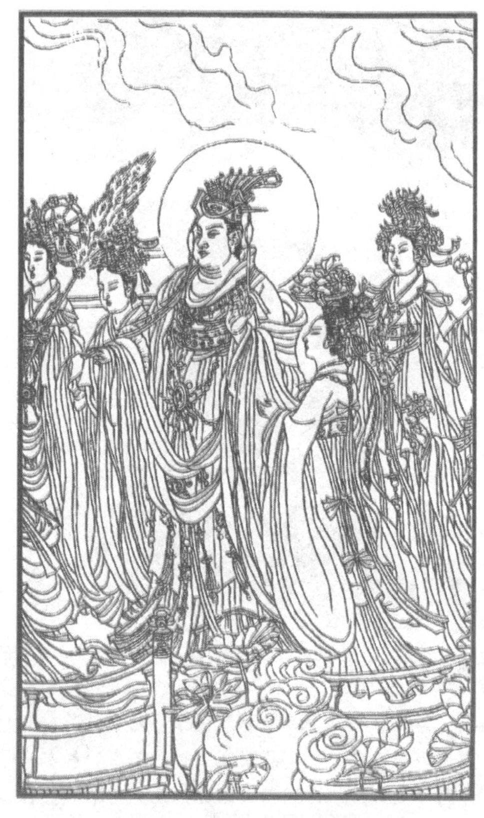

《八十七神仙图卷》（局部）

吴道子是唐代画家，中国山水画的开山祖师之一，人物、鬼神、山水、楼阁、花木、鸟兽无所不能，无所不精。此图为徐悲鸿从香港购回的《八十七神仙图卷》（局部），据他和张大千等人鉴定，为吴道子手迹，画中人物动态、神情各异，活灵活现，堪称是“以形写神”的杰作。

色一模一样。周益公有一个名叫“鹤飞盏”的酒杯，斟入酒后杯子上的仙鹤就能飞起来，将酒全部喝下后，仙鹤自然地消失了。唐朝有一个青玉枕，冬天使用的时候可以给人带来温暖，夏天枕着自然感觉清凉舒爽，喝醉酒的人枕上去能够醒酒，枕着它进入梦乡的人就会梦到在仙境之中遨游。孙太医有一件玉罗汉屏风，上面绘制的人物都栩栩如生。汉宣帝有一件玉八角升，是西夷进献来的贡品，用冰水浇注它不会变冷，用火烘烤它也不会使之变热。唐代有一个十二时辰盘，使用它的时候，随着时间变换景物，比如子时的景物是鼠，换作丑时就会变成牛，诸如此类。相传有一种“天帝流光爵”，如果将它放在太阳下，发出的光能够把天空都照亮了。南海有虾头杯。陈思王有一个鹊尾杓，想劝酒的人招呼某人，勺也会指向此人。王肃制造了“铜鼠丸”，无论白天还是黑夜都会自行旋转。南方有一根“风狸杖”，用它指向禽兽，禽兽就会自行死亡，想吃什么禽兽的肉可以随心所欲。含洭县东岸有一根“圣鼓杖”，船中有了它，风浪就不敢冲击舟船了。徐凤拥有一根缩节杖，起初如同笔管一样，在二十年中，每年生长一节，二十年之后，每年缩短一节。郭休有一根夜明杖，通身朱红，夜晚拄着它走路会发出光芒，为主人照亮夜路。柳真龄十分看重一根铁拐杖，拐棍绕转扭曲，宛如天成，拄着它走路时，拐杖会发出轻微的声响。

唐明皇有一个虹蜺屏，赏赐给了杨贵妃，奇妙的是，每天晚上，屏风上刻着的美人都会从屏风上翩然下来，载歌载舞。马弋山有一卷紫茭席，冬天睡在上面温暖舒适，夏天睡在上面清凉舒爽。秦始皇骑马时带着一口大钟，敲击它，声音如同霹雳一般响彻云端。皇家的府库里珍藏有青酒杯，杯壁上的花纹纤细凌乱如同丝线一

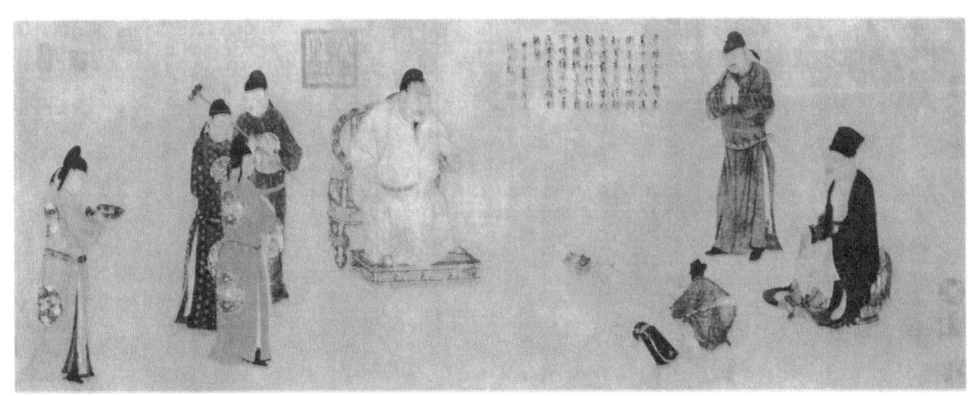

《张果见明皇图》

唐明皇即唐玄宗李隆基，其谥号为“至道大圣大明孝皇帝”，他是唐朝在位最久的皇帝，开创了开元盛世，专宠杨贵妃期间献珍玩者众多。图为《张果见明皇图》，相传“八仙”之一的张果老在长安为玄宗演示法术，其中身穿龙袍坐在圈椅中的即是李隆基。

样，杯壁很薄就像纸一样，将酒注入其中，温温蕴蕴还有温暖的气流升腾起来，过一会儿就像开水一样翻滚起来，故称之为“自暖杯”。龟兹国向朝廷进献了一个像玛瑙一样的枕头，枕头上有十洲三岛、四海五湖，在上面睡觉，这一切尽入梦中，所以命名为“游仙枕”。虢国夫人有一个夜明枕，熠熠生辉，照亮一整个房间，都不必点灯或点蜡烛来照明了。田父得到一块“照室玉”，与之类似。王莽有一块灭瘢玉，将玉捣碎涂抹瘢点，瘢点会自然消失，不留任何痕迹。唐顺宗时，西域进贡了一对龙虎玉，其中方形的一块为虎玉，倘若将其放置在山岩之间，各种禽兽都为之震慑而伏藏，另一块圆形的是龙玉，若是将其放置在水里，就会出现波浪翻腾的景象，就像长虹贯日。扶余国有一种火玉，颜色是烈火一样的红色，可以用来烧火加热锅鼎。尧时在河洛中得到一个一尺见方的玉板，上面绘制天地的形象，还得到一块可以用来作为信物的金璧，上面雕刻的文字记载了自然界的造化起始。大禹巡游经过龙门时，有神仙赐予他一部玉简，巡游抵达东海时，又获得了一件碧色的玉圭，楚州人又进献了一枚玉印。伯颜到达于阗国时，凿地挖井获得了一尊玉佛，高约四尺，用火照耀它仔细观看，发现筋骨脉络一一悉具。魏武后有一个玉钵，专门装奇珍异宝，即使转动它也不会脱落，相传这是西域人的鬼斧神工之作。唐肃宗赐给李辅国一枚辟邪用的香玉，高一尺五寸，奇巧无比，香气可以蔓延数里，放在衣服中，衣服间香气长存，过上几年也不会消散。唐度宗拥有十二枚玉棋子，把这些棋子按照十二时辰的顺序放在水里，它就会随着时辰而逐一浮出水面，从来没有一点儿差错。苏威有一面应日镜，日食的时候太阳缺失多少，镜面就会相应地变黯淡多少。唐朝的时候出现了“瑞英帘”，人站在帘子里日影照射过来，遍身都会洒满光芒，鲜艳夺目。韩王元嘉有一个铜鹤酒杯，当向杯里斟满酒，酒杯的腹部就会直立起来，如果斟入的酒太少，杯子就会歪倒。长安殿角上有一只铜雀，可以自己鸣叫。沈传师得到了一件玉马，可以嘶鸣。杨光欣有一条玉龙，腹中贮藏着水，当水从口中倾泻而出的时候，就会传出演奏笙簧一样悦耳的声音。楚渔偶然获得了一件大禹时期的支祁锁。唐翰林院有一个索铃，黄河以北发生战争的时候，铃就会摇动，并能自行鸣响不已。

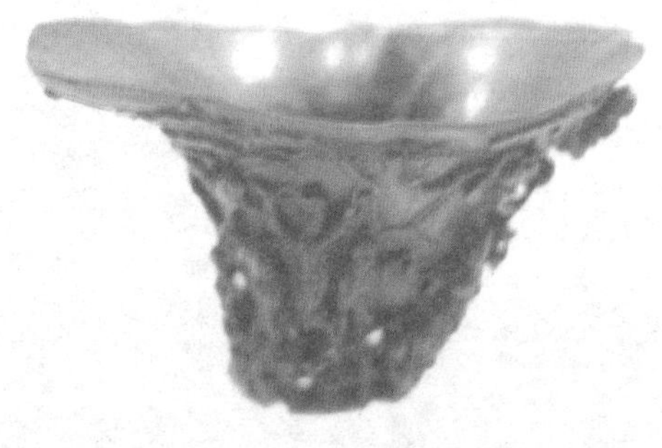

雅物·犀角杯

犀角即犀牛的角，在古时是极为名贵的牙角料之一，自然也是皇亲贵族的深爱之物。匠人们在犀角上雕刻精美的图案花纹，图中的八仙犀角杯（清）呈红黄色，外壁雕有山峦、松树、寿星及八仙祝寿图案，造型古朴，更是一件罕有的艺术珍品。

周世宗有二十四片应气瓦，顺应节气次序敲击瓦时，瓦上有孔的仪器就能分辨清楚当时所在的节气，一点儿差错都没有。长陵有一匹铜骆驼，身上像真正的骆驼一样长着毛，毛上还生长着小花。郫县有一匹铜制的马，可以自己发出嘶鸣的声音。长州倅厅有一只铜龟，背上会根据时令的不同而显现出相应的文字。李子长用木头雕制了一个囚犯的形象，放在苇席之上，当审理犯人时，如果审理的官司没有差错，木囚徒就会俯身拜伏，有冤假错案，就会跃然而起。周穆王有一面火齐镜。灵王时有一面月镜，镜子颜色莹白如同月亮。汉高祖有一面表里镜，可以照见人体之内的五脏六腑。舞溪石窟中藏有一面方镜，秦始皇为其赐号为“照骨镜”。荀讽有一面铁镜。隋王度有一面照疾镜，患有疫病的人照射后，就会很快痊愈。张敌得到一面宝镜，用它照过之后，终生不会患病，所以称作是“无疾镜”。黄巢拥有一面三方镜，可以照到左、右、前三个方向。唐代出现的秦淮镜，可以照到人体的五脏。天宝时出现了一面“水心镜”，天宝七年，天下大旱，镜子中的龙突然从口中吐出烟，随即化成雨水普降四方。唐代的时候出现了“夷则镜”，是从深井之中获取的。还有一种叫作“燧铜镜”，向着太阳照射就会生出火焰，将艾草靠近它，艾草就会被点燃。任中宣有一面飞精镜，后来被一位神仙拿走了。王宗寿有一面铁镜，镜子本身并不明亮，有一天居然发出光来，王宗寿于是想拿着它去市场上卖掉，有一个穿着青衣的小孩儿高兴地来回观赏，说：“这个铁镜子是神物啊，应当将其归还给它原来的主人。”最后就把铁镜拿走了。王幼临制作了一面方丈镜，可以照见人和马。还有一面百里镜，可以照到百里之外的地方，这是献给吕蒙正的镜子。秦宁县有一个农夫在耕地的时候偶然发现了一面镜子，用这面镜子照患有热性疾病的人，患者就会由里到外生出寒气来，所以命名为“生寒镜”。世间还存在一种透光镜，用镜子对着阳光，镜子上就会出现二十个字，反射在墙壁上显现得十分清楚。还有一种叫作“知来镜”，用它照过后可以预知人未来的祸福吉凶。谯亳之地有一种镜子，如

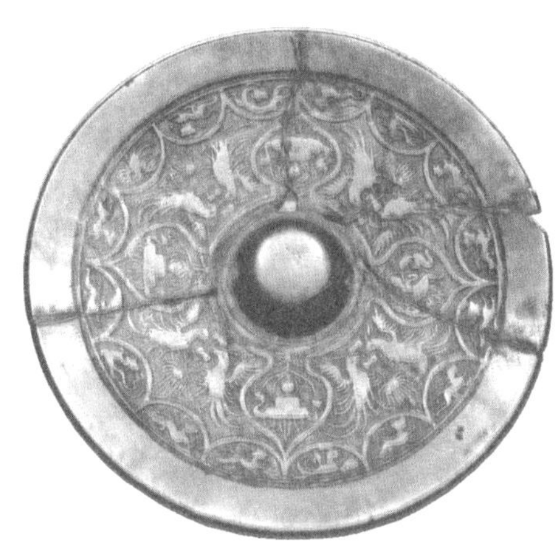

雅物·青铜镜

古时的镜子多为金属制品，如青铜、铁等，镜的正面以铅锡磨砺光亮，可映照人面，背面则为各式各样的铭文、图案。巧匠将镜子上的铭文图案制得凹凸、厚薄有别，当阳光照在镜面上时，镜背的花纹能反射在镜面对面的墙上。图为四叶八凤佛像纹青铜镜。

果用手抚摸它，镜子的中心就会发出铿锵的声音，所以称之为“响镜”。史良的姐姐有一面宝镜，可以照见妖魔鬼怪。有个道士拥有一面“魇魅镜”，倘若是狐狸隐藏在草木丛中悄悄作祟，用这面镜子来照射，都会显出原形。宝剑方面，有颛顼腾空剑，用它来指挥打仗作战，就会攻无不克、战无不胜，指兵则胜，将其插在剑鞘之中，常常会自行发出声音。

楚王的太阿剑，只要稍稍一挥，就会使多股部队败退，血流成河。汉高祖有一把赤霄剑。后主有一把镇山剑。宋青春有一把青龙剑。唐德宗有一把火精剑，在漆黑的夜晚可以发出耀眼的光芒。朱善存家珍藏有一把芝烟剑，太平年间宝剑上灵芝丛生。胡识有一把破山剑。另外，据钱塘人介绍，还存在一把灵宝剑。

以上所介绍的各种奇珍异宝，都是宇宙间神奇灵异的秘藏珍宝，最终还是要被造物主所收回，哪里能由得凡人利用，使这些宝物流落在尘世呢？即使发生战乱、火灾、朝代的更迭，这些宝物大概也不会轻易被损坏。古人常说“玩物丧志”，这些宝物都不是使人丧志的东西，因此记录下来，以便扩大人们的视野。

在绘画作品中，也常常存在有奇异的现象。譬如汉朝刘褒的《北风图》，凡是看到这幅画的人，都会出现寒冷的感觉；而欣赏他的《云汉图》时，就会莫名地有酷热的感觉。王善绘制的《六马滚尘图》也是传奇的画作，但最终还是失传了。唐朝画家所绘制的《龙水图》，用白色的绸缎做成了衣服，画面中有一口锅，两条龙从中飞出，能够腾云驾雾。周益公画了一幅《岳州图》，画中的谯楼会不时地自行变换牌匾。赵颜得到了一幅画女障，障中的女子竟然可以走出来，与赵颜结为夫妻并为其生儿育女。韦叔文绘制了一匹马，还没有为马着色，却被岳神索要走了，自己改名换姓参加科举考试，居然金榜题名。赵浍绘制了一幅《儿啼图》，僧人在夜间总是听到小孩子的哭声，于是就来询问赵浍，赵浍随即提笔在画上又添上乳汁，正好点到小孩儿的口中，自此之后，僧人再未在夜间听到小孩子的哭声。冯绍正绘制龙图，还没有画完，就看到一股白色的烟气从厢房的屋檐下飞出，落入水池之中，顿时雷雨交加。廉广画了一幅《二鬼兵图》，一天夜晚狂风暴雨、电闪雷鸣，图画中的鬼兵居然相互操起兵戈打了起来。张僧繇画了一具佛，夜间可以发出光。信州画的罗汉栩栩如生，可以飞行走动。王元俊在墙上画了一把扇子，有客人来看到后感觉非常传神，最后居然把扇子带走了。曹不兴在屏风上作画，不慎将一滴墨汁弄到上面，沾污了屏风，随即提笔将墨点化成了一只苍蝇，孙权看到后，误以为是真的苍蝇，抬起手想要将其轰走。镇江兴国寺，和尚们为鸽子的粪便弄脏了佛像而发愁，张僧繇就在佛堂两侧的墙壁上绘制了鹰鹞，自此之后，鸽子因为忌惮而没有再飞入过。云光寺的西壁上有一幅未完成的画作《七鸽图》，有人说这并不是没有完成，而是有一只鸽子自己飞走了。长兴成山寺的墙壁上画着一只猿鹤，经常可以自己飞行跑动。

顾光宝绘制的狮子极其夸张，狮子的嘴角还会出现猎食动物后淋漓的鲜血。何

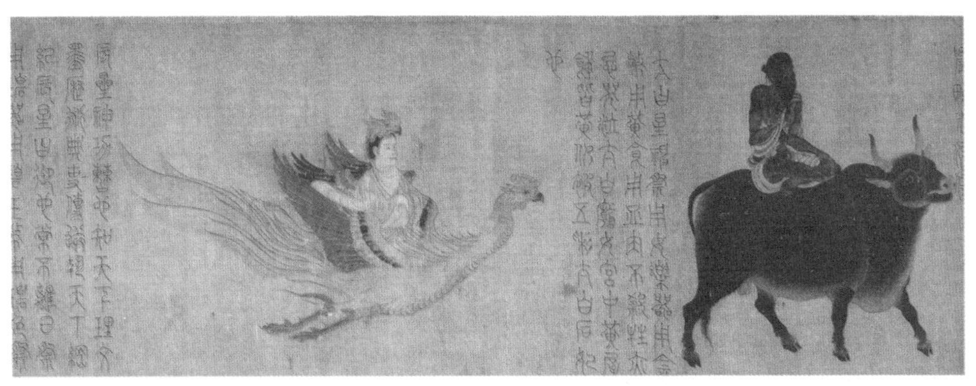

《五星二十八宿神形图》

张僧繇是我国南朝画家，擅画佛像、龙、鹰，人物、花鸟、走兽、山水在其笔下也是栩栩如生的。他的壁画遍及江南寺院，与顾恺之、陆探微并称为“六朝三大家”。他的画作如今已无从得见，仅有唐朝人梁令瓒临摹的这幅《五星二十八宿神形图》现存于世。

尊师画的猫十分逼真，以至于老鼠看见后都会夺路而逃或者干脆躲起来。石恪画了一幅飞鼠图，挂在屋里，从此老鼠就再也不敢进屋了。杨子华画的马，夜间会发出奔跑时急促的蹄声、撕咬声以及仰天嘶鸣的声音。韩干画的马，连神仙都会前来索要。唐代的书画大家吴道子非常不喜欢僧人，就在墙上画了一头驴子，一夜之间，僧人的家具就全都被驴子踩踏坏了，没留下一件完整的。另外，吴道子画的《五龙图》，在天即将要下大雨的时候，画面上就会生出烟雾。张藻一只手握住两只画笔，画了两根树枝，一根是枯萎的，而另一根却树叶繁茂。贾秋壑偶遇一位道人，那道士提笔画了一朵莲花，风一吹来，莲花宽阔的叶子居然自己随风摇动起来。这些画作都是神妙莫测的，凡人也弄不懂其中蕴含的奥妙。总而言之，这些都是古人凝聚的元气和自然界相融合的鬼斧神工之作。

清赏诸论

论古铜色

高濂说，曹明仲在《格古论》中写道，埋在土里上千年的铜器，颜色纯青如同翡翠一般；沉入水底上千年的铜器，颜色绿得如同西瓜的表皮，这都是言其颜色像玉石一样晶莹剔透。那些不到千年的，即使可以呈现绿色，但是却无法达到晶莹润泽的程度。这里只是列举了大概的情况，并非全都如此。比如夏商周时期的铜器，到现在何止是上千年，难道都是晶莹润泽并且颜色纯青如同翡翠祖母绿那样吗？如果说铜器入土就会呈现青色，入水就会呈现绿色，那么那些银白色、红褐色、黑色的古铜器，又是埋藏在什么地方呢？凡是夏商周时代的器物，入土年代久远，加之所处地区靠近山岗，所以多呈现青色，因为

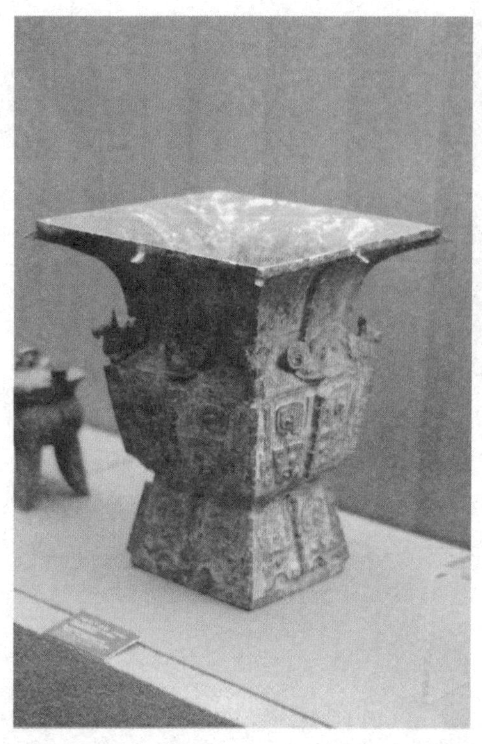

雅物·妇好方尊

青铜是以红铜与锡的合金制成，最初的本色为黄色。由于深埋地下、疏于保养，青铜器的表面会被空气、水、电解液所氧化腐蚀，从而形成黑、红、蓝、绿、白等不同色彩的腐蚀覆盖层。青铜器以商周时期的最为精美，图为商朝的妇好方尊。

山中气候潮湿，长期熏染，久而久之就变成了青色。靠近河水的大都呈现绿色，因为水中富含盐卤，长期浸润就变成了彩色。我曾经见到过一件器物，是夏商周时代的样式，半身被水浸泡而又年代久远，水干水涨留下的痕迹有很多层，毫无疑问，这件器物是沉入水中的。但是它的颜色却是纯青色的，它落在水潭底部的部分大约一寸见方，却稍微呈现黄绿色。由此可见，铜绿入水便是绿色，入土便为青色的理论，难道是完全正确的吗？我推测，铸造器物时铜质洁净晶莹而没有任何杂质，颜色大多呈现青色；铜质混杂的，颜色大多发绿，比如白金，成色足的做成器物，颜色纯白，时间一久，慢慢就变成了黑色；而成色不足的，时间久了就会呈现出红色、绿色。这里研究的是器物的质地，而非其外形，道理是可以由推测而获知的。

其他情况，譬如古墓之中靠近尸体的铜质器物，呈现的是水银色，但是水银色也分为两种：有银白色的，有铅灰色的，其中铜镜的这种情况占多数。在古代，装殓尸体时多用水银来防腐，传说那个时代的死者经常相互赠送铜镜，装殓的人就用铜镜作为殉葬品，取其可以照亮地府的意义。所以铜质洁净晶莹的古镜，先是被水银沾染，年代久远了，水银就会慢慢侵蚀进入铜镜之中，镜子背面就变成了银色，千年之后自然是又白又亮，这种镜子被称作是“银背”。那些先受到血水污染，之后才遭到水银侵蚀的器物，铜质原本就是浑浊有杂质的，所以就呈现铅灰色，年代一久，颜色就不会再度改变，这种镜子被称作是“铅背”。那些一半呈现水银色，一半呈现青绿色，被朱砂覆盖的明镜，先是被血肉污物腐蚀了一半，日子久了就变成了青绿色，其中一半光亮洁净，是因为沾染了水银，所以，整个镜子的背面，青绿色和水银色二色间杂。现在品评铜镜，以银背为上品，铅背稍次一等，青绿色则又次一等。还有，假如铅背铜镜埋在地下年代久远，就会变成纯黑色，称为“黑漆背”，这种铜镜的价值又高了一些，但是这种颜色非常容易伪造。至于古代铜鼎、铜杯，也是有水银色的，这是什么原因呢？这是因为铜器在坟墓之中受到了水银弥漫扩散的气息沾污而形成的，所以，只是在铜器的一个部位会出现这种情况。有的时候，墓地靠近有水银的地方，铜器也会形成水银色。所以，鼎一类青铜器具，没有全身呈现水银色的，而钟磬一类的器具，一万件里也不会出现一两件这样的情况。

上古的铜器，质地厚实的属于上品，因为其年代久远，土壤侵入铜器之中，质地就变得松脆，厚的尚可以使用，薄的如果轻轻一敲击，即便不破碎也会出现裂纹。又比如说没有青绿色，而是纯紫褐色的铜器，曹明仲认为，这是因为在人间流传，才会出现这种颜色。可是我觉得，这种认识是不正确的。夏商周三代的铜器，因为埋在了地下，后人才能将其收集起来，一代一代地传下去。如果说从夏商周传到了现在，才具有这样的颜色，为什么能在人间相传数千年而不被战火销熔，因为残缺破损而从这世上消失呢？这类器物，是人们从高岗上的墓地中挖掘出来的，墓穴是用砖石堆砌而成，器物在干燥的墓室中被秘密地收藏起来，既没有水流和土壤的侵蚀，也没有陈腐尸体之气的沾惹，只是陈列在石案之间，只有地气蒸发浸润，而且器物制作得精美光洁、晶莹剔透，所以才变成了褐色，颜色纯净如一，而没有任何杂质。所以，呈现出褐色的铜器，以铜鼎类的居多，而小件的器物和汉代、秦代的器物之中，褐色的十分罕见。

近来见到一些铜器褐色上有青绿色的小点，是因为铜器出土之后，人们用酸碱之类的东西侵蚀过罢了，并非深入铜质的绿色。所以，褐色上面有云头片、芝麻点、朱砂斑，以及绿翠雨雪点的铜器，都是传世的珍品，并不是在世上留传三五千年后才慢慢形成的褐色。所以，古铜器以褐色

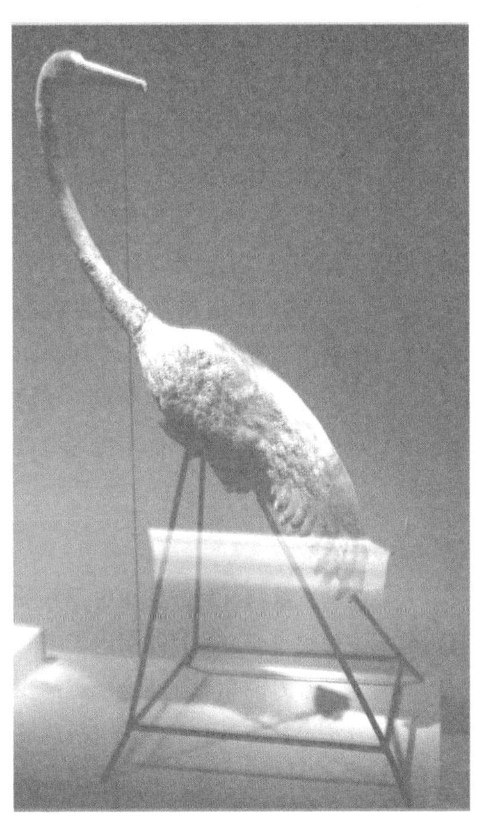

雅物·青铜鹤

青铜器上的斑斑锈迹是长期自然侵蚀的结果，它与青铜器的质地、使用情况、保存环境相关。锈蚀部分一般有着较明显的层次，由外而内分别是裸露在外的锈土结合层、蓝或绿色的锈蚀结晶层及最接近原铜的黑褐色氧化膜。图为在秦始皇陵中出土的青铜鹤。

为上品，水银色、黑漆色的稍次一等，青绿色的又次一等。如果得到纯青绿色的铜器，不含有其他杂色，晶莹剔透宛如用水打磨过，熠熠夺目，这种铜器的品级又居于褐色之上。宣德年间的庙宇喜爱仿造褐色，所以那时候的铜器以褐色的占大多数。凡是出自夏商周三代的铜器，不仅仅是青绿晶莹润泽，它的质地、样式、花纹款式、标记，都不是后代所能效仿出来的，自然也就不容易伪造。如果能像曹明仲所说的那样，一定是夏商周三代的铜器才有朱砂斑，这就是大错特错了。宋元时期的器物，也有大片的朱斑，有像鱼子一样大小的朱砂色斑点就更多了。这是因为铜器在墓地之中受到了死人血气的浸染，就形成了朱斑。也有二三层朱砂斑相互重叠堆砌的情况，即便是用刀刮削，用东西摩擦也不能去掉，难道这些器物都是夏商周三代的东西吗？研究古铜器的人不能不深入考察清楚。

刻玉章法

王心鲁说，雕刻玉章的技法中，并没有用药物烘烤的奇异方法，并引用了陶隐居的《蟾酥昆吾刀说》来证明这一点：我所传授的方法，只使用由真菊花钢锻造成的刻刀，宽五分，厚三分，刀口平磨，这样可以用刻刀平整尖锐的锋头来雕刻。把新旧玉章篆文，用木架子固定起来，用刀按照字的笔画雕刻，一刀刻不进，就再刻一刀，最多刻三刀，玉屑就会被刻起，但是不可以用力过大，用力过大则刻刀就会因打滑而难以继续雕刻，一定要用腕部运刀，还要在旁边放置一块磨刀石，随时可以磨刀，以保持刻刀的锋利，这样就没有不成功的了。我看王心鲁雕刻玉器的技艺精湛，笔法风格很像汉代的印章，而且王先生临摹的《季直表》，小楷和篆文也非常精妙，所以都予以记载下来。

论官哥窑器

高濂说，说到窑器，那一定不能避开柴窑、汝窑、官窑、哥窑这四者。然而我并没有见过柴窑的瓷器，而且关于这些瓷器也是众说纷纭。有人说柴窑的薄瓷“青如天，明如镜，薄如纸，声如磬”，而曹明仲却说柴窑的瓷器中黄土太多。为什么会出现这样大相径庭的看法呢？我曾经见到过汝窑的瓷器，颜色像蛋白一样，盛入汁水之后晶莹厚实，看起来汁水之中仿佛有堆满凝脂的棕色小孔，隐隐约约就像螃蟹的爪子，底部有芝麻花和细小铮钉一样的图纹。

我的收藏品中有一个蒲芦大壶，圆形的底，表面光滑得就像和尚的头，圆白处密密匝匝地排列出几十枚细小的铮钉，顶部就像吹埙那样逐渐收束起来，壶嘴就像笔帽，仅有两寸，笔直地向上开着，壶口直径大约四寸，上面加上罩盖，壶腹直径约一尺，样式也很奇异。我又见过几只碟子般大小的圆形浅底的有腹瓮，口如同钟磬，瓮足光滑，底部有细钉。较之官窑的瓷器，汝窑的瓷器质地更加润泽。官窑的品格，大致上和哥窑的相同，颜色以粉青为上品，淡白色的略次一等，油灰色是所有颜色之中的下品。瓷器的花纹以冰裂鳝

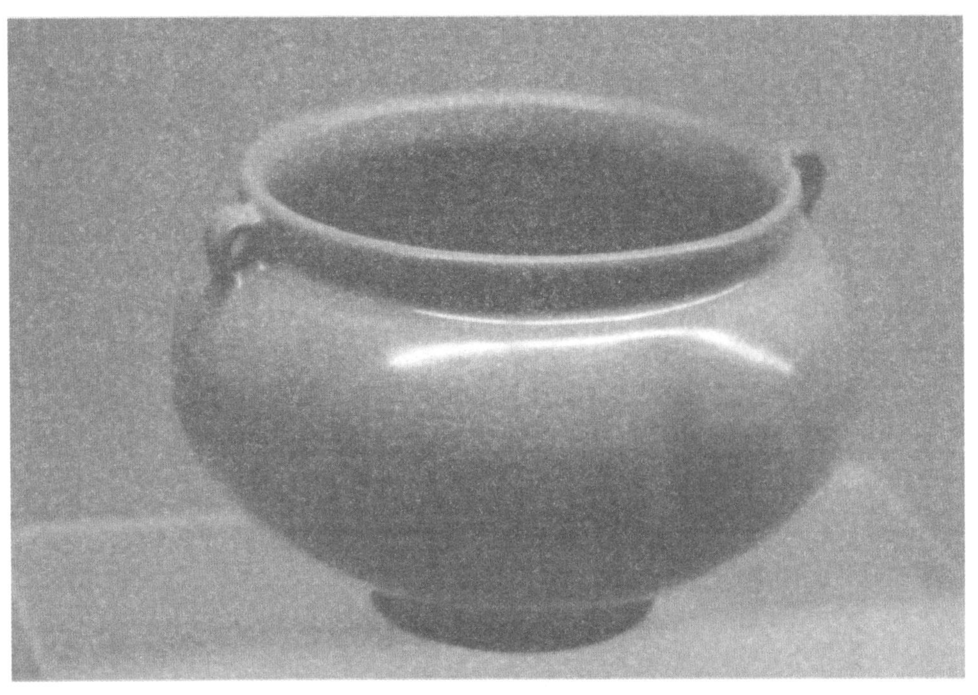

雅物·六棱瓷罐

宋朝时期，各地瓷窑竞争激烈，瓷器的烧制技术也有了大幅度提高。当时全国著名的窑口共有五处，即官窑、哥窑、定窑、汝窑和钧窑。其中汝窑出品的瓷器造型典雅大方，釉色光润素净，釉层厚且有蝉翼般的纹片，似玉非玉，极受收藏者青睐。图为汝窑六棱瓷罐。

血纹为上品，梅花片墨纹略次一等，细碎纹是所有花纹之中的下品。

说到样式，比如说商庚鼎、纯素鼎、葱管空足冲耳乳炉、商贯耳弓壶、大兽面花纹周贯耳壶、汉耳环壶、父己尊、祖丁尊，都效法了古代图式，是进献给国君的贡品，但是世人凡是见到两耳壶的样式，不论美丑，都认为是茄袋瓶。他们怎么知道这世上还有与短矮肥腹无式样的两耳壶相等同的器物呢？这似乎也就是平庸恶俗。以上所说的五种样式和歙姬壶的样式，都是深得古人铜铸体式的真传，应该算得上是官窑瓷器中的最上等佳品，怎么能够一概说成是茄袋瓶呢？又比如说葱管脚鼎炉、环耳汝炉、小竹节云板脚炉、冲耳牛奶足小炉、戟耳彝炉、盘口束腰桶肚大瓶、子一觚、立戈觚、周之小环觚、素觚、纸槌瓶、胆瓶、双耳匙箸瓶、笔筒、笔格、元葵笔洗、桶样大洗、瓮肚盂钵二种、水中丞、二色双桃水注、立瓜、卧瓜、卧茄水注、扁浅盘口橐盘、方印色池、四入角委角印色池、有文图书戟耳彝炉、小方蓍草瓶、小制汉壶、竹节段壁瓶等，都是官窑、哥窑的上乘之品。又比如说桶炉、六棱瓶、盘口纸槌瓶、大蓍草瓶、鼓炉、菱花壁瓶、多嘴花罐、肥腹汉壶、大碗、中碗、茶盏、茶托、茶洗、提包茶壶、六棱酒壶、瓜壶、莲子壶、方圆八角酒器、酒杯、各种规格的劝杯、大小圆碟、河西碟、荷叶盘浅碟、桶子箍碟、绦环小池、中大酒海、方圆花盆、菖蒲盆底、龟背绦环六角长盆、观音弥勒、洞宾神像、鸡头罐、楂斗、圆砚、箸搠、二色文篆隶书象棋子、齐箸小碟、螭虎镇纸等，这些都是官窑、哥窑的中等之品。再比如说大双耳高瓶、径尺大盘、夹底骰盆、大撞梅花瓣春胜合、棋子罐、大扁兽耳彝敦、鸟食罐、编笼小花瓶、大小平口药坛、眼药各制小罐、肥皂罐、中果盒子、蟋蟀盆内中事件、佛前供水碗、束腰六脚小架、各色酒案盘碟等，这些都是官窑、哥窑的下等之品。要知道古人的用意深邃、考虑周到，以上仅仅是我大概的评论，而官窑、哥窑所烧制的众多瓷器，不宜在此一一枚举，以此可略见一斑。

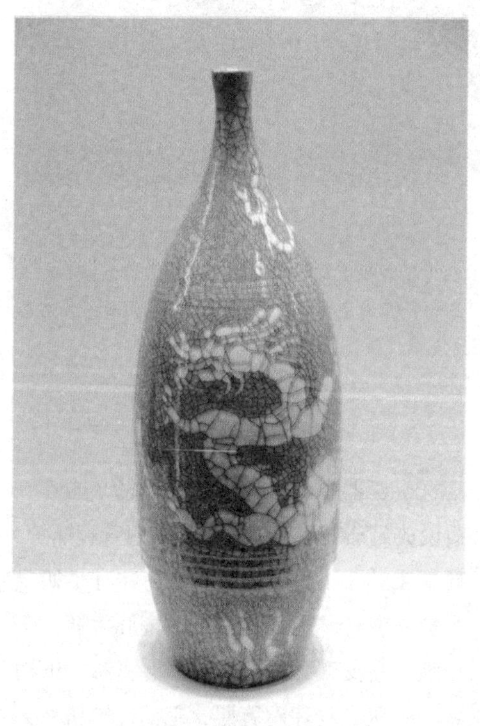

雅物·龙纹小口瓶

官窑专为宋代朝廷生产瓷器，位列五大名窑之首，造型端庄，釉色晶莹，有“紫口铁足”一说。哥窑的取土地与官窑一样，同为西湖以南凤凰山，泥土富含铁质，所产瓷器胎质坚实、精薄，釉色饱满莹润，断纹细碎，皆为瓷器中的精品。图为哥窑龙纹小口瓶。

所谓的官窑，官的意义在于，这是烧制于宋修内司中的，是专门为皇家建造的。窑坐落在杭州的凤凰山下，那里的土壤是紫色的，所以烧制的瓷器底部都是像铁一样的颜色，当时称之为紫口铁足。紫口的形成，是由于器口朝向上方，釉水向下流淌，与周身相比颜色略微浅淡，所以器口稍微露出一点儿紫色的印痕。这有什么珍贵的呢？只有土中多铁才值得被重视，因为其他地方的土质较之此处，远远不及。哥窑是私人经营的，泥土也全是取自这里。二窑烧制出的器皿，常常会发生窑变，形状类似蝴蝶、禽类、鱼、麒麟、豹子等形象，分布在本色瓷坯上的釉发生了釉外变色，有的变成黄黑色，有的变成红紫色，形象逼真可爱，这大概是火候大小变化而形成的，否则无法解释这种奇妙的变化，这样的瓷器，似乎在市面上很难见到。后来又有董窑、乌泥窑，都是效法官窑制式的，质地粗糙而不润泽，釉面爆裂，混杂在哥窑的制品之中，现在也在世间留传。后来像元代末年新烧制的瓷器，技术还赶不上这些。

近年来各窑烧制的瓷器，其中精美的也是有可取之处，只有紫骨与粉青色不太相似。现在新烧制的瓷器，与过去各窑烧制的瓷器相比较，相差很大，也有粉青色的，但是外观干燥而没有华彩，即使光滑润泽的，也已经变成彩色，而且还以昂贵的价格来愚弄人。更有一种复制品，取用官窑、哥窑的旧瓷器，如果有缺少足耳的炉，瓶口边缘受损的瓶子等残次品，就以旧补旧，加上釉水，用泥土包裹，放入窑中用火烧制一下就与旧瓷器没有什么差别，只是修补过的地方颜色浑浊而质地干燥，显得不精致，但是能得到这样的复制品，也远远胜过新烧制的瓷器。无奈官窑和哥窑的瓷器，比如说葱脚鼎炉，在国内仅仅保存了一两件，乳炉、花觚，现存的也不过十几件，彝炉也许还可以找到上百件。这四件瓷器都被收藏家视为举世珍宝，这也无怪乎售价会远远高出它们本身的价值，而且还会日益上涨。这以后又不知道这些制瓷工艺会凋零到什么程度，所以，我只要一有机会目睹这些珍品，就会觉得神清气爽，神魂飞扬，顿时忘记了追逐饱餐足饮等物质上的富足。这难道果真是品鉴赏玩的习性使然吗？我更为后人只听说有这些瓷器的名称，却不能亲眼看见而感伤万分，这实在是令人感慨不已的事情啊！

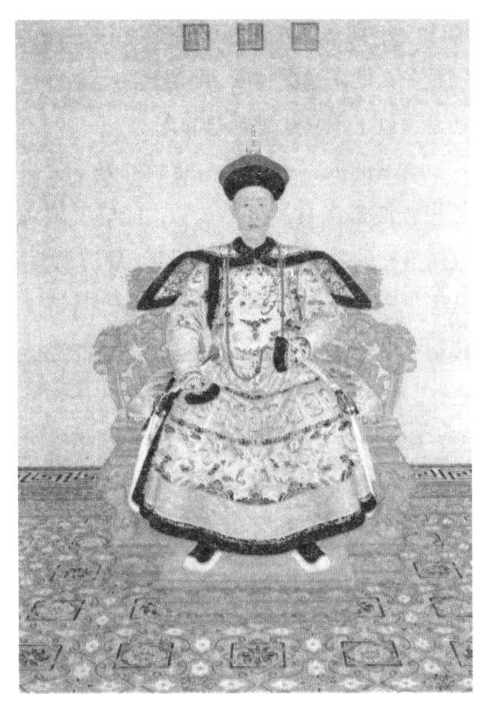

乾隆帝

读书能让人获得知识，陶冶性情，自古便是人们修身养性、闲暇消遣的首选。乾隆皇帝是清朝第6代君主，在位60年，活了89岁，是历代皇帝中寿命最长的。他好读书，善诗文，喜欢习练书法，写得一手好字。这些爱好对乾隆的健脑、强身、养性无疑是大有裨益的。

论藏书

高濂说，用藏书来积累广博的知识，是大丈夫一生之中最为重要的事情。这其中有两种说法：其一，家境贫寒的，没有钱购置图书来收藏；其二，家境富裕的，生性不喜欢见到书籍。所以，古人因为家境贫寒，每天到书店或者是邻居家借书来读，而想要发现那些家境富裕而又喜欢读书的人就不多了。

即使有家境殷实而又喜欢图书的人，但他又不喜欢诵读，买到善本，就用华丽的丝绸装饰起来，放在富丽堂皇的书房中，全都是为了美观，书上尘土堆积了一寸多厚，一年到头也不见主人光顾一次，这种书是多么的安逸啊！唉，即便真的是这样，还是超过了不喜欢见到书的人。

藏书的人，不论书籍装帧的好坏，只是想着搜集奇书，探微索隐，能够了解古人对书籍的梦寐以求，不论远近，拜访求学，从经书子史，到百家九流的作品，从诗文传记，到稗野杂著，佛家以及道家的经典之作，没有不兼收并蓄的。因此，长年沉溺在书籍之中，每逢发现不一般的书籍，不论书价格的高低，一定要得到才能达到真正的满足，这种人的爱好也算得上专一了。所以，收集的图书汗牛充栋，将它们分门别类，经常翻开书籍放在几案上，从早到晚沉浸在书籍之中品味赏玩，仿佛和圣贤之人对面交谈，千古以来的事物尽显眼前，真是赏心悦目，还有什么样的快乐可以超越这种乐趣吗？古人常说“开卷有益”，难道是欺骗我的吗？不学无术的人，实在是非常可耻呀！又如在宋元两个朝代的木刻版书，雕刻得一丝不苟，批阅校注也没有差池，字体肥瘦适宜，印刷清爽醒目。况且很多都是奇书，后人没有重刻出版，可惜这种书现在就不多见了。佛学和医学这两类书籍更为丰富，但是如果医方之中出现哪怕是一个字的错误，造成的祸害就不浅。至于刻印质量，当属宋代刻印的版本好。海内名家，以品评书籍的名次来确定书价的高低，其中以三坟五典、六经、《离骚》《战国策》《史记》《汉书》《文选》等书籍价格最为昂贵，其次是诗集和诸子百家的著作，文集、佛道二家的著作在价格上居于第三位。

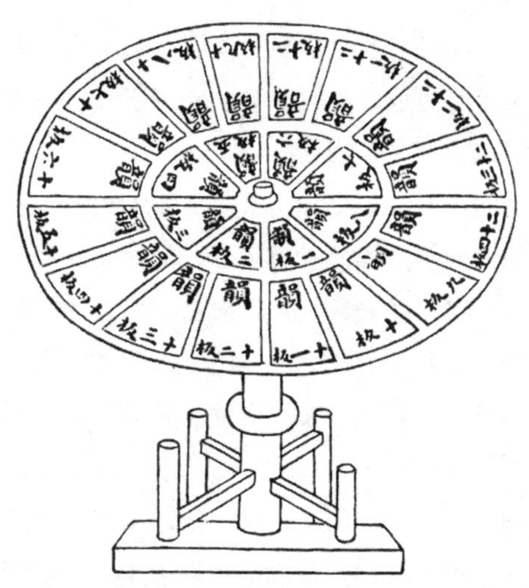

印刷字盘

宋代人印刷书籍十分讲究字体的美观性，除了雕版印刷外，毕昇也发明了胶泥活字印刷术。后来活字的材质有木、陶土、陶瓷、铜等。图中为元代《农书》中介绍的印刷字盘，所使用的是一种木活字，并按照声韵放置在圆盘中，以便于排版找字。

宋代人刻印的书籍，纸质坚韧，刻印轻巧，字划就像用笔写上去的一样，格子用的是单边的，期间多有避讳而采用的别字，用墨稀薄轻巧，即使字迹被水沾湿，干燥之后也不会留下水渍水痕，翻开书就可以嗅到一股墨香，仿佛从书卷之中自然流露出来的气息。元刻本仿照宋代单边的式样，字体笔画粗细不分，比宋刻本边条宽出一线，纸质松软，刻工生硬，用墨污浊，书中没有避讳而采用的通假字，打开书卷，完全没有墨香。有一种用官署废旧文卷的背面印制而成的书，更加令人生厌。宋版刻印的书籍，以活衬竹纸为最上等的，其他如蚕茧纸、鹄白纸、藤纸等，尽管精美，但是保存遗留下来的并不多。比如糊褙，宋版书就不值得称颂了。我曾经见过宋刻大板《汉书》，不只是书内的纸张坚韧洁白，而且每一本都用几幅澄心堂的纸作为副页，现在此书在吴郡，实在是非常难得。

又如宋代的刻版流传到元代的印刷，有的经过元代人的补足缺失，当时的人们把它当成是宋刻元版；流传到明代初年，有的经过明代人补足缺失，人们也当作是元代刻版。然而，以元代刻版补足宋版，其差异还不易分辨清楚，在明初补足的元版，其中有单边的、双边的差异，而且刻字风格差别很大，哪里还需要再去分辨争论呢？至于明代初年慎独斋的刻印书籍，似乎也是很精美的。

近来制作假宋版刻书的，做得也是神妙莫测。仿制者把宋版刻印的书，特意印在稍微发黄而质地厚实的竹纸上，或者用四川产的茧纸，或者用糊折扇的方帘绵纸，或者是用孩儿白鹿纸，将其卷成筒，用木槌轻轻敲打，称之为“刮”，再把经过浸泡而除去了臭味的墨印制成书。有的故意令新刻版的重要地方残缺一两处；有的将书弄湿，弄破后重新修补；有的改刻卷首一二篇序文的年号；有的将今人注释刻着形式的地方留空，另外刻一方小印，将宋朝人的形式扣填进小印之中；有的乔装磨损，用砂石磨去刻版的一个角；有的做出一两处缺损的痕迹，用灯火烧去纸毛，再用草烟熏黄，俨然就像是古人书籍中的伤残旧痕；还有的将新刻版放进生了蛀虫的米中，让蛀虫在刻版中蛀蚀成透气的孔隙；有的用铁丝烧红之后锤击书本子，故意制成孔眼。几经周折，件件都做得和新书大相径庭，再用纸装衬上绫罗绸缎的书套，手感厚重坚实，外表光滑美观。卖书的人先贬低这样的书，为的是迷惑购书的人。也有的结成团伙，叫人先说这是老朋友某某曾经遗失的书籍。总之，他们都是千方百计地欺骗别人，因此没有人能够看清其中的内幕，而且这种书大多混杂在名家名著之中，收藏者应当具备火眼金睛，务必认真辨别。

论帖真伪纸墨辨正

高濂说，古代字帖的真假，刚开始的时候，稍稍不留心察看，就会难以识别出来。比如唐代的萧诚伪造了一本古字帖拿去给李邕看，称这是王羲之的作品。李邕欣喜地说：“这真是一件真品呀！”萧诚将实情告诉他，李邕于是再次仔细品赏之后说，确实是还差着一点儿神韵啊！从这则轶闻中可以看出，即便是像李邕这样的书法高手，也会看走眼，更何况是水平比较低的一般人呢！南方的纸张坚韧而纤维细密轻薄，很容易拓上墨；而北方的纸张纤维粗糙厚实但纸质松脆，不是很容易吸墨。所以，用北方的纸张拓印出的碑帖如同薄云在青天中飘摇，显得墨迹很不均匀。因为北方用松烟制墨，墨色黑而浅淡，不掺油蜡，所以墨迹颜色浅淡，拓印出来的文字会显得有些皱褶，不是用文皱，一看就不是用薄如蝉翼的纱布拓印出来的。而南方的碑帖是用松烟和油蜡掺和在一起拓印出来的，所以墨色均匀纯黑，表面闪光。

拓碑的南北差异

《黄庭经》是道教上清派的重要经典，大约成书于魏晋，书中所述的一些内修养生之术，与炼丹之道相结合，是中唐以后道教养生方术的主流。《黄庭经》在魏晋时期影响很大，此为“书圣”王羲之所书的《黄庭经》，在中国书法史上占有重要地位。

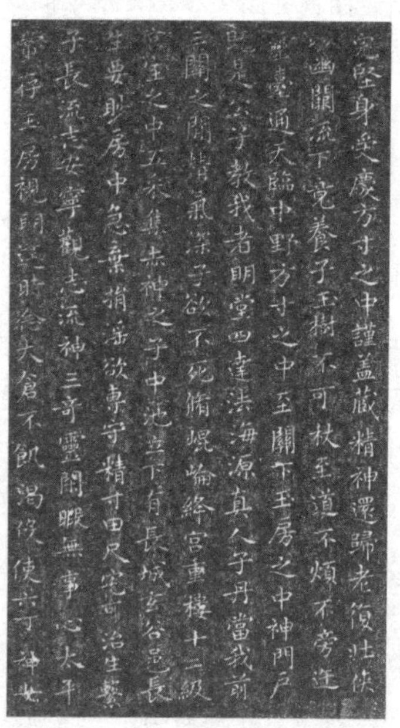

	用纸	用墨	效果
北方	纤维粗糙厚实、纸质松脆，不易吸墨	以松烟制墨，不掺油蜡	墨迹浅淡、不均匀；字会显得有皱褶
南方	坚韧而纤维细密轻薄，很容易拓上墨	将松烟和油蜡掺和在一起	墨色均匀纯黑，表面闪光

现在伪造的碑帖，大多是用油蜡拓碑，其中也有人效法松烟墨拓，颜色似乎浅淡，但是制作的时候由于用力太过，字的旁边会出现墨的痕迹，用墨的深浅也不一致，墨浓酽的地方如同乌云生雨，墨浅淡的地方如同白虹跨天，十分缺乏古朴典雅的趣味。只是利用人们不熟悉这种拓本，以此来蒙骗外行人罢了。古代碑帖装裱的程序很多，经历了长久的年代，其中墨迹浓酽的，坚硬如同生漆，而且有一种说不出来的奇特香味，来自纸墨之外，如果用手取揩抹，墨色丝毫不会沾染到手上，再加上纸张像打磨过一样光滑，它的纸质因为年代久远而非常脆薄，稍稍一碰就会脆裂，刻在边上的字以及碑帖转折的地方，并不存在墨水浸染的痕迹。现在用浓墨拓印的碑帖，稍稍用手指一抹，整个指头上就会染上黑色。那些古代碑帖纸色呈现出陈旧的痕迹，这是因为被人摩弄赏玩的时间长了，自然就会呈现出陈旧的色泽，所以，碑帖正面陈旧而背面常常很新。因为古代的纸张坚韧厚实而不易变质，现在拓印放置的伪碑

帖，大多是使用川扇纸、竹纸，然后挂起来用烟灰熏染，并用水染成古旧的颜色，纸的表里都被浸透，两面的颜色一致。如果试着揭起这种伪造碑帖的一角，纸薄的立即就会脆裂了，纸厚的坚韧而不会断裂。但如果是真迹就不同了，即使是纸张比较薄，揭开它也会坚韧而不脆裂，这是因为裱糊的时候糨糊沾得比较多；纸张较厚的，反而破碎而难以揭开，这是因为年代久远，糨糊厚重。这些都是从碑帖的外表来鉴别其真伪的方法。如果是从笔法、刀法等方面来研究，翻开碑帖细细观赏，即便是宋代拓制的碑帖，质量的高低也能立即分辨出来。伪造的字帖怎么能够愚弄人呢？话虽如此，但是近来由吴郡的拓制高手伪造出来的古碑帖，用坚实粗厚的竹纸制作，做工十分精妙。他们用夹纱拓法，用草烟末香熏烤，火气就把纸质烤得脆而薄了，把香料掺杂到糨糊里，就会散发出古碑帖的气味，完全没有一点儿新制作的痕迹，刚开始鉴别的时候，大多不易识别。这些碑帖构思奇巧，制作精美，反而不容易被人识破，鉴赏家需要具备炉火纯青的鉴赏水平，才不会轻易上当。

论古玉器

高濂说，玉石中甘黄色的为上品，羊脂色的稍次一等。因为黄色是中色，而且不容易得到；白色是偏色，时常可以得到的缘故。现在的人将黄色的玉当作低廉的物品，将白色的玉看作是珍宝，这就是因为见识浅陋。然而，黄色的玉石之中以甘黄色（如同蒸制栗子一样的颜色）的为最好，焦黄色的为下品。如同新发芽的柳叶颜色一样的甘青的，近来也没有这种玉了。

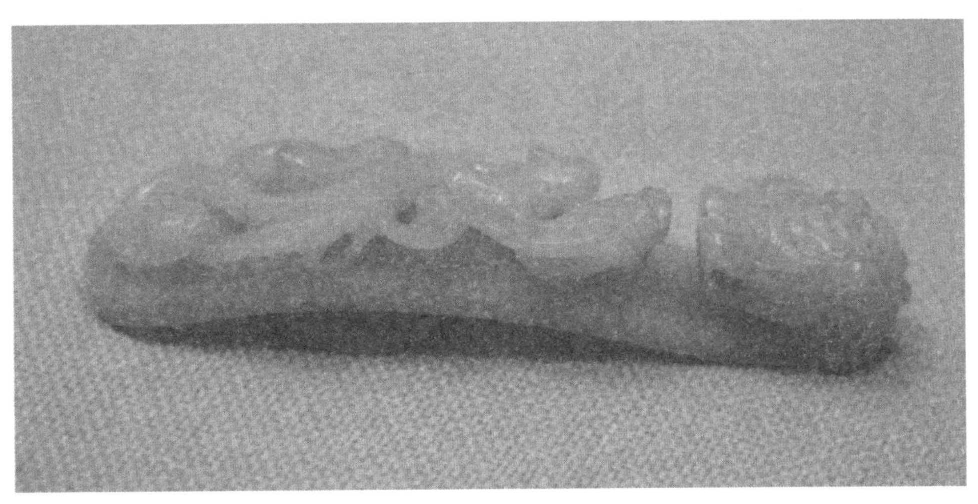

玉器评鉴标准

《格古论》载，古玉中以青玉为上品，其色淡青，而带黄色。绿玉以深绿色的为佳，淡的稍次。菜玉非青非绿，如菜色，是玉中品级最低的。好的玉石细腻温润，色泽纯正，“黄如蒸栗，白如截脂，黑如纯漆”，略有透明。图为清代的螭纹玉带钩。

我曾经见到过一件用甘黄玉制的马，长四寸，神采奕奕，栩栩如生，还有甘青色的羊头钩、螭瑰、素璁等玉器，颜色娇媚，惹人喜爱。我得到一块残损的旧玉，用它制作而成的五岳巾圈和蟾钮两件玉器，都十分精美，甚佳。碧玉的种类，以像菠菜一样深绿色的为好，有细墨斑点的以及有淡白间杂的次之。墨玉的种类，以黑漆色的为好，西蜀有一种石头与之相类似。红玉的种类，以颜色鲜亮如同鸡冠一样的为好。这三种颜色的玉石，世上并不多见，京城里的人也很看重这三种玉石。绿玉种类类似碧玉，只是颜色稍微深一点儿而已，翠中有饭粒般的小碎点的属于上等之品。除此几种颜色的玉石之外，其他颜色的玉石都不必太过珍重。

上古时期的人使用玉器非常慎重，似乎认为玉石是神圣而不能亵渎的，因此天子将玉石制作成圭来分封诸侯，制作成璧来祭祀天帝，制作成黄琮来祭祀地神；用红玉制作像半圭样子的璋来祭祀南方，像虎形的璋来祭祀西方；用黑玉制做成像半璧样子的璜来祭祀北方。其他的比如说璁、珩、双璜、衡牙等，都是佩带的装饰品。琫珌、鹿卢，都是宝剑上的装饰品。如指南人蚩托轴辂饰各种用具，弁星蚩牛环、螳螂钩、辘轳环、螭彘、蟠螭环、商头钩、双螭钩、玉套管、璩环、带钩、拱璧，都是王侯贵族车马衣服上的装饰物。琉珥、杂佩、步摇、笄珈、玉瑱、玉琀、琼华、璪玉，都是后宫嫔妃的装饰品。其他的诸如用玉石制作而成的六瑞、宝玺、冈卯、明珰、玉鱼、玉碗、卮匜、带围、弁饰、玉辟邪图书等物件，哪里有比这还贵重的呢？后来，渐渐就失去了古人使用玉器的本意了。

自唐宋以来，制作的玉器规格各异，譬如管笛、凤钗、乳络、龟鱼帐坠、哇哇树、石炉顶、帽顶、提携袋挂、压口方圆的细带板、灯板、人物神像、炉瓶钩钮、文具器皿、杖头、杯盂、扇坠、梳背、玉冠、簪珥、绦环、刀把、猿、马、牛、羊、犬、猫以及花朵等种种玩物，一丝一毫细致入微，没有一处破坏了规矩，工艺的精致，可以说是达到了极点。宋代工匠制作玉器，既继承了古代工匠的技艺，又保留了质朴的风格，值得后人学习，真是没有办法超越他们，不仅在制作工艺上精致巧妙，而且选用的材料也非常丰富，他们的奇思妙想，后人难以想象。比如，我曾经见到过一件一尺多高的张仙像，玉做的丝带，布上的皱褶就和画上的一模一样。还有一件六寸高的玄帝像，取用玉石上的一片黑处作为头发，而且从额头开始，脸部面颊和身上的衣服都是纯白色的，没有一丁点儿的杂色。

又有一件子母猫，长九寸，白玉作母猫，身上背着六只小猫，这六只小猫颜色各异，有焦黄色如同玳瑁一般的，有纯黑色的，有黑白相互错杂的，有黄色的，顺着玉石本身所具有的斑点制作而成了各种形体。小猫的各种姿态，或是搂抱，或是睡眠，或是玩耍，惟妙惟肖，真是绝妙到了极致。又有一件墨玉大块，全部背景上

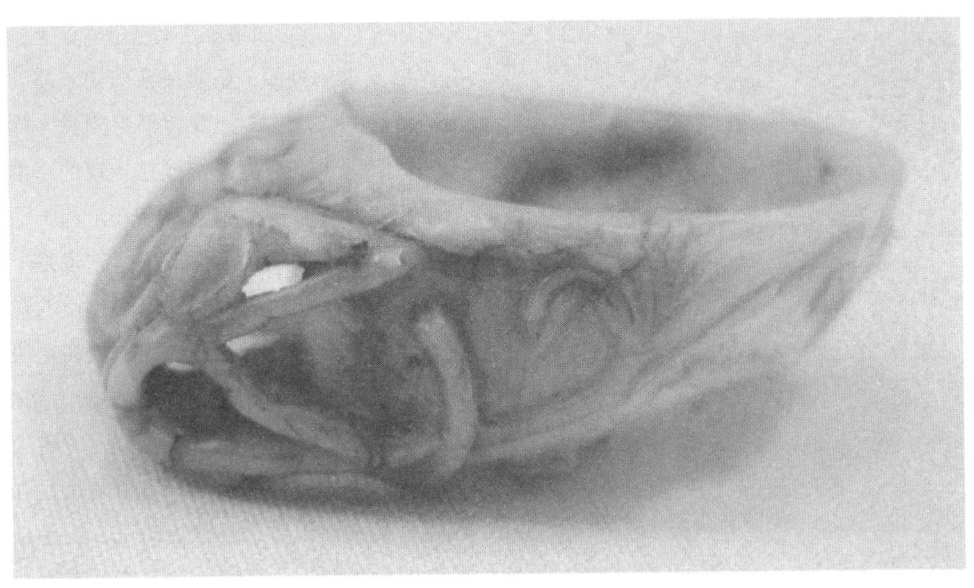

君子爱玉

君子爱玉是因玉有五德：润泽以温，是仁；触其外而知其内，是义；其声舒扬且能远传，是智；宁折不弯，是勇；锐廉而不技，是洁。故而自古以来文人墨客就对玉青睐有加，随身携带或把玩观赏。图为明代桃形玉洗，是一种洗毛笔的盛水器。

的灵芝都是黑色的，而双螭腾云卷水，都是用白玉制作而成的龙身和龙尾，绝不是勉强凑合到一起的。又比如说还有一件玛瑙蜩蝉，头部是黑色的而胸部是黄色的，一双翅膀是明亮莹白的。还有一尊弥勒塑像，用红黄缠丝的颜色作为袈裟，用黑的地方作为口袋，颜面、肚子、双手、双脚都是纯白色的。诸如此类种种的妙处，我看到的大大小小数百件玉器无一不是如此，近代的工匠怎么可以同古代的那些工匠相比较呢？但是，汉代人雕琢玉器，巧妙之处在于制作双钩，辗转研磨的方法如同流动，没有一处不精细，更没有疏密不均，线条断续的地方，俨然是用白描的手法在作画，竟然没有一点涩滞的痕迹。如同我所见到汉代人制作的巾圈，做工精细，手法圆润中透出洗练。还见到过一件螭虎云霞，层层相互穿插连缀，圈子都是实实在在地碾成双钩，真像是云霞在飞动一样。只是玉色被土气锈蚀得差不多已经没有了，穿线的两个小孔已经锈掉了一个，这难道是后人所能模仿的吗？要知道圈并不是唐代人开始制作的。又比如说冈印，有方方正正的，有六棱形状的，其钩字的细致，大小书法、碾法的精致，即便是宋代的工匠，也自愧不如。汉代人制作的人形、物件、螭瑰、钩环以及殉葬等的物品，都是古朴典雅而不烦琐的，不是刻意追求酷似物品的形状，而物品的形状却浑然天成，还保留了夏商周三代的风格。如果是宋代

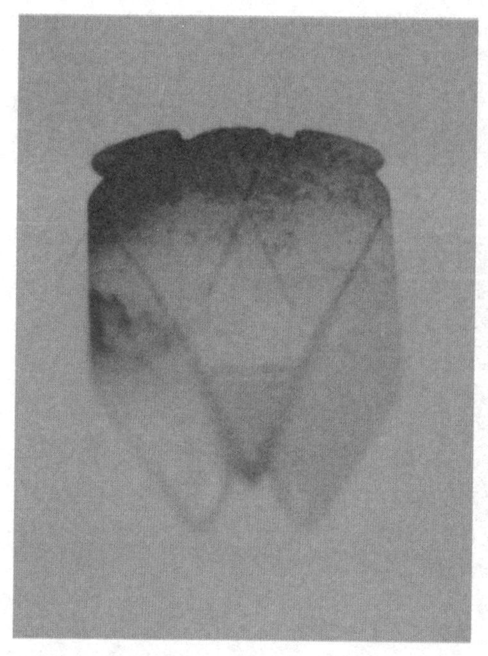

雅物·玉蝉

玉石的打磨雕刻极费时间和心力，稍有不慎，一块美玉便化为残品。玉的天然色彩与纹理在技艺娴熟的工匠手中常能呈现出鬼斧神工般的一面，而有幸得见，已是天大的造化。图为汉代的玉蝉，工匠利用其色彩上的差异，雕琢出红头白翅的逼真效果。

人的作品，就会刻意模仿，只追求物品的相似，追求汉代人作品的简洁，而不去追求汉代人作品的难度。因此，在双钩细碾、书法卧蚕等方面，较之汉代人的作品，则显得差别很大了。汉代和宋代玉雕的区别，懂行的人一眼就能够识别出来。

至于古代的玉器，保存流传下来的非常少，从地下出土的倒是很多。由于泥土、尸体的侵蚀，似乎难以伪造。古代的玉器，有的颜色红得就像鲜血，有的颜色黝黑如同漆一样，做工典雅，打磨得圆润光滑，称之为“尸古”，如果玉器上覆盖着黄土，有浮翳笼罩的外围，坚实致密仿佛不能够击破，称为“土古”。我曾经见到过一件玉玦，有一半是被青绿的颜色笼罩的，推测这一定是在墓中与铜器混杂在一起，沾染了古铜器上的锈色所形成的，这也是一件奇特的宝贝了。我有两件定窑出产的瓷瓶，全身也是有青绿色包裹，大概和这块玉玦的形成原因一样。

近来，吴郡中有能工巧匠，模拟雕刻了汉代、宋代的螭瑰钩环，用中间是苍黄色相互交错而边缘是青葱色的玉，或者是带着淡墨色的玉，按照一定的式样雕琢而成，用伪造品假冒真品，常常能卖得好价钱。哪里知道有现在的人所不能模仿的地方，双钩的技法，只是外形相似，稍微能以假乱真，但是钩碾的方法怎么可能模仿古代的式样制作出来呢？识货的人一眼就可以看出区别，怎么能够以假乱真呢？

现在制作玉的材料比古代的多，西域近来出产大块的玉料，称之为“山材”，是从山石之中开采出来的，原产地更不是在阗昆冈。西流砂河中天然出产一种玉石，颜色洁白而质地干燥，其内部有很多丝状的裂纹，俗称为“江鱼绺”，恐怕这类玉石不如水材贵重。有一种水石，其中颜色洁白的为上等品，完全可以胜过玉石，内部有像饭粒一样的小点，可以以假乱真。又比如说宝定石、茅山石、阶州石、巴璞、嘉璞、宣化璞、忠州石、莱州石、阿不公石、梳妆楼肖子石，都可以混同玉石，只是缺少一种温润的水色，因此应当仔细鉴别。

又比如说古代特殊的玉制器具，譬如寒水鱼、温玉棋子、紫玉笛、紫玉九雏钗、五色玉环、玉膏、灭斑玉、火玉、玉瓮、紫玉函等，这些都是天地之间秘不示人的珍宝。现在哪里可以找寻到它们呢？大概多数都被皇家收藏，否则就是进入了神仙的宫殿，留给后人的怕只是有这些名称罢了，真算得上这世间的奇闻逸事啊！

论剔红倭漆雕刻镶嵌器皿

高濂说，宋代制作的雕红漆器，比如说皇宫中的御用盒子，大多都是用金银来作为坯子，用红漆厚厚地堆上几十层，然后再刻上人物、楼台、花草等，其刀工的景致，雕镂的巧妙，俨然就像图画一样，有用锡做胎的，有用蜡做底的，红花黄底，相互辉映，炫人眼目。有的是用五色漆做胎，精雕细刻，深浅随意，显露出红花映衬绿叶，黄心辉映黑石之类的花式，光彩夺目，煞是好看，但是流传于世的却很少，有的用红色底板雕刻彩锦，用黑色为面在上面刻花，锦地压花，红黑色相互辉映，十分悦目。但是这样的制品大多是漆盒，而盘、匣子之类的东西则相对较少。漆盒有蒸饼式、河西式、蔗段式、三撞式、两撞式、梅花式、鹅子式，大的直径有一尺多，小的有一寸左右，两面都雕刻着花，漆盘有圆形的，有方形的，有腰样的，有四角、八角的，有绦环样的，有四角牡丹瓣样的。匣子有长方形的、四方形的，还有二撞、三撞，总共四种样式。元代时有张成、杨茂两家作坊，制作的漆器风靡一时，但是红漆上得不够厚，因此很容易皲裂。

譬如说，我大明朝永乐年间果园制作的漆器，上红漆需要上三十六道才算完成，当时用锡胎、木胎，雕刻上细锦纹理的占多数，但是漆器底部用的是黑漆，用针刻上“大明永乐年制”的落款文字，在工艺上似乎足以超过宋、元两代的作品。宣德年间制作的样式和永乐年间的相同，而红漆的鲜艳都超过了永乐年间的制品，漆器底部也是用黑漆的，用刀子刻上“大明宣德年制”六个字，然后用金屑填塞在刻痕里面。那些盘、盒的大小以及制作方法和款式，都和宋元两个朝代的一样，但是多了丫髻瓶、茶橐、劝杯、茶瓯、穿心盒、拄杖、扇柄、砚匣等物件。民间也有制作

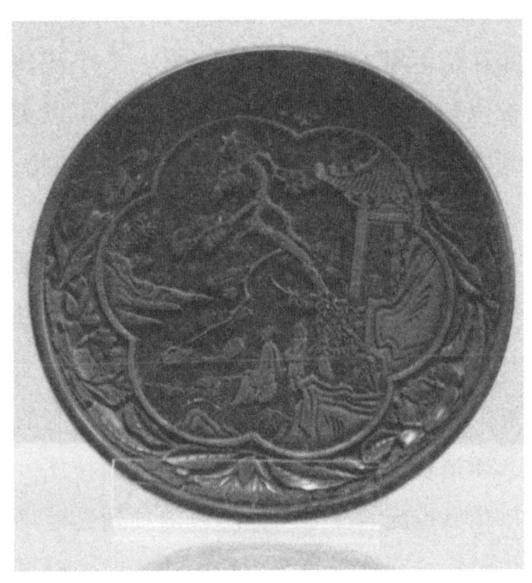

红雕漆花卉人物盘

漆器是把竹木或其他材质的物料雕制、涂上漆而制成的手工艺品。漆器最常见的颜色为朱、黑两色，也可配制指定的色漆而呈现其他颜色。它的样式丰富多变，虽具有一定的实用价值，但人们还是多将其作为工艺品陈设于室内。

漆器的，用黑色的占多数，工艺精致美观，只是几架、盘子、盒子等各种物件都有，像是四五寸大小的香盒以至一寸左右的香盒却很少。云南的工匠，以此为业，但是用刀并不擅长于藏锋，也不擅长于磨圆漆器的棱角，其雕刻的线条虽然比较细致，但是漆上得并不牢固，过去制造的尚有可取之处，现在制作的就没有什么观赏价值了。现在有的人伪造漆器，用矾石红漆堆到一起来雕刻，再刷上两道红漆，以此来愚弄不懂行的人，对于这种漆器，一定要加以辨别。穆宗时，新安人黄平沙制作的漆器可以同永乐年间果园厂的相媲美，花果人物都雕刻得十分精妙，刀法运用圆滑清朗，无奈平庸的工匠只知道赚钱，效法他人的也是不胜枚举，但是技艺都很低劣，实在是不堪入目。与以往相比，一个漆盒价值三千文，现在也没有了，哪里可以买到好的漆器呢？金陵制作的漆器也是如此。明朝初期，还有杨埙的描漆、汪家的彩漆，他们的技艺也是精湛的，值得称道。我家里就收藏了一两件这样的漆器，真是胜过其他的漆器。描漆如果使用的是粉，那么过上几年就会变成黑色，但是杨瑰绘制的《和靖观梅图》屏风，使用断纹的技法，梅花点点宛若白雪，他用色的独到之处可想而知。宣德年间有一种填漆器皿，用五彩稠漆堆砌画成各种花色，然后打磨平整后，就像镜子一样光洁精美，似乎这个更难制作，甚至器皿用坏了，漆色仍然像新的一样，现在，这种漆器也很罕见了。还有由漂霞砂金、蜔嵌堆漆等方法制作而成的漆器，也是以新安人方信川制作的为最好。譬如仿制的砂金倭盒，其内胎轻薄，表面涂漆光滑，和日本制作的没有什么区别，现在出现的赝品却也非常多。

若是论漆器的制作，日本制作的堪称最佳，他们制作的胎胚样式和工艺也非常考究。譬如圆形的漆盒，把三个小盒子套在大盒子里，甚至有套五个小盒、七个小盒乃至九个小盒的，而漆盒圆形直径大约只有一寸半左右，里面套着的小盒子像莲子壳，盒盖是描金式的，一丝一毫也不马虎，小盒子都是三分重，不知是用什么方法制作而成的。

方匣子有四子匣、六子匣和九子匣，

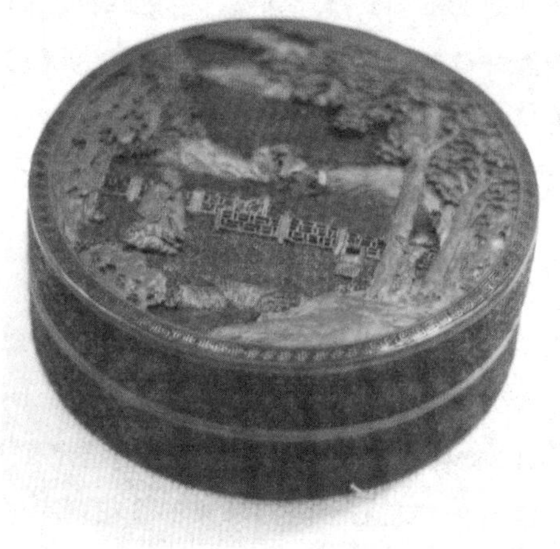

漆雕人物盒

自唐代伊始，漆器的制作开始向工艺品发展，一部分以髹黑、酱色为主，光素无纹，古朴大方，多为民用；另一部分则精雕细琢，具有雕漆、金漆、犀皮、螺钿镶嵌等多种形式，雕刻的繁复程度让人叹为观止，甚至少数以金银作胎，极尽奢华。

箱子则有衣箱、文具替箱、簪匣、金边红漆三替撞盒、洒金文台手箱、涂金妆彩屏风、描金粉匣、笔匣、贴金扇匣、洒金木铫角盥桶子罩盒、有罩盖箱、罩盖大小方匣。书橱的制作方法，也堪称是人世间的妙品：上面是一平板，两旁稍稍突起，用来放置书卷，下面的空格用来装书。旁边的板子镂雕成绦环式，洞门两边用漆涂成金色，外面装点上突起的铜线。中间一格，左边围成一个小橱子，有门可以开闭，用缠金铜锁，做工极其精巧。右边放置着神龛。下面一格，右边又做了一个小橱子，规格和上面的一样，只是比上面的尺寸小了一半。左边空着一个格，再下边一格，四面都是虎牙如意钩脚，它圆转的地方，都用掺金的铜安装了突出表面的锁线，两面浑圆一体，竟然找不到衔接的地方，这也是难得一见的珍品啊！有金银片嵌光顶圆盒、蔗段盒、结盒、腰子盒、腰子砚匣，有秘阁，有一枝瓶，有酒注，这些都有缠金铜镶在瓶口上作为装饰的。有折酒盂，上部就像是镂空的大酒盅一样，底部镶嵌着一个口袋形状的底座，用来盖上大碗，碗外面涂上了金花彩的底色，用来倒酒可以避免酒水四处滴洒喷溅。碟碗有大有小，颜色鲜红如同丹砂。有描彩作为底子，镶嵌着金银片子的酒盘。有都丞盘，其内有倭石砚、水注、刀锥、拂尘等物品。有用铅镶口盖匾的小方匣，有笔筒，有茶橐，有漆龛观音，准提马哈喇等佛。有三四层的小圆香撞（即盛放香料的提匣），有三格或者是五格的挂吊腰子香撞。有八角茶盘，有茶杯，有尖底劝杯，有铜罩被熏，有镜匣。有用金银蚼镶嵌成山水禽鸟的日本式茶几，长度大约二尺左右，宽一尺二寸多，高三寸。有高二尺的香几，几面用金银蚼镶嵌，构成了一幅精美绝伦的《昭君图》。各种各样的器具，根据看到的人所描述的话来说，不能全部列举出来，因为实在是太多了。日本人制作的漆器，工艺达到了极为精致的水平。又比如说雕刻宝嵌紫檀等器物，它所使用的材料，所耗费的心思，也是绝无仅有的。但是只能观赏于一时，恐怕时间一久，油漆就会脱落了，有的匣子由于木料有干有湿，而发生伸缩变形，似乎是不能够长期流传下来，所以宁可要雕刻的漆器，这样就可以长久流传并加以鉴赏。何况现在镶嵌的漆器，每一件都是这个样子，和开国之初的漆器相比，质量上简直有天壤之别，这种漆器的价格自然也是十分低廉的。

尽管如此，雕刻得出神入化的工艺专家也是存在的。譬如宋代的王刘九，他用青田石、楚石等雕刻的寿星、八仙之中的吕洞宾、观音、弥勒等诸多神像，不仅外形逼真，看他们的形态，简直就像活人一样，哪里是后人所能够模仿的呢？

又比如说蚼壳镌刻的观音普陀坐像、山水树石，看起来就像白描画一样真实细致，眼睛都不能够逐一数清楚那些线条，譬如说观音身披法衣的雕像，锦片就用了六种之多。不用说是在海螺壳的坑洼上镌刻，就是在平展的器具上，也很难雕刻出这样高超的作品。再比如说雕刻各位天神罗汉，他们手中的经书、牙板以及经常翻阅经书所用的书签，各种细致入微的动作，

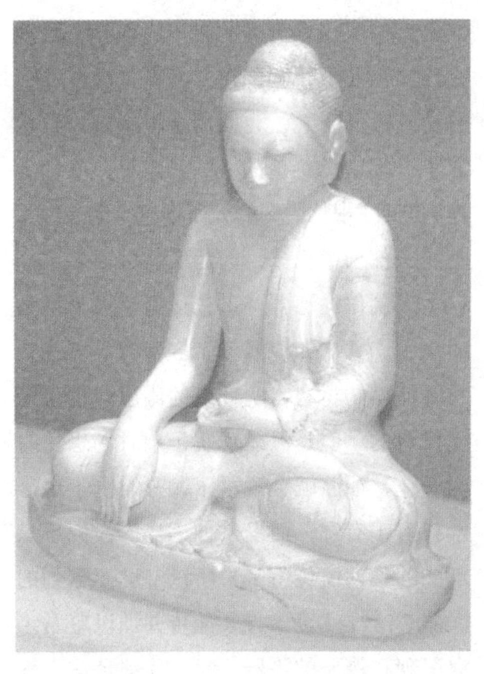

汉白玉佛像

雕刻技艺在宋代获得了极大的发展，官府的鼓励让雕刻工匠们更乐于去钻研、磨炼技巧。雕刻技艺更加娴熟、精湛，刀法运用圆滑洗练，让山水花鸟在刻刀下流露生气，人物的肢体神态也惟妙惟肖，名匠佳品层出不穷。

都刻画得巧夺天工。后来也有人仿效，却极少有人能够掌握其中的奥妙。还有在大明宣德年间，夏白眼所雕刻的各种器物，譬如说在乌榄核上雕刻的十六个娃娃，每一份都像半个米粒那样的大小，眉眼之间的欢喜或是嗔怒都一一表现了出来。还有荷花九鸶，它们飞动的姿态，呈现在方寸大小的小核上，可以说是独一无二的精品，可以长久流传，人人都当作宝物收藏，真可以说是一件留在世间的宝物，与镶嵌的精品相比，难以区分上下。后来有鲍天成、朱小松、王百户、朱浒崖、袁友竹、朱龙川、方古林等一干人，都能够雕琢犀角、象牙以及各式香料、紫檀的图匣、香盒、扇坠、簪钮等物件，各种奇妙精巧，都远远超出了前人的水平。譬如说方古林选取材料巧妙别致，别有一番奇思妙想，他所制作的瘿瓢、竹拂、如意、几杖，无一不是根据材料本身的特点制作而成的，出神入化，堪称大明朝的一项绝技。近来有仿制日本器物的，譬如吴郡有一个叫蒋回回的人，他在设计和制造方面都极其善于模仿，用铅锁口，用金银花片，用蚼镶嵌树木和石头，涂金描彩，样样都很逼真，人们也都交口称赞，只是制作胚胎的时候用布稍厚，在手感的轻重方面，和日本人的器具相比，似乎还有很大的差距。福建的象牙人物雕刻，工艺精致，可是没有可以摆放的地方，因此不能列入鉴赏的行列中。

中卷

论画

高濂说，画家有“六法三病，六要六长”之说，这是初学绘画者的入门要诀，但若是以此标准来评价成品画作，那品评的标准就太低了。我要评论绘画，是用天趣、人趣、物趣作为标准。天趣，讲的就是神韵；人趣，

论绘画术语

中国画的术语很多，基本都为历代名师大家对绘画技艺的精妙评述，除了最基本的“六法三病，六要六长”以外，还有诸如“三品、四难、六气、七候、八格、十二忌”等。

术语	评述范围	释义
三病	用笔鄙陋	北宋郭若虚认为，绘画有三病，都在用笔上。其一，“腕弱笔痴，全亏取与，状物平褊，不能圆浑”；其二，“运笔中疑，心手相戾，勾画之际，妄生圭角”；其三，“欲行不行，当散不散，似物凝碍，不能流畅”。
六法	人物绘画	南朝齐谢赫认为，人物绘画的品鉴标准为六个方面，分别是“气韵生动、骨法用笔、应物象形、随类赋彩、经营位置、传移模写”。
六要	绘画要求	五代梁荆浩从气、韵、思、景、笔、墨六个方面总结出的绘画要求，即“气者，心随笔运，取象不惑；韵者，隐迹立形，备仪不俗；思者，删拨大要，凝想形物；景者，制度时因，搜妙创真；笔者，虽依法则，运转变通，不质不形，如飞如动；墨者，高低晕淡，品物浅深，文采自然，似非因笔”。
六长	绘画技巧	北宋刘道醇总结绘画技巧的六种长处，其一，“粗卤求笔”；其二，“僻涩求才”；其三，“细巧求力”；其四，“狂怪求理”；其五，“无墨求染”；其六，“平画求长”。

讲的就是生动；物趣，讲的就是形似。神韵在形似之外，而形象又在神韵之中。形象不生动，就显得呆板；形象游离于画意之外，就显得粗疏。因此，要追求神韵寓于形似之外，而形象寓于神韵之中。生生之气以及神韵，从远处就可以看出，这就是所谓的天趣；形似而从近处可以细细玩味，这就是所谓的人趣。所以，一幅画作完成之后，应当悬挂起来，从远处玩味鉴赏，体会它的天趣和人趣。

如果所画的山川仅仅拥有险峻峭拔之势，而缺少了烟云知情的润泽；所画的林树只有层峦叠嶂之势，而缺少了随风摇曳之态；所画的人物只是很相像，也就只是空洞的、没有灵魂的躯壳，而缺少了音容笑貌、袅袅步态之容；所画的花鸟只有花瓣和羽毛缤纷炫目的色泽，而缺少了能引起人们对于鸟飞翔啼鸣、花朵带着露珠散发幽香的美好想象，那么这些都可谓是无神的作品。以上的四种情况都无可厚非，倘若仅仅用于玩赏，逼真的形象也就具备了，这就可以称得上获得了物趣。能在人趣中求得一种气韵生动的意境，那么只有天趣之作才能够完全具备。譬如唐人的画作，先从我见到的一幅巨作，即吴道子的《水月观音》说起，画作中描绘了观音的装束，用色精美，观音所佩戴的宝珠璎珞，摇曳生姿，观音的仪容在映衬下显得栩栩如生。上半身笼罩着白色纱袍衫，隐隐约约像有轻薄的丝织品遮掩着躯体，袍衫之上又用白粉细锦描绘了边缘。不要说是后来的朝代，就是时间上距离唐代很近的五代和宋代，我所见过的众多菩萨画像中，哪里有一笔值得模仿的呢？吴道子的这幅画，整个画面都被月色笼罩，月光似黄又似白，画作的中部端坐着观音大士，水天一色，抬头望去，仿佛万水奔涌，人和月亮都在随着水波漂动，这就是传说已久的神生画外的境界吧！又比如说阎立本的《六国图》，描绘的人物形态十分逼真，描绘他们或酩酊大醉，或是清醒如常、载歌载舞、穿戴着各种奇装异服在外游玩的神态，种种神情跃然纸上，这真的是得于自然之外的神来之笔啊！我还见到过阎立本的大幅画卷《四王图》，上面绘制的君王威仪仰视，大臣俯首而立，左右侍从端庄肃穆地朝拜拱手，陈列的珍宝熠熠生辉，山上树木枝丫交错，升腾起的烟雾层层叠叠，用色方面力求形似，看上去就像立体的一样，而用手触摸时，却感觉到像在丝织品上的画作一样平滑流畅。再比如说李思训的《骊山阿房宫图》，描绘了重峦叠嶂的山崖，层层叠叠的亭台楼阁，众多的车马、楼、船，形形色色的人物，全都在分寸之间，描绘得极其精美，人物景物，仿佛蚂蚁聚集，弯弯曲曲，近近远远，人们游览时的各种仪容，都在各种地方细致地体现出来。据此可以推断，创作这幅画的人，在动笔之前早已将所有神韵仪容了然于胸，因此在作画时，生动的气息自然而然地从手指间汩汩而出，被一一勾勒出来，松树与杉树杂列其间，峰峦层叠，山石嶙峋，而又用皴法点染出层层山岩沟壑，勾勒出形形色色的树叶。曹明仲对于创作有何见解呢？他怎么会认为古代山水画不及现代呢？有人说，这是文徵明收藏的文物。

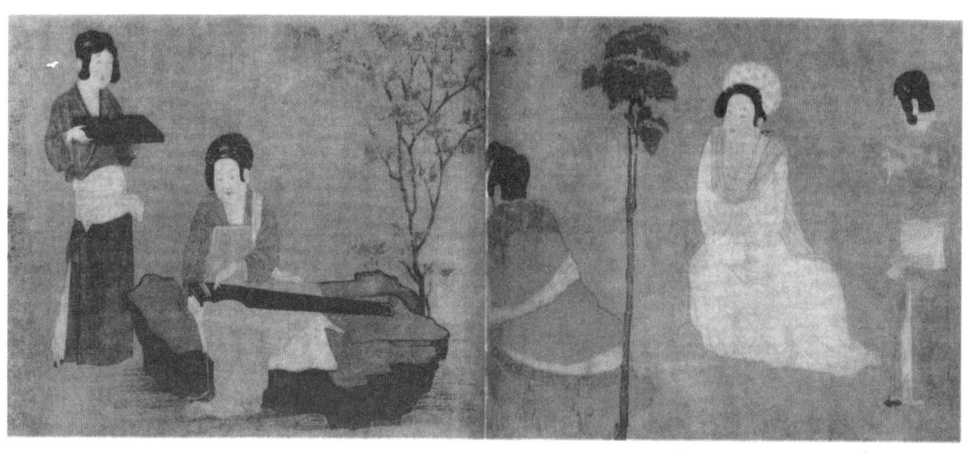

《调琴啜茗图》

周昉是唐代著名画家，精于人物、佛像的绘画，尤其擅长画深宫内院的贵族女子，其画风"衣裳简劲，彩色柔丽，以丰厚为体"，对构图、笔法的把握甚为精到，深得宫廷士大夫的喜爱。现存于世的作品有《簪花仕女图》《调琴啜茗图》等。

又如周昉的《美人图》，其美在于意境之外，画中的美人风韵绰约、意态娇媚，但姿态端庄，不是那些容貌轻佻的妖艳之辈，不是那种让人看过之后心猿意马、想入非非的女子。又如周昉的白描之作《过海罗汉》《龙王请斋》，细微之处描绘得宛如游丝，曲折回环没有丝毫不吻合的痕迹。画面中人物的眸子如同用黑漆点染过一样，乍一看倒像是活人。老年人有龙钟之态，少年人有飞动之姿，画面上海涛汹涌，使人心惊胆寒；各种水生的动物千姿百态，令人胆战心惊。难道徒有形骸的相似，再加上纸墨点染就可以达到这种效果吗？又如在边鸾的绘画作品中看到的花草昆虫，那些花像是迎风摇摆，姿态袅袅娜娜；昆虫像是在吸吮露水，然后翩翩起舞；野草随风摇曳，浑然天成；即便是面对着飞雪展开画卷细细玩味，目睹此情此景，也如同身处春风和畅的园林之中，舒适无比。又如戴嵩的《雨中归牧》一图，上面画着几株垂柳，柳丝在云烟中袅袅飘动，用墨洒上的细点，就像针头一样细微，逼真地展现出傍晚的云雾以及霏霏的细雨；小牧童骑着牛，想要快一点到家的急切或也尽显无余。这些都是神韵出现在形象之外，生动的形象蕴藏在形似之中的天趣飞动的神来之笔。所以唐代人的画作成为此后历代绘画者效法临摹的典范。唐代人的画追求庄重严肃的画面意境，不求工艺的精巧，自然地呈现种种妙处、奇思妙想，尽在其中。而后人的画作，往往可以追求精巧，虽然体现出物趣的意境，却缺乏唐代人画作的天趣，有失浑然天成的格调。

至于丘文播、扬宁、韦道丰、僧贯休、阎立德、弟立本、周昉、吴道玄、韩求、李祝、朱瑶等人，都是画人物的神手，所描绘的

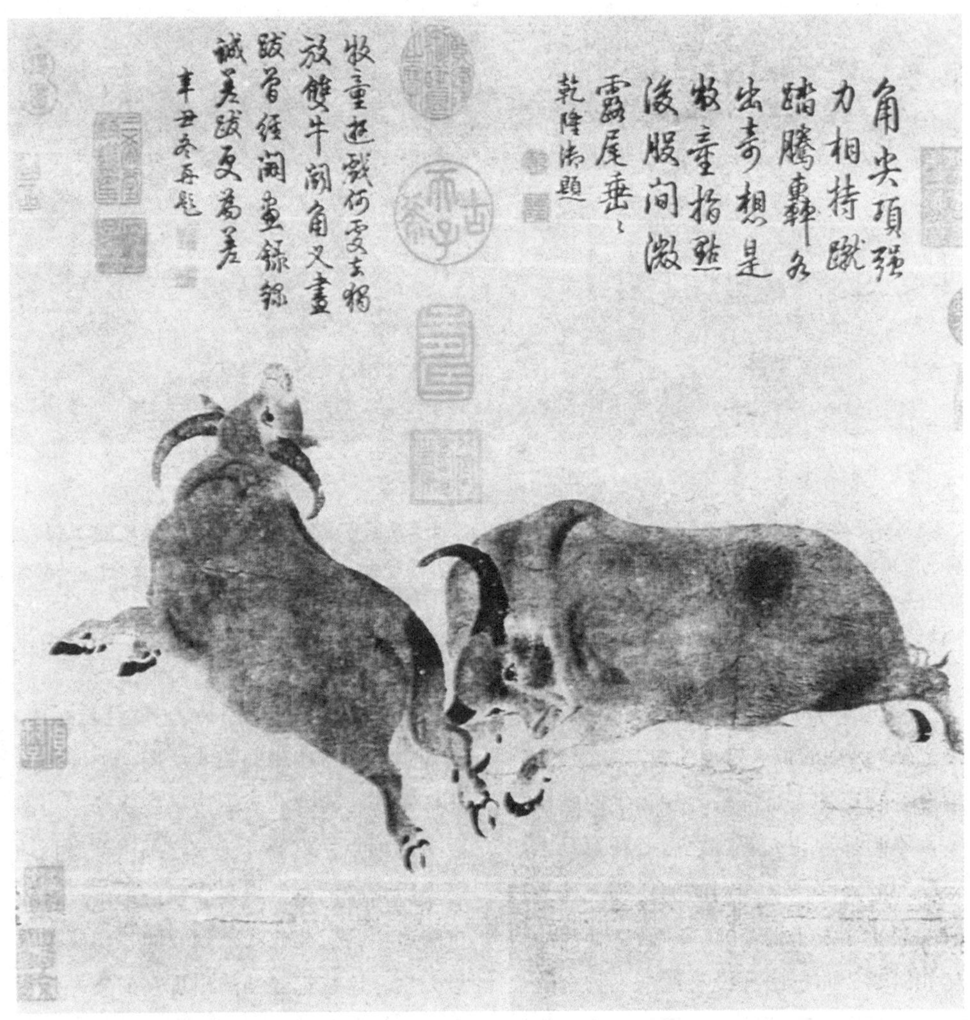

《斗牛图》

戴嵩是唐代著名画家，擅长画田园、山川之景，观察入微，尤以画水牛为人称道，形神兼备，有“野性筋骨之妙”，在画坛中与擅长画马的韩干合称“韩马戴牛”。其所画的《斗牛图》《归牧图》皆为传世之作。

人物生动逼真，无论是形象还是神韵，都达到了很高的境界。他们运用设色、白描的绘画技术已达到炉火纯青的地步，因此获得了极佳的效果。至于山水画，当推李思训、子昭道、卢鸿、王摩诘、荆浩、胡翼、张僧繇、关同等人，他们笔力遒劲，立意高远，环山绕水的佳境中树影森森，烟雾缭绕，层层叠叠的山峦中雾霭袅袅，用墨酣畅淋漓，神气生动。花鸟画方面，钟隐、郭权辉、施璘、边鸾、杜霄、李逖、黄筌子、居宷等人，都是高手，用色逼真，布局有法，花的妖冶仪容上散落着点点露珠，鸟儿展翅高飞恍若腋下生风，这些都是巧夺天工的神来之笔。再比如说韩干画的马，戴嵩、张符画的牛，僧传古画的龙，韩太尉画的虎，袁义画的鱼，这都是当时独家的绝技，他们所描绘的形象生动飘逸，气韵浑然天成，在神韵上远远超出了自然景物，即使是细细临摹，也不能达到这种意境。

宋代的孙知微、僧月蓬、周文矩、李遵、梁楷、马和之、僧梵隆、苏汉臣、颜次平、徐世荣、盛师颜、李早、李伯时、顾闳中等人，擅长人物画，而且掌握了人物画的绘画奥秘，因此画出来的人物都神采飞扬，也使欣赏画作的人感觉神清气爽。郭忠恕、许道宁、米友仁、赵千里、郭熙、李唐、高克明、孙可元、刘松年、李嵩、马远、马逵、夏珪、楼观、胡瓘、朱怀瑾、范宽、董源、王晋卿、陈珏、朱锐、王延筠、李成、张舜民等人，都擅长画山水画，并且掌握了描绘山水泉石的精妙之法。杨补之、丁野堂、李迪、李安忠、吴炳、毛松、毛益、李永年、崔白、马永忠、单邦显、陈可久、僧希白、刘兴祖、徐世昌、徐荣、赵昌、赵大年、王凝、马麟等人，都是画花鸟画的高手，并且掌握了画花鸟的天机活泼的技巧。其他诸如宋高宗画的山水竹石，文湖州、苏长公、毛信卿、吴心玉画的竹石枯木，阎士安画的野景树石，张浮休画的炊烟山村，都是使得自然界的各种声音从笔端上流出的佳品。你看渭川的波涛进入笔砚，随意挥洒画笔，画出万竿翠竹，云雾升腾变幻，若是将这些画作挂在书房里，自然绿荫满堂，四面生风，哪里是那些平庸之辈所能达到的境界呢？再比如说陈所翁画的龙，钱光甫画的鱼，朱绍宗、刘宗古画的猫和犬，都是深得其中绘画真谛的神来之笔，形象逼真，神韵十足，所以才都能名噪一时。这些画作都是我亲眼所见，所以姑且评论了几个，如果想要得到全面的评述，就应当从画谱绘鉴中去探求，但是那就不是我所说的鉴赏要点了。

我从欣赏唐朝名家绘画作品的过程中感悟到，他们作品的神韵是在作画之前就已经形成了，所以画成之后神韵灵动，气满神足；而宋朝的画家仅仅擅长追求形似，因此画成之后画面美则美矣，但是神韵不足。但是宋代画家的物趣，则远远超出唐代画家作品中的物趣；但是唐代画家的天趣，却又远远超过了宋代画家作品中的天趣。

现在品评绘画作品的人，认为宋人的作品都是学院画的，不认可其重要的艺术价值，反而推崇元代人的画作，这大概是因为宋人的画作太过追求技巧的运用，而在神气方面往往不足。但是宋人画作的水平，也不是后来人轻易可以达到的层次，而元代画家的画作，却敢于与之并驾齐驱。再说，元代画家黄大痴，难道不是学习了夏珪、李成的绘画风格吗？而王叔明也是采用董、范的画法和钱舜举、黄筌的变色方法。

盛子昭是继承了刘松年的绘画风格，赵松雪则天资卓越，心胸不凡，吸取了马和之、李公麟的描绘方式，结合了刘松年、李营丘的画面布局，选用颜色方面则效法了刘伯驹、李嵩的浓淡得宜之法，而其生动的气势方面则学到了夏珪、马远创作中

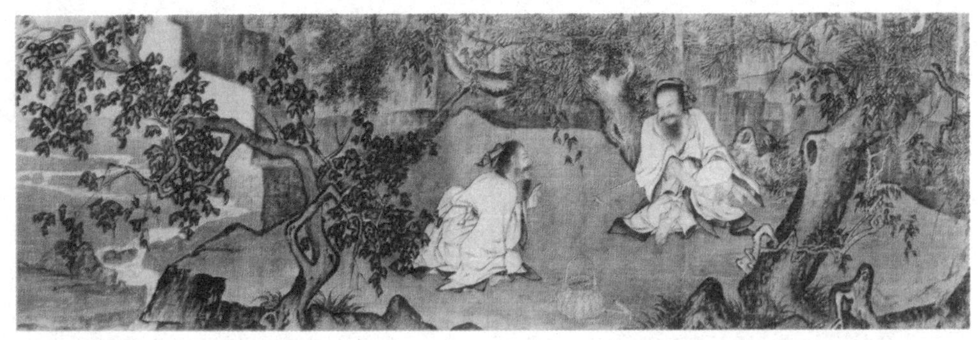

《采薇图》

李唐是宋代著名画家，擅画山水。他变荆浩、范宽之法，用峭劲的笔墨，写出山川雄峻的气势，晚年去繁就简，创“大斧劈”皴，所画的石质地坚硬，立体感强。他画的山水画对南宋画院有极大的影响，与马远、刘松年、夏圭并称南宋四家。图为李唐的《采薇图》。

的高旷宏远。到了他绘画的成熟时期，作品却又完全不像这些人的风格，而是呈现出一种温润清雅的画风，看到这些画如同见到风华绝代的美人一样，使人怦然心动。由于这种缘故，所以他取得的成就远远超出同时期的人，成为文人之中的名画家，而画法都能效法古人，绝没有旁门左道的生僻笔法。元代的画作中，譬如王叔明、黄大痴、二赵（赵子昂、赵仲穆）、倪瓒画作能表现出文人气；陈仲仁、曹知白、王若水、高克恭、顾正之、柯九思、钱逸、吴仲圭、李息斋、僧雪窗、王元章、肖月潭、高士安、张叔厚、丁野夫作品能表现出清新雅致。而画作的巧妙精致，当推王振朋、陈仲美、颜秋月、沈秋涧、刘耀卿、孙君泽、胡廷辉、臧祥卿、边鲁生、张可观这几位，而能够在画作中体现出闲适安逸之气，当属张子政、苏大年、顾定之、姚雪心等人，这些都是元代著名的绘画大家，名噪一时是有所依凭的，但如果说他们的成就都能够超过宋代画家的作品，却有失公允。但是其中如赵孟頫、黄大痴、王叔明的画作，倘若宋代画家见到了，也能够心悦诚服，佩服他们画作之中的天趣意境。

现在人们探讨绘画作品，必然会提及士气。所谓士气，就是读书人所绘制的作品中体现出来的一种风格，这种风格完全以神气生动作为法则，并不追求物趣，以体现出天趣为最高境界。看着这些画，落款处写上“写”而不是“描”字，是想要摆脱画院作品习气的缘故。这些只能称其为寄兴作品，可以在社会上流传，被人观赏一时，如果说这是绘画的上乘之作，那怎么能与前代画作相提并论而恒威后世珍藏的作品呢？比如赵松雪、王叔明、黄子久、钱舜举这些人的画作，是真正有士气的作品，而这四个人的绘画水平，技艺不精的人是不能够仿效的，这些人如果没有继承宋代绘画名家的画风，怎么能成为时代的佼佼者呢？通过这些例子，就可以懂得鉴赏画作的道理了。

论香

高濂说，古代的名贵香料，每一种都有其奇异之处，比如蝉蚕香是交趾国的贡品，在唐朝的皇宫中称其为瑞龙脑；茵犀香是西域进献来的贡品，汉武帝用它煮水来预防瘟疫之灾；石叶香是三国时期魏国的贡品，形状如同云母，可以预防瘟疫；百濯香是吴主孙亮第四个妃子的专用香料，也叫四气衣香，用它熏过的衣服即使清洗上百次，香气也不会消失；凤髓香是唐穆宗收藏的，是由真岛国出产的上等香料；紫述香，据《述异记》中记载，又名麝香草。

都夷香，据《洞冥记》中记载，其气味清香宛若大枣核的气味，食用后可以抵御饥饿；荼芜香是出产于波弋国的香料，其香气侵入地下，土和石头都因此沾染上了香气；还有辟邪香、瑞麟香、金凤香，都是国外进献而来的贡品，唐朝的同昌公主乘车出游时把香放在玉香囊之中，经过的道路充满香气；月支香，是出产于月支国的贡品，外形像鸟类的蛋，焚烧它可以使百里之内都避免瘟疫的侵害，香气几个月都不会消散；振灵香，根据《十洲记》中的记载，窟州有一种叶子很像枫叶，其散发出来的香气可以蔓延几百里；返魂香，又叫作五名香、马精香、返生香、却死香，

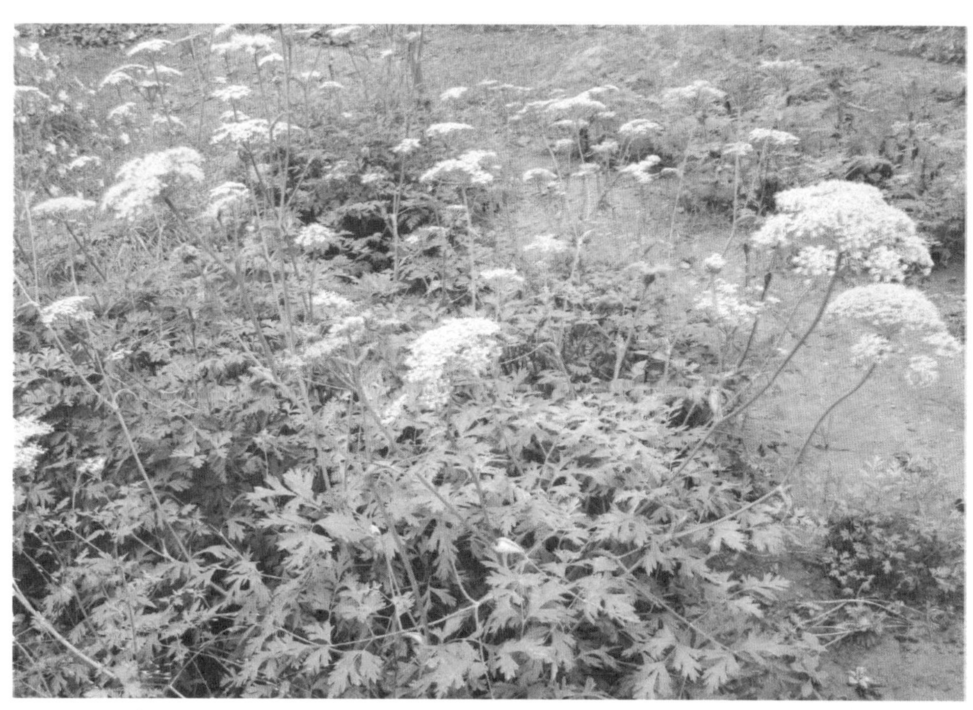

藁本

古人生活中常见香料，人们认为熏香沐浴不仅可以净身祛邪，也可以更接近神灵。香料有天然、人造之分，因原料或配方不同，其具有的气味也不同，或淡雅，或浓郁，是修身养性的常备之物。图中的藁本生长在崇山谷底，古时常被人们制成藁本香。

千亩香，根据《述异记》中记载，这种香料是以树林的名字来命名的；馥齐香，产自波斯国，其香气可以入药，能治愈各种疾病；龟甲香，据《述异》中记载，这种香就是上好的桂香；兜末香，据《本草拾遗》中记载，汉武帝时，西王母降世，当时焚烧的就是这种香；沉光香，据《洞冥记》中记载，这是涂魂国进献来的贡品，焚烧的时候会发出光；沉榆香，是黄帝封禅时焚烧的专用香料；蘅芜香，相传是李夫人送给汉武帝的；百蕴香是汉代赵飞燕在远条馆祈求神灵保佑自己可以生育儿子的时候，用来焚烧以供奉神灵的香料；月麟香，元宗的爱妾称其为衮里春；辟寒香，焚烧之后可以御寒保暖；龙文香，是外国进献给汉武帝的名贵香料；而千步香，则是南郡进献来的贡品；熏肌香可以用来熏人肌骨，使人健康无病；九和香，据《三洞珠囊》记载：玉女举着玉炉来焚烧这种香；九真香、清水香、沉水香，都是昭仪献给姐姐赵飞燕的名贵香料；罽宾国香，是杨牧在酒席中所焚的香，香的外形类似楼台的样子；拘物头花香，是拘物头国进献的香料，其香气可以扩散数里之遥；升霄灵香，是唐朝的时候赐予紫尼的香，焚烧后香气直入云霄；祇精香，产自涂魂国，焚

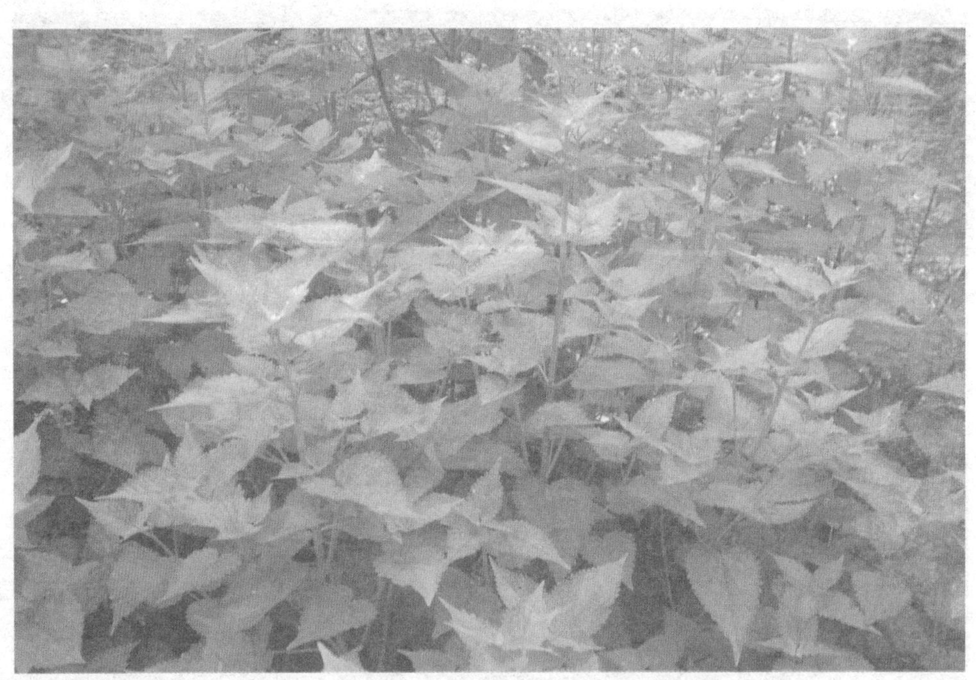

藿香

藿香，因草的叶像豆叶而得名。《楞严经》上说，坛前用兜娄婆香煎水洗浴，指的就是藿香。《法华经》中称它为多摩罗跋香，也是“兜娄”二字梵语的说法。《南州异物志》记载，藿香出自海边诸国，形如白芷，叶像水苏，可放于衣物中。

烧后，鬼魅则会畏缩回避，不敢靠近；飞气香，在《三洞》中记载说，这是得道的真人所焚烧的香；金碑香是金日磾造的香，用它熏染衣服，可以杜绝狐臭之气；五枝香，焚烧十天以后，其气味可以上达九重云天；千和香，是峨嵋山的孙真人专门焚烧的香；兜楼婆香，据《楞严经》中记载，在洗浴的地方焚烧它，炭火也会很猛烈；多伽罗香、多摩罗跋香，据《释氏会安》中记载，这就是根香、藿香；大象藏香是因飞龙相斗而出现的，如果焚烧一丸，也会产生很强烈的光芒，气味如同甘露一样清润透彻；牛头旃檀香，据《华严经》中记载，这是从污垢的地方出产的，用来涂抹身体。

羯布罗香，根据《西域记》中的记载，分泌这种香的树从外面看上去很像松树，香料的颜色却像冰雪一样洁白晶莹；须曼那华香、阇提华香、青赤莲香、华树香、果树香、拘鞞陀罗树香、曼陀罗香、殊沙华香，都出自《法华经》；明庭香、明天发日香，是出产于胥池寒国的香料；迷迭香，产自西域，焚烧后可以避除邪恶、污浊之气；必栗香，据《内典》记载，焚烧后可以驱除一切的恶浊之气；木蜜香，焚烧后可以辟除恶邪；藒车香，据《本草》记载，焚烧后可以有效地驱除蛀虫，避除臭恶的疾患；刀圭第一香，唐昭宗曾经赏赐给崔胤一粒，焚烧之后，香气弥漫，经日不散；乾达香，产自江西的山中；曲水香的香盘上有像是曲水的印文；鹰嘴香，是番人送给船主的香料，焚烧之后可以预防瘟疫；乳头香，是曹务光在赵州任职的时候在盆子里焚烧的香料，他笑称到钱财易得，佛缘难求；助情香，唐明皇的宠妃口含一粒，于是春情勃发，毫无倦怠的感觉；夜酣香，是隋炀帝在迷楼上焚烧的香料；水盘香，出自船上，香上雕刻着山山水水以及威仪的佛像；都梁香，根据《荆州记》中的记载，都梁山上有流水，这种香就是产自水中的；雀头香，荆襄一带的人称之为莎草根；龙鳞香，就是外形轻薄一些的馢香，香气十分浓郁；白眼香，可以和其他的香料混合在一起使用；平等香，是僧人在集市上所贩卖的香料，不论买家的富贵贫贱，一律售同一个价格，因此命名为“平等”；山水香，是王旭在山中供奉道士的时候，每月提供给道士们焚烧的香料，因此称之为山水香；三匀香，使用三种底料混合煮制而成的，焚烧此香可以彰显富贵之气，而且香料本身的香气也十分清淡悠长；伴月香，是徐铉在月夜时坐在露天的地方焚烧的，因此以“伴月”来命名。这些香料都是史书上有记载的，有的产自于民间，有的是由皇家内部制作的，但是这些香料的配方以及各种底料，都无从得知。

下面是我对人们现在推崇的香料的品评：妙高香、生香、檀香、降真香、京线香，是香料中偏于幽闭的；兰香、莲香、沉香，是香料中偏于恬淡优雅的；越邻香、甜香、万春香、黑龙挂香，是香料之中秉性温润的；黄香饼、芙蓉香、龙涎饼、内香饼，是香料中优雅艳丽的；玉华香、龙楼香、撒馥兰香，是香料中香气幽深绵长的；棋楠香、唵叭香、波律香，是香料之中高尚的。

幽闭的香，是超脱了万物之外而高隐

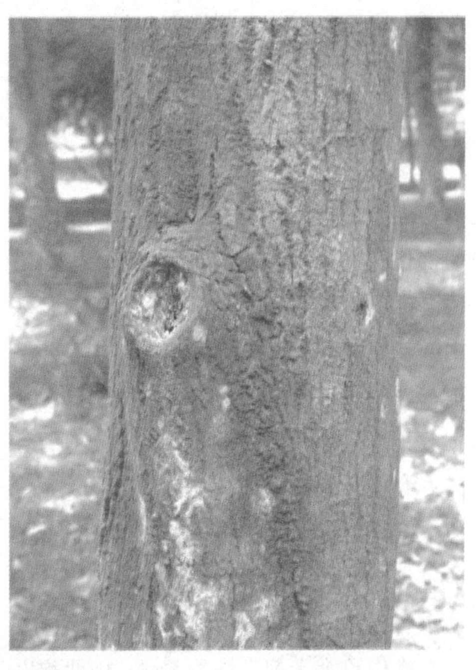

檀香树

焚香意味着洁净、富贵、超凡脱俗，在古人看来，它是驱邪避秽、净化空气的首选。焚香所用的香料中最常见的便是沉香、檀香，这两种香料在燃烧时可以产生幽雅的香气，对人有提神醒脑、舒缓情绪的作用，同时也兼具一定的药用价值。

的人谈论道德时焚烧的香，可以使人清心悦性；恬淡优雅的香，每当四更时分，西天残月令人意兴索然的时候，焚烧这种香可以使人心情舒畅。秉性温润的香，在晴天的窗棂下拓碑帖时，或是手持拂尘而闲适吟诗时，或是挑灯夜读时，点燃这类香就可以驱除睡魔，因此称它是古伴月也未尝不可；优雅艳丽的香，是恰逢美女在旁，悄悄谈论着私房话时的最佳选择，两人手拉手围坐在香炉旁边，香料熏得人五脏六腑都暖融融的，称之为古助情也是情理之中的；意味幽深绵长的香料，在雨天闲坐、坐禅静修、午睡刚刚醒来、书桌前读书，细细品味着清茶幽香的时候，炉中刚好燃起这种香，香气浓郁，撩拨人心，尤其适合在宴席上喝醉酒的人用来醒酒；高尚的香，适合在皓月当空的静夜焚烧，手拨着琴弦，对着空楼仰天长啸，时而放眼眺望远方的苍山，此时此刻，香炉之中的香还没有燃烧尽，香雾时隐时现，缭绕竹帘，还可以除去邪气和秽浊；黄暖阁、黑暖阁、官香、纱帽香，都是适合在佛炉之中燃烧的；聚仙香、百花香、术香、河南黑芸香，都可以在床榻旁边焚烧。有人说，这些香都是用来焚烧熏香的，为什么用途不同呢？我回答说，因为焚香所能达到的幽深境界各不相同，焚烧时怎么可以不加以区别呢？香气之中所隐藏的优劣高下的区别，难道是您所能懂得和体悟到的？领悟到了香料有不同的妙处，自然闻一下就可以分辨出优劣来。您说一句“我和你的想法相同”，对于香料的妙用自然就会懂得了，客人也能会心一笑。

焚香七要

香炉

官窑、哥窑、定窑出产的香炉，岂能是在平时使用的？香炉中有宣铜炉、潘铜炉、彝炉炉、乳炉，像茶杯一样大的香炉，整天都可以使用。

香盒

用雕漆蔗段锡作为底料制作而成，用它盛装黄香饼和黑香饼。制作规范的香磁

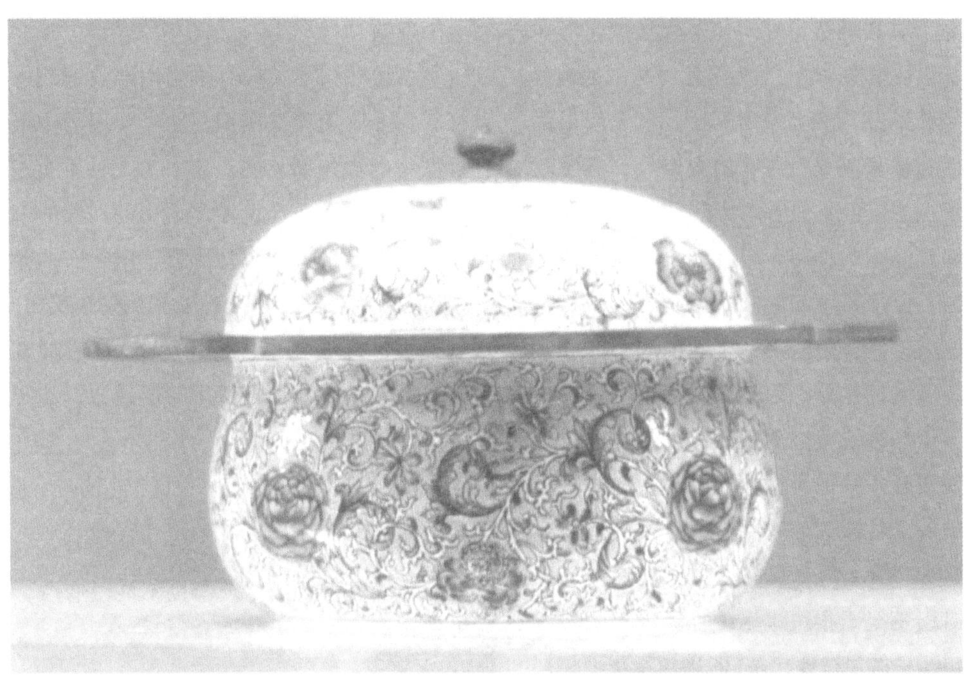

画珐琅花卉香盒

配制好的香料若存放不当，香气易散失，也易受潮、串味，所以古人常以小型的香盒来单独存放，甚至由专人保管。香盒有竹木、象牙、漆器、玉、瓷等材质，兼搭配雕刻、镶嵌、描金等工艺，小巧精致，盖口严丝合缝，浑然天成。

盒，选用定窑或饶窑出产的，用它盛装芙蓉、万春、甜香等香料。日本制作的香盒，有三个或者五个小香盒，可以用来装沉香、速香、兰香以及棋楠香等香料。除此之外，其他香盒也可以使用。如果是郊游的时候焚香，只有日本式的香盒最好。

炉灰

用纸钱灰一斗，加石灰二升，用水调和成团状，放入火灶中烧红，取出来研成细末，再装入香炉之中作插香用，香火就不会熄灭了。切忌使用杂火或者不好的炭烧灰，因为炭火混杂后烧出来的灰烬显得死气沉沉而没有任何灵气，等到将香火放入，盖上炉盖，火就熄灭了。有好奇的人，用茄子蒂烧成灰来使用，这样做实在是太不应该了。

香炭墼

把鸡骨炭碾细成粉末，加入葵叶或葵花，再加上少许糯米粥汤调和拌匀，放入模具中，用大小铁锤锤击成饼状，质地越硬越好，可以持久焚烧。或者用红花和山楂来代替葵叶和葵花，或者将捣烂的大枣加入石灰和炭来制作，效果也不错。

隔火砂片

焚烧香料是为了获得其气味，而不是

为了取其烟雾。香烟如果太猛烈，那样香味很快就会消散了。为了使香味浓郁幽远，经久不散，就必须用隔火。有人用银钱、明瓦片来隔火，这些都很俗气，不仅效果不理想，而且燃香时太热了就不能有效地起到隔火的作用。尽管用玉片隔火效果不错，但是还不如用京城烧制的破砂锅片来隔火。具体方法是：将砂锅底磨成片状，厚度大约半分，用来焚香隔火，效果非常不错。香炭壁烧透后放入炉子当中，用炉灰拨开，只把炭壁埋入一半，不能马上用炉灰盖住炭火。先用一种生香焚烧，这称之为“发香”，目的是想让炭壁在焚烧的时候不至于很快烧尽。香焚烧起来后，才用筷子把炭壁埋起来，四周用炭灰围起来，上面盖上火炉灰，灰的厚度控制在五分左右即可，根据炭壁火的大小来增减，炉灰上加上砂锅底片，底片上再加上香，那么香味就会隐隐飘散出来，但是必须要用筷子在炭壁的炉灰边捅上几十个通气孔，这样香火才不会熄灭。如果香味过于浓烈，就表明焚烧的火焰太大了，就必须去除砂锅底片，加上炉灰再度焚烧。香燃烧尽后，剩下的炭块用瓦盒装起来，可以放入炭火盆中，用来熏焙衣服。

灵灰

炉灰要整天焚烧才会有灵气，如果十天不用，炉灰就会潮湿，如果遇到梅雨季节，炉灰就会因为太潮湿而使香火熄灭。这时，必须用另外的炭火放入香炉中烧烤一两次，才能再放入香炭壁，那样香火在香炉之中才不会轻易熄灭，而且可以长时间燃烧。

匙箸

小汤匙和筷子只有采用南郡白铜制的样式，才既美观又实用。瓶子要用吴中最近制造的短颈细孔瓶，插入筷子时不会因为力量不均衡而仆倒才是适用的。我的书房之中有一把古铜双耳小壶，用它作插筷子的瓶子来使用，非常合适。瓷制的插筷瓶，譬如官窑、哥窑、定窑出产的，尽管样式繁多，但是作为日常使用的插筷瓶，却不合适。

香都总匣

酷爱焚香的人，一天也不能没有香。书房里应当备有手提小匣子，做成三格式的，用钥匙开启，内藏不同品种的香料；还要有瓷盒、瓷罐、铜盒、漆匣、木匣等，根据香料的不同和其对所放置处所的不同要求来选择，分别摆在相应的位置，以便随时选用。提匣的开口处要密封，不要让香气泄露才好。让总管吩咐专门管理香料的人，收藏香料的时候一定要小心谨慎，想要焚香的时候，随时可以放到香炉中去分销，让人心情很是舒畅。

论琴

高濂说，琴，就是禁的意思，能够使人除去邪念，思想纯正。所以《礼记》中说，君子没有特殊原因，不会离开琴瑟。孔府的瑟现在已经成为绝响，实在是太珍贵了。古人弹琴能使风起云涌，黑鹤临空的景象出现，能通达神明而增加人民的财富，因为弹琴的时候感情与外物产生了共鸣，天

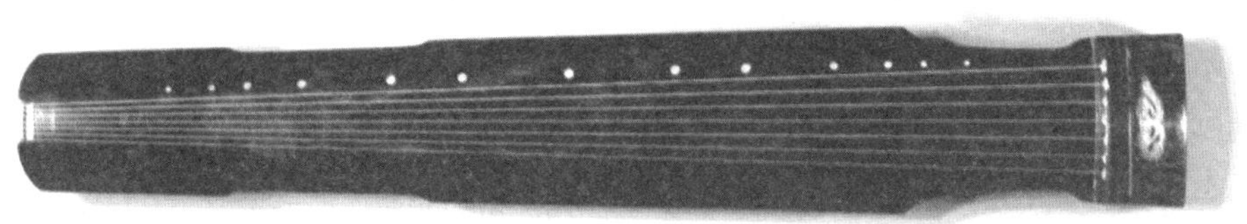

古琴结构

古琴是中国最古老的乐器之一，其音域宽广，音色深沉，余音悠远，深具东方文化特色，被誉为“国乐之父”“圣人之器”，在中华传统文化中占有举足轻重的地位。古时文人心中视琴为高雅的代表，古琴常作为文人吟唱时的伴奏乐器，是古代文人的必修之器。

地之间呈现出一片祥和之气。现在只留存下古琴，古人的那种真挚细腻的感情却都已经不存在了。欧阳公所说的“器存而意不存”，说的就是这个意思。

物体通过振动而发出音响，称为声；有一定的次序和节奏，称为韵；韵律之中能表达一定的意义，称为音。所以，人要表达喜怒哀乐、邪正刚柔的感情，以及国家的秩序井然或者混乱无秩，家族的兴盛与衰败，道德的昌盛与落败，民俗的传承与失落，通过聆听琴音都可以感知，这难道是其他乐器所能表现出来的吗？懂得琴的人，以高雅的琴声为纯正，按弦时手指分工明确，弹奏时要刚柔相济。手法娴熟，气度从容，所以能奏出高山流水一样的乐曲，从手指下流淌出来的是松风夜月一样的情趣，这就是君子的雅事，那些心中无德、腹内无墨的小人，岂能与圣贤之人相提并论！世俗之人喜欢听一般的音乐，对琴音却不感兴趣，是因为他们喜欢靡靡之音的缘故，音乐有宫、商、角、徵、羽、变宫和变徵七个音调，其中变宫、变徵两个音调与宫调、徵调连用，所以声调悠长而悦耳。古琴只用宫、商、角、徵和羽五个调子，变化很少，而且很少与其他音调联用，所以古琴虽然古朴典雅，声音纯正，却不适合在民间使用。但是，弹琴只有“三声”是关键：散声、按声、泛声。

泛声，就是要依据琴徽选音，不借助于压弦，这样，才能得到自然的乐音，这属于纯粹的乐音。散声，就是要依据乐律与地相应和，并以此调整音调的顺序，这是仿效的乐音，这属于浑浊的乐音。按声，或抑或扬全在于人，人的声调清浊兼有，所以，按声是反映出人的声调，是清音、浊音兼备的乐音。现在弹琴的人不深究琴音所能达到的意境，不向高明的琴师求教，不讲究谱法，不熟悉手法，以致使琴音变得曲折，按音的轻重缓急失度，起伏失去了规律；现在弹琴的人只知道弦响之声，而少有意蕴深刻的琴音，只知道运用指法，而不知道要把感情贯穿于指中来弹奏，这哪里是正确的弹琴方法呢？

有人追求弹琴时花样百出、速度急骤，自逞技艺高超精湛，而不遵循一定的音律法度，这样弹奏出的琴音有欢畅悠扬之妙，而且多用散声，用散声时类似箜篌发出来的乐音，而巧用按声时又类似筝或者是阮之类的乐器发出的乐声，大大失去了庄重典雅的韵律，这实在是太可笑了。他们哪里知道散声、按声相互交替的弹奏，中间再加上清丽的泛声，这才是掌握了弹琴的要旨。现在民间弹奏古琴，变化无常，将淳朴之声变得花巧轻佻，以求得与他人不同，却不知道要效法古人，好比是抱着琵琶就能成为乐师一样荒谬，这难道符合古代圣贤修身养性的道理吗？未免太过天真了吧！

臞仙琴坛十友

冰弦、玉轸、轸函、玉足、绒刓、琴荐、锦囊、琴床、琴匣、替指(用白鹤的翎为原料，用火烙鹤翎制作而成）。

五音十二律应弦合调立成

黄钟　弦　一二三四五六七

　　　律　黄太姑林南　黄清　太清

　　　音　宫商角徵羽　少宫　少商

以上调弦按徽，用五音调法，慢三就是慢角调。所谓黄清，就是黄钟的轻清音，如同少宫、少商的意思，其他的也以此为例。

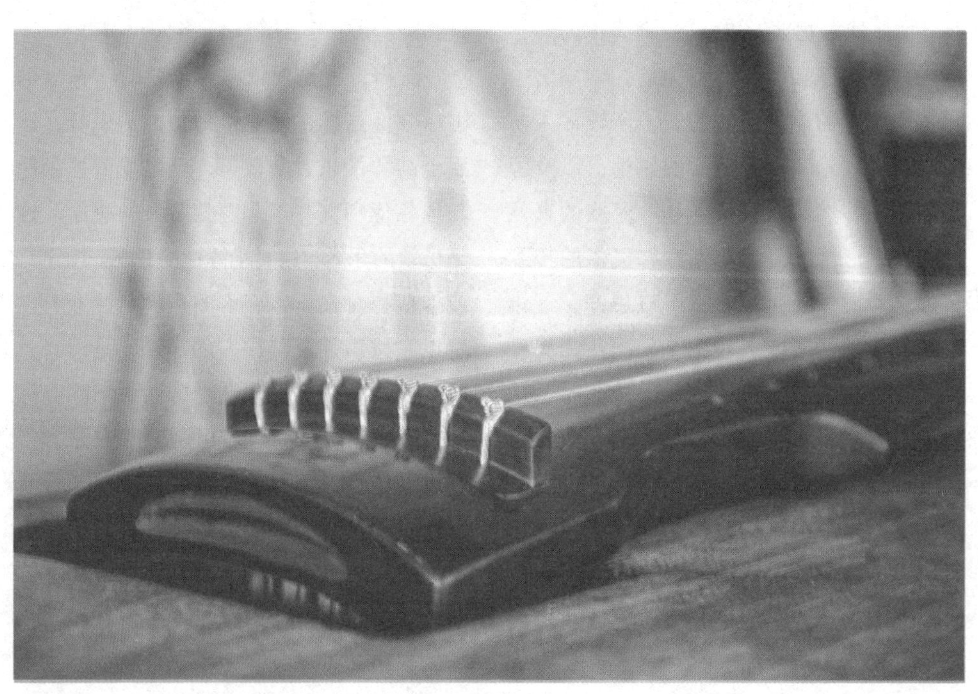

古琴

古琴乐器本身就充满着传奇的象征与寓意，比如，它长三尺六寸五分，代表一年有365天；琴面是弧形，象征“天圆”，琴底为平，象征“地方”。古琴有13个标志泛音位置的徽，代表着一年12个月及闰月，讲求琴音韵味的虚静空远，音准上要求十分严格。

大吕　弦　一二三四五六七

律　太夹仲夷无　大清　夹清

音　宫商角徵羽　少宫　少商

以上调弦按徽与黄钟相同。

太簇　弦　一二三四五六七

律　太姑蕤南应　太清　姑清

音　宫商角徵羽　少宫　少商

以上调弦按徽与黄钟相同。

夹钟　弦　一二三四五六七

律　黄夹钟林无　黄清　夹清

音　宫商角徵羽　少宫　少商

以上调弦用十徽应四，紧七应散二，紧五以十徽应七，紧三以十徽应五，就是现在的清商调。

姑洗　弦　一二三四五六七

律　太姑蕤夷应　太清　姑清

音　羽宫商角徵　少羽　少宫

以上调弦按徽与夹钟相同。

仲吕　弦　一二三四五六七

律　黄太仲林南　黄清　太清

音　徵羽宫商角　少徽　少角

以上调弦按徽就是现在的五音调法。

蕤宾　弦　一二三四五六七

律　太夹蕤夷无　太清　夹清

音　徵羽宫商角　少徽　少羽

以上调弦按徽和仲吕相同。

林钟　弦　一二三四五六七

律　太姑林南应　太清　姑清

音　徵羽宫商角　少征　少羽

以上调弦按徽和仲吕相同。

夷则　弦　一二三四五六七

律　黄夹仲夷无　黄清　太清

音　角徵羽宫商　少角　少征

以上用夹钟弦紧四，以十应二，就是现在的慢宫调。

南宫　弦　一二三四五六七

律　太姑蕤南应　太清　姑清

音　角徵羽宫商　少角　少征

以上调弦按徽与夷则相同。

无射　弦　一二三四五六七

律　黄太仲林无　黄清　太清

音　商角徵羽宫　少商　少角

以上用仲吕弦加紧五，以十一徽应七，也就是现在的蕤宾调。蕤宾调自有正律，将无射当作蕤宾，这是通俗的名称。

应钟　弦　一二三四五六七

律　太夹蕤夷应　太清　夹清

音　商角徵羽宫　少商　少角

以上调弦按徽与无射相同。律有八十四调。琴应该用正调六十，变音二十四。由此看来，按弦取声，不可以立即调弦。

古琴新琴之辨

高濂说，古琴只有仲尼和列子的两种制式才是古琴的式样，其他的都是后代人制作的。凡是鉴赏古琴，首先要看漆的质量，漆的光泽褪尽，如同乌玉一样，用手触摸如同坚硬的冰块一样，琴身上有断纹，酷似梅花纹的是上等之品，似牛毛纹的是中等之品，似蛇腹纹的是下等之品，而且这种花纹容易伪造。伪造的方法是，用火将琴烤热，把雪覆盖在琴身上，琴身就会破裂成纹，就像蛇的腹部一样，每条纹格相距大约一寸，或者使用鸡蛋清和灰涂抹琴身，用蒸制食物用的瓦器来蒸琴；然后

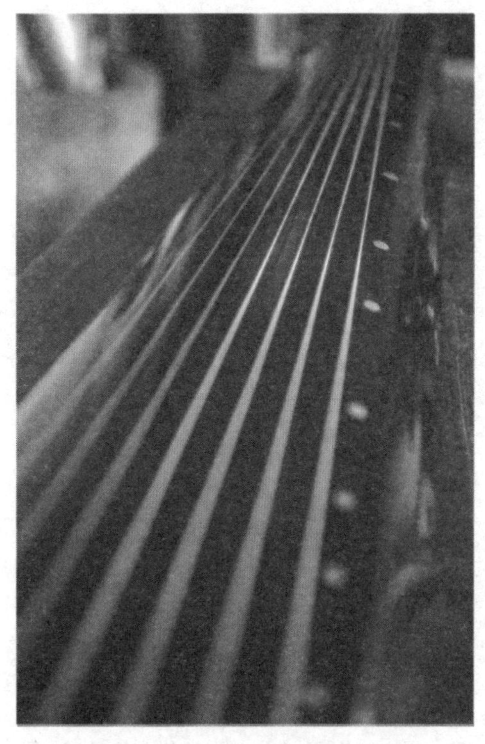

抚琴台案

古琴最初只有五根弦，象征着“五行”：金、木、水、火、土。周文王为了悼念其子伯邑考，增加了一根弦；武王伐纣为增士气，又增添了一根弦，故又称“文武七弦琴”。宋代制琴以桐面梓底者为上，琴身多扁平狭小，断纹有梅花断、冰裂断、流水断、蛇腹断等。

悬挂在正对着风口并且可以得到阳光照晒的地方，这样也可以产生断纹，但是比上面那种方法制作的稍微纤细一点儿。还有伪造牛毛纹的，用几根针在琴身上画线，再用毛发摩擦。

但是，伪造的古琴用手触摸，就会感到裂纹有痕迹，而真正的古琴只是看上去有裂纹，用手抚摸的时候却没有；鉴赏古琴其次是看合缝，琴身上没有裂隙也不会松散，如果裂纹超过琴肩，就叫作漆灰琴；如果琴身上下都有纹，而两侧的漆色发亮，这就是开而复合，是重新用漆涂补过的，就叫作料灰琴。这些情况，似乎也不是三言两语就能够说清楚的。

其次，要看琴的材质。用桐木作琴面、梓木作底的属于上等之品，琴面和底板都是桐木的稍次一等，用桐木作琴面、杉木作底板的再次一等。制作琴用桐木为阳木，梓木为阴木，木料选用有阴阳之分，是取其阴阳相互配合而达到和谐的旨意。然而，古人全用桐木时是根据桐木的向阳面作为琴面，背阴面作为底板的原理来划分阴阳的。全用桐木是因为担心梓木木质刚硬，不适于作底板，于是把向阳生长的桐木沉入水中，它向阳的一面朝上，背阴的一面朝下，即阳面上浮而阴面下沉，反复不变，然后选取阳面木料作为琴面，阴面木料作为底板，这也是效法阴阳和谐的原理。因此，琴有用向阳木料制作的，琴声早晨低沉浊重而傍晚清脆响亮，晴天低沉凝重而雨天清脆响亮；用背阴木料制作而成的，琴声早晨清脆响亮而傍晚低沉浊重，晴天清利响亮而雨天低沉凝敛。

再次，选择古琴讲究九德：第一是奇，就是具有轻、松、脆、滑这四个关键。轻，指的是选用的木料质地要轻；松，指的是琴音要有穿透力；脆，指的是琴音要清丽美妙，这种琴都是用老桐木制作而成的；滑，指的是琴声圆润，这种琴是选用临近水边的木料制作而成的。第二是古，质朴淡雅之中能够发出清亮的金石声韵。第三是透，年代虽然久远，但是胶漆没有剥落，琴声清扬高亢而没有哭泣声一样的梗塞之感。第四是静，就是说琴声是没有噪声干扰的纯正之声。第五是润，就是说发出的琴声不枯燥，声韵绵长不绝。第六是圆，就是声韵浑然一体，而不嘶哑散乱。第七是清，就是说琴声如同风中的钟声一样。第八是匀，就是说七弦中没有三实四虚的毛病。第九是芳，就是说弹琴的时间越长，发出的琴声越好，没有枯竭声嘶的音响出现。这就是古琴的九德。除此之外，还必须左手按弦而不虚浮，右手弹弦而不僵硬，琴声清亮而不空乏，琴音厚重而不过分，琴面没有敲击的痕迹，琴身不会因垂挂而变形，伏手即可弹奏，触指就能发音，这就是最好的古琴。

近代的铜琴、石琴，用紫檀木、乌木制作的琴，统统丧失了古琴本有的旨意，即使外观漂亮，又有什么可取之处呢？《毛诗》中说：“椅桐梓漆，爰伐琴瑟。”这是什么意思呢？又如百衲琴，也是近代制作的。偶尔得到很好的制作琴的材料，因为短而不能用，于是裁成了片段，用胶漆连缀成长板，这样做成的百衲琴，并不是为了好奇而制作的。

现在有人仿制，用龟纹锦片，夹杂着玳瑁、象牙、香料、杂木，一并旋进琴身，制作成花纹，铺满整个琴身，如此便称之为宝琴。其实，这同两广、云南的嵌散琵琶又有什么差别呢？这可真是可笑啊！我想要寻找古琴而不能得到，虽然大明朝的高腾、朱致远、惠桐冈、祝公望等制琴名家制作的琴中也有精美的可以用来弹奏的，而且没有丝毫毛病的好琴，无奈在百把琴中，只能得到一两把而已。譬如祝海鹤制作的琴，取材斫法，用漆审音，没有一处是不完美的，更妙的是漆色黑中透亮，是其他人制作的琴所远远不能企及的高度。

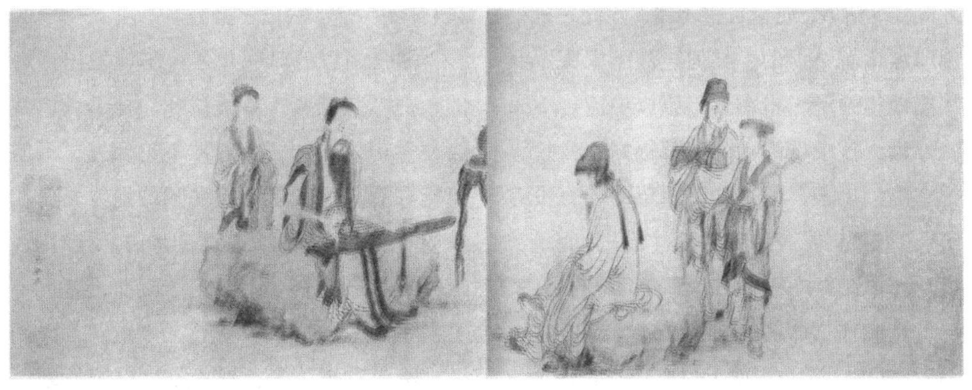

《伯牙鼓琴图》

古琴的音域独特，音色清冷悠远，富于变化，天地万物之声皆能蕴含表达，有如“太古之音”。相传古时有《高山》《流水》二曲，暗藏仁者乐山、智者爱水之意，先秦琴师伯牙在荒郊野外弹此曲，樵夫钟子期竟能领会其中意境，遂成鼓琴遇知音的佳话。图为《伯牙鼓琴图》。

他选用芭蕉叶的形状来作为琴的样式，而这种样式的琴正是祝海鹤本人所创制的。我得到了其中的一把，对其爱不释手，整天操弄，其琴声清脆明亮，触手即可发音，没有哪一种琴可以超越它的美妙，这和古琴没有什么差别了，而且这种琴目前价格相当昂贵，真品也几乎很难获取了。

琴谱取正

水平高的琴师，既能传授琴术，也可以传授琴谱。但是写琴谱的方法，琴师中也有传错的。少了一画，指法就会出现误差，以错传错，时间久了就难以纠正了，琴调因此失真了。所以，琴没有谱子是不能流传的，琴谱如果不正确，也就失去了传承琴谱的意义。近代有人认为宁王朱权的《神奇秘谱》是最好的，但是必须是最初刻印的版本才行。这是臞仙吩咐工匠校订的，一点一画都没有差错，是最为宝贵的版本，如果是翻印的版本，就不值得看了。又如《风宣琴谱》，质量也很不错。除此之外，刻印琴谱有错误的，又何止数十家呢？我从燕地得到了一本在名门望族中流传下来的琴谱，抄录精细，调法都很好，我打算把它翻刻出来，但是这个愿望却一直没有实现。如果想要得到一本勾剔字法都完备，以及各种弹奏技巧的手势都有记载的琴谱，那就是臞仙刻印的《太古遗音》了。这本书质地精良，无奈市面上只有翻刻的版本，而不能够亲眼看见真本的面貌，这确实是一件遗憾的事情。臞仙对于音律十分留心，每时每刻都在探求索隐，譬如《太和正音谱》之中的词曲，就是按照音律来订正声腔，通晓声律的人谁也找不出它的错误。应当把它尊奉为琴谱之中的精品，其他琴谱不能与之相提并论。

琴窗杂记

弹琴的琴台，要用古代郭公砖制作的，这种砖上有象眼花纹、菱形花纹，其中产自河南郑州的质量最好，可以用它来镶嵌琴台。琴台的长度应当比琴身的长度还要长出一尺，高需要二尺八寸，宽度可以并排放置三张琴，用硬漆涂刷琴台。在这种琴台上弹琴，琴音铿锵悦耳，有的用玛瑙石、南阳石、永石来镶嵌琴台，这样效果也很好。

不能弹出琴声的古琴，用布袋装上炒热的细砂，覆盖在琴身上，冷却后再换炒热的细砂，或者放到蒸制食物的瓦器中来蒸琴身，使得琴身中水汽都出来，然后悬挂在通风的地方吹干，琴音就会恢复如初了。琴不论新旧，都应当放置在卧床之内，让它接近人气才好。

琴弦闲置的时间长了，不能发出声音的，把琴弦绷紧，用桑树叶涂抹琴弦，就会使琴声恢复如初。旧琴不论寒暑，不能悬挂在有风露或者阳光暴晒的地方，要在室内不靠近墙壁而又温暖的地方悬挂存放，这样一来，琴音才不会干涩凝滞，琴也不会发生毛病。

唐代有雷、张、越三家，以擅长制作琴而闻名于世，他们制作的琴，除了琴身上的龙池、凤沼、有舷之外，其余部位全都是凹陷的，这样就可以使得琴音会聚而

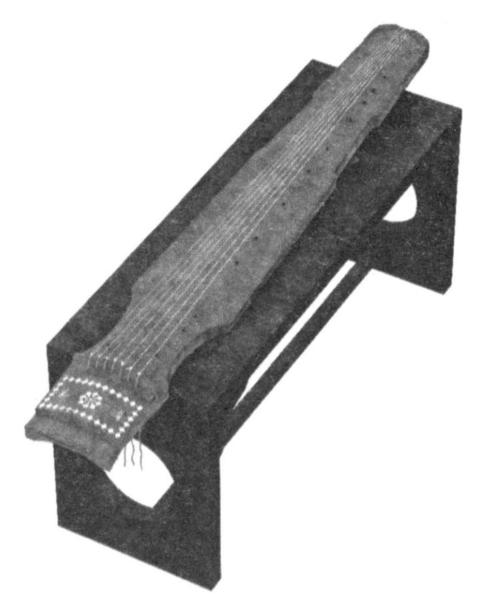

古琴保存

抚琴前需准备平整且宽度、高度合适的台案，一可确保弹奏时古琴的平稳，二可令弹奏者的动作更流畅、舒适。“郭公砖”是古时一种长而大的空心泥砖，表面刻有纹饰，因砖心中空而易产生共鸣，令琴声清越出色，被古人看作抚琴台案的绝佳之选。

不飘散。宋代有专门的琴局，制作的琴都有一定的样式，称之为官琴，其余的全都是民间制作的。后来以京都中樊氏、路氏制作琴的技艺最为上乘。

我在京城中曾经看到一张琴台，用锡在琴台上制作了一个小水池，水池之中蓄水养鱼，池上用水晶板作为台面，鱼在水藻之间嬉戏游动，好像要出来聆听琴声一样，确实称得上世上稀有的珍奇东西，这张琴台自然价格不菲。自从我见过后，这张琴台就不知流落到了什么地方，想起来便令人耿耿于怀。天下的奇珍异宝，实在不是轻易就能得到的。

琴不能靠近墙壁挂，也不能挂在泥巴墙上，以防琴身吸潮吸湿，那样琴就无法发出声音了。琴只适合在靠近纸格的木板壁，且又通风透气的地方悬挂，而且一定要用琴袋将琴装起来，以防灰尘污垢积在琴身上。但是，如果将琴装进琴匣中，就可以不用琴袋了。

梅雨时节，必须预先把琴放在匣子里并关闭枷锁，用纸密封住匣子口，防止湿气损害琴体。琴匣的样式，也贵在窄小，以能够容纳琴身而且没有能够摇动的空隙为好。

抱琴时应当告诉僮仆，不要横向抱着，以防止和其他东西碰撞而损伤琴弦护轸和琴尾。要直立着抱琴，头在上尾在下，这样就不会有什么闪失了。

在露水凝重的时候弹琴，不要长久坐着，这样湿浊之气不仅会侵蚀琴弦，还会损害人体。而且，在露水浓重的时候弹琴，用阳材制作的琴还勉强能够发出声音，而用阴材制作的琴就弹不出任何声响了。

弹琴前必须要先清洗双手，手干净了，琴弦才不会受到玷污。夏天只适宜在早晚弹琴，中午则不适合弹琴，不仅因为汗湿会污染琴弦，还因为气候不免过于干燥而使得琴弦变得脆弱易断。

弹琴的时候，焚香适宜使用气味清新优雅而且燃起的烟比较纤细的，就像水沉生香之类的，清香馥郁，配合着琴的雅致韵律，如果用其他气味浓酽的香，就不能供弹琴的时候使用。

对月弹琴时，应当选择在二更人静、万籁俱寂的时候才好；对花弹琴的时候应当对着岩桂、江梅、茉莉、郁金香、建兰、夜合欢、玉兰等香气清新且色泽素净的花弹奏，这样才显得雅致而富有情趣；临水弹琴的时候，需要面向轩窗池沼，最好有扑鼻而来的荷花香气，或者到竹边林下，泛着清澈涟漪的芳香小岸边，等到微风轻轻吹拂的时候，可以看到游鱼纷纷聚集而来，仿佛是前来聆听琴声的，自然会有一种超凡脱俗的雅致意境。

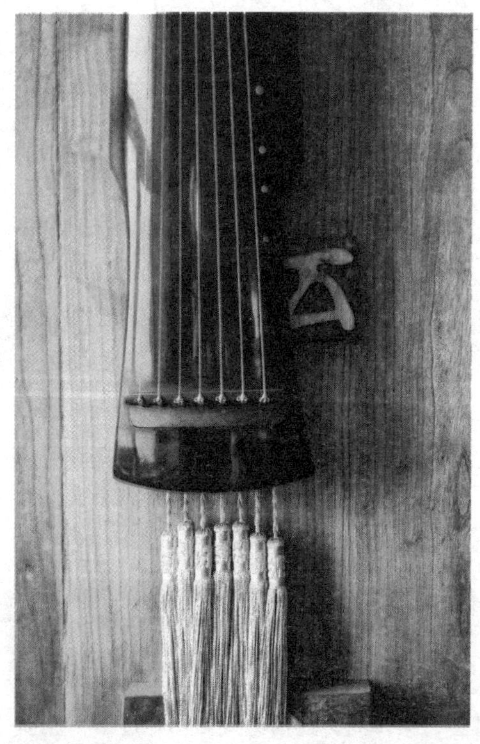

古琴保存

古琴应用琴匣或琴袋收好，防尘避垢，存放时须注意防潮、防晒，悬挂时不能靠近墙壁，适宜在靠近纸格的木板壁，且通风透气的地方悬挂，如此琴身才不受潮，琴弦才不会干涩。携琴外出时，也要直立着抱在怀中，头上尾下，以防不小心因碰撞而磕损。

琴徽用铜来制作，弦轸用玉来制作，但这不是为了追求华贵，玉轸有花纹的才易于旋转，颜色素净才不容易受到污染。如果使用紫檀或者犀角来制作，可以避免损失。但是金徽常常容易造成琴的损害，不如莹白色的螺蛳好，灯前月下，调音非常清楚，看起来也不俗气。如果把琴横放在腿上，对月观赏就会显得光彩夺目，似乎更加宜人。在膝上弹琴，只能弹奏早已熟稔于胸的曲子，否则就不要把琴放在膝上弹奏了。

养鹤要略

高濂说，鹤是仙禽，此物代表长寿，与阳气相互感应，所以应当在半夜子时鸣叫。雄鹤的叫声能够传出数里之远，而雌鹤的叫声低沉而不昂扬。华亭下沙地方的鹤，是从东海飞来聚集到下沙的，并非产生于华亭本地。选择鹤要选择那些体格强健出色，叫声清扬明亮，颈部细而长，爪子瘦削而有骨节，直身向上像人站立的样子，背部挺直而瘦削的鹤身宽的就类似鹳鸶了，颈部肥胖的就像鹅或者大雁。鼻隆起而口短的鹤缺少睡眠，高脚而骨节稀疏的鹤有力，鹤顶朱红色的鹤善于鸣叫，眼露红色的鹤能够看得很远，回翎低俯到胸部的鹤身体轻盈，龟背鳖腹的鹤善于生殖，凤翼雀尾的鹤擅长飞翔，前轻后重的鹤擅长舞蹈，腿粗脚细的鹤善于行走。

养鹤的人可以与鹤共清高，助清兴，应当让鹤住在茅屋之中，靠近水池沼泽，用鱼谷鳅鳝来喂养它，不能用熟食来喂，否则会使鹤变得无精打采，缺乏仙骨灵气。想要教鹤跳舞，需要等到鹤饥饿的时候，把食物放置在旷野上，让儿童拍手欢跳、摇头抬脚来逗它，鹤就会展翅高鸣、抬脚起舞了，这样训练成熟后，鹤一听到拍手声，就会立即翩翩起舞，这种方式称为食化。在空旷树林的别墅中，怎么能一日没有这种能使人忘却饥饿的好朋友呢？听说，鹤的粪便可以化石成灰。据说，鹤能随身携带一种长水石，所以能把鱼饲养在水沟中而使水不干涸。鹤能生存到上千年，羽毛首先变成苍色，再变成黄玄色，百年之后，就会脱去硬毛而生长出细软的绒毛，颜色洁白鲜亮，确实是珍奇的禽类啊！而青松白石之下的地方，更适宜鹤生长。

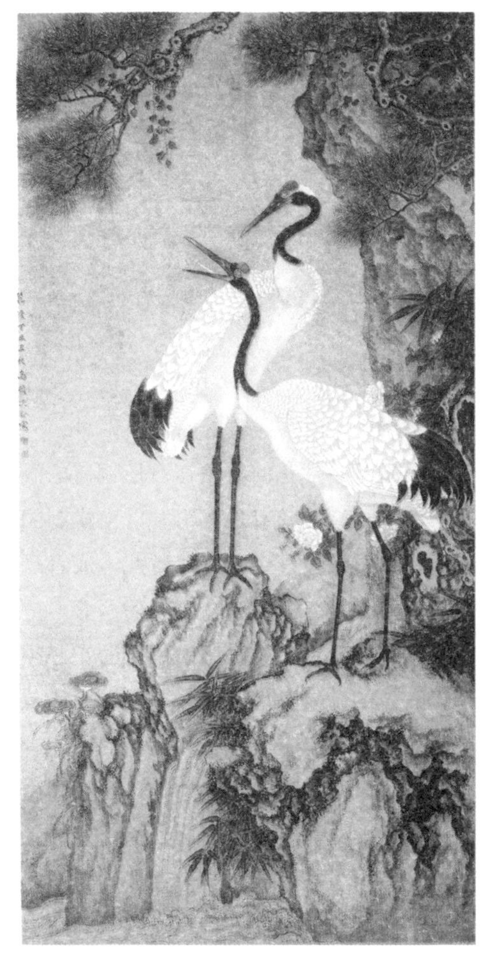

《松鹤图》

鹤，即丹顶鹤，其性情高雅，形态美丽，素以喙、颈、腿“三长”著称，看起来仙风道骨，被称为“一品鸟”。古人多用翩翩然有君子之风的白鹤比喻具有高尚品德的贤能之士。此外，民间传说鹤寿无量，鹤与龟一样被视为“长寿之王”，亦是长寿的象征。

下卷

瓶花之宜

高濂说，适宜插花的瓶子有两种，一种是用于堂中插花的花瓶，有用铜制的汉壶、大古尊罍，或者是官窑、哥窑烧制的大瓶，外形像弓耳壶、直口敞瓶，或者是龙泉蓍草的大方瓶，放在高架的两旁，或者茶几上，与堂厅相协调。采折的花必须选择大枝的，或者是上面繁茂而下面稀疏的；或者是左高右低、右高左低的，或者是两根枝条盘绕，仰垂偏曲的；或者是中间挺露着一枝，上面丛簇而下面茂盛的来铺盖在瓶口，以使瓶花俯仰高低，疏密斜正，各具意趣情态，总之是能够掌握画家描绘花卉的奥妙，才会有天然的韵味。那些笔直蓬松散乱的花枝，不可列入清赏之列。花品选取一种或者两种，插蔷薇花时，插多种也不会显得俗气。冬季插梅花的时候，一定要放五六钱的硫黄在水中，砍下大枝的梅花插供，才能大快人意。近来有饶窑烧制的白瓷花瓶，高二三尺，还有细花大瓶，都可以供大堂上插花之用，制作工艺都不差。

如果是在书房中插花，花瓶应当选择瓶体较短而且整体上比较小的，以官窑、哥窑烧制的胆瓶、纸槌瓶、鹅颈瓶、花觚、高低二种八卦方瓶、茄袋瓶、各窑烧制的小瓶、定窑烧制花尊、花囊、四耳小定壶、细口扁肚壶、青东磁小蓍草瓶、方汉壶、圆瓶、古龙泉蒲槌瓶、各窑烧制的壁瓶为上品。其次则是古铜花觚、铜觯、小尊罍、方壶、素温壶、匾壶，这些都可以用来插花。又比如说饶窑宣德年间烧制的花觚、花尊、蜜食罐，成窑烧制的娇青蒜蒲小瓶、胆瓶、细花一枝瓶、方汉壶样式的瓶，也可以放在文房之中观赏。只是小瓶插花，应当折一些纤细娇小的花，不要选择太繁杂的花卉，适宜只插一种花，最多也不要超过两种，需要分高低参合来插，俨然就是天生的一枝花两种色彩才美。或是先将花簇成一丛，宛若天然而成，然后用麻丝将根部捆绑起来再插，如果彼此各向分离，反而会失去美感。

一般来说，插花必须要花与花瓶相对称，花高出瓶口四五寸就可以了。倘若高达二尺，就得用肚大下实的花瓶；花高出瓶口二尺六七寸，就得折些斜长的花枝铺洒在左右，覆盖在花瓶两旁的一半高处，这样才显得典雅精致。如果是细长的花瓶，就适合插一高一低两枝花，或是屈曲斜袅的花枝，而且要比瓶身稍微短几寸，这样

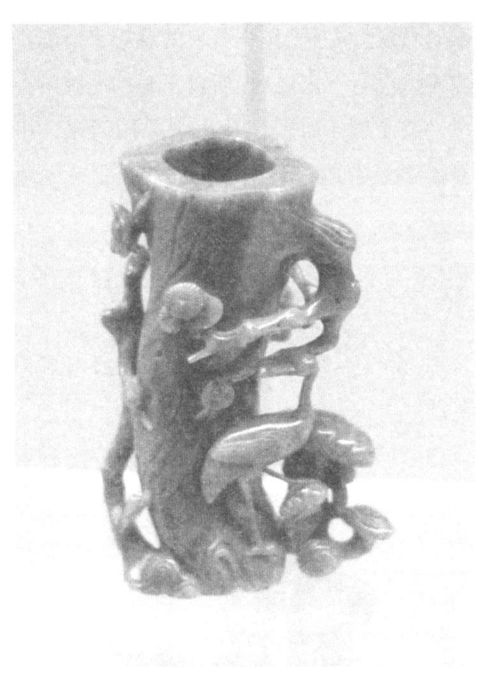

雅物·花器

插花务求简洁、淡雅、小巧、精致。花不求多，有一两枝点缀即可，有利于烘托出自然、朴实、典雅的氛围与美感。花器的选择要与花相呼应，大小适中，玉石、竹木、草编、藤编或陶艺材质均可。图为清代的碧玉透雕松竹梅花插，一只鹤矗立在苍松之上，极富情趣。

的搭配似乎要好看一些。最忌讳的就是花比瓶小，还忌讳花枝繁茂。如果将花扎成一把，就一点雅趣都没有了。如果使用小瓶插花，要让花高出瓶口的长度比瓶子本身的长度短二寸，比如八寸高的花瓶，花高出六七寸才美观。如果是瓶身比较矮的，花高出瓶口二三寸，也可以依照花的各种不同形状来插花，以供人观赏。所以说，插花和挂画这两件事情，最好是喜爱的人亲自来做，怎么可以委托僮仆代劳呢？

有人质疑说，你的理论也太过绝对了吧，如果没有花瓶，按照你所说的，难道就不可以插花了吗？其实并不是这样子的。我所记述的，指的是收藏家、鉴赏家广泛收集各种花瓶后，一定会用不同的花搭配以求辉映成趣，这样才显得雅致。如果没有花瓶，手执一枝花，或是采上一把花，插在水钵里或是壁缝中的人，难道说就不是爱花的吗？何必待我来谈论花瓶的好与坏，又何必将花瓶分为堂厅和书斋两种呢？因为担心会有人因此而嘲笑我的论述，特地在此加以说明。

瓶花之忌

瓶花之忌主要有三：第一，忌放成对的花；第二，忌用小口、瓮肚、瘦足而形似药罐的坛子；第三，忌用像葫芦一样的瓶子。一般说来，花瓶忌讳放在有雕花而且五彩斑斓的花架子上；忌讳放在悬空的几案上，因为有致使花瓶颠覆的危险，所以官窑、哥窑烧制的古瓶，下面都有两个方眼，用来穿上皮条以固定在桌子的脚上，以免花瓶遭受损害。忌讳被焚香的烟、灯芯出的煤油熏烤、接触，忌讳被猫鼠抓伤，忌讳用沾上油污的手拈拨摆弄，忌讳藏在暗无天日的密室之中。忌讳将井水盛到花瓶里，因为井水味咸，插的花多生长得不茂盛，用河水或者是雨水来插花才好。忌讳将插花的水用来饮用。一般来说，插过花的水都有毒，尤其是插过梅花、秋海棠的水，最为毒烈，务必严防其入口。

瓶花之法

牡丹花 在小口瓶中贮存滚开的水，插入一二枝花，紧紧塞住瓶口，那么花叶就会很是茂盛，可以观赏三四天。芍药花也可以用这种方法。还有一种说法是：用蜜当作水，插上之后，牡丹花就不会凋零了，蜜也不会变质。

戎葵、凤仙花、芙蓉花（一切枝茎柔软的花类） 以上都是把滚开水装进花瓶中，插入花之后塞住瓶口，这样花就可以保持生机而不会憔悴，可以观赏几天。

栀子花 将折下花枝的根捶碎，擦上盐，放在水中，这样可以使花长久不萎黄。结有栀子果实的花枝，初冬的时候折下来插入瓶中，其栀子果实会保持红色，就像花蕊一样，看起来非常美观。

荷花 在采摘的时候，将乱发缠紧捆扎在折断的地方，仍旧用荷塘的淤泥封住花茎中间的孔窍，先把它插入花瓶之中，直插到瓶底，然后将水灌进花瓶中，避免水进入孔中，因为花茎的孔中如果进了水，花就容易衰败。

海棠花 用薄荷叶包着枝根插入水中养，花好多天都不会凋谢。

竹枝（瓶底加上一撮泥） 竹枝、松枝、灵芝以及吉祥草，都可以插入花瓶中观赏。

后面《四时花纪》中所选录的花，都可以插入花瓶中，只是要看每个人的旨趣及取舍搭配了。花适宜用天然的水以及热开水来养，但是都要按照前面的方法来处置。幽人雅趣，即使是野草闲花，无不采来插到瓶中，放在茶几、书案上，以供闲暇时赏玩。只是要依据各自的意愿来搭配，原本就没有一定之规，所以不必拘泥教条。

灵芝属于仙品，从山中采摘回来，用箩筐盛装着放在蒸制米饭的炊具上，先蒸

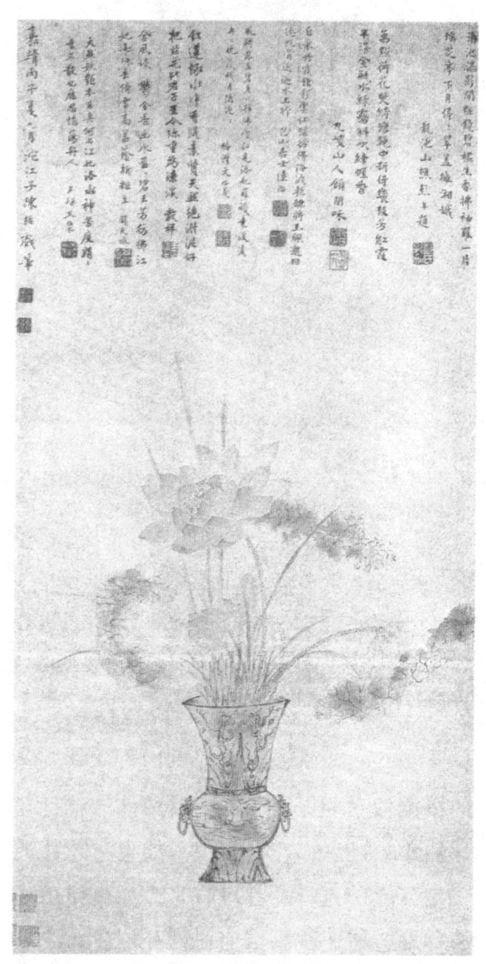

雅物·插花

最常见的插花形式为直立式，指鲜花的主枝干呈直立状，其他配花也都呈直立向上的姿态。图为明代的《平安瑞莲图》，作者以瓶插荷花为题，浅浅勾勒出古瓶、荷花、荷叶、苇草的轮廓，花、草、叶之间的呼应，插花与古瓶的衬托，突显出荷花的清雅脱俗之美。

熟，然后晒干，这样收藏起来就不会腐烂变质。用锡做成管子套在灵芝的根部，插入盛有水的花瓶中，点缀上竹叶、吉祥草，这样根就不会腐败了。

冬季插花，就要使用锡管，这样不会损坏瓷瓶，即使使用铜制的花瓶，也会怕冰冻，瓶质厚的还可以使用，否则就会破裂。比如瑞香、梅花、水仙、粉红山茶、蜡梅等，都是冬季的绝佳品种。插瓶的方法，即使是说水中投入硫黄就不会结冻，恐怕也难以抵挡冬日的严寒，只有白天放在朝南的窗户下面沐浴阳光，夜晚放在靠近床的地方，大概才可以多观赏几天。另一种方法是，将撇去浮油的淡肉汁装到瓶子中，再插上梅花，那么花蕾就会全部绽开，并且经久不衰。

注:《四时花纪》中所录花品为：牡丹、芍药、建兰、菊花（四种），瓯兰花（三种），玉兰花，迎春花，杏花，桃花（十种），山矾花，笑靥花，蝴蝶花，金茎花（又名为黄蝴蝶花），紫荆花，李花，映山红，鹿葱花，萵苣花，金雀花，粉团花（二种），蔷薇花（同类七种），宝相花，十姊妹，金沙罗，黄蔷薇，金钵盂，间间红，羊踯躅，梨花（二种），郁李花（二种），玫瑰花（二种），丽春花，锦带花，木香花（三种），棠棣花，辛夷花，紫丁香花，野蔷薇花（二种），荼蘼花（二种），金丝桃花，海棠花（七种），缫丝花，结香花，枳壳花（药物的花有许多值得观赏的，还有萎蕤、绿豆之类的），橙花，红蕉花（二种），海桐花，金钱花（俗名为夜落金钱），史君子花，杜鹃花（三种），茉莉花（二种），凌霄花，吉祥草花，真珠兰花，季花（二种，俗名月月红），牡丹花，朱兰、蕙兰（二种），练树花，挂兰（二种），淡竹花，金灯花（二种）。紫罗兰花，四季花，剪秋罗花（三种，也叫作碎剪罗），含笑花，紫薇花（五种），石榴花（八种），莲花（六种），佛桑花（四种），罂粟花（三种），玉簪花（二种），盆种荷花，指甲花，栀子花（三种），火石榴花（三种），慈菰花，鼓子花，孩儿菊花，紫花儿，夜合花（二种），番山丹花，石竹花（二种），红豆花，戎葵（即蜀葵），红麦，钱葵（即锦茄花），萱花（三种，俗名鹅脚花），山丹花（三种），双鸾菊，芙蓉花（四种），蓼花，金凤花（六种），十样锦（四种），鸡冠花（四种），金银莲花（二种），缠枝牡丹花，木樨花（四种），槿花（二种），水木樨花，秋葵花，白菱花，茗花，茶梅花，梅花（七种），腊梅花（三种），山茶花（六种，别名很多），番椒，水仙花（二种，单瓣的叫作水仙，千瓣的叫作玉玲珑），瑞香花（四种），虎茨，枸杞花，地珊瑚，茅藤果，雪下红，野葡萄，山栀子，金灯笼，无花果，羊婆奶，阑天竹，金豆橘，牛奶橘，金弹橘，天茄儿，平地木，霸王树，锦荔枝，盆种小葫芦，青珊瑚，铁树，大葫芦。

中国十大名花

中国十大名花，指的是月季、牡丹、菊花、荷花、桂花、水仙、兰花、梅花、杜鹃花、茶花。另外，也有人剔除了水仙和月季这两种花卉，而将芍药和君子兰列入其中。十大名花的美称如下：

花名	美称	花名	美称
月季	花中皇后	水仙	凌波仙子
牡丹	花中之王、富贵花	兰花	花中君子、天下第一香、空谷佳人
菊花	花中君子、花中隐士	梅花	花中君子、雪中高士
荷花	出水芙蓉、花中仙子、花中君子	杜鹃花	花中西施
桂花	九里飘香、十里飘香、花中仙客	茶花	花中珍品、花中娇客、花中妃子

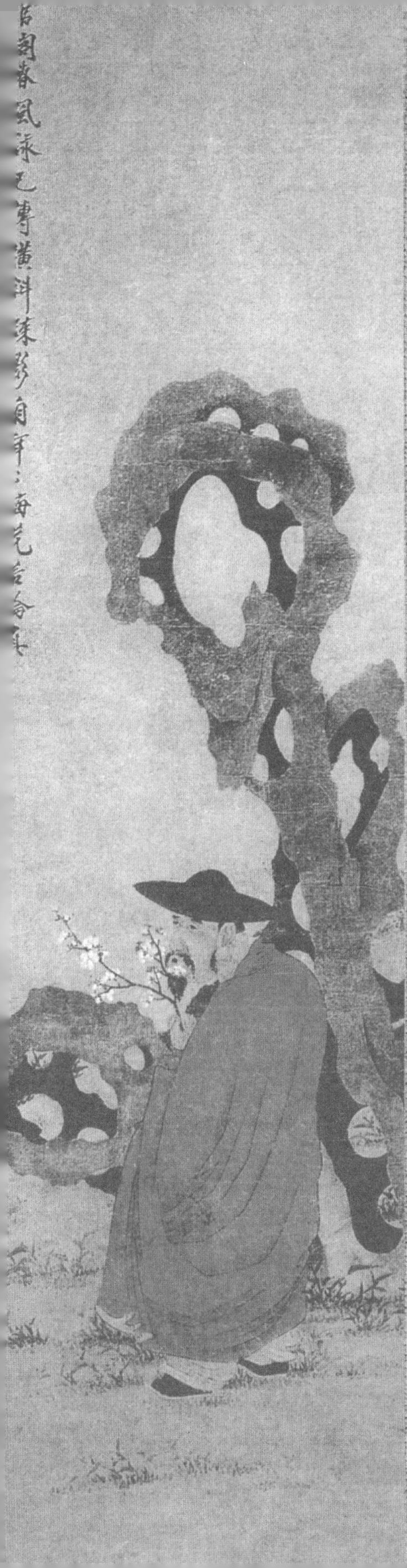

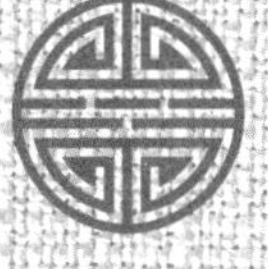

第七部

灵秘丹药笺

上卷

高濂说：服药的人能够延年益寿，这是仙经论述的道理。因此神农尝百草以寻找药物来治疗人们的疾病，华佗、扁鹊等名医传下医学书籍，以造福天下后世之人。养生的好处真是不可估量啊！当今之人真元之气散失，身体虚弱，又不考虑补益精髓，调养身体，以至于不能长寿，真是可悲啊！

我幼年时身体虚弱，患有眼疾，但是很喜欢学习、谈论医学，自幼离家游学，途中遇到了爱好求仙炼丹之人，常常虚心学习，倾尽钱财以求得有奇效的验方秘药，如今记载这奇方秘药的笔记已经不计其数。用它们来治疗我的疾病，羸弱的身体迅速变得强壮，失明的双眼立即重见光明；用它们来治疗他人的疾病，效果显著，这些方药的确是神奇呀！我视作珍宝多年，收集有效验的不胜枚举。我也不藏作私有，刻录成书以助人养生之用。如果将疾病分类备以方药，应当按专科对待，不需要按此编排体例。我所希望的是聪明的人根据疾病配方，灵活运用，视之为宝，保养生命，治愈顽疾，如此小小的药方就能使人长寿，难道不胜过那些视金玉为宝而使身体虚弱的人吗？因而刻录成书，取名为《灵秘丹药》。

丹药

《道藏》斑龙黑白二神丹

鹿茸二两（60g），酥炙；陈皮二两（60g）；当归四两（120g），酒洗净；熟地黄八两（240g），取汁为膏；茯神二两（60g），人乳制；钟乳粉一两（30g），水飞；人参四两（120g）；柏子仁二两（60g）；枸杞子二两（60g）；麦门冬一两（30g）；生地黄汁一碗（200ml）；白术二两（60g）；沉香五钱（15g）。

上药共研为细末，炼蜜为丸如桐子大。每次服用五六十丸（9g），秋石煎汤送服。凡是虚弱劳损，五劳七伤，气血亏虚，面容憔悴，均可治疗。服用后可以美容养颜，调和五脏，强壮精神，乌须黑发，补益虚损，其功效难以全部列出。

长生斑龙飞步丹

用前一方全部药物，再加上白胶二两（60g）；紫河车一具（100g），首胎为男孩者为佳；腽肭脐一两（30g）；绿毛小龟肉一个（30g），与紫河车同煮，以桑柴文火、武火煮成糜状，药渣与药汁均入药。捣碎和前方的药末混匀，再加入人乳汁一碗（200ml），煎熬成膏，制成小丸，如桐子大。每次服用五六十丸（9g），治疗虚弱劳损及痿软等疾病。

经验苍术丸（又名铅汞丸）

苍术一斤半（750g），水煎熬成膏状，每次四两（120g）入药。

其药性燥而气辛烈，除人体内外之湿，引药行于表里，煎熬成膏剂后可以减缓其辛燥之性，如同伊尹把太甲放于桐宫以减其淫乱之性，使其成为有用之人。苍术用糯米水浸泡一天半，捞起后刮去粗皮，见到白质，晒干。再用童便浸泡一天半，捞起清水洗净，晒干。继而煮酒浸泡一天半，晒干。再用澄清的糯米水煮苍术至烂为止，然后放陈米饭上蒸，一层饭放一层苍术，使其充分获得水谷之气，饭上盖好荷叶，不使水谷之气外泄。蒸熟后晒干，研为细末入药用。

黄柏刮去粗皮，八两（240g），制炒为末后入药，六两（180g）。

其药性虽然寒凉，但不比黄连、黄芩那般苦寒。黄柏能入肾经，清泻膀胱之火，火动则水不宁，故用黄柏来泻火而使肾水

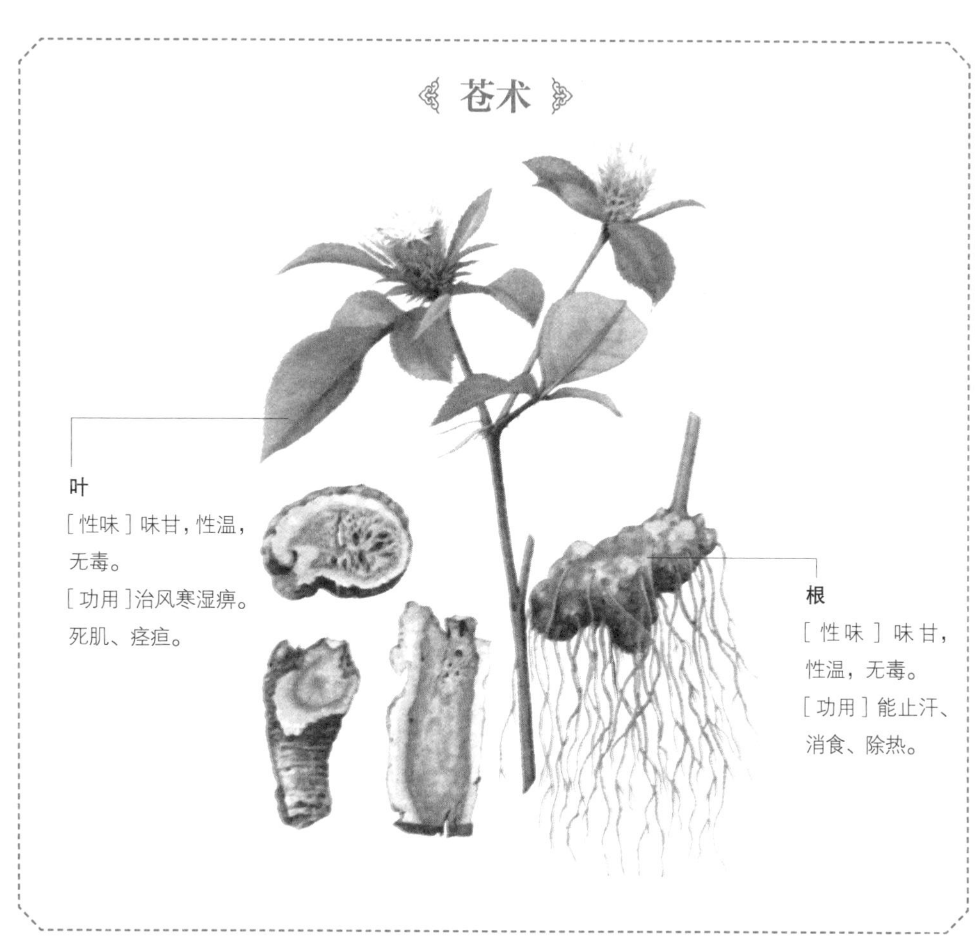

安宁。将黄柏锉碎，用酒浸泡三天，要反复换酒浸泡，取出晒干，再用蜂蜜调拌。将黄柏摊平，铺于荷叶之上蒸熟，蒸熟后再拌蜂蜜，再蒸，反复三次。铺纸在锅底，黄柏摊于纸上烘焙至茶褐色为止。研为细末入药。

知母去皮，六两（180g）。

其性凉润，老年及身体虚弱之人，内火易动，津液受损而枯涸。用知母专补肾水，取其能治燥烈相火之功。锉碎，用酒浸泡三天，去酒晒干，隔纸炒焙，研为细末入药。

枳实四两（120g）。

老年及身体虚弱之人，内火易动，津液受火煎熬而化为痰，或平素嗜食膏粱厚味，积而成痰。枳实行气化痰之功非其他药可比：半夏化痰，药性燥烈，服后反而容易口渴，口渴严重则贪饮，饮多则湿增，复感外邪而痰欲易结；贝母虽能除四种痰，但能化在表之有形之痰，而不能化在里无形之痰；天南星虽能祛痰，但只能善化上部之痰而不能化下部之痰，最适于化解风痰。枳实之功效，不胜枚举。将枳实锉碎，与麸皮同炒至茶褐色，去麸皮后研为细末入药。

白术四两（120g）。

饮食入于胃，不能被运化，反困脾胃，则更伤脾胃。脾胃受伤，则后天之本不足，身体不能安定，因而必用白术以补脾，就如同备好武器来抵御敌人进犯一样。将药锉碎，纸铺于锅底，用麸皮拌白术并摊于纸上，不停翻炒，闻其气味，无面气即止，研末入药。

当归五两（150g）

其性温，治血有四种功效：出血者能止血，淤血者能化淤，血虚者能补血，气滞者能调气。老年及虚弱之人，火旺水衰，血必受损，有出血、淤血之患，能不用当归调治吗？用酒浸洗后锉碎晒干，研末入药。

熟地黄四两（120g）。

老年及身体虚弱之人，最易血虚，皆由心血耗损、肝血枯涸所致。若四肢血虚，则足不能行走，手不能持物，耳不能听声，目不能视物，肠不能通，而多便秘，用此药，能补一身之血虚证。用酒洗后锉碎，研末入药。

干山药四两（120g）。

其药性温，味平，主治中气不足，善除阴虚内热之邪气，有增长气力、健壮肌肉之功效，治疗头风、腰痛、遗精、健忘等症。锉碎晒干，研末入药。

白茯苓刮去粗皮，净三两（90g）。

其性善除湿，利小便，调和胃气，清泄肾火。久服安神定惊，延年益寿，不患消渴类疾病。将药锉碎，晒干，将纸铺于锅底，用麸皮拌药并摊在纸上，不停地翻焙，至药无杂味为止，研末入药。

防风去茎，五两（150g）。

老年及身体虚弱之人，血虚气弱，腠理不密，贼风易侵入，需用此药驱邪外出，因防风之性威而不猛。将药锉碎晒干，隔纸焙干，研末入药。

真铅四两(120g)。阴分之上品，即人乳，多以此代替铅。

取少妇人乳汁两碗（400ml）。乳汁，为血所化生，阴分之上则为乳汁，阴分之下则为血液。所以用乳汁者，就是以血补血。

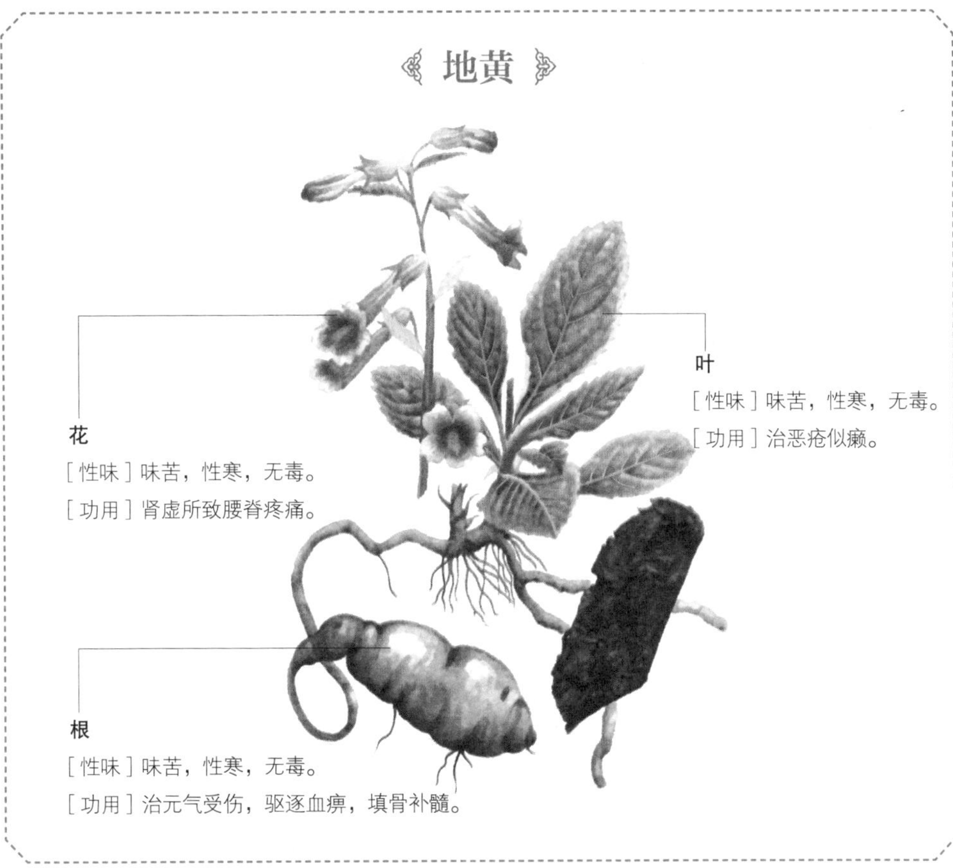

老年及身体虚弱之人，血气亏损，用此药就如同布衣破损用布缝补一样。将面调入乳汁中，打糊丸入药用。

真汞即秋石，四两（120g）。

性咸，能入肾经，用童便煎者，取其幼童元气未泄，纯阳未失，具有补益元气之功效。老年及身体虚弱之人，精气必损，须用此药滋补，研末入药。

将上药共研为细末混匀，取人乳汁两碗（400ml），入面，打糊拌药，捣匀做丸如桐子大，晒干储藏。长期服用，每次服用五六十丸（9g）。空腹时盐开水送服。此药专治各种虚损疾患，身体倦怠，气虚中满，不进饮食，全身风湿麻痹，眼目昏花，腰痛头晕，手足不利，步履艰难，虚怯痰火，遗精白浊，小便不利，胎前产后，赤白带下。有严重疾病者，服之疗效显著。无病之人服后，能够强壮筋骨，美白肌肤，养颜荣色，健运脾胃，增进饮食，填精补髓，延年益寿，其功效不能尽述，的确如此。

度世丹

用于患危急重病，肢体瘫痪，浑身疼痛，久病卧床不起者。早晚空腹时各服一次。戒掉不良嗜好，慎行房事。此丹具有安神定志、调和五脏六腑、使人聪慧、乌须黑发、通脉活络、补益虚损的功效。因为此丹禀天地间和顺之气，不燥不热，适宜各种人服用。如果身患重疾，肢体不安，步履艰难，饮食减少，睡眠不得安宁，全身关节筋骨疼痛及濒临死亡的患者，服后均可见效。其他如滋润肌肤，美容养颜，聪耳明目，强身健体，延年益智之功效不能一一列举。

枸杞子。《仙经》说："此药是火之精，补益血海，强壮筋骨，补气安神。"

甘菊花。为木之精，服之聪耳明目，驱寒除湿，通利九窍，畅达三焦。

远志。治胃膈痞闷，解忧安神，荣润肌肤，强壮筋骨。捶破去心。

车前子。是土之精，补益脾胃，清热利湿，美容养颜，安神定惊。

生地黄。用干品，去茎。《仙经》说："是太阴之精，具有开心窍、安神志，除

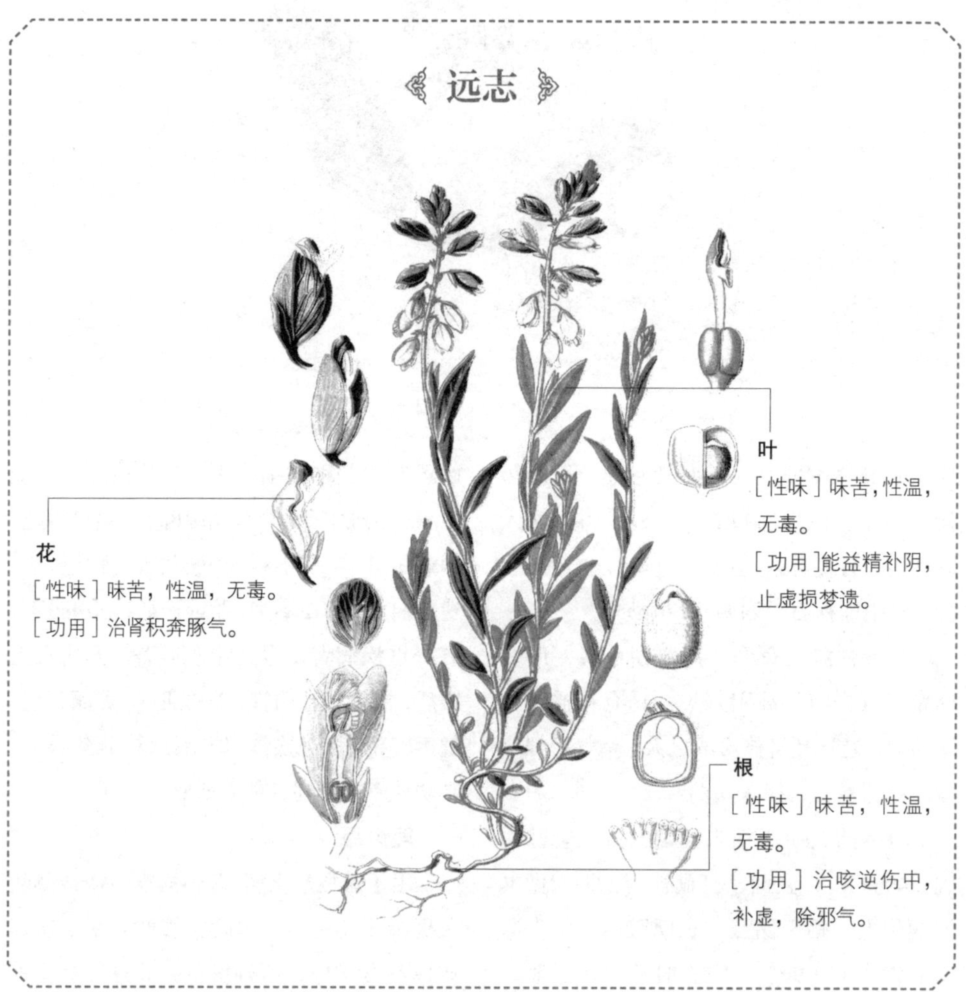

虚热之邪，调养脾胃荣卫之功效。”

巴戟天。《仙经》说：“是黄金之精，能清心化痰，补益血海，轻身延年。”

覆盆子。是神水之精，有助阳轻身、安定五脏之功效。

白术。是太阳之精，能降胃气，止吐逆，消食和胃，化痰除湿，调和荣卫。

肉苁蓉（淡大云）。挑选有肉的，此药百年一生，入小肠经，补益下焦。用酒浸泡七日后入药。

石菖蒲。选用细小九节者，有增神益智、养心安神、温暖下焦、补虚缩尿之功。

菟丝子。用酒浸泡七昼夜，晒干，炒令黄色为止。

牛膝。治疗湿脚气、腰膝疼痛。去茎，用酒浸泡七日后入药。

细辛。治疗百病，和顺气机，开窍。去苗入药。

续断。治各种五劳七伤之病。

何首乌。性温无毒。

地骨皮。去土入药。

以上药物各等分，捣为细末，炼蜜和丸，如桐子大。每次服用三十丸（9g），空腹温酒送服。服至一月，百病不生；服一至两年，貌美如花，疾病均可消除。

神仙不老丸

具有调养荣卫、荣润三焦、滋养肌肤、除邪气、排毒等功效。《选奇方》载，我幼年体弱多病，身体羸弱不堪，才三十岁就生出白发，常生常拔，到四十九岁时则白发多不胜摘，于是任其自然发生。不久又遭遇丧子之祸，心神耗损，白发与日俱增，而未白者枯黄、没有光泽。又过了几年，我突遇金华山张先生，他对我说：“您年过仅半百，容貌竟衰老如此，为家族后代着想，当进补益气血之品以强健身体。”他并慷慨地传给我一方。我思前想后，大概是遇到奇人了吧！于是跪拜致谢，欣然接受了此方，按方配药服用。服药百日后发现先前的白发、黄发均已变黑，见到我的人都认为不可思议。我为之取名为神仙不老丸。其药物组成，概括为诗：

不老神仙功效殊，驻颜全不费功夫。人参牛膝川巴戟，蜀地当归杜仲扶。一味地黄生熟用，菟丝柏子石菖蒲。更添枸杞皮兼子，细末蜜丸桐子如。早午临眠三次服，盐汤温酒任君哺。忌餐三白并诸血，能使髭乌发亦乌。

人参。厚实而圆，上党所产者为佳。去茎，焙干，二两（60g）。

枸杞子。选色红润者，用酒浸泡一夜，焙干，二两（60g）。

菟丝子。以水漂去上浮物，取沉淀者，酒蒸焙干，二两（60g）。

石菖蒲。去毛节，米泔水浸泡一夜，挑选节密者，一两（30g）。

柏子仁。色红新鲜者，去外壳取仁一两（30g），研细末入药。

川牛膝。选长而润者，去茎，用酒浸泡一夜，焙干，一两半（45g）。

杜仲。刮去粗皮，捣碎，用生姜拌炒至丝断为止，一两半（45g）。

地骨皮。取色黄者，刮皮水浮，除去杂质，一两（30g）。

熟地黄。用水浸泡，挑选厚重的，取

浮者捣取汁，浸泡沉淀者，蒸透焙干，反复三次。色黑者，味甘熟，秤一两（30g）。又选用生地黄沉者一两（30g），用酒浸泡。分别用竹刀切，忌接触铁器。

川当归。挑选个头大者，去茎头，二两（60g）。

川巴戟天。选用色黑紫、沉大、穿心者，不用色黄、体细者，槌去心，用酒浸泡，焙干，取一两（30g）入药。

上面各种药物依法选择、精制，勿晒，用小火焙干，若火力太燥则失去药味。干燥后置于风前少吹，使冷热相激。燥气除尽后研为细末，炼蜂蜜入内，择火日，入大臼内，捣千余下，作丸如桐子大。每日早上、中午、睡前空腹服，每次服七十丸（9g），温酒、盐开水送服。服药期间，忌食葱白、韭白、莱菔（即萝卜）、真粉、莲藕及各种动物血。因为血能破血，又能减轻药效。若误服三白（即葱白、韭白、萝卜），也无大碍，仅仅使髭发不变黑而已。此药能安养荣卫、补益五脏、调和六腑、充养百脉、润泽三焦、活血助气、填精补髓。节制色欲十分重要，这样可使药效更好地发挥。

当归

茎

［性味］味甘，性温，无毒。

［功用］治咳逆上气。

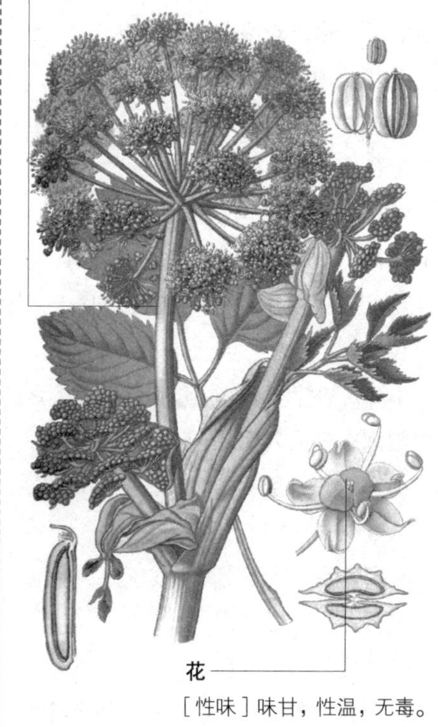

花

［性味］味甘，性温，无毒。

［功用］治妇人漏下、不孕不育。

松黄颐寿丹

松香一斤（500g），选白嫩晶莹纯净者，碾为细末，过筛去渣。用新汲的井水十余碗（2000ml 左右），放入砂锅内用桑柴火煎煮一炷香（30 分钟），不停搅拌，冷却后倒出苦水，更换新水，再煎煮，再搅拌，反复十四五次，直到水煮至不苦为止。再用白酒四五碗（800 ~ 1000ml），煎煮一炷香（30 分钟），冷却后取出晒干，碾为细末。熟地黄半斤（240g），产于河南淮庆府肥大者为佳，用水浸泡蒸烂捣成膏状。乌梅肉六两（180g），产于安吉者为佳，焙干，碾为细末。

上三味药物混合在一起，捣碎混匀，如果干散，就难以做为丸，可加酒来和面糊，以容易做丸为度，做丸如桐子大，每次服三五十丸（9g），茶、酒、白开水任选其一送服，食前服。服药期间，忌食豆腐。制药时不可接触铁器。

大补阴膏

有安心神、健脾胃、滋肺阴、补元气之功。

茯神二两（60g），去皮、心。最能安神定志。

远志二两（60g），去梗，炒干入药。

人参五钱（15g），去茎。有开心窍、明目、养精、通神明、调治脾胃、补元气之功。

白术四两（120g），切片，水洗去油，晒干。能除胃中湿热，健运脾胃。

茯苓二两（60g），去皮，补虚定悸。

橘红一两五钱（45g），去白。能下气宽中、消痰止嗽。

贝母一两五钱（45g），姜汤煮过。能止嗽，疗烦渴，散胸中郁结，安定五脏。

甘草三钱（9g），炙，去皮。有补三焦元气、调和诸药、养血补胃之功。

紫菀一两（30g），洗去土。补虚止渴，安定五脏。

阿胶一两（30g），蛤粉炒成珠。能养

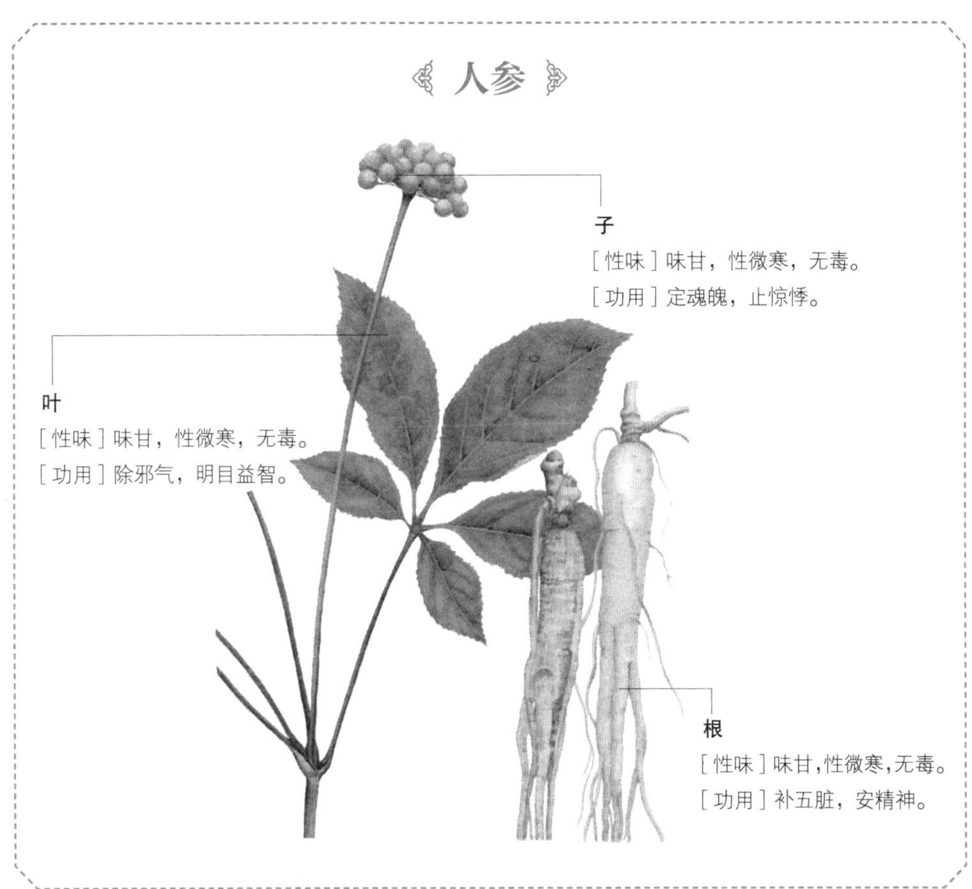

血滋补。

五味子五钱（15g），能明目、补胃、益肺金。

当归身三两（90g），酒洗。能和血补血。

生地黄一两五钱（45g），酒洗。能凉血补血、滋肾水。

白芍药二两（60g），炒，补益肝阴。

熟地黄一两五钱（45g），酒洗，九蒸九晒。大补阴血，补肾，乌须黑发。

天门冬一两五钱（45g），去心，能补肺阴。

麦门冬一两五钱（45g），去心。能补肺气，使人健壮。

菟丝子二两（60g），水洗去土，晒干。能填精补髓。

枸杞子三两（90g），蒸焙干。能明目延年。

黄柏二两（60g），去皮，盐水炒干。能滋补肾水。

山茱萸二两（60g），开水浸泡。

知母一两（30g），盐水炒干。能补肾水，清心火。

原方内有款冬花一两（30g），桑白皮一两（30g），柴胡一两五钱（45g），山药二两（60g），后世进呈许堂修改后被除去。

上药切片，用井花水二十四碗（4.8L），加入鲜姜四两二钱（126g），核桃肉、龙眼肉（桂圆）、大枣肉、莲子肉各二十四个（50g），乌梅肉十二个（30g），春季浸泡半天，夏季不需浸泡，秋季浸泡一天，冬季浸泡一昼夜。在静室内，用炭火煎药汁至五碗（1L），除去药渣，用上好的蜂蜜二十四两（720g），煎一沸，用纸渗去面上浮沫，加入前药一起煎煮，至滴水不散为止。用瓷罐盛装，白纸封口，放入水盘中，露罐口七日以去火毒，取出。每天空腹服，白开水调下三茶匙（9g）。服药期间，忌食羊肉。

益元七宝丹

何首乌赤白各一斤（500g），用米泔水浸泡一天，竹刀刮去皮，打块如棋子大，另有制法具前；牛膝八两（240g），同前何首乌，用黑豆五升（250g），同入木甑砂锅蒸三次，晒三次，研为末，加盐一二钱（3 ~ 6g），一起浸泡；枸杞子八两（240g），酒浸洗净，晒干研为细末；茯苓赤白各一斤（500g），赤者用牛乳浸泡，白者用人乳浸泡，均为一夜，晒干研为末。菟丝子，八两（240g），酒浸三日，晒干为末。破故纸（补骨脂）八两（240g），炒干研为末；当归八两（240g），酒浸泡一夜，晒干研为细末。

上七味药物，均不接触铁器，炼蜜为丸如弹子大。每日进三丸（27g），早晨空腹时酒送服，午后姜汤送服，睡前盐开水送服。初服三日，小便浑浊呈杂色，这是除五脏中杂病的表现。服至十四天，口唇红润，口生津液，不夜尿。服至二十一天，身轻体健，两颧红润。服至一月，鼻头发酸，是各种风邪百病得以除去的佳兆。服至四十九天，目光炯炯有神，两手温热，精力充沛，白发变黑，落齿复生，房事酣畅，丹田发热，行走如飞，力气倍增。

补胃瑶台雪方

莲子肉二十两（600g），去心为粉；土白术十两（300g），麸炒去麸用；陈皮二两（60g）；白茯苓二两（60g）；薏苡仁八两（240g）；芡实十两（300g）；山药八两（240g）；砂仁一两（30g）；川椒一两五钱（45g），炒去汗，研为末。

以上各药和在一起，加入白糖二斤（1kg），混合均匀，每天早上白开水调服二三钱（6 ~ 9g）。有开胃进饮食之功，此乃调理中焦脾胃的圣药，的确如此。

紫霞丹

治痰涌咳嗽、醉酒、口臭、口苦、口干，有凉膈开胃、解酒安神之功，又为清喉利咽之要药。

朱砂四两（120g），一半为衣；官硼砂五钱（15g）；沉香一钱（3g）；桂花一钱（3g）；青木香一钱（3g）；细芽茶二钱（6g）；诃子一钱（3g）；白豆蔻一钱（3g）；金钱薄荷四钱（12g）；冰片三分（0.9g）；百药煎一钱（3g）；玄明粉二钱（6g）。

上药共研为细末，选大甘草四两（120g），煎汁入以上药末做丸，如小豆大，

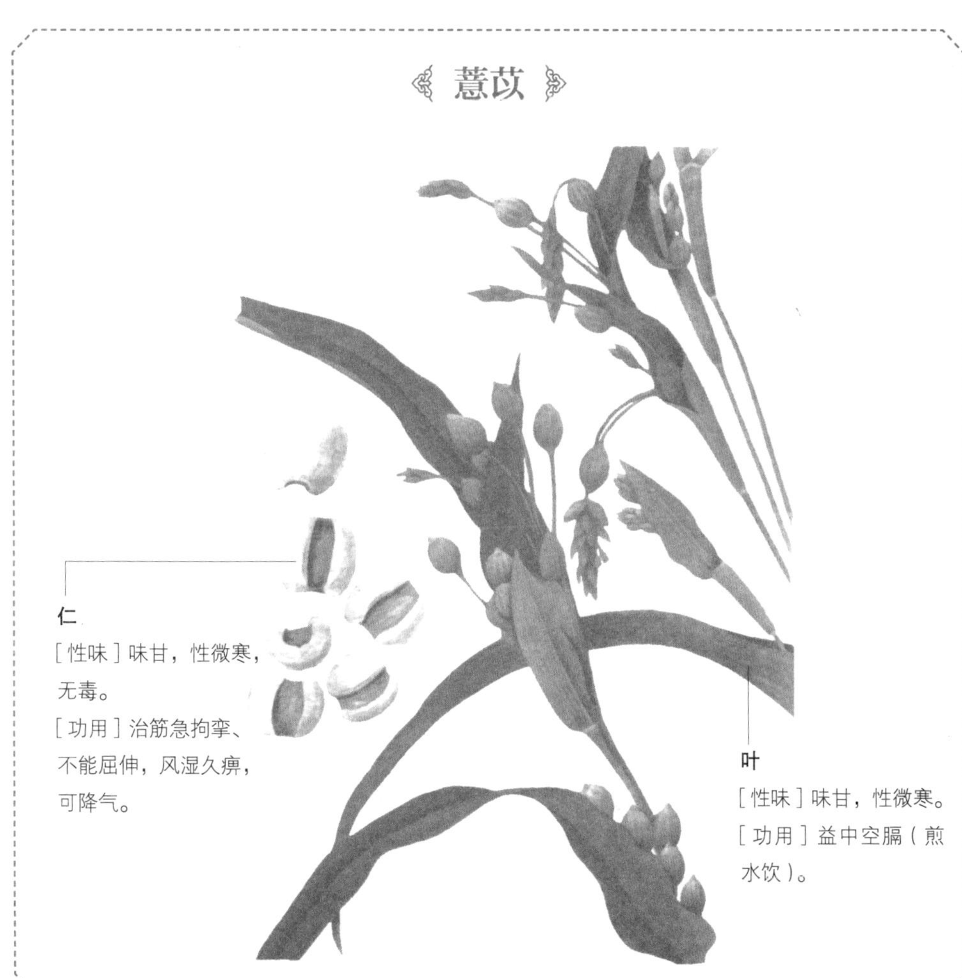

朱砂为衣。每次入口一粒含化。

延龄聚宝酒

何首乌四两（120g），去皮，赤白兼用。生地黄四两（120g），挑选鲜嫩肥者，切勿接触铁器，天门冬二两（60g），去心入药。槐角子四两（120g），炒黄色，十一月十一日采摘者为佳；石菖蒲二两（60g）；干菊花四两（120g），只用花，枝叶弃而不用；五加皮二两（60g）；苍术二两（60g），米泔水浸泡一夜，竹刀去皮毛，茅山所产最佳；枸杞子二两（60g），去蒂研碎。甘州所产为佳；黄精二两（60g），用鲜品；细辛二两（60g），洗净；白术二两（60g），选用极白者，弃油黄者不用；防风二两（60g），去茎；人参二两（60g），去茎；茯苓四两（120g），鲜嫩者；熟地黄四两（120g），忌接触铁器；麦门冬二两（60g），去心；莲蕊四两（120g）；桑葚四两（120g），选黑紫者为佳；苍耳子二两（60g），炒，扬去刺；肉苁蓉（淡大云）二两（60g），黄酒浸泡，去鳞刺；沙苑白蒺藜（沙苑子）二两（60g），炒，去刺；天麻二两（60g），如牛角者为佳；甘草二两（60g），用大者，炙，去皮；牛膝二两（60g），去须；杜仲二两（60g），用姜汁浸泡一夜，炒去丝；当归二两（60g），取鲜品入药。

以上各药，依法选择除去杂质，称好后分为两份，必须选择地道药材，切片装入生绢袋。用无灰高黄酒一大坛，容量为九至十斗（18 ~ 20L），将药物装入坛中，春季浸泡十天，夏季浸泡七天，秋季浸泡七天，冬季浸泡十四天。每天五更时分空腹服药酒三小盅（60ml）后，再卧床休息片刻，效佳，中午再服三盅（60ml），效果更好。服用药酒期间，忌食生冷、生葱、生韭菜、荤腥，无益之事少干，无益之食物少吃，常忌白萝卜。诚心服用，必见功效。若服一日，停二三日，不按常法服药，则难以见效。夜间再服二至三次。我三十九岁开始服用，服至六十四岁，须发乌黑如漆，齿落复生，精神百倍，耳聪目明，与从前判若两人。此方珍贵，为养护性命的贵重药品。将泡药酒后余下的药渣晒干研为末，炼蜜为丸，如桐子大。每次服用五十丸（9g），空腹无灰酒送服。

延寿酒药仙方（又名养寿丹）

专治男子妇女新旧虚弱伤损、五劳七伤、肢体瘫痪、偏正头风、口眼歪斜、半身不遂、语言不利、筋脉拘挛、手足顽麻、全身皮肤疥疮、肠风痔漏、紫白癜风、寒湿脚气、膀胱疝气、腰腿疼痛、四肢无力、耳聋眼花、下焦虚冷、各种淋证、妇人经脉不调、脐腹疼痛、胁痛背胀、面黄肌瘦、口苦口干、恶心呕逆、食欲不振、四肢倦怠、惊悸怔忡、潮热盗汗、月经量或多或少、经期或前或后、心中痹塞不通、症瘕痞块、心胸时作刺痛、宫寒积冷、气虚毒气内攻、赤白带下及痨瘵之疾。此方药组成，各药互相制服，和暖香甜，能治疗多种疾病。常服有补益脾胃、温养丹田、调和气血、强壮筋骨、补益精髓、身体轻健、养肝明目、安定五脏、定魂定魄、柔润肌肤、延年益寿之功，其作用不能全部列举。

当归，去茎；人参，去茎；白茯苓，去皮；草乌，去皮；乌药；杏仁，去皮尖；何首乌，去皮；川椒，去目；川乌，

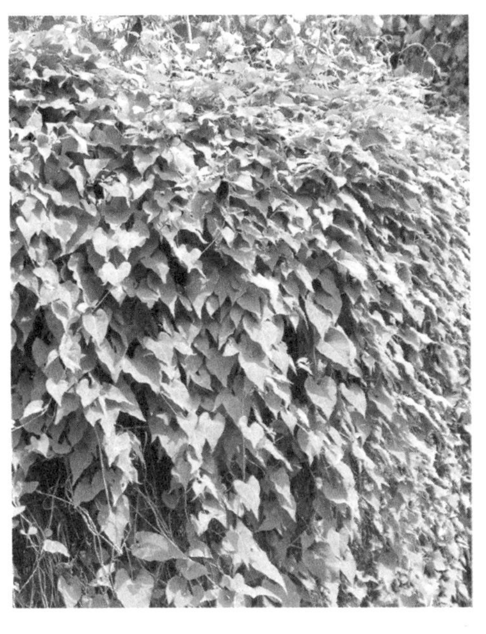

何首乌

何首乌春天生苗，蔓延在竹木墙壁间。紫茎，叶如薯蓣，夏秋季开黄白花，秋冬采根，大的如拳头，各有五个棱瓣，像小甜瓜，有赤、白两色。夜间，此草的藤交结在一起，故也称交藤。人们采集其根茎制成中药，具有补肝、益肾、养血、祛风的功效。

去皮尖；五加皮；肉苁蓉，去鳞茎；枸杞子；砂仁，以上各五钱（15g）。木香；牛膝，去茎；枳壳，去瓤；干姜，火炮；虎骨（现虎骨已禁用，常以狗骨代替，用量可加倍），酥炙黄色；川芎；香附子，炒去毛；香白芷；厚朴，姜汁浸泡；陈皮，去白；白术，炒；独活；羌活；麻黄，去节；官桂（肉桂），去皮；白芍药；半夏，姜汁浸泡；生地黄；熟地黄；天门冬、麦门冬，去心；五味子；防风；细辛，醋酒洗，去茎；沉香；苍术，米泔水浸泡，去皮；小茴香，盐炒黄，以上各三钱（9g）。破故纸（补骨脂），用酒浸、微炒；核桃仁，开水浸泡去皮；甘草，火炙，上三味各一两（30g）；大枣肉、酥油二味各半斤（250g）；白砂糖一斤（500g）。

将以上药物装入细绢袋，用烧酒一大坛（容量为10L左右），浸泡药物三天，将坛放入大锅内，用开水浸泡坛，煎煮两个时辰（4小时），取出后挖一坑，埋三天以去水毒。每日服用药酒一小盅（20ml）。病变部位偏于上，饭后服；病变部位偏于下，空腹服。药酒用完后，将药渣取出晒干，碾为细末，用优质花烧酒打糊为丸，如梧桐子大。每次服用三十五丸（6～9g），空腹好酒送服。

罗真人延寿丹

治男子五劳七伤、各种虚损不足、阳痿、气弱无力、心肾不交、精神不振、小便频数、腰膝疼痛，妇女赤白带下、肢体倦怠、足冷麻木、不能久立、肾气不足、脐腹疼痛、经水延期及不孕症。常服此方药，阴阳升降如常，有光润肌肤、填精补髓、振奋精神、强筋壮骨、美容养颜、固护真元之气、调和百脉、调畅三焦、乌须黑发、坚固牙齿、聪耳明目、使老年人身体灵便等功效。服药至五日，自觉身体轻灵；服至十日，精神百倍；服至半月之后，气力雄壮；服至二十四日后，眼目明亮，语言洪亮；服至一月之余，饮食大增，面色红润，步履轻健，冬月手足常暖。此方药物不热不燥，老人儿童皆可服用，是一个极好的方子，不可轻易传授于人。

干山药一两（30g），去皮；人参一两（30g），去茎；白茯苓一两（30g），去皮；

川牛膝一两（30g），酒浸泡；杜仲一两（30g），姜制去丝；龙骨一两（30g）；川续断一两（30g），去茎；鹿茸一两（30g）；当归一两（30g），用酒浸洗；山药苗一两（30g）；北五味子一两（30g）；熟地黄一两（30g），用酒浸泡；石菖蒲一两（30g）；楮实子一两（30g），去瓤；破故纸（补骨脂）一两（30g），炒；麦门冬一两（30g），去心；枸杞子（辽宁）五钱（15g）。

如下焦虚冷，加鹿茸五钱（15g），附子五钱（15g）。

上药共研为极细末，在晴天用酒和为丸，如梧桐子大。每次服五十丸（6g）或六七十丸（9g），盐开水送下。制作延寿丹当天，须忌妇人、鸡狗等。每天服两次，效果更加显著。

草还丹（补益之品）

草还丹者不用金石，不经火制，无燥烈之性，不会损伤五脏，只选用草本药物，其作用全因炮制得法，使其达到丹砂烧炼的作用，能健运脾胃、增进饮食。因为脾属中央土脏，是五脏之主，应当先行调养。

心肾不交

心属火，藏神；肾属水，藏精。正常情况下，心火与肾水互相作用、互相制约，以维持正常的生理活动。肾中真阳上升，能温养心火；心火能制肾水泛滥而助真阳；肾水又能制心火，使不致过亢而益心阴。如果肾阴不足或心火扰动，两者失去协调关系，称为心肾不交。主要表现为心烦、失眠、多梦、怔忡、心悸、遗精等。

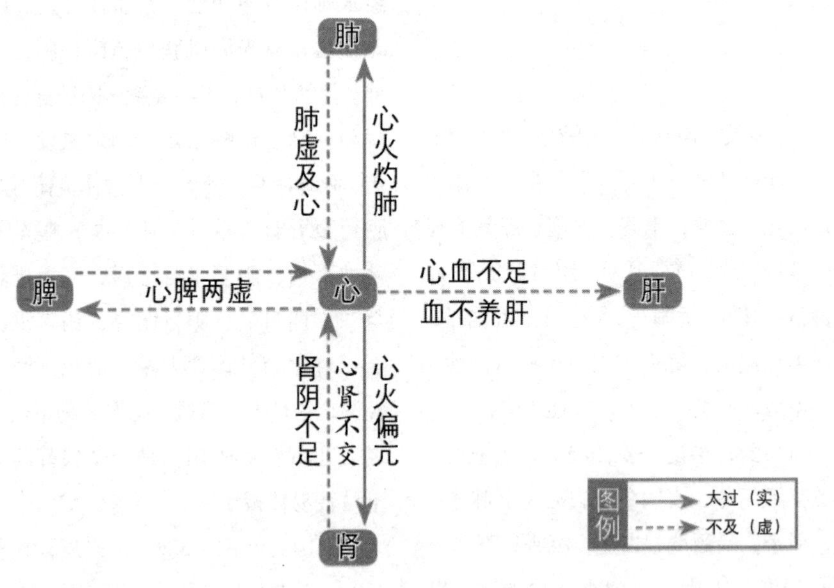

五脏俱虚，则百病由此而生。此药补益精髓、固护元阳、强壮腰膝、安定五脏、通利九窍、使人耳聪目明。有一老人年逾七十岁，服用此方药，面容红润有光泽，须发乌黑，牙齿坚固，晚上能书写小字。此丹延年益寿，真是仙人之良药，大有平补的神效。

苍术四两（120g），用酒、醋、米泔水、盐各一两（30g）浸泡；小茴香一两（30g），鲜品入药；破故纸（补骨脂）一两（30g），用酒浸泡一宿夜；川楝子一两（30g）；木香、牛膝、葫芦巴、地龙、山药、枸杞子、茯苓、穿山甲各一两（30g）。

以上各药晒干，研为细末，好酒糊为丸，如桐子大。每次服三十五丸（6 ~ 9g），空腹用温酒或盐开水送服，每日服二次。

草灵丹

此药延年益寿、填精补髓、乌须黑发、坚固齿牙、强筋壮骨、大补气血。冬季服用后，腮面红润，步履轻健。七十岁的老人，诚心服药，可以体健如同少年。还有其他神奇功效，不一一述说。服药至一月，可见功效。老人服至十日，便不夜尿。服药者，不可凭借此药频繁地行房事。忌食黑羊肉、鹁鸽、桃李果子，恐其降低药效，必须留意。此方药不热不燥，无金石药味之偏颇。服药超过一月，耳目聪明，发白变黑，不可轻视。

川椒四两（120g），去目炒出汗；白茯苓一两（30g），去皮炒；川乌一两（30g），去皮脐；小茴香二两（60g），盐炒；苍术四两（120g），酒浸焙干；甘草二两（60g），粉者，去皮，炙；熟地黄三两（90g），酒浸泡；山药三两（90g）。

上药共研为细末，炼蜜为丸，如桐子大。每次服三十丸至四五十丸（6 ~ 9g），空腹温酒送服，以干物压药。

固真丹

药物组成同上方，加鹿跑草一两（30g）。

回阳无价至宝丹

川楝子，取肉，二两（60g）；川牛膝、熟地黄、蛇床子、穿山甲、肉苁蓉、茯神、巴戟天、五味子一两（30g）；乳香三钱（9g）；沉香、檀香五钱（15g）；鹿茸、仙灵脾（淫羊藿）、甘草五钱（15g）；人参一两（30g）；破故纸（补骨脂）五钱（15g）；大茴香一两（30g）；泽泻一两（30g）；乌药二两（60g）；菟丝子五钱（15g）；凤眼草二钱（6g）；槟榔一两（30g）；葫芦巴、莲心各五钱（15g）。

上药共研为细末，炼蜜为丸，如梧桐子大。每次服三十丸（9g），空腹好酒送服。治疗五劳七伤、四肢无力、下焦虚冷、夜梦遗精、阳痿不举等症。

神仙紫霞杯

昔宋英宗皇帝，朝思暮想欲得一皇子，诚心祝祷，愿天降子。某天突然有一道人身穿草衣，头挽大髻，腰系药葫芦，携一水火篮，手持龙湖拐杖，来到殿前。群臣议论纷纷：“这个道人不知什么时候入朝，冲入金门。”道人奏说：“我是从蓬莱到此，因皇上求子心切，我听说后，来此奉上蟠桃延年益寿丸及紫霞杯，请求皇上笑纳。”皇上说：“此酒此杯，是什么仙术？从何处得来？”道人说：“这是纯阳真人参加蟠桃会祝贺王母娘娘的酒杯，请陛下饮服。”皇上说：“这对我有什么益处？”道人说：

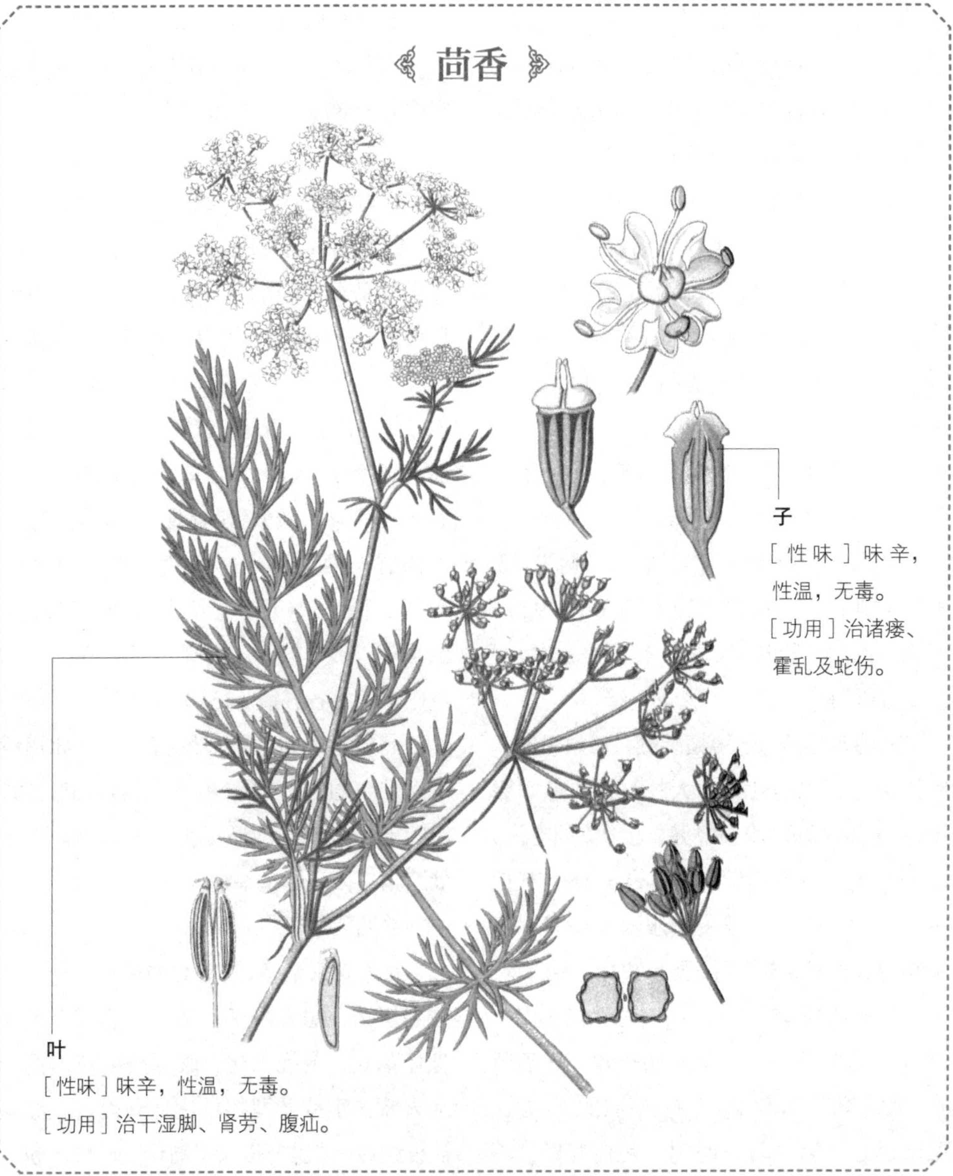

“可以使宫妃怀孕。”皇帝听闻后十分高兴，命光禄寺排摆筵宴，好好酬谢道人。道人说：“我不需要筵赏。”接着传授紫霞杯治法，化一道青光，灼然而去。皇上叩首拜谢，此后皇上得子甚多。

偈曰：蓬莱仙赐紫霞杯，九转灵丹药更奇。万病尽消身体健，还童返老似婴儿。

硫黄八两（240g）；雄黄五钱（15g）；

乳香三钱（9g）；没药三钱（9g）；辰砂五钱（15g）；血竭二钱（6g）；沉香二钱（6g）；麝香三钱（9g）；檀香三钱（9g）；降香一两（30g）；牙香二两（60g）；茅香一两（30g）；人参、附子、川乌、川芎、当归、肉桂、破故纸（补骨脂）、肉苁蓉、黄精、白芷、枸杞子、芍药各三钱（9g）。

以上各药入油锅煎煮。先用油一斤浸泡药物二三天。煎熬至药物变为焦黑色，过滤去渣，再用油锅溶化硫黄，再倒出上面清油，冷却后将锅底硫黄倒入盆内，洗去泥土砂石，再用油锅溶化硫黄。周而复始三次后倒出上面浮油，留下硫黄，每一两硫黄用铜勺化开，加入麝香末三分（0.9g），搅匀，先以小酒杯一个，用纸封紧口，中间开一孔，将化开的硫黄药液导入酒杯内一荡，即做成酒杯一个。按照此法做成酒杯数个，冷却后酌酒。做法与浇响糖相似。

沉香内补丸

能治疗多种疾病，补益虚损，健运脾胃，增进饮食，填精补髓，延年益寿。服至年余，身轻体健，妇人服之疗效更好。

沉香五钱（15g）；广木香五钱（15g）；乳香、没药各三钱（9g）；人参五钱（15g）；母丁香三钱（9g）；石燕一对（9g），用烧红醋浸泡；海马一对（6g），酥炙；鹿茸五钱（15g），酥炙；仙灵脾（淫羊藿）五钱（15g），酥炙；穿山甲五钱（15g），灰炒；韭菜子五钱（15g）；八角茴香五钱（15g）；木通一两（30g），炒；小茴香一两（30g），炒黄；甘菊花五钱（15g），盐炒；川楝子，酒浸泡一夜，去皮、核，一两（30g）；蛇床子一两（30g）；白茯苓一两（30g）；大附子一个（25g），炮去皮；川椒一两（30g），去目；枸杞子一两（30g）；麝香少许（0.3 ~ 0.6g）；葫芦巴入羊肠入内酒煮，一两（30g）；丁香五钱（15g）。

上药共研为细末，酒糊为丸，如梧桐子大。每次服三十丸（9g），空腹温酒送服，仍用干物压药。忌食生冷、腐粉、鱼腥、各种动物的血四十九日。此外可用紫梢花、松节、皮硝三味煎水外洗，每日一次。

下卷

痰症方

秘传紫府青津丸（治虚实痰火神方）

女贞子四两（120g），用黄芩、黄连水浸泡一夜，次日滤去水分，蒸熟后，再晒干，共按此法加工三次。

白石膏四两（120g），煅过，研为细末，加入鲜品桑叶四五斤（2 ~ 2.5kg），煎煮净汁液一碗（200ml），煮干，再加入紫苏四两（120g）、荆芥一两（30g），煎煮取清汁，再熬干，备用。

知母四两（120g），切片，分为四份，加人乳汁、童便、青盐，拌润后放置一夜，生用一份，次日均用微火炒。

黄柏四两（120g），按照炮制知母的方法加工。

白芍药一两（30g），用煎煮桑白皮所得汁水煮，煮干备用。

贝母二两（60g），用姜矾水煮，煮干备用。

杏仁二两（60g），去皮尖，用青盐水煮，煮干备用。

天门冬二两（60g），去心，切细，微火炒干。

麦门冬二两（60g），去心，微火焙干。

人参一两（30g），切成大片，用好酒拌润，放置一夜。加入白酒曲末炒热，下人参，微炒干，去曲留人参备用。

茯神二两（60g），去皮心，人乳汁拌润，放置一夜。次日火焙干备用。

黄芪一两（30g），切片，蜜水拌润，放置一夜，次日焙干。

糖球肉五钱（15g），用于除去人参、黄芪的滋腻之性。

当归一两（30g），酒洗晒干，切片，用酒拌润，放置一夜，次日炒用。

陈皮一两（30g），去白，炒用。

百合二两（60g），姜汤泡后，焙干备用。

以上共十六味药物，分别按照规定的方法和剂量认真炮制，然后混合在一起，进一步焙干，研为很细的粉末。另取梨汁半斤（250g）、炼蜜一斤（500g），拌匀后上药末，为丸，如桐子大。每次服三钱（9g），早晚各一次，白开水送服。此丸的功效为：制伏相火，滋养真阴，滋润肺脏，上能清降心火，下能滋补肾水，清热化痰，令火升降如常，使人病愈而安。

论痰治法

《黄帝内经》记载："多种疾病的发生、发展均与痰饮密切相关。痰的本源是水，

知母

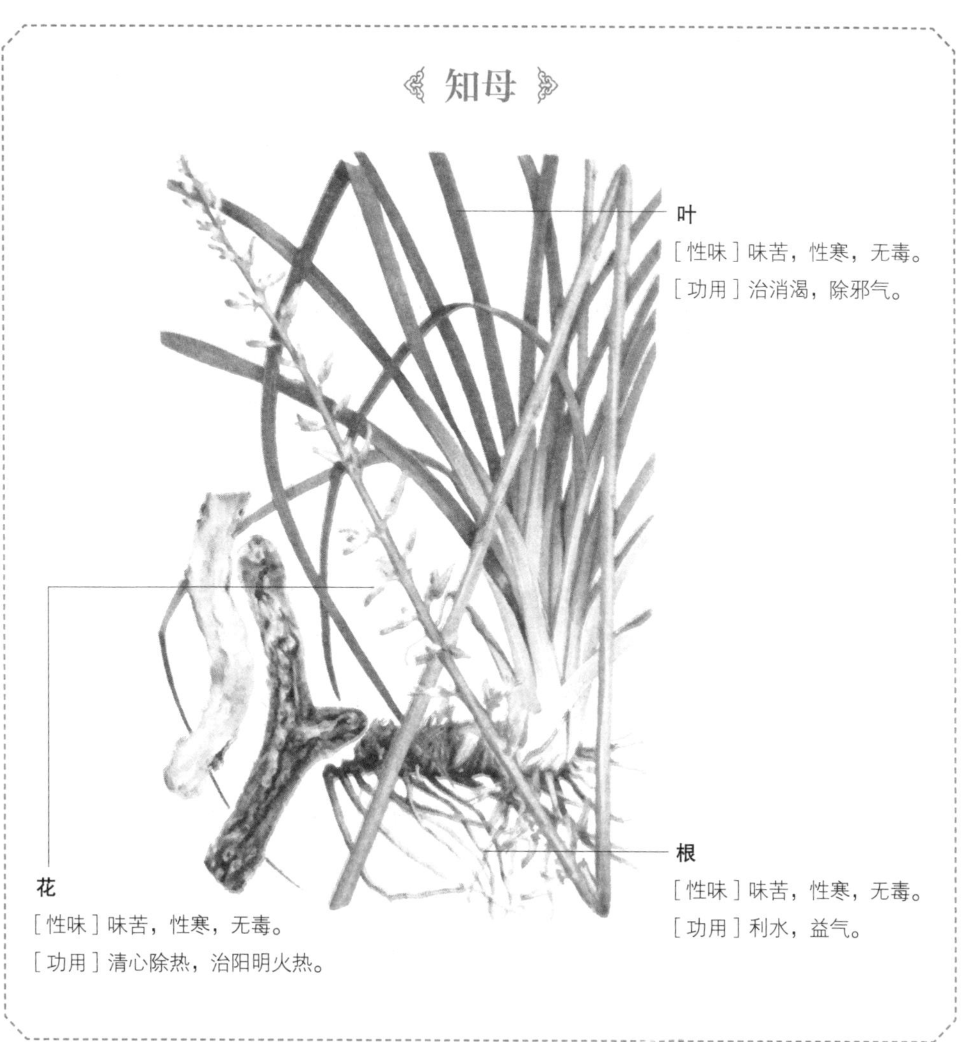

与肾的生理功能相关。痰的运动形式表现为湿，与脾关系密切。脾主运化水湿，性喜燥恶湿。湿邪可以生痰，寒邪又可生湿。”因此古人用二陈汤作为治痰饮的基础方。方中半夏味辛性温，善于燥湿，以产于山东的质量为好。如果不炮制成半夏曲，难免在直接入药时产生过于燥烈的弊端。如果炮制不得法，也难以取得预期的疗效。凡是用半夏治疗痰饮病，必须炮制成半夏曲入药，具体炮制方法分述如下: 具法于后。所说的齐半夏，就是出产于山东的个大、带麻点的半夏。

半夏曲法

通常是将一斤（500g）个大的山东半夏用水浸泡二三天，以其内外全部泡透、没有灰为度，将其捣作粗末，取生姜汁一茶盏（20ml），同煅白矾四两（120g）混合，再一起煎煮，使其溶化，然后与半夏粗末拌匀，晒干备用。

治疗风痰，则改用猪牙皂角半斤（250g），加水四碗（800ml），煎煮至二碗（400ml）后与半夏粗末拌匀。

治疗脾胃虚弱所生湿痰及火痰，则改用竹沥或荆沥水与半夏粗末拌匀。

治疗老痰、顽痰，服用多种药物难以见效或无效者，用霞天膏一碗拌半夏，再晒干，然后加入竹沥炮制半夏曲。霞天膏的制作方法见下文。

上述各种步骤结束后，还应将拌匀的半夏末装入用楮叶纸封口的罐中，按照造酒曲的方法，将罐放置在屋檐下通风处。

清气涤痰丸

功效为健运脾胃、清化痰涎、宽胸利膈、增进饮食。

半夏曲，按照前法炮制，随症用一斤（500g）；牛胆南星十两（300g）；橘红、山楂肉、瓜蒌仁，去油；枳实、莱菔子，炒各八两（240g），茯苓、白术、黄连各八两（240g）；香附，加青盐二两（60g），水浸泡，炒用；枯黄芩，微炒；甘草、道地紫苏子各六两（180g）；上等沉香二两（60g）；白芥子三两（90g）。

上药共研为细末，加竹沥水，糊为丸，如梧桐子大。每次服一钱五分（4.5g），空腹或睡前服。

用于顽痰，加天门冬四两（120g），青礞石二两（60g），与风化硝一起煅制。如果阴虚火盛，应当以滋阴降火为主，兼服前面列举的药物。

霞天膏方

霞天膏是按照清理仓廪的方法设计的。用这种方法炮制半夏曲，或者将霞天膏与相关的丸药配合使用，可以使顽固胶结之痰随大便排出体外，且不损伤病人元气，不伤害脾胃。凡治疗胶结老痰，不选用霞天膏就很难取效。

黄牯牛肉是制作霞天膏的主要原料，要选用一二岁的纯种黄牛，挑选健康无病，身体健壮的，将无筋腿肉十二斤（6kg），切成指头大的小块，用长流水，放入大铜锅内用新鲜的水煎煮。根据锅内水分蒸发的情况，随时往锅中加入开水，应当使水始终淹没牛肉，并高出五六寸。不断地掠去漂在上面的浮沫，煎煮至肉烂如泥时去渣。

将肉汁用细布过滤入小铜锅内，再用桑柴以中等火力继续煎熬，不停地搅动，直至肉汁熬得像稀糖、滴水不散、如琥珀色为止。常规每十二斤（6kg）牛肉，可制取霞天膏一斤（500g），用瓷罐盛装，冬月制作、服用霞天膏最佳。

白玉丹

专治久病咳嗽。

天花粉（瓜蒌根）一斤（500g），用清水浸泡洗，刮去粗皮，切片晒干，磨为细末。过筛取极细末，用绢袋盛装，再以清水泡洗出绢袋中的浆汁，最后将绢袋中的药渣取出加清水浸泡，反复漂洗五至七遍，直到除尽药物的苦味为止，晒干后取十二两（360g）。取河南出产的绿豆粉，用水漂三到五次，晒干后取四两（120g）。

山楂

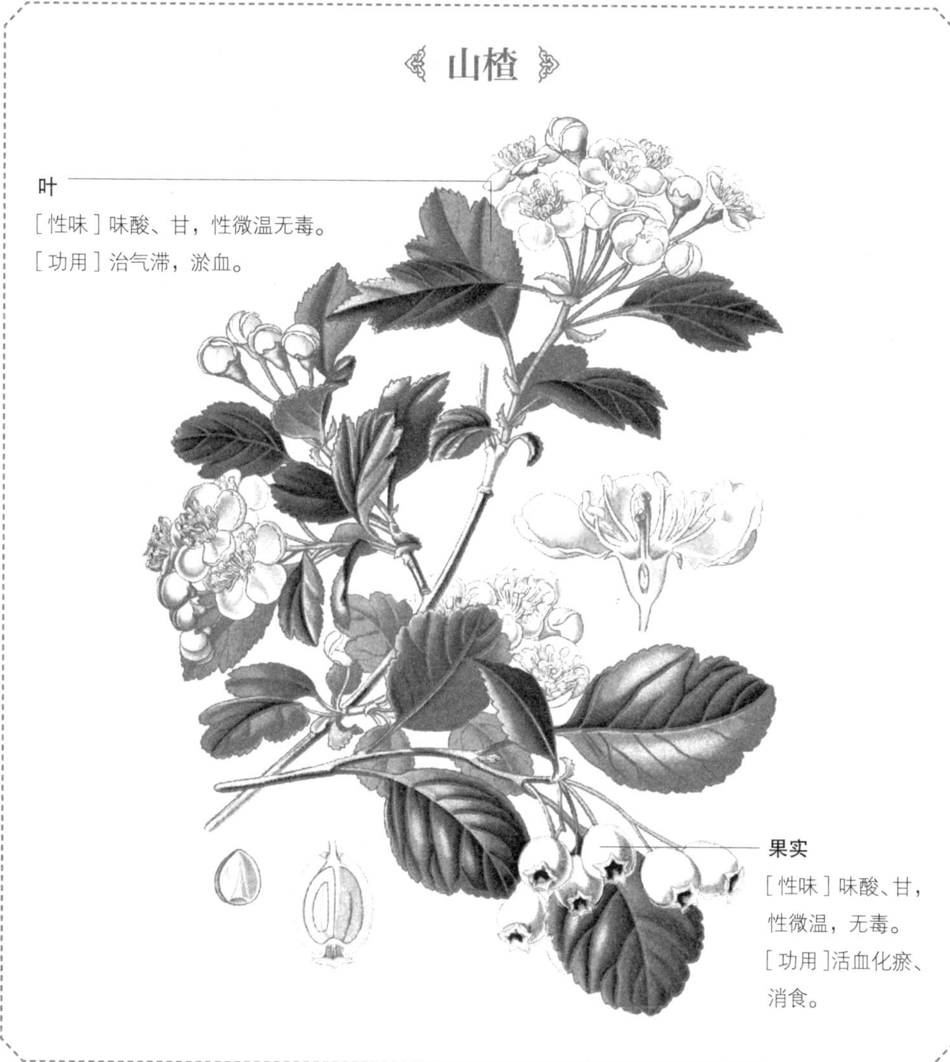

天花粉和绿豆粉共计一斤（500g），再取苏州产的薄荷叶一斤（500g），入瓶时，药粉与薄荷叶应层层间隔，密封瓶口，放入锅内隔水煮，煮沸时间以三炷香（90 分钟）时间为标准。最后取出药瓶，冷却，筛去薄荷叶，留药粉备配。

白檀香、白石英、白硼砂各五钱(15g)；白豆蔻、玄明粉一两（30g）；石膏二两（60g），煅；柿霜三两（90g）；白糖霜八两（240g）。

上药共研为细末，和前面的药粉合在一起，装入瓶中。每次取二匙（3g）含化。有化痰止咳、养阴开胃、滋阴降火、醒酒解酒、清心明目、除烦止渴等作用，疗效显著。

法制清金丹

主治痰火引起的咳嗽，有生津止渴，消食顺气，调中和胃之功。

广陈皮一斤（500g），挑选颜色较红者，用米泔水洗净，进一步除去白色内皮，切成大片晒干。另取枳壳四两（120g），去穰洗净，用水六碗（1.2L）浸泡一夜，煎取浓汁二碗（400ml），与陈皮拌匀，浸泡一夜，次日将泡透的陈皮上笼蒸透，然后晒干。

第二步，用甘草三两，去皮，按照上面煎煮枳壳的方法取浓汁，再与第一步加工过的陈皮拌匀，浸泡一夜，次日蒸透晒干。

第三步，用款冬花四两（120g），去茎梗后洗净，按照上面煎煮枳壳的方法取浓汁，再与第二步加工过的陈皮拌匀，浸泡一夜，次日蒸透晒干。

第四步，用桔梗四两（120g），去茎洗净，用水按照上面的方法浸泡一夜，煎取浓汁二碗（400ml），去药渣；加入白硼砂、玄明粉、青盐各四钱（12g），入汁化开，仍按照前面的方法拌陈皮，浸泡一夜，

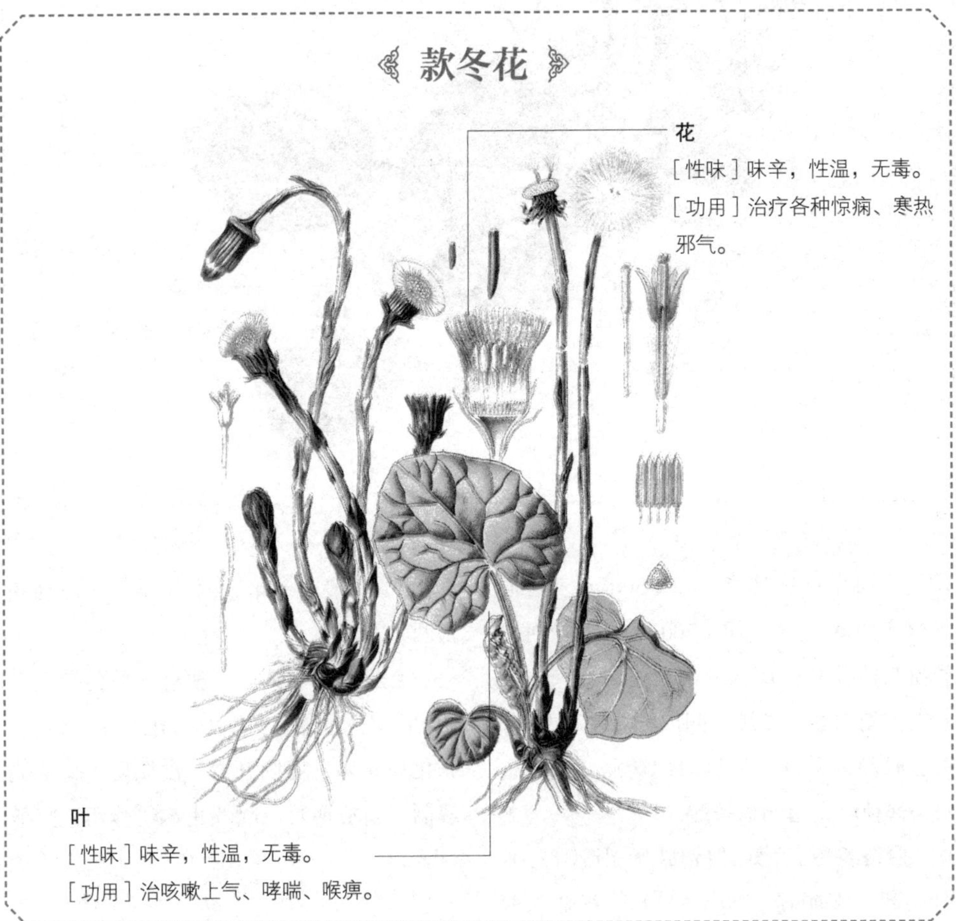

次日蒸透晒干。

第五步，用竹沥水浸拌，按照上面的方法蒸晒。

第六步，用梨汁浸拌，按照上面的方法蒸晒。

第七步，用姜汁、萝卜汁浸拌，按照上面的方法蒸晒。

广陈皮经七次加工后，同下列药物组合成清金丹：

沉香三钱（9g）；檀香三钱（9g）；山楂米一两（30g）；百药煎一钱（3g）；细茶一两（30g）；乌梅肉一两（30g）；白硼砂五钱（15g）；五味五钱（15g）；人参一两（30g）；天花粉一两（30g）；薄荷叶一两（30g）；半夏一两（30g），姜汁炒。

上药共研为细末，加入白糖霜十两（300g），炼熟蜂蜜十两（300g），和匀。入臼中捣千余下，压成饼状。睡前或者在有痰火涎嗽时含咽。能降火清热、化痰止嗽、消食宽中。

造百药煎法

五倍子，不拘量，敲碎如豆瓣大小，除去杂质，用白酒糟拌匀，放置在温暖的地方，让其发酵，等到其味酸而不涩时。取出晒干，研末备用。

神化丹

马兜铃、水芹菜、旋覆花、酱瓣菜各半斤（250g），都用新鲜的；薄荷八两（240g）；五倍子五两（150g）。

将上六味捣碎，制成饼状，腌制七天，让其长出白毛。再采摘前面的四种鲜品，捣烂绞汁液，拌先前做好的药饼子，再捣千余下。如此反复加工四十九次，临用时取药饼半分(0.15g)，放在舌头上闭口含化，疗效如神。

太极霜

用黑铅打做二三分厚的片子，再制成两个半球型的盒子，最后对焊一球形物。用童男童女尿液浸泡一百天，浸泡的时间长一点也无妨。用的时候，将球剖开，刮取铅球壁附着的白霜，每次服用二三分（0.6 ~ 0.9g），有快速降痰的功效。如要检验太极霜的疗效，可以将白霜放在刚吐出的痰液上，如果痰液迅速化成水，即说明太极霜的疗效可靠。

治痰快气消隔食神方

山东半夏一斤（500g），洗；天南星一斤（500g），去皮；生姜一斤（500g）；皂角一斤(500g)，切碎；白矾一斤(500g)。

上五味用水煎煮至天南星中心部位无白点为止，去掉皂角不用，将生姜切碎，同天南星、半夏晒干，或用火焙，然后与下列药物相配：

青皮，去穰；陈皮，去白；莱菔子，炒另研；苏子，炒；神曲，炒；香附子，姜汁煮，去毛；麦芽，炒；干葛、杏仁，去皮尖另研；山楂。以上各半斤（250g）。

上面的药连同半夏、天南星、生姜三种加工后的药物各一斤（500g），混合在一起后研为细末，再用生姜汁浸泡，蒸熟制作成丸，如桐子大。每服五六十丸（约9g），临睡前用茶、酒送服。

治顽痰不化方

石青一两（30g），石绿半两（15g），均研为细末，用水飞法炮制二种药物后再和成面糊，然后制成丸。每次服十丸（9g），温开水送服，服药后，吐出痰一二碗（200～400ml），不用惊慌。

九炼玄明粉法

将玄明粉炼制出来以后，再依次加入梨汁煎煮一次，童男童女尿液煮一次，甘草水煮一次，海粉煮一次，藕汁煮一次，生半夏汁煮一次，连同炼制玄明粉时的步骤合在一起，总共炼制九次。对于消痰有很好的效果。

神水方

用出山铅打片十斤（5000g）做成二十个小片，按照下面叙述的方法悬吊在瓦缸上，放入锅中，用好酒好醋各十斤（5000g）熏蒸铅片，收集凝结在铅片上的水珠。临用时服用水珠一二匙（约5ml），消痰作用显著。

取水珠的方法如下：

把上下两只瓦缸口对口地合封在一起，

天南星

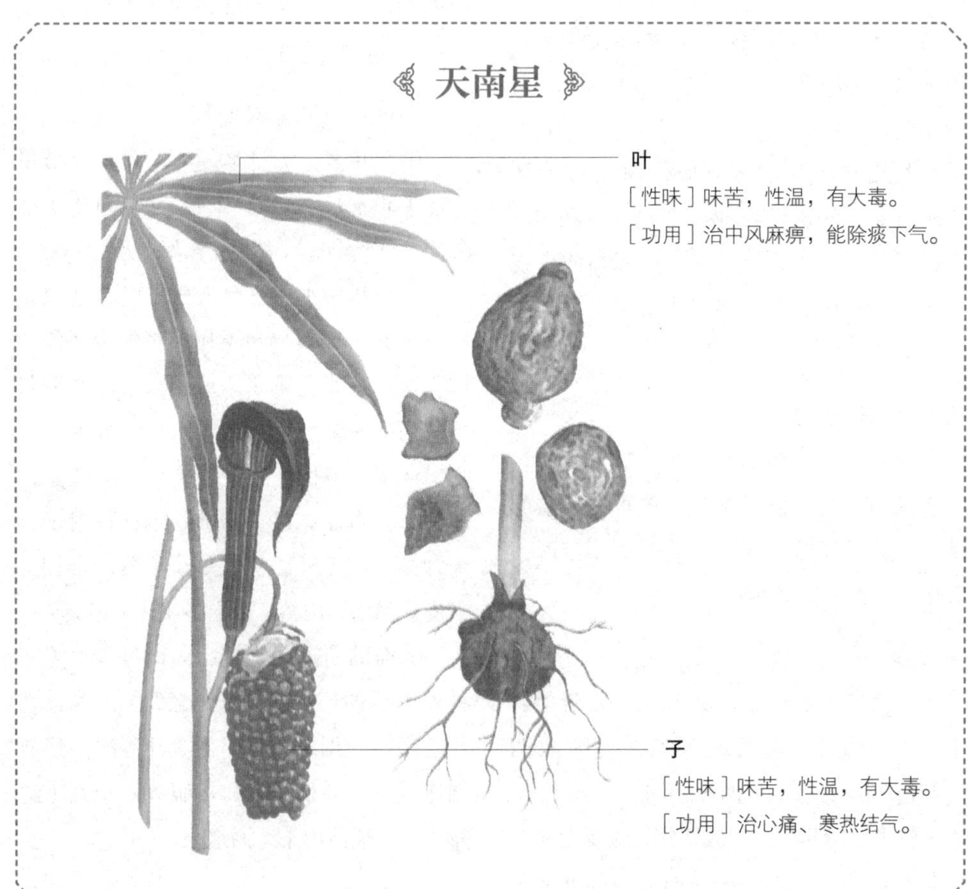

上缸内悬吊铅片，下缸内储存酒醋，用柴火在下缸下方煨酒醋十二炷香的功夫（约6小时），收集到铅片上滴下来的水珠之后，按照本小节所述方法服用。

痰中欲绝吹鼻散

用大茶子一颗（20g），糯米七粒（3g），混合研为细末。临用时取少许细末吹入患者鼻中，昏迷者吐出黏稠痰数碗（200 ～ 1000ml），即苏醒。

目症方

女贞膏

用点涂法治疗新起或比较陈旧的眼睑炎，目生翳障，疗效如神。

黄连、黄芩、黄柏、黄芪、连翘、薄荷、山栀子、山豆根各三两（90g）；取冬青叶一篮（约30g），清水净洗；菊花、千里光花、蜜蒙花。以上药用长流水一起煎煮，取浓汁，去药渣后再煎熬，放入白蜜少许（约10g），熬成膏药备用。

炉甘石三两（90g）煅后研为细末，经水飞法炮制五到七次，选净末一两（30g）。

大朱砂、熊胆、血竭各五厘；乳香、没药各一分（0.3g）；珍珠、琥珀、牛黄、冰片、麝香各一分（0.3g）；硼砂三分（0.9g）；石蟹（蜜煅）一钱（3g）；胡黄连一钱五分（4.5g）；白丁香一分（0.3g）。

上药共研为细末，投入上面所制成的药膏内，搅拌均匀，放入罐内封口。临用时，用银簪脚挑药膏少许，点涂患眼内外眼角，一日三次，疗效显著。

千金秘授保睛丸

治疗陈旧性的或新发的风眼羞明，白睛生翳疼痛，黑睛蟹睛珠破，胬肉攀睛红肿，倒睫拳毛，睑缘溃烂瘙痒，干涩，打伤，小儿痘疹入眼，迎风流泪，血贯瞳仁等多种眼科杂症。有补益肝肾、祛风活血、顺气除昏、升降水火、祛内外翳障之功。

羚羊角二两五钱（75g，可用山羊角代替）；乌犀角二两（60g，现多用水牛角代替，用量可加倍）；白珠二两（60g）；鹿茸二两（60g），酒浸焙；海蛤二两（60g），煅；人参三两（90g）；天竺黄二两五钱（75g）；陈皮三两（90g）；菖蒲三两（90g）；茯苓四两（120g），去筋；当归三两（90g）；琥珀二两（60g）；云母石一两六钱（48g）；石膏二两（60g）；秦皮二两（60g）；白芍药四两（120g），浸酒一宿；沉香一两（30g）；扁豆四两（120g）；苍术三两（90g），酒浸曲炒；细茶四两（120g）；菊花三两（90g）；天门冬二两五钱（75g），去心；生地黄八两（240g）；川芎三两（90g）；麦门冬五两（150g），去心；地肤子二两（60g）；石斛三两（90g）；巴戟天三两（90g），去心酒炒；熟地黄八两（240g）；井泉石二两（60g）；柴胡二两五钱（75g）；车前子二两（60g）；菟丝子三两（90g）；肉苁蓉三两（90g），酒浸洗；龙胆草二两（60g）；木香二两五钱（75g）；细辛二两五钱（75g）；草决明（决明子）二两（60g）；薏仁五钱（15g）；庵闾子二两五钱（75g）；五味子三两（90g）；黄连三两（90g）；远志二两五钱（75g），去心；苍耳子三两（90g）；防风二两（60g）；

黄芪二两五钱（75g）；泽泻二两（60g）；玄参二两（60g）；白蒺藜二两（60g），去刺炒；牛蒡子二两（60g）；砂仁二两（60g）；木通二两五钱（75g），炒；香附子二两（60g）；连翘三两（90g）；仙灵脾（淫羊藿）一两五钱（45g）；谷精草三两（90g）；旋覆花二两（60g）；知母二两五钱（75g）；威灵仙二两（60g）；桔梗三两（90g）；黄芩三两（90g），酒炒；山茱萸六两（180g）；枳实二两（60g）；麻黄一两五钱（45g）；酸枣仁五钱（15g）；牡蛎三两（90g）；款冬花二两五钱（75g），炒；秦椒二两（60g）；诃子二两（60g）；木贼二两（60g），酒浸炒；蒲黄一两五钱（45g）；山药八两（240g）；侧柏叶二两五钱（75g），焙；枸杞子六两（180g），酒焙；蜜蒙花六两（180g）；夏枯草二两五钱（75g），炒；蔓荆子二两（60g），炒；青葙子二两（60g），炒；石决明四两（120g），煅；葳蕤仁（玉竹仁）二两（60g），去油；菁箱子一两五钱（45g）；黄柏八两（240g），盐酒炒；牛膝二两（60g），酒浸；甘草二两五钱（75g），炒；百部二两五钱（75g），去蒂炒；山冬青子二两（60g）；豆蔻一两五钱（45g）。

上药共研为细末，炼蜜为丸，每丸重一钱五分（4.5g），外面用辰砂裹。药物共计八十八味。

如果用保睛丸治疗障翳，以米泔水煎汤送服。治疗睛暗青盲，用当归煎汤送服。治疗气障两眼红肿，用木香煎汤送服。治疗血虚所致的视物昏花等七十二种眼科疾病，均用薄荷煎汤送服。治疗小儿痘子入眼，用谷精草煎汤送服。

菖蒲

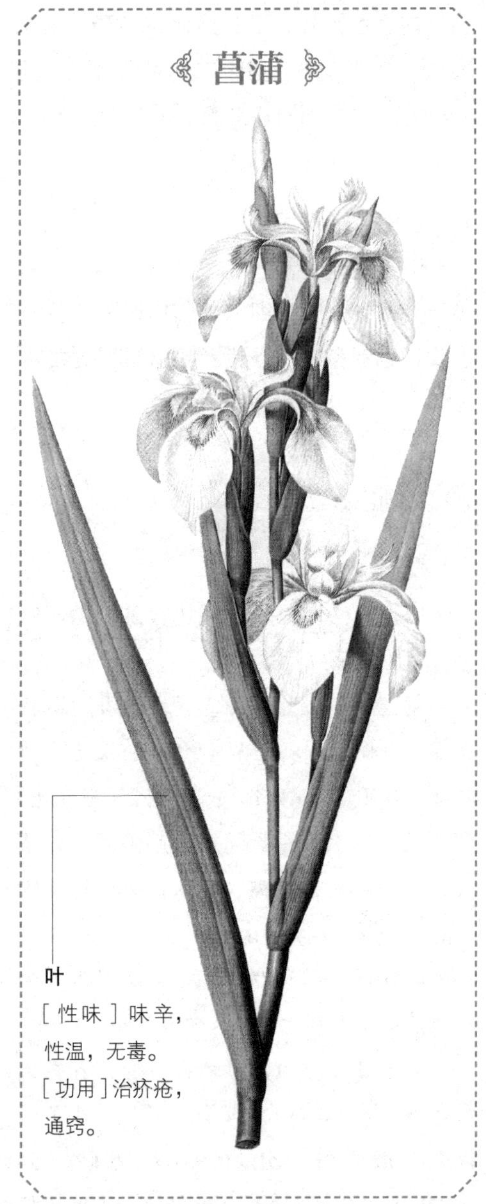

明目补养四神丸

取甘州产的枸杞子四斤（2kg），分为四份，先用好酒洗净。一斤和四两（120g）川椒同炒，去川椒。一斤和四两（120g）

生芝麻同炒，去生芝麻。一斤和四两（120g）小茴香同炒，去茴香。一斤和四两（120g）上好的薄荷同炒，去薄荷叶。

炒过的枸杞子都要放在地上消除火气，然后加生地黄、熟地黄、白茯苓、白术、菊花各四两（120g），炼蜜为丸，如桐子大。每次服五六十丸（约 9g），无灰酒或盐开水送服。

秘传煎药加减妙方

本方由当归、川芎、柴胡、枳壳、羌活、独活、前胡、桔梗、黄连、甘草、甘菊、薄荷组成，以灯芯草三十根（6g）为引。用水两碗（400ml）煎服。加减法如下：

眼泪较多者，上方加独活、薄荷；

眼内发痒者，上方加防风、荆芥；

血贯瞳仁者，上方加青葙子、草决明（决明子）；

眼球表面生翳障者，上方加木贼、蝉蜕、石决明（火煅）、白蒺藜；

目疾常于春季复发，上方加龙胆草、生地黄；

眼痛、头痛剧烈者，上方加黄芩（酒

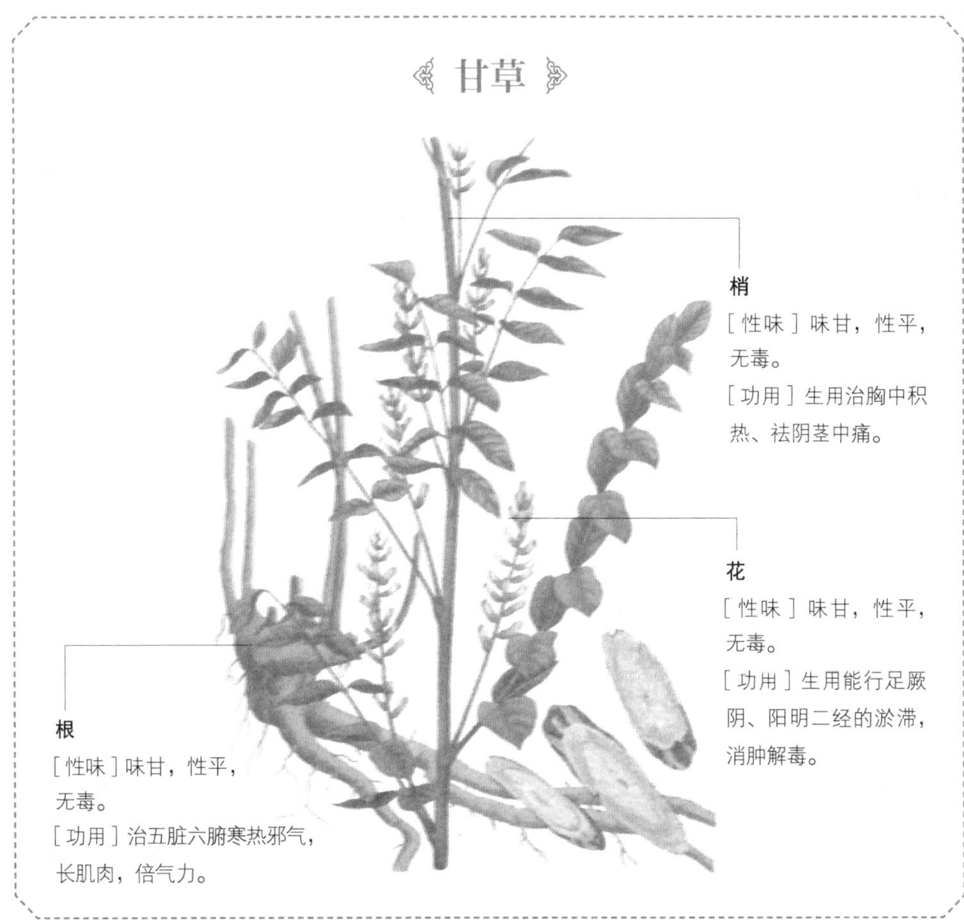

炒）、蔓荆子；

胃火亢盛者，上方加石膏。

神妙膏

本方由甘草、羌活、细辛、黄连、贝母、菊花、当归、枳壳、大黄、白芷、生地黄、防风、荆芥、木贼、黄芩、川芎、苍术、猪苓、泽泻、白术、薄荷、桔梗、石斛、赤芍药、蔓荆子、草决明（决明子）、牛蒡子、青葙子、菟丝子、车前子、夏枯草、地骨皮组成。

将四两（120g）羊脑、炉甘石放入一布袋中，连同上面所列的三十二味药一起水煮三昼夜。然后弃去余药，只将炉甘石取出，放入乳汁中浸泡。有的医书中记载，将炉甘石取出，放入瓷器中再扣上一只碗，用火加工半炷香时间。其实这样加工并无必要，只要将炉甘石从乳汁中取出，研细如面粉状即可。

若用神妙膏治疗火眼，应取制备好的炉甘石一两（30g），加入熊胆三分（0.9g），冰片二分（0.6g），朱砂三分（0.9g），混合点眼。

若用神妙膏治疗目生翳障，应取制备好的炉甘石一两（30g），加入硼砂一钱（3g），胆矾五分（1.5g），海螵蛸一分（0.3g），槟榔一分（0.3g），鹰粪二分（0.6g），混合在一起后研为细末以点眼。

若用神妙膏治疗胬肉攀睛，应取制备好的炉甘石一两（30g），加入硼砂二钱（6g），胆矾五分（1.5g），海螵蛸二分（0.6g），珍珠二分（0.6g），琥珀二分（0.6g），麻雀粪二分（0.6g），冰片一分（0.3g），辰砂二分（0.6g），槟榔二分（0.6g），混合后共研为细末点眼。

洗眼方

一方用桑柴烧成的灰烬调制热汤，放置后取澄清液洗眼。

另一方是在立冬当天采摘桑叶一百二十片（30g），每逢后面说的日子，就取用桑叶煎制的药水来洗眼。如遇当年是闰月之年，应该在头一年多采十片桑叶来煎制药水，并在闰月前一月定好洗眼日期。洗眼当天，须忌荤腥、酒，吃素食，如此做，效果就会显著。洗眼的日期为：正月初五、二月初一、三月初五、四月初八、五月初五、六月初七、七月初八、八月初八、九月三十、十月初十、十一月初十、十二月初一。

魏斗蓬点眼方：扫霞散

用炉甘石一两（30g），用熔银的罐子装好，烧七次，并用童便淬火七次，再用陶瓷罐子装好，然后将罐子埋入土中九天，以除尽火毒。

石燕子三钱（9g），用醋淬火七次，再按照上述方法埋入土中，以除尽火毒。

硇砂一钱（3g），乳汁制。

硼砂二钱（6g），飞丹五钱（15g），黄连三钱（9g），乳香三钱（9g），没药三钱（9g），熊胆二钱（6g），冰片六分（1.8g），麝香六分（1.8g），珍珠三钱（9g），珊瑚三钱（9g），血竭二钱（6g），当归须三钱五分（10.5g），石蟹二钱（6g），轻粉二钱五分（7.5g），白丁香三钱（9g）。

上药共十八味，如要用于除去翳障，

川芎

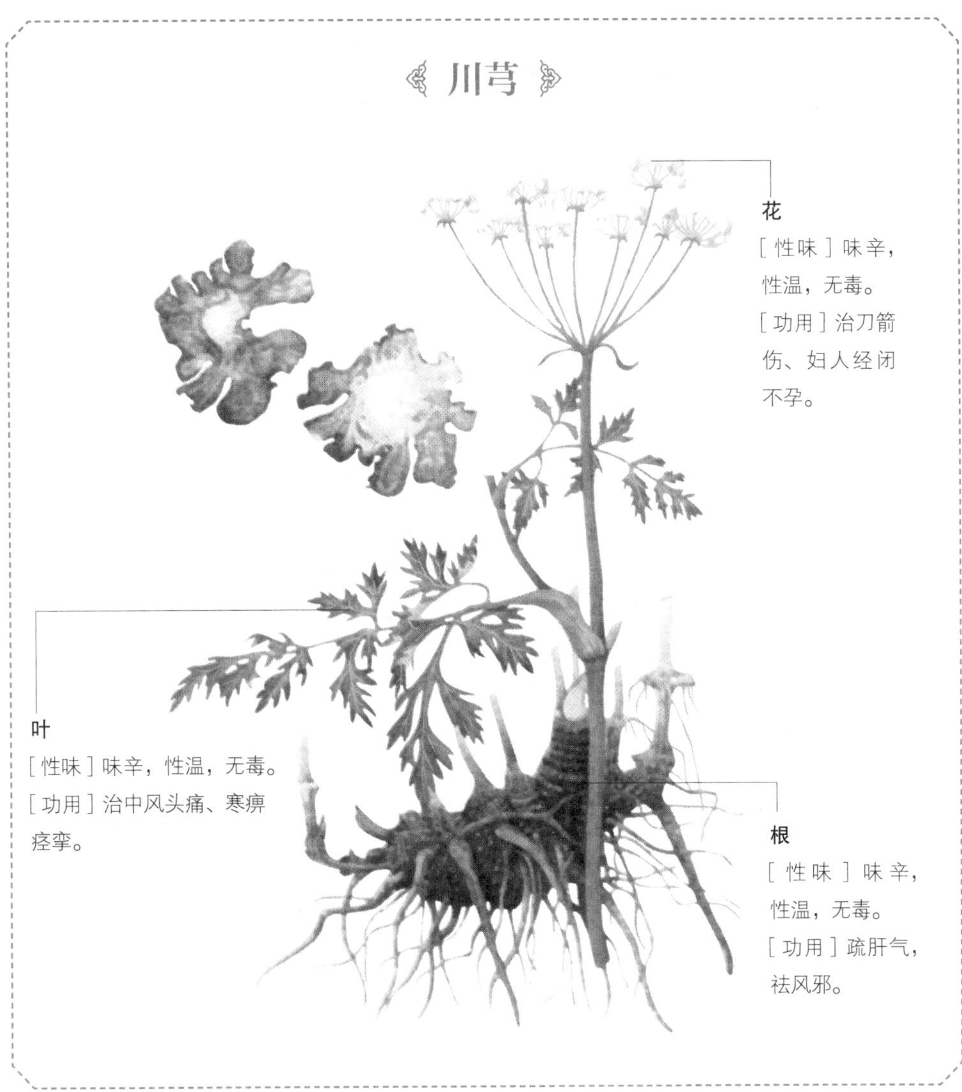

上方加磁砂（1.5g），海螵蛸（1.5g）。

吹鼻六圣散

川芎、雄黄、石膏、乳香、没药各一钱（3g），盆硝五钱（15g）。

上药共研为细末。可以治疗赤眼，流冷泪，头风，耳中痛痒，鼻塞声重，牙痛。嘱患者口里先含一点水，医者用小管吹药一二分，吹入患者鼻内，令患者吐出口中所含的水，过一小会儿，上述症状即可缓解。

风症方

青金锭

治男女中风、痰厥、牙关紧急、口不得开，难以服药以及两侧扁桃体肿大，闭塞咽喉部位，不能言语等。还可以治疗小儿惊风、痰迷神窍、不省人事。取此药一锭，用井花凉水磨化，用绵纸蘸药汁滴入鼻孔，任其顺势流入咽喉内。此后听见痰鸣声时，吸出风痰，患者即可苏醒。疗效确切。

玄胡索三钱（9g），麝香一分（0.3g），青黛六厘（0.18g），牙皂十四枚（30g），放在火中煨熟。

共研为极细末，用清水调匀做成锭，每锭重五分（1.5g），阴干备用。

金弹子

治疗各种风证，身体瘫痪，手足顽麻，半身不遂，口眼歪斜及寒湿所致的筋骨疼痛，偏坠疝气等病症。

天麻、升麻、草乌、防风、荆芥、石斛、细辛、半夏、白芷、羌活、甘草、秦艽、川芎、苍术、僵蚕、蝉蜕、全蝎、露蜂房、乌药、当归、海风藤、乳香、没药、朱砂、雄黄、金银花、两头尖、何首乌、石菖蒲各五钱（15g），木香三钱（9g），麝香二钱（6g）。

上药共研为细末，备用。麻黄去节二斤（1kg），紫背浮萍八两（240g），共用水煎取浓汁，除去药渣，放入上面的药末，煎熬成膏，和匀为丸，如龙眼大，再以金箔为衣。每次服一丸（9g），葱姜煎酒送服。

神秘浸酒方

治疗身体瘫痪，半身不遂，口眼歪斜，各种风证引起的剧烈疼痛，疗效显著。

何首乌一两（30g）；石菖蒲一两（30g）；生地黄七钱（21g）；天麻七钱（21g）；白附子五钱（15g）；白茯苓五钱（15g）；苍耳子一两（30g），上药炒制、研为细末；五灵脂五钱（15g），炒；牛膝七钱（21g）；天南星七钱（21g），姜汁炒；二蚕砂五钱（15g），炒；当归七钱（21g）；苍木五钱（15g），米泔水浸炒；半夏七钱（21g），姜汁炒；红花五钱（15g）；光草乌末五钱（15g）；陈皮五钱（15g），去白；防风五钱（15g）；汉防己五钱（15g）；赤芍药五钱（15g）；甘草三钱（9g）；黄柏五钱（15g）；木瓜七钱（21g）；川芎五钱（15g）；桑树上络藤一两（30g）。

上药切碎，用布袋盛装，悬入酒坛中，用无灰好酒一斗（2L）浸泡，将瓶口密封，放在大锅里用水煮，煎煮时间不少于五炷香（2.5 小时）。病人不拘时服，以微醉为度。

金刀如圣散

治疗男女各种风证，瘫痪，半身不遂，口眼歪斜，腰膝疼痛，手足顽麻，言语不利，步履艰难，遍身长疮、癣、疥、癞，毒邪上攻头目，耳内如有蝉鸣，口咽中痰涎噜噜，皮肤瘙痒，偏正头痛，无论病程新久。除此之外还可以治疗破伤风引起的角弓反张、蛇犬咬伤、金疮、湿邪引起的疮疡。

石斛一两（30g）；川乌、草乌、苍术各四两（120g）；甘草三两（90g）；人参五钱（15g）；荆芥、何首乌、川芎、白芷、细辛、当归、防风、麻黄、全蝎、天麻、藁本各五钱（15g）；两头尖二钱（6g）。

上药共研为细末。每次服五分或一钱（1.5g 或 3g），临睡前用酒调服。不可以多饮酒，忌食各种风热发物。服药后觉周身发麻发痒，是药物发挥作用的表现。

追风逐湿遇仙膏

治疗风湿所致的关节疼痛，或痰核肿痛，皮肤麻木燥痒，及各种风证，疗效如神。

豨签草、海风藤、大半夏、蓖麻子、麻黄、川乌、草乌、南星、羌活、桂枝各四两(120g)，独活、细辛、玄参、当归、荆芥、金银花各一两（30g）。

用纯正香油七斤（3.5kg），葱汁、生姜汁各二碗半（500ml），混合后浸泡上述药物一夜，再放入铜锅内，用大火煮后，再转小火煎熬，本方药物不容易变黑，必须要熬到油滴颜色发黑才撤火，然后除去药渣。按照药油一斤（500g）、水飞法炮制过的好丹九两（270g）的比例，投入丹药；待丹、油混合成膏状之后，再加入白水煮过的松香一斤（500g），黄蜡一斤

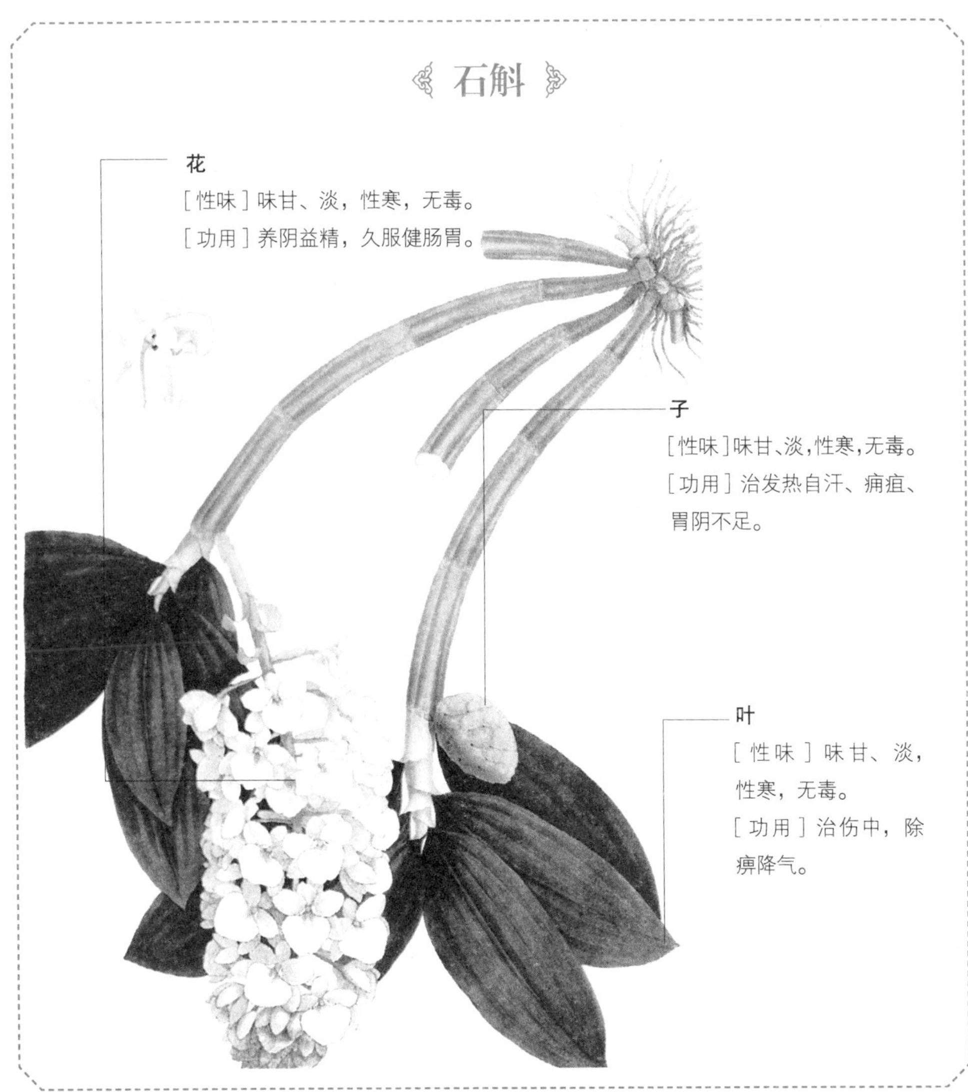

（500g），待溶化后搅拌均匀，等药物温度冷热适宜时加入下面的药物：

没药、乳香、木香、轻粉、胡椒各四两（120g），白芥子一斤（500g）。

最后加入的五味药物，要研为细末后才可以兑入膏内。如果患者牙痛，则不用轻粉。将制成的药膏，按照每斤药膏加入蟾酥五钱的比例调入蟾酥，并均匀地摊在厚纸或缎绢等织物上，再敷于患处，待患者感觉肉痒，出冷汗时再揭去膏药。

活络丹

治疗风湿引起的各种痹痛，肩、臂、腰、膝、筋骨疼痛，口眼歪斜，半身不遂，行步艰难，筋脉拘挛及各种风证。有清心明目、宽胸利膈、宣通气血之功。年逾四十岁的人，应当预防性服丹药十几丸（9g），防止中风的发生。年逾六十岁的人就不适合服用这种药了。

白花蛇二两（60g），酒浸焙；乌梢蛇五钱（15g），酒浸焙；细辛二两（60g）；全蝎十枚（10g），去尾尖；麻黄二两（60g），去节；川芎二两（60g）；血竭七钱五分（22.5g），研细；两头尖二两（60g），酒洗；没药一两（30g）；防风二两五钱（75g）；地龙五钱（15g），去土；丁香五钱（15g）；赤芍药一两（30g）；葛根一两五钱（45g）；犀角五钱（15g，现多用水牛角代替，用量可加倍）；朱砂一两（30g），研细；白僵蚕一两（30g），炒；玄参一两（30g）；草豆蔻二两（60g）；牛黄一钱五分（4.5g）；官桂（肉桂）二两（60g）；虎胫骨一两（30g，现多用狗骨代替，用量可加倍），酥炙；威灵仙一两五钱（45g）；藿香二两（60g）；黑附子一两（30g），去皮炮；川羌活二两（60g）；白芷二两（60g）；醋龟板一两（30g），酥炙；当归一两五钱（45g）；熟地黄二两（60g）；何首乌二两（60g）；安息香一两（30g）；青皮一两（30g）；天竺黄一两（30g）；麝香五钱（15g），另包；人参一两（30g）；冰片一钱五分（4.5g），另包；乳香一两（30g），另包；天麻二两（60g）；甘草二两（60g），炙；骨碎补（补骨脂）一两（30g）；黄连一两（30g）；白豆仁一两（30g）；乌药一两（30g）；香附一两（30g）；茯苓一两（30g）；黄芩二两（60g）；松香五钱（15g）；白术一两（30g）；大黄一两（30g）；木香一两（30g）；沉香一两（30g）。

上药共研为细末，用蜂蜜制成丸药，如弹子大，以金箔为衣。每次服一丸（9g），茶、酒送服。病变部位偏上的，饭后服；病变部位偏下的，饭前服。用四物汤（熟地黄、白芍药、全当归、川芎）送服，效果更好。

定风丸

治疗半身不遂，日夜疼痛不止、呻吟不休者。

川乌、附子、草乌各一两五钱（45g），都要用生姜煮过；川椒一两（30g）。

上药共研为细末，用酒糊为丸，如绿豆大。每次服九丸（6g），不能多服，每日三次，空腹时用酒送服。

骊龙珠

治疗风邪伤人引起的多种疾病。

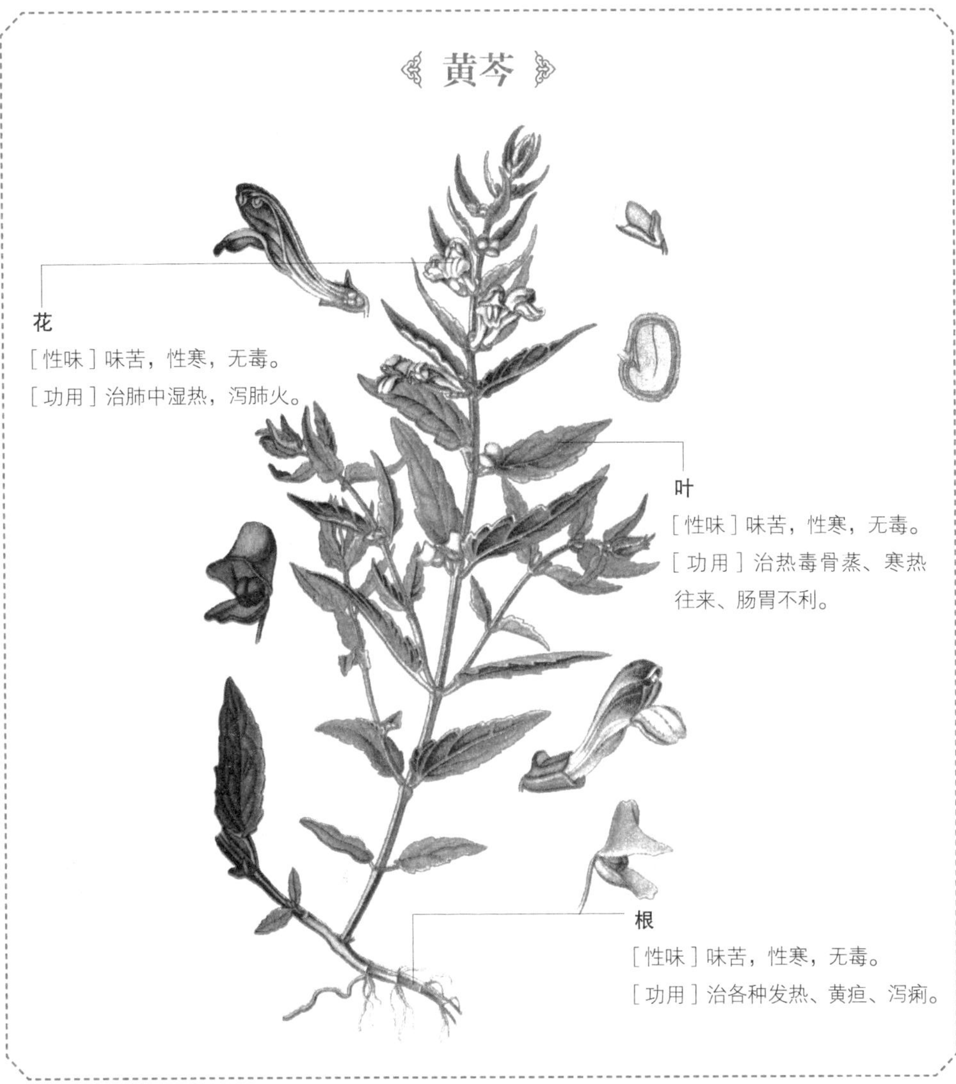

白花蛇五钱（15g），酥油炙；番木鳖一个（12g），酥炙；半夏一钱五分（4.5g）；虎胫骨一两（30g，现多用狗骨代替，用量可加倍），酥炙；麻黄三钱（9g），去节；乳香三钱（9g）；寒水石四两（120g），用加盐的泥包裹后，再用火煅红；孩儿茶一钱五分（4.5g）；没药三钱（9g）。

上药研为细末，用酒糊制成丸，如弹子大，放入铅盒内储存，待药物外面起白毛时取出，揩去外面的白毛备用。遇到需要用骊龙珠救治的病人，将一粒丸药放在灯焰上加热，等到烧出白烟时，将药丸研为末，用好酒送服，患者服药后就会出较多的汗，此时应避风，汗干后，不适症状即可缓解。

妙应膏

肉桂、军姜、川乌、草乌、羌活、独活、天南星、全当归、白芷、赤芍药、白附子、紫荆皮、石菖蒲各一两（30g）。

上十四味药用水二十碗（4L）煎至十碗（2L），将头煎药汁滤出，往药渣中加水十碗（2L）再煎，煎至三碗（600ml）时，去渣，并将头煎、二煎所得的药物混合在一起熬成膏。再选透明的松香二斤（1kg），捣碎过筛，然后取姜汁、葱汁、蒜汁、米醋、好酒各一碗（200ml），放入锅内加热，将松香徐徐放入锅内，搅拌均匀，待松香末成丝状时，再加入前面制成的药膏，用小火熬至药膏成琥珀样。另取油二斤（1kg），取土木鳖、蓖麻子、巴豆净肉各三两（90g），将它们煎熬至黑色，待药冷，将渣研碎后入油锅内再煎，煎至滴水成珠时，下飞丹八两（240g），将前面熬好的松香膏倒入，搅拌均匀，煎至黑色即起锅。等油锅温度稍微下降时，放入乳香、没药各四两（120g），牙皂末三两（90g），片脑二钱（6g），转入瓷质容器中储藏，再将装有药物的容器放入水中，除去火毒。若用妙应膏外敷治疗痞块，还应该在敷膏时加入阿魏、麝香少许（0.3 ~ 0.6g）。如果用于治疗其他疾病，则不用另加阿魏、麝香。

胜金丹

朱砂三两（90g），研；雌黄一两五钱（45g）；硫黄五钱（15g）。

将雌黄、硫黄研成泥状，并取由桑柴烧成的灰烬，在灰烬中加水后淋于锅中。放入二黄溶化，再放入朱砂末一起煎熬，搅拌均匀，同时不断往锅中加入由桑柴灰化成的汁水，共煎熬三日三夜。此时药物在锅内会发出低微的声响，将药物从锅底刮出，放入铁鼎内，用先大火后小火的方法驱除阴气，然后用盐泥密封。

随后用木炭三十斤（15kg）煅烧铁鼎，煅至木炭火剩三四斤（1.5 ~ 2kg）时熄火。

蓖麻

子

［性味］味甘、辛，性平，有小毒。

［功用］治水积、风虚寒热、身体疮痒浮肿。

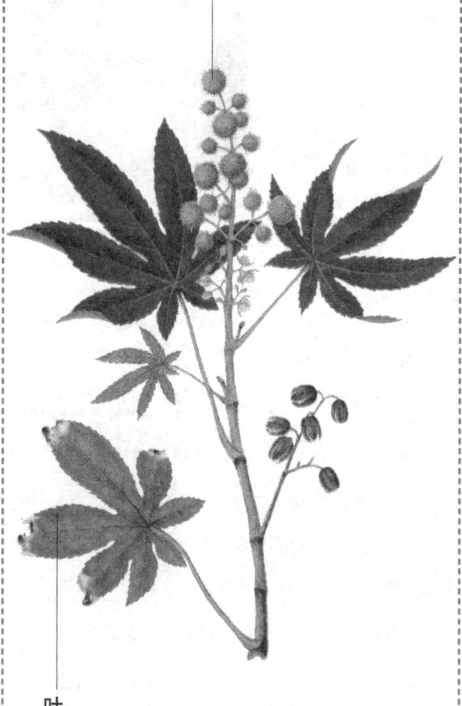

叶

［性味］味甘，性平，有小毒。

［功用］治偏风不遂、口眼歪斜、失音口噤。

待铁鼎冷却后，会看到药物成片状结在锅底。用凿子取出银白色的药物，研细成粉。连同甘草、余甘子两味药一起放入砂锅内煎煮一天，以除去火毒。将药粉取出，再研一次，并用米饭制成丸，如绿豆大。每天空腹用冷的椒汤送服胜金丹三丸至五丸（6 ~ 9g）。此药可以治疗各种风证，如半身不遂，口唇不能紧闭，身体不能转侧。服药五钱（15g），症状即可缓解。服药期间，忌食羊血。

寒症方

这是一个基础方，只适合受到寒邪侵袭、需要发汗的人，其他病症者不可用。

通真救苦丹

专门治疗伤于寒邪所引起的表里证、内外证、虚实证，是针对病情的寒热属性、促使发汗的好方子。

当归、赤芍药各二两（60g）；甘草、麻黄各四两（120g），去节；春夏两季加石膏五钱（15g），煅；秋冬两季加官桂（肉桂）五钱（15g）。

上药共研为极细末，用热酒浸泡三天，再用细绢袋过滤出药渣，总共连续浸泡、过滤二三次，将药渣取出，阴干备用。另配朱砂、雄黄各五钱（15g），用水飞法炮制二三次后，与上药混合均匀，用醋糊为丸，如芡实大。救急时服用一丸（9g），加雄黄末五分（1.5g），凉水送服。大概半炷香的时间（15 分钟左右）后，汗出即可见效。

如果患者咽喉干燥，或者患有霍乱症，服用一丸（9g），疗效显著。如果治疗毒蛇、虫咬伤，内服一丸（9g），再将一粒药丸研为末敷于伤处。

避瘟疫冷饮子

小茴香三分（0.9g），夏季用根，冬季用子；远志三分（0.9g），去心；附子两颗（30g），炮；桑螵蛸二十枚（10g），炙；泽泻二分（0.6g）；萆薢三分（0.9g）；肉苁蓉三分（0.9g）。

上药共研为细末，分为两剂。另取大羊腰一个（100g），除去脂膜，用水一碗半（300ml）煎煮，露置一夜。次日空腹冷服，每个季节服药四剂即可。有预防传染性、季节性疾病的功效，还可以补益下焦。

合掌膏

治疗急性伤寒证，人事不省，是一种只需外用，不需内服的药物疗法。

川乌、草乌、斑毛、巴豆、细辛、胡椒、明矾、干姜、麻黄。

上药各等分共研为细末。每次用三钱（9g），用好醋一匙（3ml）打糊，制成丸，如核桃大。临用时将丸药放于患者手心，使其两手合拢、扎紧，夹在大腿内侧裤裆间，外面覆盖棉被，保持温度，促使患者出汗。待患者苏醒后，弃去药物，用黄泥水洗净双手。

痨症方

御沟金水方

治疗男女骨蒸潮热、干血痨、童子痨。尤其适合昼夜不退热，病情严重又不肯服药的人。此方药非比寻常，的确能起到斩

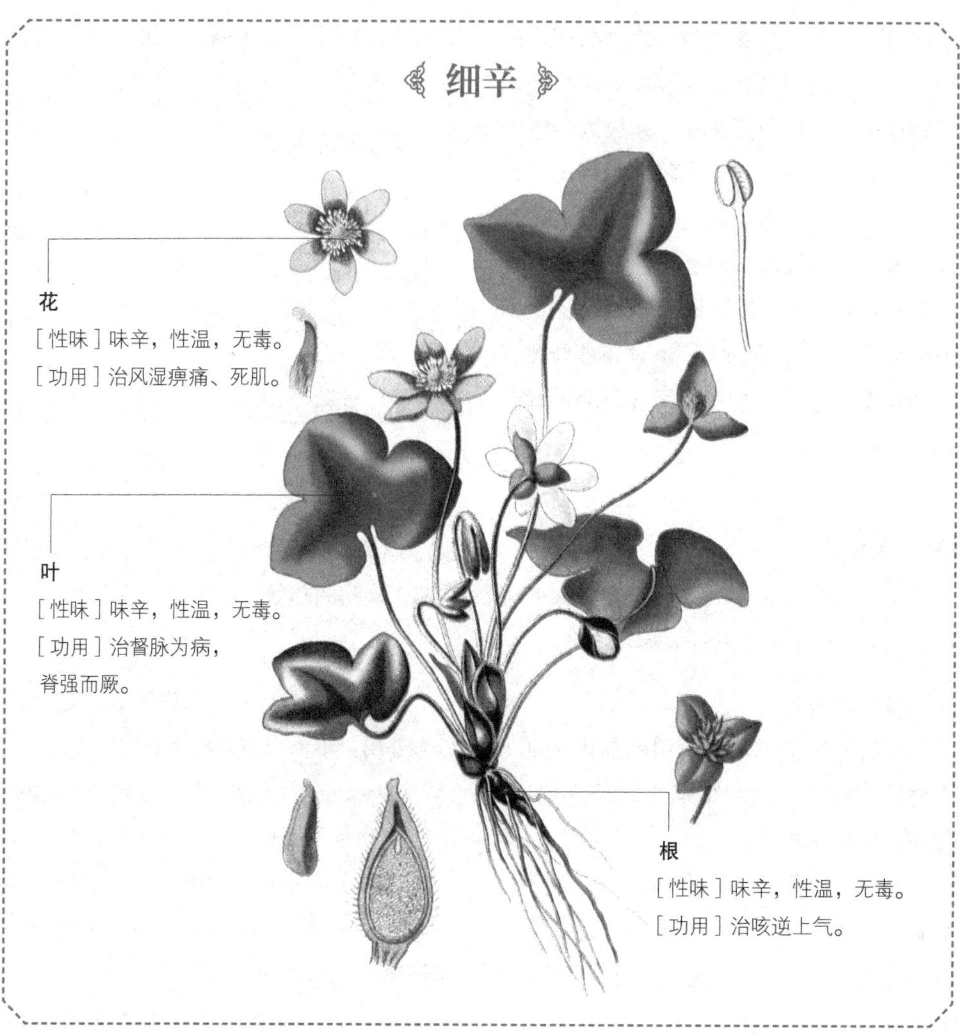

将夺旗的作用。

用黄篾箩八个，每个都要高二尺，取山上未受污染的无垢黄土，装入八个箩筐内，每个箩筐下放一个瓷钵。取童便七桶（70L），分别倒进七个箩筐内，使其经黄土过滤后流入瓷钵，童便倒完后，接着从上方倾倒井花水，促使过滤加快。最后将七个瓷钵内接纳的滤液一起倒入第八个箩筐。如果从第八筐黄土滤出的液体不够多，还需要加清水促使前七筐黄土增加过滤液。待七个箩筐下的瓷钵收集到足够的滤液，再全部倒入第八只箩筐，放置一夜。这样可以得到纯滤液三至五碗(600～1000ml)，用瓷瓶盛装，外面用井水隔着瓶子养护，勿使其变质。此后遇到与御沟金水方主治病症相符的患者，当他们口渴，要喝水时，就把半杯(100ml)制作好的滤液给他们喝，服后患者会感觉特别舒服，严重的患者最多喝三次，就能明显改善病情或痊愈。

龙香犀角丸

治疗各种吐血痨症。

熟地黄一两（30g），酒浸捣极细；生地黄一两（30g），酒浸；山药一两（30g）；天门冬一两（30g），去心；麦门冬一两（30g），去心；犀角一两（30g，现多用水牛角代替，用量可加倍）；真京墨一两（30g），煅存性；牡丹皮一两（30g）；五味子一两（30g）；鳖甲一两（30g），酒制；胡黄连一两（30g）。

上药共研为细末炼蜜为丸，如桐子大。每次服七十丸（9g），空腹白开水送服。

止嗽琼珠膏

罂粟壳三两（90g），去盖筋穰；桑白皮七钱（21g）；贝母八钱（24g）；五味五钱（15g）；玄参七钱（21g）；薄荷五钱（15g）；陈皮六钱（18g）；桔梗六钱（18g）；甘草四钱（12g）。

上药共研为细末，炼蜜为丸，如弹子大。每次服一丸（9g），临睡前白开水送服。

乳升丹

治女人虚劳。

香附一斤（500g），童便浸炒黄色；当归一两五钱（45g），酒洗；红花一两（30g）；川芎一两五钱（45g），酒洗；三棱一两（30g），醋炒；生地黄二两（60g）；白芍药一两五钱（45g）；牡丹皮二两（60g）；蕲艾四两（120g）；草豆仁一两（30g），麸皮炒；玄胡索一两五钱（45g）；枳壳二两（60g）；青皮一两（30g），麸皮炒；山楂四两（120g），炒；乌药二两（60g），炒；紫苏子一两五钱（45g）；莱菔子二两（60g），炒；蓬莪术一两（30g），醋炒；熟地黄二两（60g），酒二碗（400ml）熬膏；砂仁一两五钱（45g），炒。

上药共研为细末，加醋糊为丸。每次服二钱（6g），用艾醋汤送服，不拘时。

蒸脐秘妙方

治疗五劳七伤、诸虚百损，适用于多种病症。

麝香五钱（15g）、丁香三钱（9g）、青盐四钱（12g）、乳香三钱（9g）、木香三钱（9g）、雄黄三钱（9g）、五灵脂五钱（15g）、小茴香五钱（15g）；没药、虎骨（现多用狗骨代替，用量可加倍）、蛇骨、龙骨、朱砂各五钱（15g），人参、大附子、胡椒各七钱（21g），白附子五钱（15g），夜明砂五钱（15g）。透肺，补不足。

上药十八味共研为细末，备用。另以蕲春的艾叶做成灸壮，准备一块如铜钱大的槐树皮，盖在药物上面，防止药物的气味散失。临用时，根据病人的脐孔大小深浅，先将麝香一二厘（0.03 ~ 0.06g）填入脐中，再将上述药末填入脐孔，上面用荞麦面和匀做箍，箍的口径要略大于脐孔的，围成一圈，按实在脐眼四周。箍内继续填充药物，使其不留空隙。然后用银簪脚，插入药物中，刺出多个小孔，盖上槐皮，皮上施以艾灸，灸至一百二十壮为止。此时患者浑身热汗出，多种疾病随之解除。如果患者未出汗，可以继续灸，直至出汗为止。灸后保养一个多月，避风寒，忌食油腻、生冷食物。一年四季按上述方法蒸脐就可以预防下列疾病：久嗽久喘、吐血虚劳、遗精白浊、阳痿、下焦虚冷弱等。妇女赤白带下，婚后不受孕的也可以用这种方法治疗，只是给妇女治病时，不要放入麝香。这是一个疗效很好的方子。

噎膈症方

鹳肝丹

主治膈食翻胃。

用老鹳鸟一只，取肝与胗，即肝与胃，切成薄片，置于新瓦上焙燥，但不能烧焦，然后研为细末。用老黄米煮粥，调入药末

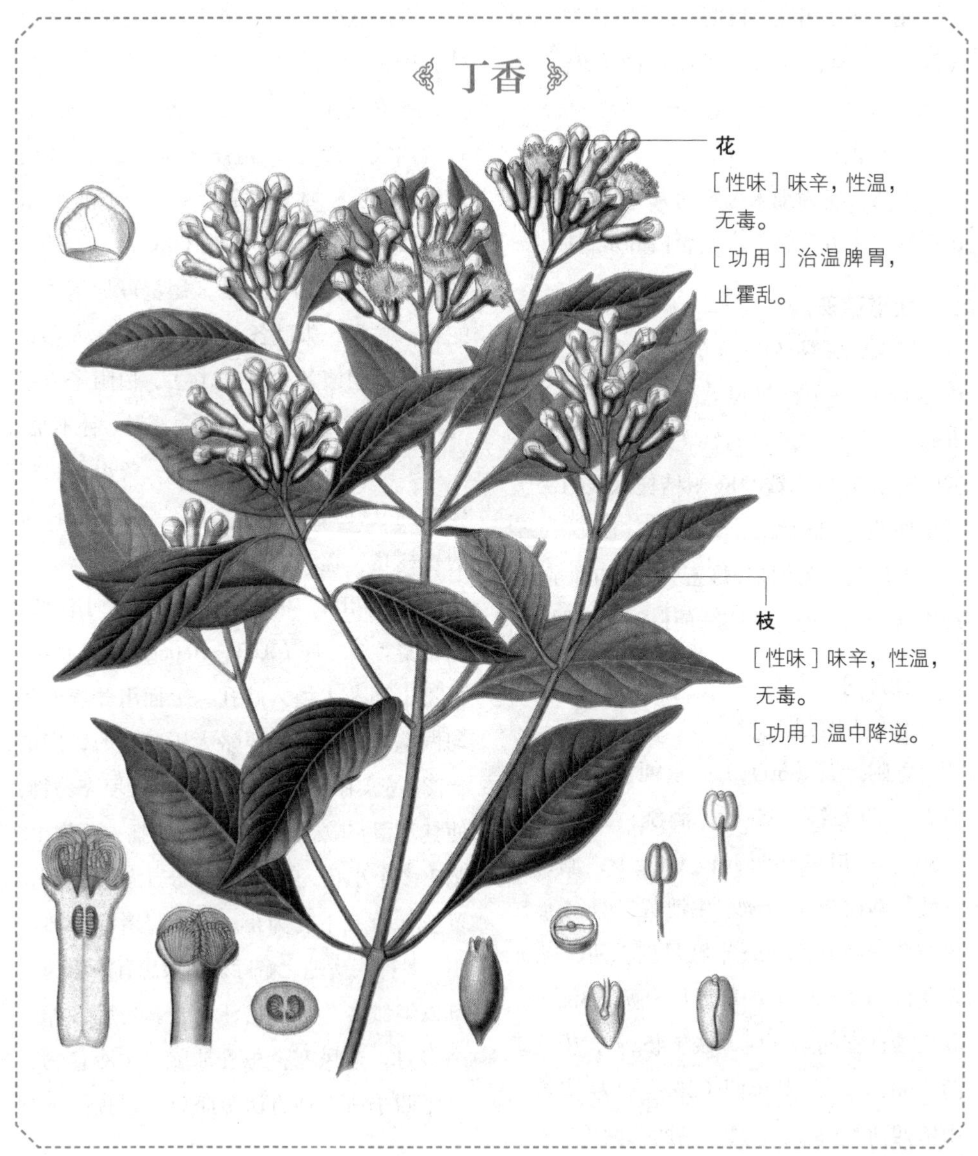

做成丸，如桐子大。每次服七丸（6g），如果不见效，可加十四丸至二十一丸（12～18g）。若仍然不见效者，是胃气已绝，不必再医治了。

回生散

治隔食隔气神方。

急性子一两（30g）；硇砂三分（0.9g）；一起用水二盅（40ml），煮干备用；朱砂五钱（15g）；雄黄五钱（15g）；硼砂三钱（9g）；沉香三钱（9g）；木香五钱（15g）；丁香三钱（9g）；麝香一钱（3g）。

上药共研为极细末。每次服三分（0.9g），酒送服，疗效立竿见影。

虎肚散

厚朴（姜炒三遍）、陈皮各二两（60g）；茯苓、甘草（炙）、人参各一两（30g）；苍术，米泔水浸炒后再用姜汁炒，四两（120g）；虎肚（现用狗肚代替，用量可加倍）。

肚灰的用量与其余药物总量同。炙虎肚的方法如下：用新瓦两片将虎肚夹在中间，固定两头，火力不可太猛，将虎肚烧成银白色，千万不能烧焦，炙好后与上药一起做成散剂。

再生丹

治疗反胃吐食、隔气、痰火，效果卓著。

急性子五钱（15g）；知母五钱（15g）；硼砂五钱（15g）；枯矾三钱（9g）；五灵脂三钱（9g）；雄黄二钱（6g）；硇砂二钱（6g）；郁金二钱五分（7.5g），青盐二钱（6g）；麝香一钱（3g）；古石灰五钱（15g），炒黄色。

取十二月初八或十二月份收集的黄牛胆一斤（500g）。将胆汁与上述药物研成的药末混在一起，拌成不干不湿、如鼠粪状的团块，装入胆囊，阴干备用。如遇到上述病症的患者，无论男女，每次服一分二厘（0.36g），用酒送服；若遇痰火内盛患者，则用蜂蜜水调服。

泻痢症方

闸板丹

巴豆二十四颗（15g），去尽油；杏仁二十四粒（12g），去皮、尖；乳香、没药各三钱（9g）。

先用水飞法炮制，取飞丹六两（180g），好黄蜡二两（60g），溶化后加入其余药物后制成丸，如黄豆大。每次服一丸（6g）。若患者大便鲜血较多者，用甘草煎汤送服药丸；大便白色且黏冻物较多者，用生姜

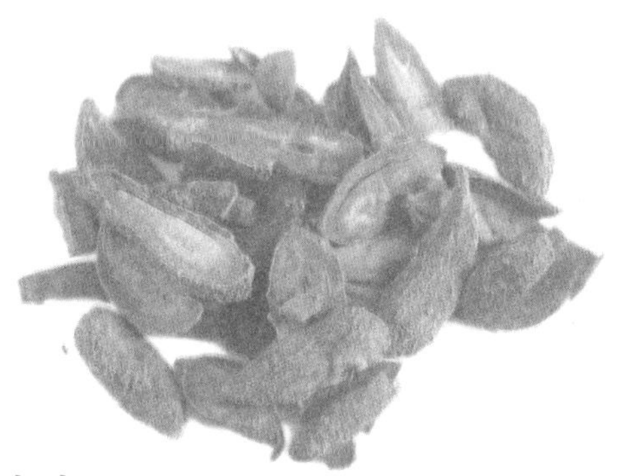

郁金

郁金，也称马蒁，其根大小如指头，体圆有横纹如蝉腹状，外黄内赤，作药用可行气化淤、清心解郁、利胆退黄。郁金无香而性轻扬，能到达酒气所到达的地方。古人用来治疗气机郁遏不能升之病，恐怕郁金的名字由此而来。

煎汤送服；泻下水样便者，用米汤送服。

治赤白痢仙方

五月五日，取黄鳝数斤（0.5 ~ 5kg），用烧酒洗湿，穿尾吊起，晒干备用。然后取黄麻头、莲房壳适量（0.25 ~ 2.5kg），晒干研为末，备用。临用时按鳝末一钱（3g）、麻末五分（1.5g）的比例配制药末，大人服用一钱（3g），儿童服用七八分（2.1 ~ 2.4g），酒送服。

治噤口痢三方

山药，薏苡仁，石莲子。

上方为第一方，三味药研为细末，白开水调服三五次，服药后即有食欲，可以治噤口痢。

第二方即上方加莲子肉。

第三方适用于虚弱的患者，组成如下：

人参三钱（9g），黄连三钱（9g），莲子肉三钱（9g）。

上三味药共研为细末，临证时煮散服。

痔漏症方

八仙聚会丹八方

熏洗方

五味子、朴硝、枳壳、白芷、陈皮、细辛、黄柏、水杨柳根、黄连各五钱（15g）。

上药用水七碗（1.4L），煎煮至六碗（1.2L），放入坛中，让病人坐在坛子上，以痔对坛口，准确地熏蒸患处，等到药汤温度下降时接着用它洗患处。同时，还要内服下面所录的第二个方子。

败毒败

当归、芍药、川芎、甘草、木鳖子山栀、连翘、熟地、防风、金银花、荆芥、陈皮、枳壳、全蝎、穿山甲、僵蚕、蝉蜕、皂角子各一钱（3g），朴硝、蜈蚣（一条，去头脚）、大黄各三钱（9g）。

用水两大盅（400ml），煎煮至一大盅（200ml），空腹服用，服药不久即排出大便者为见效。

搽药

白矾一两（30g），蟢儿白衣（即长脚蜘蛛所脱下的外壳）十六个（6g）。

上二味药，一起用飞法炮制后研为细末，涂擦患处。所谓飞法，是指将白矾煅成的枯矾，将蟢衣制成炭。

油药

酥合油五分（1.5g）　熊胆五分（1.5g）

取生鸡蛋三个，去蛋清煎成油状，三味药和匀，敷于患处。

药水

片脑一分（0.3g）；朴硝五分（1.5g）；橄榄核，烧成炭，五钱（15g）；熊胆三分（0.9g）；螺肉十余个（3g）。

将螺肉捣烂，与上面的一起装入瓷罐内，再注满水，浸泡一夜。倒去水后用药敷痔。上述五种方法同时使用，治疗痔疮，疗效神奇。

治外痔方

取乡村食各种草长成的鹅，杀取胆汁调孩儿茶，敷患处，一两次即可痊愈。

治血痔方

用皂荚同自己的头发一起烧烟于坛内，坐在坛口上熏痔。再用花椒、葱叶煎汤洗

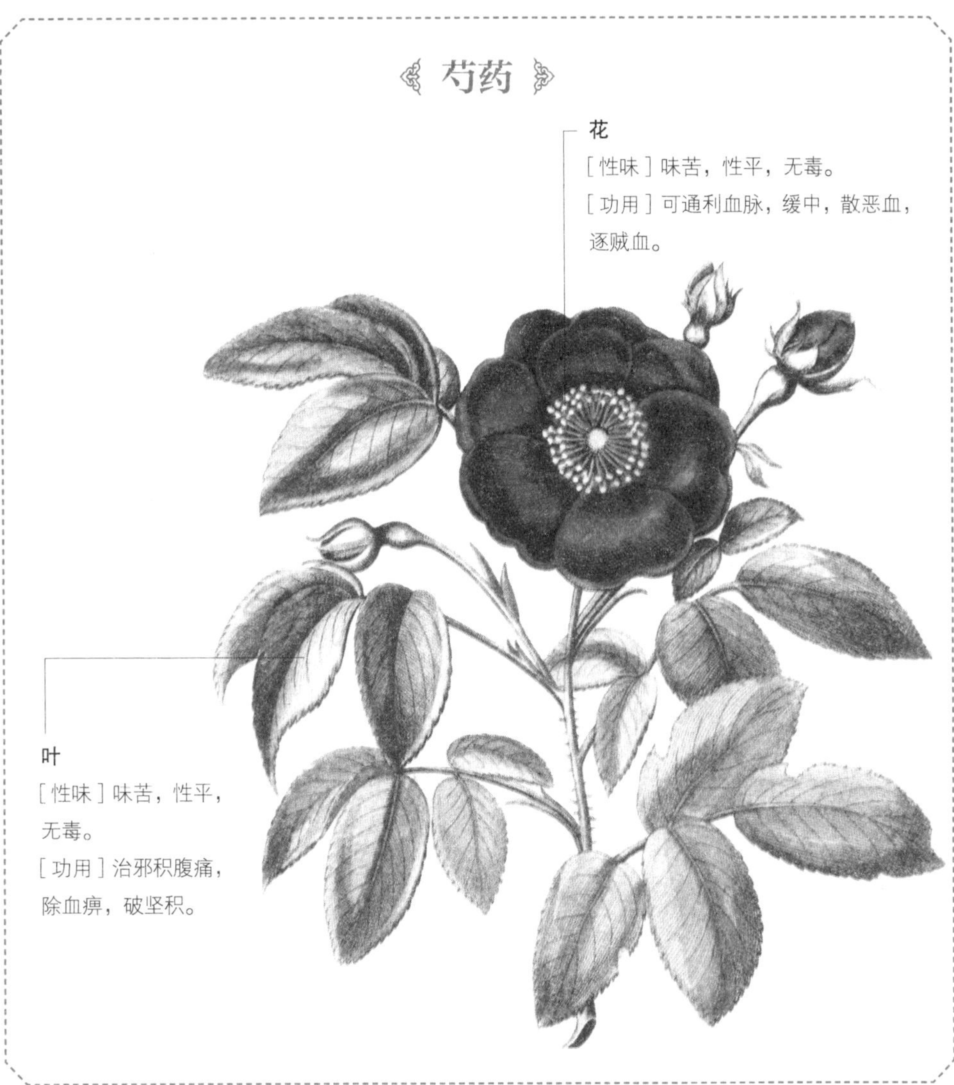

患处，即可见效。

治外痔方

若肛门口有外痔者，用刘寄奴（又名九里光）一钱（3g）榨取自然汁，煎熬成蜂蜜状为度，调入孩儿茶、苦参各一钱(3g)，轻粉三分（0.9g），血竭五分（1.5g），没药五分（1.5g）。

上六味药共研为细末，兑入前面的药膏内，一日三次涂擦患处，有迅速止痛的功效。

治漏四奇方

第一方　散剂和煎药

莲花蕊、当归、五倍子各一两（30g）乳香、没药各一钱五分（4.5g），黑牵牛、白牵牛各一两（30g），土朱（又名板儿朱）二钱（6g）。

上药共研为细末，病情严重者用五钱（15g），病情较轻者用三钱（9g），五更时分，用肉汁汤调服，再饮好酒一盅（50ml），服药后以打下虫来或排出烂肉为见效的征兆，接着服用下面的煎药。

枳壳二钱（6g）；黄芪、当归、川芎、生地黄各二钱（6g）；黄芩、槐角、黄连、升麻各六七分（1.8 ~ 2.1g）。水煎，空腹服。

第二方 又名坐收功药

皮硝一斤（500g）；明矾八两（240g）；龙骨一两（30g）；土朱五钱（15g）；樟脑五钱（15g）；乳香一两（30g）；没药一两（30g）；血竭五钱（15g）；海螵蛸一两（30g）。

将上药用绢袋盛装，嘱以臀坐在袋上，三炷香功夫（约 90 分钟）即可见效。

第三方 丸药

莲花蕊一钱（3g），龟甲一钱（3g），珠子五分（1.5g），犀角三钱（9g，现多用水牛角代替，用量可加倍），羚羊角二钱（6g），麝香三分（0.9g），病情重者加牛黄二钱（6g）。

用好酒糊作丸，用好酒送服三十丸（3g），服药期间忌房事。

第四方 熏药

蝉蜕、姜黄、升麻、蜂房、象牙末各一两（30g），木香、乳香、没药、血竭、胡黄连各五钱（15g），皮硝、地骨皮、梧桐皮各三钱（9g）。

用上药煎汤熏洗患处。

仙螺膏

治疗痔漏脏毒。临床表现为：出现三五个瘘管内外口，并且不断流出脓水。

广胶一两（30g），入干葛一钱（3g），炒成黄珠，研为细末，空腹热酒送服二钱（6g），可以起到止血的作用。如有脓，用管仲一两（30g），火酒浸炒；茯神一两（30g），一起研为细末。于空腹热酒送服二钱（6g）。如有瘘管，取蝉蜕、白芷捣烂，将孔塞满。再用大田螺一个（30g），入片脑一分（0.3g）将其溶化成水后用鹅毛搽疮口，然后可以用下列搽药，促进收口。

搽药方

珠子一分（0.3g），入豆腐内，纸包火煅为末；冰片五厘（0.15g）；象牙末、血结、乳香、没药各五分（1.5g）；海螵蛸，去壳，五分（1.5g）；龙骨，火煅尿浸泡，五分（1.5g）；轻粉三分（0.9g）；淀粉，火煅黄，五分（1.5g）。

上药共研为细末，干搽患处有效。

少阳丸

童子血余灰（头发烧成的灰）、新鹿角灰、败龟板灰各二两（60g）；蝉蜕，酒洗浸，一两（30g）；乳香、没药各五钱（15g）。

上药共研为细末，另取黄蜡二两五钱（75g），白蜡五钱（15g），溶化后加入药末制成丸，如绿豆大。每次服三十丸（9g），用酒送服（治痔漏）。

痈疽疔毒症方

化毒消肿方

治疗各种恶疮、发背及疔肿等病症。

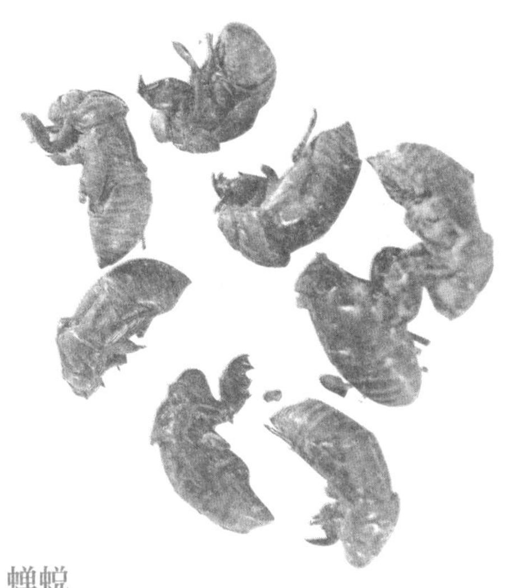

蝉蜕

蝉蜕是蝉科华南蚱蝉属昆虫黑蚱羽化后的蜕壳。全形似蝉而中空，略呈椭圆形而弯曲，表面黄棕色，半透明，有光泽，体轻，易碎。具有发散风热、宣肺、定痉、透疹止痒、退翳明目的功效，但孕妇须慎用。

明乳香三钱(9g)，椿根白皮五钱(15g)，芝麻一钱（3g）。

上药共研为细末，用水二盅（40ml），煎三五沸，趁热服并覆盖棉被保持温暖，得汗出，症状即可缓解。

牙消散

用狗大牙炒焦黑，研为细末。先用葱煎汤洗疮，再用炒牙末掺入疮面。可以治疗发背，疗效如神，真是一副好方子。

千金内托里散

当归、连翘各一钱五分（4.5g）；赤芍药、白芷、川芎、羌活、黄连各一钱（3g）；甘草五分（1.5g）；桔梗、皂角刺、穿山甲（火煅），各一钱（3g）；人参、官桂各七分（2.1g）。

皇室大夫认为应该去掉后二味药，其实，这样改就不能取效了。临症时用水二盅（400ml），加酒一碗（200ml）煎煮上方。分上下午两次服用。

飞龙夺命丹

蟾酥（酒化）二钱（6g）；血结一钱（3g）；乳香二钱（6g）；没药二钱（6g）；雄黄三钱（9g）；轻粉五分（1.5g）；胆矾一钱（3g）；麝香五分（1.5g）；铜绿二钱（6g）；寒水石一钱（3g）；朱砂一钱（3g）为衣；冰片三分（0.9g）；有无均可，蜗牛二十一个（约9g）；天龙一条（1g），即蜈蚣，去头足。要挑选金黄头、黄肚黑背、身体肥壮的雄蜈蚣。身体细小、红头白肚的雌蜈蚣不可入药。

上药共研为细末，将蜗牛捣烂以拌药末，做成绿豆大的药丸。如果蜗牛量不足，不够和药，可以加酒打糊为丸。每次服二丸(9g)，将葱白放进口里嚼烂，吐在手心内，包药丸两粒，用热老酒送服。服药后，用衣被覆盖身体，保持温暖，睡一二个时辰（2~4小时）后，再饮热酒，使人微微欲醉，等到药力都发挥出来时，患者周身热汗出，疾病即可痊愈。如果服药一次未痊愈，可再服二丸。

箍药三方

黄狗下颌一副，烧灰存性，二两(60g)；蚕豆末一两（30g）；白敛一两（30g）。上三味药共研为细末，用米醋调匀，涂疮留顶。新病初发且未成脓者，一涂即消；如果是久病反复发作且已成脓者，涂药后，黄水流尽即可痊愈。痊愈后，仍须服中流一壶方，以杜绝其复发。本方也属于秘传的验方。

又方

川乌、黄柏各等分。

上药研为细末，猪胆汁调匀，围在疮疡四周，只留中间，以便排毒。

又方

当归、黄柏、羌活各等分。

上药共研为细末，治疗疮疡初起时，将鹭鸶藤捣烂，取汁调匀药末，敷于疮疡四周，此后疮疡口自然收缩变小并排出毒水。注意切莫覆盖疮头，避免毒气不能外出，留在体内造成危害。

活命饮

至妙之药，病起当急饮之，饮后可迅速缓解，屡试屡验。

治疗痈疽发背、肿毒诸恶疮。初起者一服即散；到了中后期已成疮者，疮疡中

蚕豆

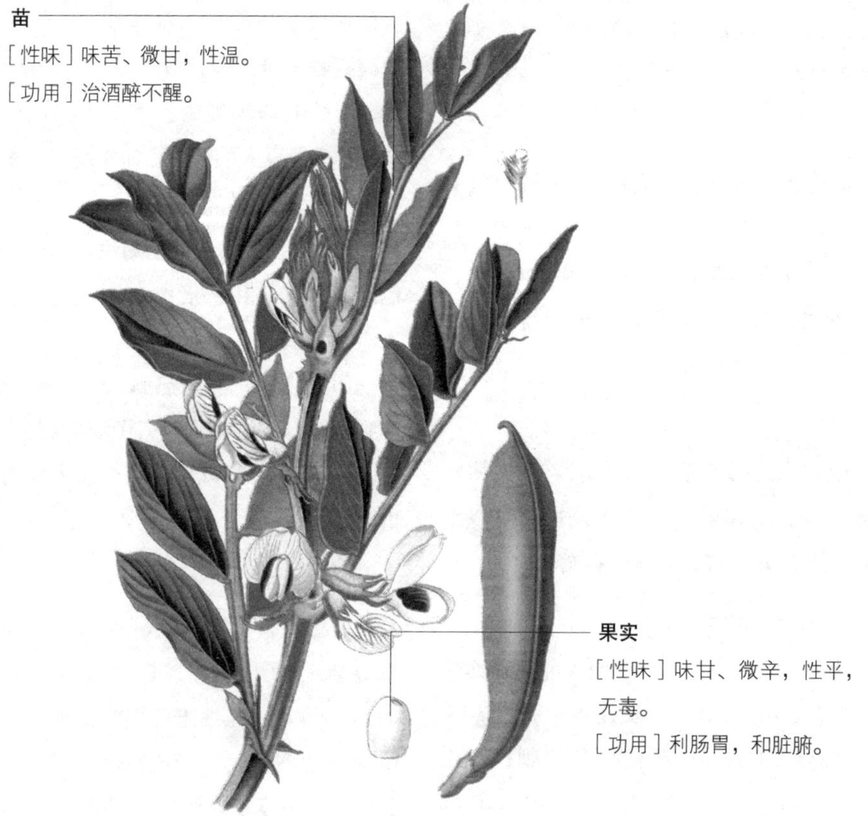

苗

[性味] 味苦、微甘，性温。

[功用] 治酒醉不醒。

果实

[性味] 味甘、微辛，性平，无毒。

[功用] 利肠胃，和脏腑。

部高突，病灶比较集中和局限，很容易化脓和溃烂。本方的功效不能一一详述。

穿山甲，用蛤粉炒黄色；甘草节、真没药、赤芍药、防风、香白芷各六分（1.8g）；天花粉（瓜蒌根）、贝母、皂角刺各八分（2.4g）；当归尾、乳香各一钱（3g）；陈陈皮（须四年陈者）、金银花各三钱（9g）。

以上药共作一剂，取无灰好酒三茶盅（150ml），随药物一起放入瓦罐内煎煮四五沸，然后滤渣取汁，温服药汤，以尽为度。疮疡部位在腰以上者，饭后服；疮疡部位在腰以下者，空腹服。会饮酒者，服此药酒后可再饮两三杯（60 ~ 90ml）无药的清酒以助药力发挥，疗效更加显著。

忍冬丸

忍冬就是金银花，又名老翁须或左转藤。在开花的季节，摘取金银花数斤，晒干备用。临用时将晒干的忍冬花一斤（500g）同粉甘草二两一起研为细末，用无灰酒打面糊为丸，每次用酒送服八十丸（9g）。不用拘泥于服药时间，每日服三次。

如平时有空，可摘取金银花四斤（2000g），趁它新鲜时用水洗净，放入石臼中杵烂，再放入大瓦罐内，加井花水三碗（600ml）、无灰酒三碗（600ml）调稀，煎煮十余沸，药效煎出后，用生布滤渣取汁。然后把药汁倒入罐中煎熬成膏，熬至滴入水中也不消散为止。另取金银花一斤（500g），焙干同粉甘草二两（60g）一起研为细末后掺入上面熬好的药膏中，用酒将其调成糊状，入石臼中杵一二百下，制作成丸，如绿豆大。空腹用酒送服八九十丸（约 9g）。此药用酒送服效果较好，不能饮酒者，用白开水送服。

凡体内有热毒、易生疮疡的人，发病前半年或一年，常常自觉口干，或作渴，喜欢喝茶、水，或刚进食不久，即觉饥饿，这种病叫中消。如果本来就患有中消，日后兼患发背，就比较难治疗了。急需立即服忍冬丸，每日不限次数。如果事先发现了这种规律，坚持长久服药，尚可以避免既患中消又患发背。退一步说，即使不能预防，待日后患发背，也一定较容易治愈。

如果未患发背时不作渴；患了发背后不太渴；或者患过发背，现已治愈，都不要轻易说自己没有病了，仍需继续服用忍冬丸，每日早晚各一次，服至百余日后，觉得自己的饥饿感、饱腹感如正常人一样，口中津液充足，才能停止服药。

七厘散

治五痈。

雄黄一钱（3g），白滑石三钱（9g），共研为细末备用。巴豆三钱（9g），去油；杏仁三钱（9g），去皮尖油；二味槌千下备用，真轻粉一钱二分（3.6g）。

上药共研为细末，用人乳调和，制成丸药一粒，外用面皮包裹，放入锅内，用甘草水蒸半炷香的功夫（半小时），面熟后取出，除去面皮，趁热与雄黄、滑石、巴豆、杏仁混合在一起捣碎，做成萝卜子大小的丸子。每次服七厘或一分（0.21g 或 0.3g），空腹生姜煎汤送服，服两次就可见效。

治对口神方

采摘带茎和子的天茄叶，同生姜三片

《杏》

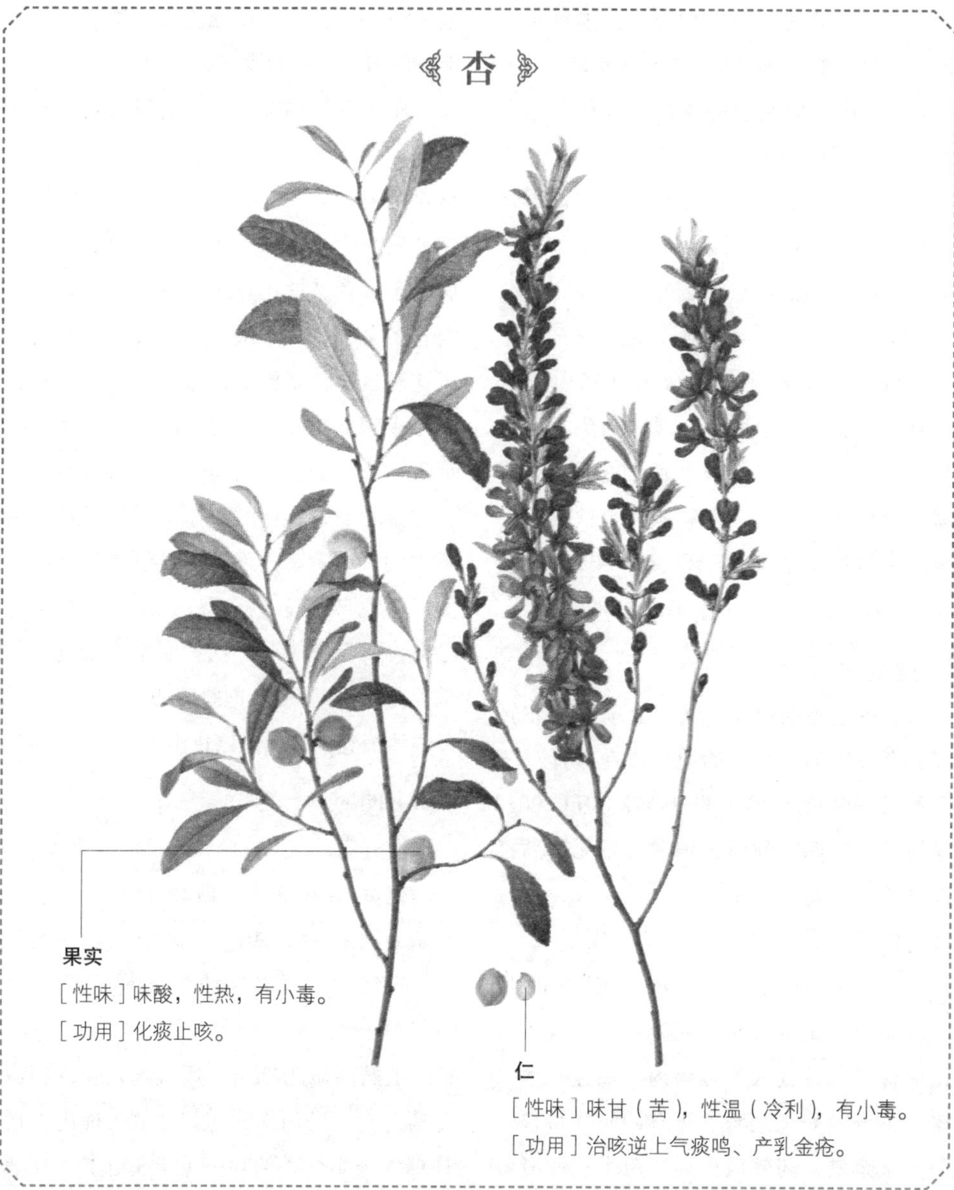

一起捣烂，敷在疮上，早晚换药，三天就可以见效。天茄就是白牵牛，它的种子外面没有壳，刚长出来时颜色发青，以后逐渐变黑。

麦饭石围散

白色麦饭石二两（60g），这种药是矿物药，外观如同饭团块子，产于湖南、湖北及各大名山中。将麦饭石一斤（500g），放入铁器中，用大火把它煅红后取出，再用陈米醋淬火，共加工十次。另取白敛一两（30g），去皮洗净；鹿角灰四两（120g），选用新长出来的连带颅顶骨的角，将其切断，用水浸泡三天，每日换水，再用炭火将其煅红，快速取出，用耐火的器具严密封闭，使其呈炭灰末。

上药共捣为细末，用陈米醋入砂锅内调匀如稠酱，不可太稀，再用文火、武火熬，用槐枝不停地搅拌，等到药膏鼓起鱼眼大小的气泡时，在干净、无灰尘污染的条件下，将药膏装入瓷瓶中储存。并放到井水中浸泡三五日，以消除火气。临用时，先用猪蹄汤洗净疮面，以抿子的边脚挑药膏涂搽患处，只留中间不涂药，以便毒气排出。涂擦此种药膏后，不仅痛痒症状一并消除，还会产生一种轻微的欣快感。等到腐烂的肌肤全部脱落，脓水以及嵌在疮口内的脓栓、坏死物质也逐渐脱落排出，疮面变得比较干净了，才表示疮口有好转的机会，这时可以用神异膏外敷，促进收口。如果用收敛的药过早，将余毒留在体内，则日后还会复发，这一点一定要注意预防。

神异膏方

玄参五钱（15g），勿接触铁器；绵黄芪三两（90g）；全蛇蜕五钱（15g），盐水洗焙；杏仁一两（30g），去尖；黄丹一两（30g）；男子头发，洗净焙干，五钱（15g）；大蜂窠，眼多者佳，净锉一两（30g）。

将优质真芝麻油一斤（500g）同男子乱发一起放入锅中，用小火将头发熬枯成油，再放入杏仁，等杏仁颜色变黑，滤去药渣。更换一铜锅，将滤过的油倒进去，再添加玄参、黄芪，用小火熬一段时间。然后将铜锅端离火源，放在地上冷却，待火气稍缓时，添入蜂房、蛇蜕，用槐枝不停地搅拌。再用小火将药物熬至呈紫黄色，滤去药渣。待滤过的药渣冷却后，添入黄丹，重新上火，以微火煎熬，用槐枝搅千余下，等到药油变色，滴入水中成珠不散，就可以起锅了。先置药膏于水中三天，退尽火气，再用瓷瓶储存。熬制这种药物时，火候的掌握特别重要，火力太大，不仅会把药物熬坏，还会损伤人的眼睛，必须小心。

爬口蜈蚣方

土中大蛤蟆一个，剥取全身癞皮，盖贴于疮口，同时用针在蛤蟆皮上刺几个孔，以便于毒气的排出。痈疮患者经用癞皮敷于患处，会感觉舒服愉快，疮面也可以得到控制，不再扩大。此外，还可以防止蜈蚣闻到疮口的气味前来侵扰，实在是一个奇妙的方子。

乌须发方

乌须内补人仁丸

人参五钱（15g）；砂仁、沉香、木香、槐角子、生地黄（酒洗）、桑葚、熟地黄各五钱（15g），山药（去皮）、茯苓、川椒（去目）、枸杞子、大茴香（酒洗）、旱莲草、甘草、苍术各一两（30g），用米泔水浸泡三日，去皮，盐炒用；何首乌四两（120g），用黑豆拌蒸七次，取起。先以竹刀将何首乌切碎，去头用，勿接触铁器。

上药共研为细末，炼蜜为丸，如桐子大。盐、酒送服。服药期间，忌食萝卜。服用此药的人，不仅胡须、头发变黑，还可以固护人体真元之气，其功效不可尽述。

猿猴上树方

取黑牯牛胆一个；入槐子一两（30g），焙；五倍子，炒焦去烟，一两（30g）；石榴皮五钱（15g），焙；白矾一钱（3g）。

上药共研为细末，装入牛胆内，扎口吊起，阴干十四天。先用铅皮打制成一个罐子，将牛胆中的药物倒入罐中，弃去胆囊；再加核桃油一小盏（20ml）、桑霜三钱（9g）、麝香一分（0.3g），掺入从胆药中倒出的药物，随即封紧罐口，隔罐用水煮一炷香的时间（半小时）。治疗胡须发白的患者，用肥皂水清洗局部，把铅罐中的药物放入猪膀胱或鸡食袋油纸包内，用手指蘸药染胡须下半截，不用靠近须根，很快就可以使胡须黑如漆，连同药物不曾染到的上半截也会自然变黑。牛胆要在十二月间选取。

神妙美髯方

黑铅四两（120g），入硫三钱（9g），

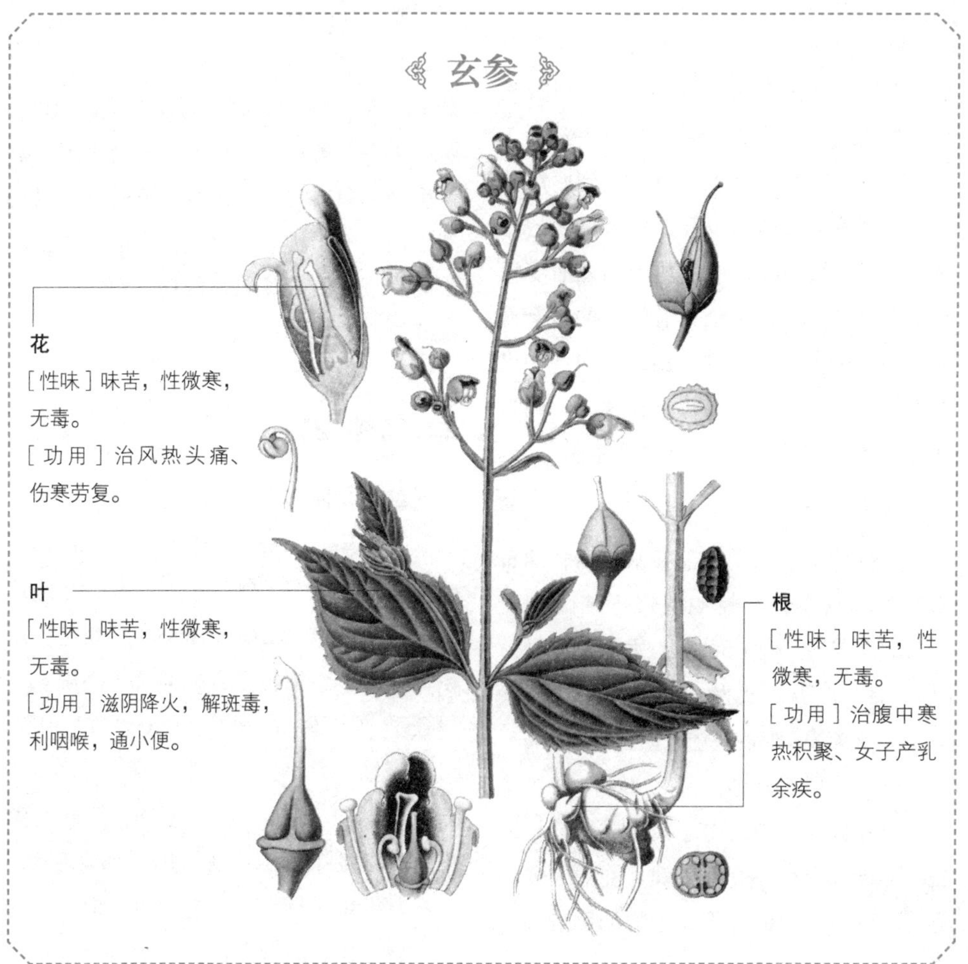

炒为黑末；五倍子，用好酒炒为黑末。铜末子，用米醋炒七次，成黑末。后两种药物用量不限，备用。每用炒铅三分（0.9g），五倍子末一钱（3g），铜末五分（1.5g），白矾一钱五分（4.5g），铜青一分（0.3g），硇砂一分（0.3g），诃子五分（1.5g）。

上药共研为细末，用由酸石榴皮煎成的水调药末，调成的药膏外观像黑色的油漆，用它涂擦胡须，有染白为黑的功效。

口齿症方

定痛散

珍珠末三钱（9g）；石膏一钱（3g）；冰片一分（0.3g）；硝石五分（1.5g）；孩儿茶，即乌丁泥，一钱（3g）；硼砂五分（1.5g）；朱砂五分（1.5g）。

上药共研为细末，涂擦在病变的牙齿上，有迅速止痛的功效。

痛牙汩口方

藜芦二钱（6g）；枯矾、防风、梧桐律、肥油松柴节、干姜、白术、甘草各一钱（3g）；细辛、蛇床子、川椒各二钱（6g），蜀府者妙；炒香附三钱（9g）。

上药共研为细末，水煎成稠汁，加入酒一杯（30ml），趁其温暖时漱口一二遍，牙痛迅速缓解。

黑铅丹

出山黑铅一斤（500g），用二蚕的蚕矢炒成末；另加青盐六两（180g）；槐角子六两（180g），炒为末；没石子四两（120g）；升麻二两（60g）；石膏八两（240g）；香附子四两（120g），炒焦黑。

先将柳木做成一只木槌，把炒过的黑铅与蚕沙擂成灰末状，再加入其余六种药物一起研为细末，以铅盒储存，每日擦牙。本品有乌须黑发、坚固牙齿的神奇功效。擦牙后，若将药物在口中含一段时间再用酒将其漱出，或者用开水将其漱出，疗效更好。

神秘擦牙方

旱莲草，捣汁，一斤（500g）；何首乌一斤（500g），切片，黑豆蒸二次；青盐六两（180g），水洗炒；北细辛、白芷各五钱（15g）；软石膏八两（240g），火煨；桑寄生四两（120g）；黑豆一升（50g）。

上药共研为细末，每日清晨、夜晚擦牙。本品能乌须黑发、祛风邪，功效甚多。

擦牙乌金散

葡萄二斤（1kg），焙干为末；石膏一斤（500g）；当归（焙）、细辛、没石子各二两（60g）；甘草三两（90g）；三赖三两（90g）；白芷四两（120g）；青盐四两（120g），化开，去泥脚，入花椒二两（60g），煮干去椒。

上药共研为细末，放入瓷罐中储存。临睡前擦齿，徐徐咽下，就能起到固齿、祛风的作用，真是一个功效神奇的方子。

治口疮牙痛方

白矾一钱（3g），硼砂一钱（3g）。

上药研成中等大小的粗末，用大枣三个，去核装药，以火烧，待烟尽成炭为止。然后将它以湿纸包裹，烧炭存性，再研为细末，加入朱砂五分（1.5g）、冰片三分（0.9g）

升麻

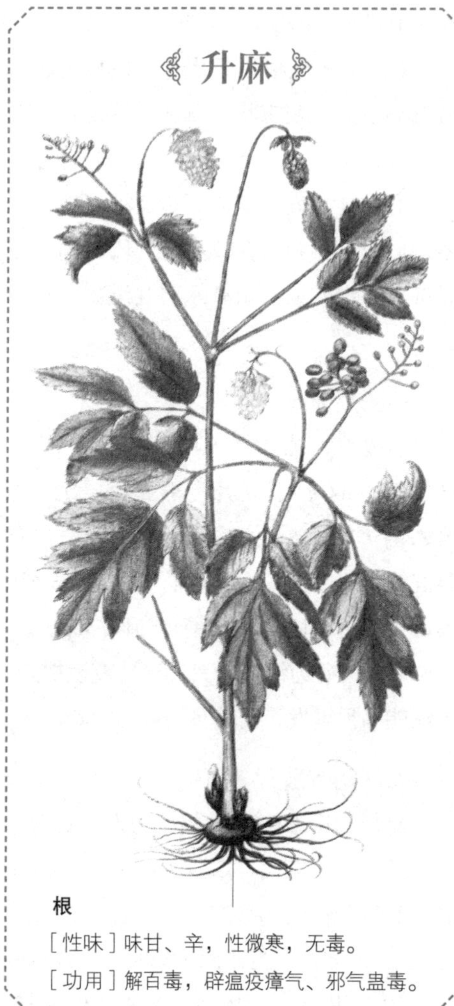

[性味]味甘、辛，性微寒，无毒。

[功用]解百毒，辟瘟疫瘴气、邪气蛊毒。

共研为末。用指蘸药末擦牙，停一二个时辰（2 ~ 4小时），再用温水漱口。本方有坚固牙齿、驱散风邪、除虫定痛之功效。

时疮症方

擦摩膏

用番打马，并包吃槟榔欧叶，二物各五钱（15g），碾为细末。疮初起时，将药末摩擦手心、脚心，要不停地摩擦，三五日后，疮焦隐退，疗效卓著。

煎药神方

土黄连五钱（15g），穿山甲一钱（3g），皂角刺一钱（3g），天花粉一钱（3g），何首乌一钱（3g），川芎一钱五分（4.5g），白芷八分（2.4g），当归八分（2.4g），僵蚕一钱五分（4.5g），牛膝二钱（6g），苦参一钱（3g），荆芥一钱（3g），防风一钱（3g），甘草五分（1.5g）。

上药研为细末合在一起，分作十包备用。另取禹余粮六十两（1.8kg），放入木臼内捣碎，分作十包备用。取猪腹中胰脏五个（500g），去掉油脂，分五次用。每次煮胰子一个，用水四碗（800ml），煎至二碗（400ml），分作两天服用。

患淋证时，将禹余粮一包放入砂罐，加水五碗（1L）煎至三碗（600ml），除去药渣，再加入前面的药末一包，再煎半晌，然后放入猪胰汤一碗（200ml），一并用火熬至三碗（600ml），作三次空腹服，药尽疮愈，以后不会复发。在众多治疗疮疡的方子中，没有比它疗效更好的。

治时疮肿块方

不可增减药物或剂量，服后绝对见效。

当归须一两（30g），淮生地一两（30g），皂角四钱（12g），冷饭块（即禹余粮）四十两（1.2kg），牛膝一两（30g），甘草四钱（12g）。

上药分作十剂煎服。服药期间，忌食茶与牛肉。

时疮初发三日褪光方

豆腐四两（120g），中心开孔，填入官粉二钱（6g），放在盘子里不加盐料，再置于锅上蒸熟。嘱患者先将葱头稍稍煨一下后嚼，然后吃蒸熟豆腐，尽可能地再喝烧酒一二杯（约 100ml）。

随即盖好棉被睡觉，保持温暖。卧室应密不透风，以利于患者全身汗出。如果汗液带有臭味，周围的人都厌恶这种气味，不愿意接近患者，务必使这种臭汗出透、出尽。患者在发汗期间如要小便，就让他在床上解决，不要下床。发汗后第三天，病人长疮的地方会变得光洁起来，等到痊愈时，留有疤痕的地方饮酒后也不变色，十分神奇。有人用大枣二十一个，每个都挖出枣核填入官粉一分（0.3g），略微蒸一下后给患者服用。用于治疗疮疡初起，疗效和蒸豆腐一样显著。

时疮结毒方

牛黄三分（0.9g）；琥珀一钱（3g）；人中白（即人粪，煅焦黑）三钱（9g）；粉霜二钱（6g）；雄黄三钱（9g）；朱砂二钱（6g）；乳香三钱（9g）；没药三钱（9g）；川当归二钱（6g）；牙皂，炙去皮，一钱（3g）；槐花（炒），一两（30g）；白芷三钱（9g），（酒洗）；丁香，春夏一钱五分（4.5g），秋冬三钱（9g）；南木香一钱（3g）。

上药共研为细末，酒糊为丸，如萝卜子大。刚开始每日服五丸（6g），五天后加至七丸（9g），十天后加至九丸（12g），十五天后减为七丸（9g），二十日后又恢复为五丸（6g），用冷饭团、甘草煎汤送服，消肿散结的功效显著。

下疳疮方

全角散

番木别子一个（12g），煅成灰，冰片二厘（0.6g）。

上药共研为细末，涂擦患处一两次即可见效。

紫金散

粪碱，煅过，一钱（3g）；血竭一钱（3g）；茄皮，烧灰味恶，五分（1.5g）。

上药共研为细末，涂擦患处效果很好。

青黄散

血竭一钱（3g）；雄黄一钱（3g）；铜青四厘（0.12g）；胆矾四厘（0.12g）。

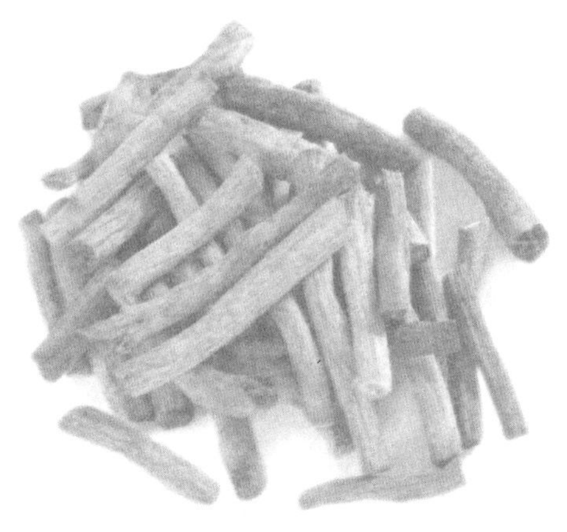

牛膝

牛膝因其茎有节，似牛膝，故而得名。古人认为它能补肝、强筋骨、逐淤通经、引血下行。牛膝多是用酒浸泡后入药的，一般酒制能补肝肾；引血下行则生用，能祛恶血；滋补则焙干用，或者用酒拌后蒸用。

上药共研为细末，外敷患处可以收水敛疮，五六天即可见效。这是舒伯明的经验方，疗效很是神奇。

疳疮蛀梗二方

这是一个久经检验的好方子。

二蚕茧，用出过蛾子的，烧成灰烬五分（1.5g），枯矾五分（1.5g）；五倍子一大个（3g）；红绢，方圆三寸一块（约6g），烧成碳；孩儿茶一钱（3g）；轻粉二钱（6g）。

上药共研为细末，用酸浆水、葱白、花椒煎汤洗搽患处，疗效卓著。

又一方：用黄狗脑盖骨烧炭为末，每两中加入雄黄二钱（6g），先用浸泡过糯米的米泔水煎花椒，取汤液洗患处，再擦药末，疗效确切。

三虫神解散

二蚕绵，烧灰，一钱（3g）；竹蛀末一钱（3g）；壁蟢儿窠白衣，烧灰存性，一钱（3g）。

上药共研为细末，撒在患处，疗效显著。

疮肿症方

黄龙膏

腾黄加茶水研磨，取清稀的汁水，涂擦无名肿毒处一二层，暴露肿毒的顶部效果明显。

白龙膏

白芨一两（30g），五倍子（炒）五钱（15g），白敛三钱（9g）。

上药共研为细末，用醋调匀。可以治疗各种肿胀，无论疮肿部位在腿部还是在臀部。

神效赤金锭

焰硝八两（240g），黄丹一两（30g），皂矾一两（30g），雄黄五分（1.5g），朱砂五分（1.5g）。

上药共研为细末，陆续投于铁锅内熬成膏状，用茶匙挑在板上，做成条备用。治疗各种无名肿毒，恶疮初起时，加水磨汁涂于患处；治眼目昏花，赤眼火肿时，用药水点内外眼角即可见效；治扁桃体肿大、喉痹肿痛时，口中含化五分（1.5g）；治蛇蝎咬伤时，涂于伤口，有迅速止痛的效果；治黄水疮、漆疮、绞肠痧、心腹急痛时，用药水点眼角即愈。

治疗背诸毒三方

第一方：老鸦藤枝根，捣取自然汁，用热酒冲服半碗（100ml），并将药渣敷在患处，效果显著。

第二方：取带枝叶的鸟不宿捣取汁，加米醋一小盏（20ml），先服蟾酥丸三粒（6g），然后引用此汁，服药后用棉被覆盖，促使身体出汗。鸟不宿是一种树木的名字，枝上有刺。

第三方：广陈皮，用口嚼烂敷于患处，刚开始很痛，等疼痛过后，病情就能得到改善。

治乳痈方

夜明砂、炒瓜蒌、阿魏。

上药共研为细末，用米饭捣匀和丸，酒送服。

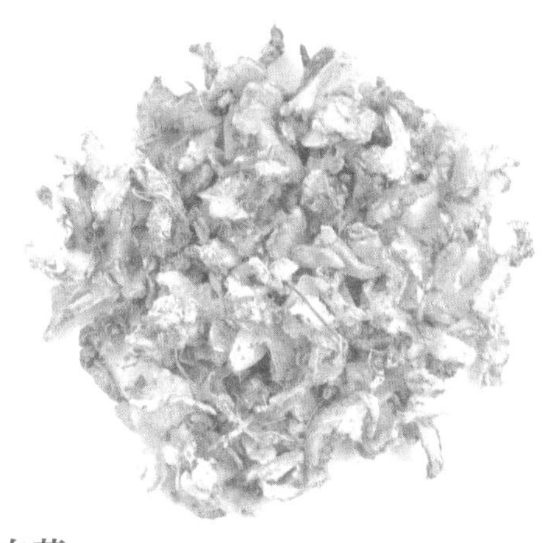

白芨

白芨，又称连及草，花紫色或淡红色，其根为白色，采其根可作药用。主治痈肿、恶性疮疡、疮疡恶化腐烂、阴精耗伤、肌肤坏死、胃中邪气郁结以及受贼风侵袭，四肢缓弱不能收放。李时珍认为白芨性涩而收，得秋金之气，所以能入肺止血、生肌疗疮。

治白火瘅三方

白火瘅，是一种皮肤灼热发红、痛如火炙的皮肤病。

第一方：取蟑螂放在新瓦上焙干，研为末，白开水送服一二只（1 ~ 2g），可迅速显效。

第二方：万年青捣汁服，有效。用山冬青的小叶子捣汁服，也有效。

第三方：取陈年的干鱼头捣为细末，用水调敷于患处，并用粗渣煎汤洗患处，疗效显著。

龙虎卫生膏

擅长治疗各种恶疮顽癣；常年痔漏，病久，其他药物不能取效者。用此方调治，没有不见效的。

当归一两（30g），黄连二两（60g），黄芪、黄芩、枳壳、乌药、大枫子各一两（30g），防风、草乌、血余炭各二两（60g），青风藤、木通、木别子、苦参、香附子、桑白皮各一两五钱（45g）。

先将上十六味药切成粗片，加入香油二斤（1000g），炒至焦枯，滤去药渣，再加入下面的药物。

松香四两（120g）；虎骨（现多用狗骨代替，用量可加倍）；酥炙为末，二两（60g），龙骨一两五钱（45g）；朱砂三钱（9g）；赤石脂一两五钱（45g）；蜜陀僧二两五钱（75g）。

上药共研为细末，放入到上面制成的药油中，再将黄蜡三两（90g）加入药油中，搅拌均匀。另加乳香、没药、轻粉末各五钱（15g），孩儿茶末一两（30g），也在药油中搅拌均匀。然后以小火熬至滴水成珠的程度为止。取熬制好的药膏敷于患处，有良好的疗效。此方是由山东路中老道所传授，的确值得珍藏。

治肥疮疳疮方

伏龙肝（即灶心土），一两（30g）；飞矾五钱（15g），火煅，水飞；消风散一两（30g），是一种成药。

上药共研为细末，用油调匀擦患处或者掺在湿性疮面上，即可见效。

治疮口久不收敛方

猫头骨，狗头骨。

上药烧灰，各等分研为细末。清洗患处后将药末干掺在疮面上，疮即易收口。

日抄客谈经验奇方

以下各种验方，随听随记，内容和体例长短不一，也不便于归类，请酌情选用不便类聚，用者择之。

治血山崩漏方

火漆，不限多少，放入无油的锅内熔化，炒至黄黑色，待到黑烟散尽，开始起白烟时，离火起锅，研为极细末。每次服三钱（9g），空腹，好酒调服即可见效。病情严重的服药三次也可显效。

内消瘰疬方

鼠粪七钱（21g），大枫子五钱（15g），巴豆三钱（9g），一并捣细，放入大鲫鱼肚腹内，外面用纸包好，再用黄泥封固，置于火上按一定的方法煅烧，待烟尽后取药放冷研末，用米糊为丸，如绿豆大。每次服二钱（6g），空腹酒送服，服用十天即可痊愈。

大金丹

治疗痰火郁膈、痰湿内盛所致中风、虚损怯弱等症。

牛黄、珍珠、冰片、麝香、犀角、狗宝、羚羊角、孩儿茶各五钱（15g），血竭、朱砂、鸦片各三钱（9g），琥珀、珊瑚、沉香、木香、白檀香各三钱（9g），金箔五帖（1g），留一半作为丸药外壳。

上药共研为细末，用人乳汁调制成丸药，如芡实大，金箔为衣。每服一丸（9g），

消风散

消风散出自《太平惠民和剂局方》，由人参、防风、茯苓、川芎、羌活、僵蚕、蝉蜕、藿香、荆芥、厚朴、陈皮、甘草组成，可疏风养血、清热除湿，用于治疗风热上攻头面。

君药　疏散风热，止痒

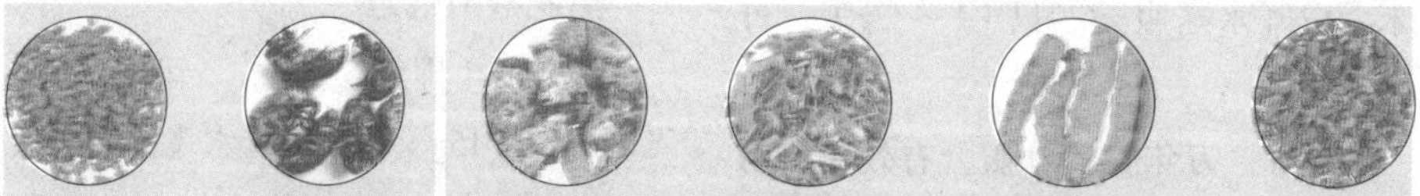

防风二两　祛风解表

蝉蜕二两　散热止痒

臣药　助君药疏散风邪，止痛止痒

羌活二两　解表散风

荆芥半两　疏风止痛

僵蚕二两　祛风解痉

藿香二两　散邪辟秽

佐使药　辛散疏风，益气健脾，助脾运，生化有源

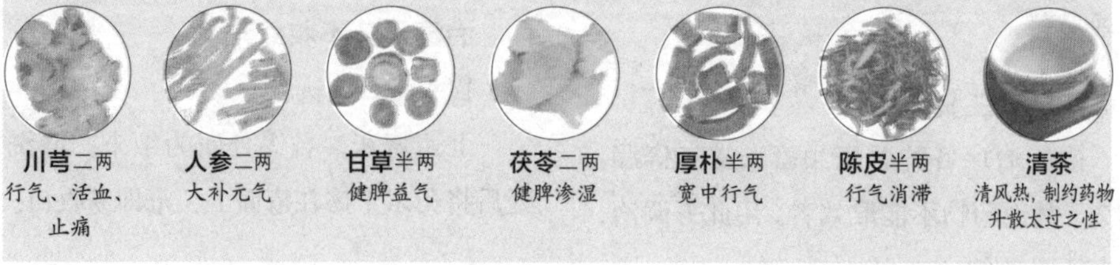

川芎二两　行气、活血、止痛

人参二两　大补元气

甘草半两　健脾益气

茯苓二两　健脾渗湿

厚朴半两　宽中行气

陈皮半两　行气消滞

清茶　清风热，制约药物升散太过之性

不必拘泥于服药时间，用梨汁送服。

紫袍散

治疗咽喉多种病症。

石青、青黛、朱砂、白硼砂各一钱（3g），山豆根二钱（6g），人中白（煅）、胆矾、玄明粉各五分（1.5g），冰片二分（0.6g）。

上药共研为细末，放入罐内，盖紧罐口。救急时取二三厘（0.06 ~ 0.09g），吹入咽喉即可见效。

刀疮药

降香节、白松脂各一两（30g），血竭一钱五分（4.5g），没药五分（1.5g），文蛤五钱（15g），炒。

上药共研为细末，敷在伤口处即可见效。

麻木药

用蟾酥一钱（3g），半夏、闹羊花各六分（1.8g），胡椒、川乌各一钱八分（5.4g），荜拔二钱（6g）。

上药共研为细末，每次服用半分（0.15g），好酒送服。如果要做大手术或大开刀，还需加用白酒送服丸药一粒。

隔纸膏

治疗湿毒顽疮、臭烂臁疮。先以韭菜煎汤清洗患处。

熬化净猪油一两（30g）；黄占（蜂蜡）五钱（15g）；白占（白蜡）五钱（15g）；轻粉二钱（6g）；黄柏二钱（6g），胆汁炙；珍珠一钱五分（4.5g）；官粉三钱（9g）；赤石脂一钱（3g），煅。

上药共研为细末，先将前三味药物熔化，再放入后面的细末。做成隔纸膏药贴，贴于患处。

小儿泻痢不服药

土木鳖半个（6g），母丁香四粒（3g），麝香一分五厘（0.45g）。

上药共研为细末，吐津调和为丸，如芡实大，放一丸（3g）于脐孔内，外敷不限用量，以小膏药贴脐孔后，可以起到迅速止痛的作用。

回燕膏

专贴瘰疬痰核。

穿山甲、全蝎、白芷、黄连、黄柏、黄芩、当归各二两（60g），生地黄、赤芍药各一两（30g），官桂、海藻各四两（120g），番木鳖一两（30g）。

用麻油一斤四两（620g），将上述药物一起熬至枯黑，除去药渣，再往油锅内加入飞丹十两（300g），黄蜡七钱（21g），白占三钱（9g），粉心二两（60g），收成膏药，放入水中浸泡后，再加下列细药末：

乳香、没药、阿魏、轻粉各六钱（18g），麝香二钱（6g），血竭四两（120g），燕窝泥一两（30g），雄黄、朱砂各二钱（6g），雄鼠屎一两五钱（45g）。

上药共研为极细末，过筛，将前面制成的药膏熔化后离火，下细药搅拌均匀，根据瘰疬侵犯的面积大小，酌情服帖药物，三日即可消散痰核。在熬制药膏时，要选择好日子和干净的操作间，忌鸡、犬、女人的干扰。此药外敷尚可治疗各种严重的毒疮。

治偏坠方

牡蛎一两（30g），烧酒煅七次；高良姜一两（30g），酒炒。

上药共研为细末，用津液调药于手心内，药上盖薄绵纸一张，按药在手，将握有药膏的手按压在阴囊上一个时辰（2小时）后放开，再吃下面的药：

吴茱萸二两（60g），开水浸泡七次；山茱萸二两（60g），去核；橘核一两（30g），炒；川楝子肉三两（90g）；益智仁一两（30g），炒；小茴香一两（30g），炒；玄胡索一两五钱（45g）；巴戟天一两五钱（45g），去骨；青皮一两五钱（45g）；茅山苍术五钱（15g），炒；木香三钱（9g）；沉香二钱（6g）。

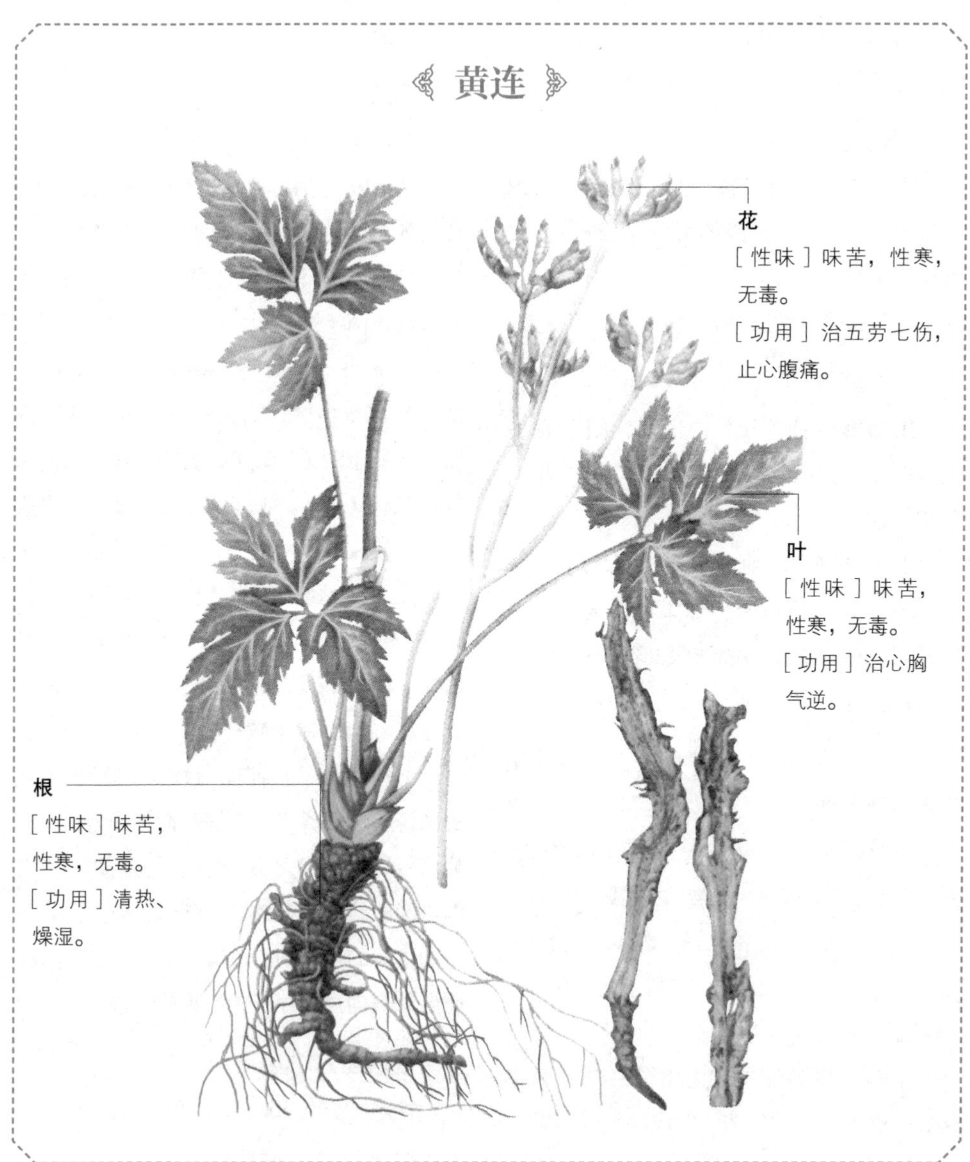

上药共研为细末，炼蜜为丸，空腹盐开水送服。

治伤寒神通散

适用于危急发狂，并大小便不通、食积腹痛者。

朱砂一钱（3g）；雄黄五分（1.5g）；沉香一钱（3g）；木香一钱五分（4.5g）；巴豆一钱（3g），去油；郁金一两（30g）。

上药共研为细末，每次服六厘（0.18g）或半分（0.15g），根据病人的年龄和体重决定用量，最多一次服用七厘（0.21g），不要再加大用量。用茶水送服。

治疗疮方

有一人胁下生一疔疮，用寄生在黄麻梗中的虫一条，焙干为末，用酒调和服下，其后疔疮化成水，没过多久就痊愈。麻梗中的寄生虫最好事先收集，在葱管中储藏备用。

回天起死丸（宜十二月修合）

治疗患者痘疮根窠部颜色不红，痘浆不饱满，顶部发黑，四壁发灰，皮肤粗糙，生命垂危者。只要患者还有一口气，用本方救治就可以转危为安。取好辰砂四两（120g），用荔枝核适量捶碎，加水煎煮成浓稠的汤液，用它按水浴法煮辰砂五炷香功夫（2.5 小时），取出后研为细末。每按照一两（30g）辰砂加入天灵盖三钱（9g）的比例，加入天灵盖。用麝香三钱（9g）搽拌后放入小泥罐中，四周用盐泥封严烧红，冷却，即完成其炮制过程。将辰砂四两（120g）、天灵盖一两二钱（36g）、白面四两（120g）和匀，用兔血制成如绿豆大的药丸。每次服一二丸（6 ~ 12g），酒浆送服，即可挽救生命，是一个疗效如神的好方子。

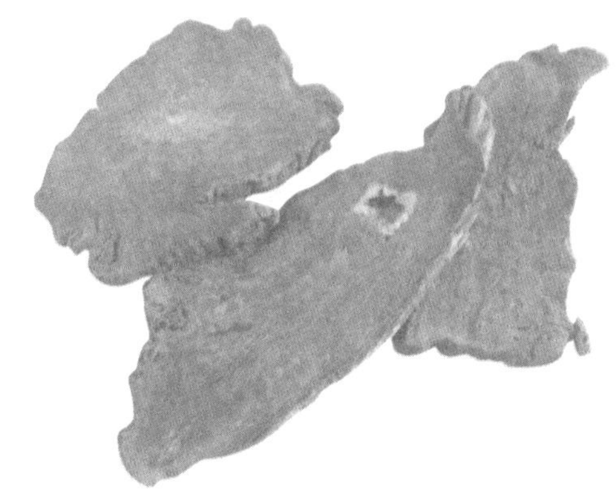

大黄

大黄是传统泄下类中药，能推陈出新，药性峻利，素有“将军”之名。多生长在蜀郡北部或陇西，采根入药，具有下淤血、除寒热、破肿块，去留饮宿食、荡涤畅胃、通利水谷、安和五脏的功效。凡病在气分以及胃寒血虚和妊娠产后，不要轻易使用。

治远年风癣擦药方

番打马（用广东出产者）三钱（9g），珍珠一钱（3g），冰片一钱（3g），雄黄六分（1.8g），轻粉三钱（9g），枯矾一两（30g），胆矾三钱（9g），水银五钱（15g），信石（砒霜，煅）五分（1.5g），川大黄二两（60g），孩儿茶五钱（15g），大枫子一百个（30g），火焙。

上药共研为细末，用麻油调匀，擦手足骨节。

又内解煎药方

当归六钱（18g），人参一钱五分（4.5g），防风六钱（18g），荆芥六钱（18g），牛膝三钱（9g），连翘三钱（9g），木通四钱（12g），皂角四钱（12g），山栀六钱（18g），羌活六钱（18g），甘草二钱（6g），薏仁二钱（6g），白藓皮六钱（18g），生地黄四钱（12g），熟地黄五钱（15g）。

以上分作七剂，水煎，饭前服。

治癣妙方

川槿皮一两（30g），斑蝥二钱（6g），木鳖子一两（30g），槟榔三钱（9g），樟脑一钱（3g），枯矾一钱（3g），硫黄一钱（3g），麝香二分（0.6g）。

上药共研为细末，用烧酒调匀备用。春秋两季每二日蘸药擦癣疮一次，冬季每三日一次，夏季每日一次，擦药后稍有疼痛，三日可除根。

治癣七攻散

木鳖子四大个（48g），水银、轻粉、白生矾、川椒各五分（1.5g），人言（砒霜）五厘（0.15g）。

上药共研为细末，用猪脂油调和后擦患处。

千里不饮水不渴方

白蜜一两二钱（36g）；甘草一两（30g）；薄荷一两（30g）；乌梅肉一两（30g）；白茯苓三两五钱（105g）；干葛一两（30g）；盐白梅一两（30g）；何首乌二两五钱（75g），蒸。

上药共研为细末，用蜂蜜制成丸，如芡实大。

行路不吃食自饱方

芝麻一升（50g），大枣一升（250g），糯米一升（500g）。

上药共研为细末，用蜂蜜制成丸，如弹子大。每次服用一丸（9g），以开水送服，一天都不会觉得饥饿。

治痘疹黑陷不起

狗蝇七个（约3g），擂碎，和于未过滤的红米醋中，调服则愈。注：李时珍说，狗蝇生狗身上，状如蝇，黄色能飞，皮坚嘴利，冬月藏于狗耳中。

治痘疮攻目坏眼

蛇蜕一条，净洗焙干，加天花粉等分，研为细末，放入羊肝内，以麻布包捆，煮熟后服用，疗效显著。

神验续骨丸

腊月猪板油十两（300g）；白蜡，炼过，半斤（250g）；飞丹四两（120g），水飞法炮制；自然铜，煅醋淬七次，四两（120g）；白矾十二两（360g）；密陀僧四两（120g），研；麒麟竭一两（30g）；没药、乳香、辰砂各一两（30g）。

上十味药先用锅将猪板油熬开，然后下白蜡，将锅离火放于地上，入蜜陀僧、飞丹、自然铜，搅拌均匀，再用小火煎熬，到滴水成珠时，加入矾、竭、乳、没、砂等药，用杨柳枝不停地搅匀，开始凝固时将其制成如弹子大的丸药。要用笋壳作衬垫。遇跌打损伤较重的病人，用丸药一粒，加少量猪油，放火上化开，涂于伤处，外面用油纸包扎。遇到伤势更加严重的要用灯草裹住患处，外面用竹片作为夹板绑扎，并把一粒丸药分成若干个小丸子，以滚热葱酒汤送服，可以迅速止痛。若以后疼痛复发，可以再服，直到痛定为止。骨折的患者治疗两次可以恢复。若用于治疗牙痛，将药贴在牙齿根部就可以止痛。

守仙五子丸方

治疗久服金石矿物类药物，毒性发作，濒临死亡者。服用后百分之八九十都能转危为安，如果服用金石类药物，毒性反应还不明显，也应该服用本方预防。

余甘子、覆盆子、菟丝子、五味子、车前子各五两（150g）。

上药一起捣细如面。二三月间，采摘枸杞茎叶，捣烂取汁二大碗（800ml），拌上面的药末，让药末吸尽汁水后阴干。七八月间，再取莲子草，捣汁一大升（1L）再拌前药后阴干。然后取杏仁一大升（100g），用好酒研汁五大升（5L），放入银砂器内煎煮，使其苦味消失，另加生地黄汁半升（250ml）、真酥五两（150g）、鹿角胶五两（150g）与杏仁一并煎溶，再下前面的五味药末，立即用柳条搅匀，制作成梧桐子大的丸药。每天酒送服三四十丸（9g）。忌食猪肉、韭菜、芥菜、萝卜。服药百日后，金石之毒可以解除，可以使金丹之气流通五脏、润泽血肉。待各种毒性解除后，须鬓、鬓角可以由白变黑，老年人恢复青春活力。这是由于本丸药可以协调金石与人体的阴阳，使其相辅相成。

华盖丹黑须发方

这是使胡须头发变黑的好方子。用出山黑铅三斤（1.5kg），打成长条形的铅片，用铁钉在一端锥孔，再用绳子将铅片串联起来，悬吊在盛满一斗米醋的干净瓶子里。再用纸密封瓶口然后用黄泥涂抹加固。隔七天后开封，用竹片、鹅翎刮取铅片长出来的白霜，然后按照上述方法再封再刮。三四次后更换新的铅片，泡铅片的醋则刮两次换一回。总共刮去白霜一两（30g），加入冰片半分（0.15g），研细如粉，调制成丸，如梧桐子大。每天晚上口含一丸（3g），不说话，让丸药自然溶化。本品能使须发由白变黑，一生不再变白，须发已白的，服药二十天后变得乌黑有光泽。此外还可以延年益寿、除热毒风气，治疗筋骨疼痛。服药后一定要忌食大蒜。

辟寒丹

能驱散寒气。

用雄黄、赤石脂（粘舌者为佳），丹砂（明亮者为佳），干姜各等分。

上药研为细末，用蜂蜜和白松香和匀为丸，如桐子大。用酒送服四丸（9g），服十天后即可停药。

辟暑丹

雌黄，研，水飞；白石脂，水飞；丹砂，研细，黄泥裹烧如粉；磁石，捣、水飞去赤，各等分。

用人乳和溶化了的白松香末和为丸，如小豆大，空腹开水送服四丸（2g）。服药三两后，夏天可以穿着毛皮衣服而不受暑热侵犯。上面两个方子都是仙人传授的，效果显著。

治牙日用妙方

川椒一两（30g）；北细辛一两（30g）；百部一两（30g）；雄黄五钱（15g）；青盐一两（30g）；白盐一两（30g）；装入

荔枝

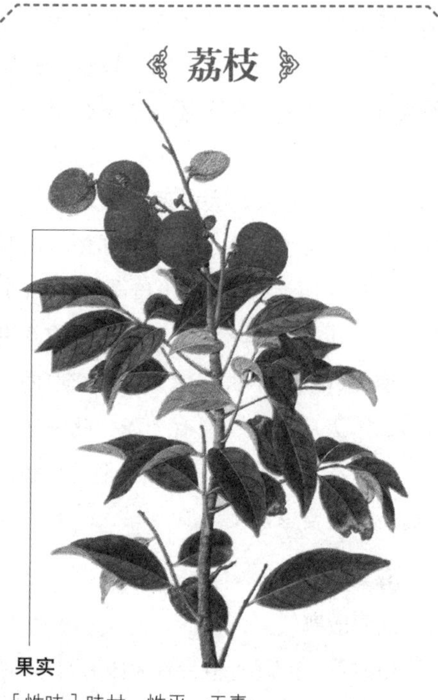

[性味]味甘，性平，无毒。

[功用]止烦渴，治头晕、心胸烦躁不安。

荔枝壳内，用大火化为一个白块，取出研碎。

将白盐块同前五味药一起研为细末，早晚擦牙，能长期预防牙痛。

大解不通方

松仁，八达杏仁，榧子（米泔水浸泡一天），核桃，柏子仁。

上药各等分，用白糖霜拌匀做饼子吃，大便即通。

治老人小解秘涩方

老年人小便困难是有病的先兆。

人参、白术、牛膝、茯苓、陈皮、山楂、当归、白芍药各一钱（3g），甘草五分（1.5g）。加生姜三片水煎服。春季加川芎，夏秋两季加黄芩、天门冬，冬季加干姜。如果效果不佳，小便更加短少，当归用量加倍。

三子养亲汤

苏子、萝卜子、白芥子。

上药炒香，泡汤，随意服。

开胃炒面方

白面五斤（2500g），茴香二两（60g），生姜末三两（90g），杏仁八两（240g），枸杞八两（240g），核桃八两（240g），芝麻八两（240g）。

上药研为末，白开水冲服。

食柏叶百草救荒方

尝柏叶、百草可以使腹中感觉充实，不觉得饥饿。避难及断绝食物的人，可以用本方保全自己。

杜仲一斤（500g），去皮醋浸一宿，焙干为末；荆芥穗一斤（500g），研为末；薄荷八两（240g）；白茯苓一斤（500g），去皮为末；甘草一斤（500g），去皮。

上药以蜂蜜制作为丸，如小指大。将柏叶或百草用水洗净，随药丸一起放入口中细细嚼碎，效果卓著。

遗精白浊奇方

白浊，头一月流出者为精液，以后流出来的都是痰饮，需用本方治疗。

山栀子三钱（9g），炒成黑焦色，用水二大盅（400ml）煎至一大盅（200ml）滤渣取液。另将蚯蚓在新瓦上炒干研末，取两钱（6g），用栀子汤调服。患病时间久的，服药三服也可见效。

消绵花肿块破烂仙方

五爪葱（又名胡葱），按照四两（120g）五爪葱加二钱（6g）盐的比例，加入咸盐捣烂，摊成三四分厚的药饼，贴在疮面上，以绢条捆扎即愈，疗效如神。

解中蛊并中百物毒方

医书中很少收录这方面的方子，先披露出来以备选用。

解中砒霜毒方

郁金，研为末，二钱（6g），加入蜂蜜少许调服。

升麻，浓煎取汁，冷服。

杏仁连皮捣碎，研为末，以米汤、好醋调服，服药后呕吐即愈。

酱汁，调水服一盏（20ml）即解。

寒水石、绿豆末、板蓝根各等分研为末，生捣和水调服。

地泥浆水，调铅粉，服一碗（200ml）即解。

白芷为末，水调服一二钱（3 ~ 6g）即解。

解中巴豆毒

食中巴豆作泻，使人身体受损者，水煎黄连取浓汁，服一二盅（50 ~ 100ml）即解。

解中地菍灵芝菌毒

防风，切片，煎汤，冷却后灌入患者胃中即可见效。

白干鱼头，煎汤灌胃。

地浆泥水，饮三四盏（60 ~ 80ml），疗效显著。

橄榄，捣烂如泥，服用后多能起效。

解中百毒

砂仁末、生韭菜捣汁、靛青三味调服。

石菖蒲末、白矾末各等分，用新汲水调服。

淡豆豉、葱、麦门冬三味捣服。

雄黄（选明亮者），酒调服一钱（3g）。

生香油，服一二盏（20 ~ 40ml），吐出恶水即可见效。

解中一时感冒天地毒气（入腹肿胀作痛毒）

犀角（现多用水牛角代替，用量可加倍），研为末一钱（3g）；升麻一钱（3g）；麝香三分（0.9g）。

上药共研为末，水调服。

解中山峦瘴气毒

犀角（现多用水牛角代替，用量可加倍）一钱（3个）；羚羊角（可用山羊角代替，用量可加倍）镑为末，一钱（3g）；雄黄一钱（3g）；麝香三分（0.9g），共研为末，水调服。

解中飞丝毒

紫苏叶，嚼服，立即见效。

解中百药毒

横纹甘草，切片细嚼，久服才可见效。

荸荠，取根，调靛青汁同服，有效。

蚕子纸，取出过蚕的蚕子纸烧灰，研末，冷水送服一钱（3g）。凡中毒后面色发青、腹胀、吐血的，服后可以存活下来。

白扁豆、大豆、小豆，三种单用一味，水调服，一吐即好。

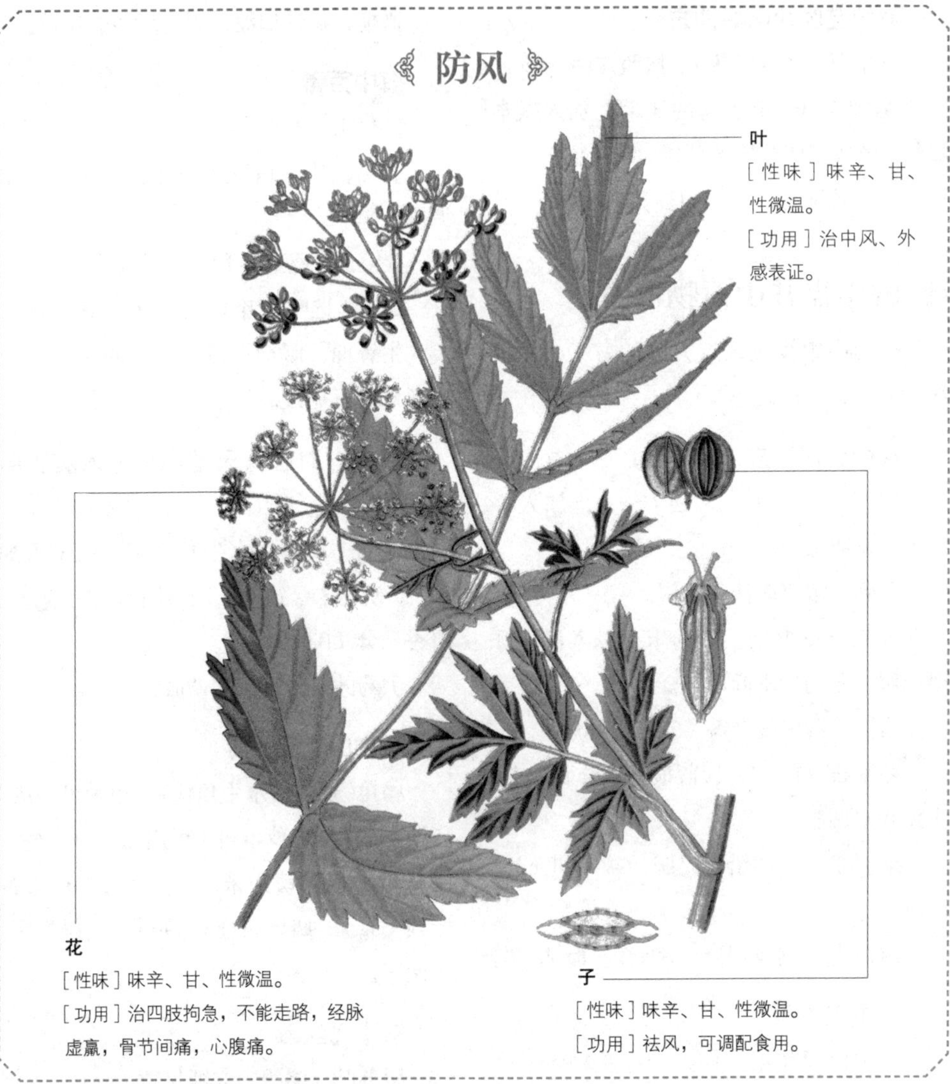

白矾末一两（30g），水调灌耳内、鼻中，灌药后若口内流出黑血，不要惊慌，这是解毒的征兆。

解服药饵过多，生出毒病

这种中毒病症的表现有头肿如斗，唇裂流血，或心中饱闷，或撮脐痛。

黑豆、绿豆各半升（0.5L），煎浓汤慢慢咽下，然后将豆子嚼碎吃完。

或用葛粉、铅粉、靛青、地泥浆水、豉汁、干姜、饴糖、黄连。根据病性属寒、属热；源于何种药物过量等实际情况，酌情选用上述药物，只需选用一种救治即可。

解服风瘫病药过多

临床表现为心多烦闷，不省人事。

米醋半盏(10ml),灌入口中,即可起效。

甘草煎汁，生姜自然取汁，将二味拌匀调服。

螺青，细研，山泉水调服。

解生漆侵人，生疮毒

花椒叶，生用，煎汤洗患处。

鸡子黄，调匀敷于患处。

白菘菜，捣汁取渣，外敷患处。

解中酒毒

大黑豆一升（100g），煎汁服。

生螺，捣汁服。

荜澄茄，捣末。

葛花，共有三种，每一种都有解酒毒之功效。

解饮食百毒

主要表现为: 自觉心中异常烦闷,作胀、作痛等。

苦参，捣汁饮服，服药后，吐出食物，毒即解除。

解中禽鸟鱼鳖等毒

五倍子、白矾各等分，调水服。

以下五种药物均可解禽鸟鱼鳖毒：马

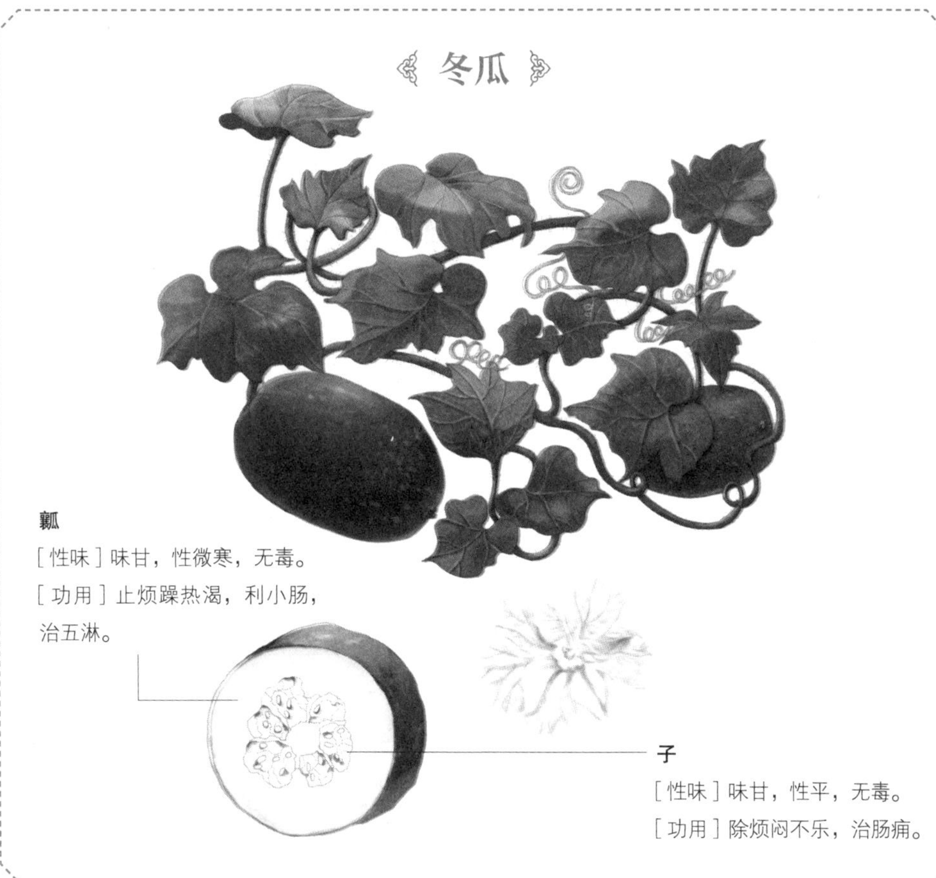

鞭，捣汁服。大黄一钱（3g），煎汤服。生芦根，捣汁服。朴硝一钱（3g），水调服。陈皮煎汤服。

解中螃蟹毒

生藕，捣汁服。干蒜蒲，捣汁服。紫苏，浓煎取汤服。

此外，食冬瓜也可解蟹毒。

解中食斑鸠过多毒

生扁豆，研为末，温汤调服。葛根粉，水调服。生田螺肉，捣汁服。

解中鸟兽中箭药死者毒

用大豆煮汁，加入盐少许，服之即效。

解中狗肉毒

杏仁三两（90g），连皮研为末，温开水调服，吐出狗肉，为毒解的表现。

解中牛肉毒

猪牙，烧灰，水调服。如果服食牛肉而生疔疮者，可以用菊花根水煎服，或者以菖蒲研烂，酒调服取汗也可见效。

解中驴马肉毒

生芦根，捣汁服，再用生芦根煎汤洗浴，效果显著。

解中鸡子毒

米醋，饮三四日即解。

解中食鸭毒

糯米淘泔水一二盏（20 ~ 40ml），温热服，有效。

解中六畜毒

壁泥，水调服。白扁豆烧炭，黄柏研末，两味一起用水调服。

解中食花椒毒

食用花椒后气闷欲绝，饮冷水一碗，即解。

解中果菜毒

甘草、苋母、铅粉各等分，水调服。童便一二盏（20 ~ 40ml），服之亦可解。

解中野芋毒

用土浆水解。

解瓜毒

用瓜皮煎汤，加入盐少许，服之可解。

解柑子毒

以柑皮煎汤，加入盐少许，服之即解。

解中诸物毒

用白矾一钱（3g），细茶一钱（3g），用井水调服，服药后吐出毒物者，疗效更好。

四方珍异药品名色治病疗法

用边远地区或异域的珍奇罕见药品治疗疾病，一般情况下是见不到的，即使遇到了，也不了解具体内容。现披露如下，以便选用。

锦地萝。形状像橄榄，但比橄榄更大，而且在其表面长满皱纹。治疗食物中毒，嚼服一二钱（3 ~ 6g）。也可以治疗痈疽发背未成毒的早期患者，用水磨汁涂于患处，就能促使病灶消散。敷药前，可以让患者先嚼服一二钱（3 ~ 6g），酒送服。

勾金皮。治疗无名恶毒。醋磨取汁，涂于患处，毒肿即可消散。用于治疗牙痛，以勾金皮塞入牙缝中，疼痛即止。还可以治疗咽喉部疾病如乳蛾，每次服用三五厘

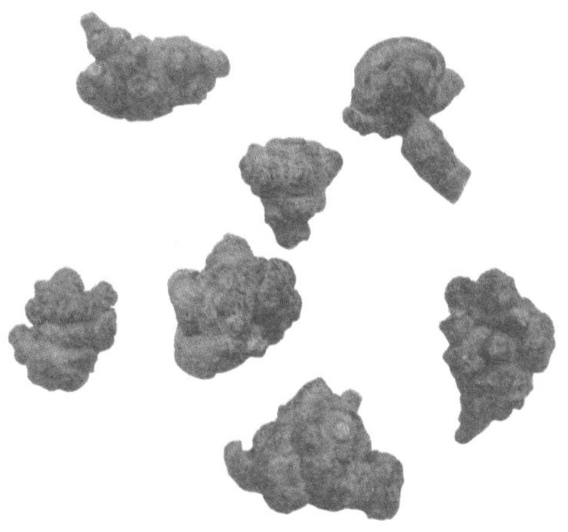

三七

也叫山漆、金不换，主产于云南、广西等地深山中。其叶外敷治跌打损伤、出血及淤血肿痛；采根晒干入药，味微甘而苦。三七能止血、散淤、定痛，治疗金刃箭伤、跌打损伤、杖疮出血不止，取三七嚼烂外涂或研末外搽，出血即止，故古人常将其作为金疮要药。

（0.09 ~ 0.15g），嚼细咽下。

乜金藤。为性温无毒之物。治疗男女中风、痰迷心窍、半身不遂、不省人事，以及痰涎上壅，攻心作噎。取一钱（3g）乜金藤，用白开水磨取汁，口服，效果显著。治疗小儿急、慢惊风，年龄偏大者服五分（1.5g），年龄偏小者服一二分（0.3 ~ 0.6g），用白开水磨取汁，口服。

木腰子。外形和猪腰子一般不二，主要出产于广东。用醋磨取汁后厚厚涂于患处，各种毒疮肿胀均可消散。

三七根。止血的圣药。近来有人从福建、广东、广西将三七苗带回内地种植。它的叶子像野蒿，它的花黄而小，很容易种植。跌打损伤、破皮出血的患者，将新鲜的三七叶捣烂敷于患处，可以迅速止血。二三天后，疼痛消失，便会痊愈，不会溃烂，是一种疗效很神奇的草物。平时把叶子收集起来，晒干研为末，也可以治疗吐血、衄血等血气上冲者，但还需要与其他药物配伍使用。现将三七叶其他用法附于下：

治刀斧箭伤，血出不止者，嚼少许，敷在伤处即可止血。

治妇人血崩，根据病程长短，酌情用三七一二钱（3 ~ 6g）研末，白酒调服。然后在四物汤中加三七五分（约 1.5g），水煎服。

治吐血，用三七一钱（3g）或五分（约 1.5g），嚼碎用米汤送服，或者加用人参五分（约 1.5g），水煎服。

治肠风下血，用四物汤加三七五分，（1.5g）水煎服，或空腹用三七五分（1.5g），酒调服。

治杖疮淤血，用三七一二钱（3 ~ 6g），嚼烂敷在打伤的部位，再内服一二钱（3 ~ 6g），以免毒血攻心。

治产后血涌，用三七一二钱（3 ~ 6g），研细，水调服，即可止血。

治跌打青肿不消者，用一钱，嚼细，涂患处即愈。

治害眼十分严重者，用少许，用水磨汁，点眼眶内即消。

治赤白痢疾，用三七一二钱（3 ~ 6g），研为末，用米泔水调服。

治虎狼蛇咬，用三七一二钱（3 ~ 6g），研为末，酒调服，嚼少许敷于患处，疗效显著。

治一切疮毒、痈疽疼痛不止者，用三七一二钱（3 ~ 6g），研为末，用水调匀后涂于患处，疼痛立止。

翠蛇儿。外形像蚯蚓，长五六寸，喜盘成圆圈形，用以治疖毒痈疽，疗效显著。

香鼠。形状像老鼠，仅仅只有寸把长，产于云南，用它治疗疝气，效果显著。

缅茄儿。形状像板栗，上部有罩帽，如画皮样。用水磨汁涂眼眶，能驱除火毒，还可以解百毒；涂擦于牙龈，能够迅速止痛。

鹿跑草。形状像僵蚕，粗细不一，两端一曲一尖，长一两寸，外皮呈淡紫色，中间为白色，十分罕见。传说雄鹿连续与众雌鹿交配，由于疲劳过度，会突然倒地，奄奄一息。这时雌鹿能从地里刨出鹿跑草来，衔给雄鹿吃，雄鹿吃了这种草即可一跃而起，恢复如常。曾经有人得到和服用过鹿跑草，认为它补益身体的功效非常神奇，是一种很珍奇的药物，只可惜很难得到。

透骨草。也是偏远地区所产的药物，形状像牛膝，用它治疗热毒症状，疗效显著。

马金囊。形状像木瓜，里面包有数十粒种子，籽与松子相似。遇到难产及胎位不正的孕妇，令其嚼籽一二粒，冷水送服，即可顺利生产。

人鱼。形状像野兽，发声与人相同，有四条腿。食用这种动物可以治疗瘟疫痨气、季节性多发病。

貘皮。皮色黄黑，人把这种皮子垫在身体下面睡觉，可以避免瘟邪的侵犯。

阿罗鱼。有一个头，多个身子，叫声像狗。食用这种动物可以治疗痈疽，也可治疗烫伤。

珠鳖。形状像肺，有六只眼睛、六条腿，腹内含珠，食用此物可以治疗流行性疾病。

鯥鱼。形状像牛，在陆地上生活，它的尾巴与蛇相似。冬季需要冬眠，夏季复苏。食用此物可以治疗肿胀。

蟒胆。产自云南孟养地区，巨蟒有足，其胆可以解多种毒素。

耳鼠。形状像老鼠，头像兔，耳像麋，叫声像狗。食用这种动物可以治疗失眠，可解百毒。

白鵺鸡。头部有花纹，翅膀呈白色，足趾为黄色。食用这种动物可以治疗咽喉肿痛。

獂肉。獂形状像狐狸，有五条尾巴。食用这种动物的肉可以治疗严重的疟疾等热带和亚热带地区的流行性传染病。

不死草。产自广西柳州，高一二尺，外观很像茅草。食用这种植物可以延年益寿、避免蚊虫叮咬。夏季将其放在食物中可以起到防止食物腐烂变质的作用。

鳞蛇胆。产自越南，较蚺蛇胆稍大。用其擦牙齿可以治疗牙痛。鳞蛇的生活习性是冬春季节喜欢在水里，夏秋季节喜欢在山上。足下有鳞，鳞片呈黄色，药用价值高。

石油。产自缅甸，从石缝中流出后有种难闻的恶臭味，颜色发黑。可以涂擦患处治疗疖毒及无名恶疮，疗效显著。

神黄豆。产自云南西部，治疗水痘和麻疹早期，在未发及将要发水痘、疹子阶段及时使用效果很好。临用前连壳焙干，再去壳，将豆研细，用水送服。经此治疗后，水痘、麻疹患者均能取效。痘发和疹出稀少的用药后可以从少变无，多的可以使其变少。此外，还可以治疗疮毒，用法同上。

拳黄鸡子。又名水萝卜。治疗霍乱所致上吐下泻。治疗疟疾患者也可取效。每次用一钱（3g），嚼碎后用水送服。

青鱼胆。产自两广的地道药材。用水调匀后点眼可以消除眼痛，效果如神。

山豆根。产自两广的质量较好。治疗咽喉肿痛难以吞咽食物，将本品放在口中含化即可取效。

瓦矢实。产出撒儿罕地区，形状像蒿草。食用这种植物可以治疗气机不利引起的多种疾病。此外，本品还有辛香辟秽、防止蛀虫的作用。

琐琐葡萄。形状像胡椒，味道甘甜可口。痘疹隐隐不能透发时，服用本品即能使疹子透出，是一种药性温热的药。

又考：勾金皮。治疗因寒邪所致的心气疼痛以及疟疾等病。用酒研磨半分服用，即可见效。

乜金藤。治疗牙痛，用半分（0.15g）放在患牙处咬紧，效果显著。治疗药物中毒，用半分（0.15g）煎汤服用，即可解毒。

玄龟。头的形状像鸟，尾巴的形状像蛇，发出的声音似水流倾泻。长久佩戴在身上，可以治疗耳聋。

蚺蛇胆。将要受到棍棒拷打的人，事先用酒调服蚺蛇胆一钱（3g），可以预防内伤；即使拷打后服用，也有疗效。

治五脏虫法

五脏生虫，四脏之虫都朝着人体中上部运行，因此容易治疗。唯独肺脏所生的虫喜欢下行，难以治疗。查阅前人医学书籍，有用水獭爪烧灰，研为末，再加上一些杀虫药的，在每月初四、十六两天正值肺虫上行的时候服用，可以取效。

注：该书“灵秘丹药笺”上下卷的部分内容带有迷信色彩，故读者应正确对待，精心研究，去伪存真，为人民大众造福。

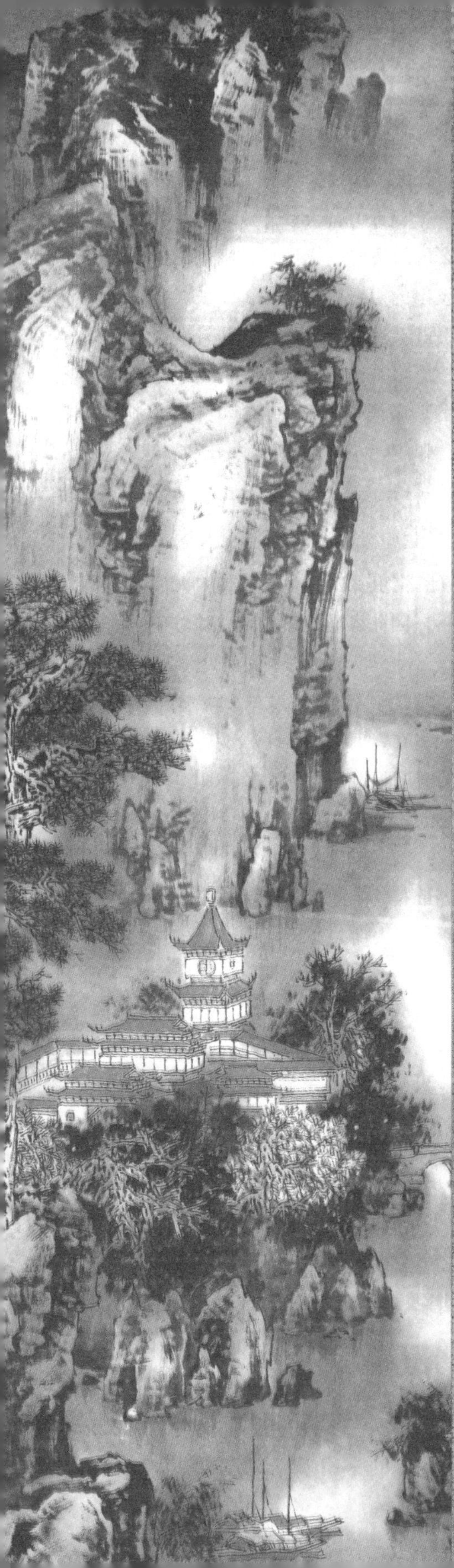

第八部

尘外遐举笺

（略）